MEDIZINISCHE PSYCHOLOGIE

FÜR ÄRZTE UND PSYCHOLOGEN

VON

PAUL SCHILDER

DR. MED. ET PHIL. PRIVATDOZENT AN DER UNIVERSITÄT WIEN
ASSISTENT DER PSYCHIATRISCHEN KLINIK

MIT 9 TEXTABBILDUNGEN

BERLIN
VERLAG VON JULIUS SPRINGER
1924

ISBN-13:978-3-642-90353-3 e-ISBN-13:978-3-642-92210-7
DOI: 10.1007/978-3-642-92210-7

Vorwort.

Dieses Buch ist in erster Linie für Ärzte bestimmt. Es muß aber auch für den Psychologen von Belang sein zu erfahren, wie sich unter ärztlichem Gesichtswinkel die Psychologie darstelle. In diesem Sinne würde ich das Buch auch gern in der Hand der Psychologen sehen. Denn gerade die Probleme der praktischen Psychologie sind für den Arzt dringender. Er, unmittelbar und ständig in Verbindung mit seinen Mitmenschen, und in einer ernsthafteren und tieferen Verbindung, als sie der Psychologe mit seinen Versuchspersonen herstellen kann, bedarf einer lebendigen Psychologie, welche er freilich glücklicherweise nicht gerade aus den Büchern zu schöpfen braucht, sondern die ihm intuitiv zufließt, wenn er sich eben in seine Rolle in der Gesellschaft einfügt. Aber der Versuch, diese Dinge auch wissenschaftlich-theoretisch zu fassen, kann schließlich doch auch für das praktische Handeln von Vorteil sein. Aber noch größerer Vorteil muß der Psychologie aus der Berührung mit dem realen Leben erfließen, eine Berührung, welche sie überhaupt gemieden hat. Damit soll aber nicht ein Bekenntnis zur Populärpsychologie schlechthin gegeben sein, wenn auch nicht verkannt werden darf, daß in den Werken der großen Dichter eine Fülle von psychologischer Erkenntnis ruht. Wir dürfen uns nicht mit der Betrachtung des Reichtums seelischer Erscheinungen, so wie sie sich vor uns aufbauen, begnügen, wie dies der Dichter tut, sondern wir müssen ihnen wissenschaftlich nähertreten. Dies kann zunächst in der Form geschehen, daß man die Erscheinungen einer vertieften Betrachtung unterzieht, sie phänomenologisch in ihrem Wesenskern darstellt. Aber die phänomenologische Psychologie, welche sich an die Entdeckungen und Formulierungen von HUSSERL und SCHELER anschließt, würde an einer Fülle von Gebilden vorbeigehen, welche das Vorsichhinstellen seelischer Erlebnisse, die reine Wesensschau nicht entschleiert. Es sind das jene Gebilde, welche die Psychoanalyse dargestellt hat, die Erscheinungen des sogenannten Unbewußten. Aber die Psychoanalyse fördert darüber hinaus das Verständnis der seelischen Abläufe, fügt sie in das Naturgeschehen ein, lehrt sie uns kausal begreifen und verzichtet dabei nicht, wie die Mosaikpsychologie, auf die Psychologie des wirklichen Lebens. Allzulange hat man in der Psychoanalyse nur willkürliche Konstruktionen gesehen und hat verkannt, daß hier ein tief beobachtetes Tatsachenmaterial vorliegt. Freilich darf man sich nicht künstlich blind machen und dann behaupten, man sehe nichts von diesem Tatsachenmaterial und man muß jenes Maß von Mühe und Gewissenhaftigkeit bei der Erforschung dieses Gebietes anwenden, das auch bei der Erforschung anderer wissenschaftlicher Gebiete selbstverständliche Pflicht ist. In diesem Buche wurden die Ergebnisse der Psychoanalyse immer wieder herangezogen. Daß dies in elementarer Weise geschah, hat darin seine Begründung, daß die Unkenntnis über die psychoanalytischen Grundsätze merkwürdig groß ist. Ich muß übrigens auf die beherzigenswerten Ausführungen PRINZHORNS über die bisherige Stellung der deutschen Psychiatrie zur Psychoanalyse verweisen.

Wenn diese Ausführungen auch auf den Pfeilern analytischer Anschauungen ruhen, so sind sie doch den wichtigen Beziehungen zwischen Geist und Körper nachgegangen. Als Eingangspforte zu diesen Problemen wurde die Cerebralpathologie benutzt. Die Neuheit dieses Unternehmens möge dessen Unvollkommenheit entschuldigen, aber ich glaubte die Lehre von der Empfindung auf diese Weise am besten darstellen zu können. Hier konnte auch in weitgehendem Maße das herangezogen werden, was die experimentelle Psychologie an Tatsachen zutage gefördert hat. Dank den Bestrebungen der KÜLPEschen Schule beginnen wir uns auch von dort her den zentralen Problemen der Psychologie zu nähern.

Die disparaten Teile dieses Buches sind zusammengehalten durch eine biologische Grundeinstellung, welche in dem Psychologischen ein biologisches Agens sieht. Diesen Standpunkt, dessen heuristische Berechtigung außer Frage steht, brauche ich hier weder in seinen feineren Einzelheiten darzustellen, noch eingehend zu begründen. Ich habe das teilweise an anderer Stelle versucht und hoffe es später einmal systematisch tun zu können. Wenn ich auch philosophische Darlegungen möglichst vermieden habe, so konnte ich sie doch nicht völlig umgehen. Man möge das verzeihen, ich kann zur Entschuldigung nur anführen, daß es zweckmäßiger ist, metaphysiche Voraussetzungen offen als solche einzubekennen, als sie unter der Maske empirischer Erkenntnisse einzuschmuggeln. Es wird also der Versuch unternommen, Phänomenologie, Psychoanalyse, experimentelle Psychologie und Hirnpathologie zu einem Ganzen zu vereinigen. Möge man das Eklektizismus nennen, aber jede dieser Betrachtungsweisen und Einstellungen hat sachlich Richtiges zutage gefördert, und sachlich Richtiges verschiedener Gebiete muß doch im tiefsten Grunde zusammenhängen und sich irgendwie vereinigen lassen. Selbstverständlich kann der Aufriß, den ich hier gebe, nicht das eindringlichere Studium dieser Einzelwissenschaften ersetzen. Dem für experimentelle Psychologie Interessierten steht außer den mit Recht geschätzten Lehrbüchern von WUNDT und EBBINGHAUS das neue Lehrbuch von FRÖBES als verläßlicher Führer zu Gebote. Die Vorlesungen FREUDS zur Einführung in die Psychoanalyse geben einen vorläufigen Einblick in diese Problemsphäre. Allerdings erscheint das gründliche Studium der Werke FREUDS unerläßliche Voraussetzung für ein tieferes Verständnis, das erst durch die Anwendung der psychoanalytischen Methoden bei der Krankenuntersuchung voll ermöglicht wird. Das Studium der Phänomenologie kann in gründlicher Weise nur dann erfolgen, wenn HUSSERLS logische Untersuchungen und seine Ideen zu einer reinen Phänomenologie vorgenommen werden. Doch findet der Arzt das für ihn Wichtige in den Büchern von BINSWANGER und KRONFELD. Auch SCHELERS „Formalismus in der Ethik" ist leichter zugänglich als die Werke HUSSERLS. Ein zusammenfassendes Werk über die psychologischen Probleme der Hirnpathologie existiert nicht. MONAKOWS Die Lokalisation im Großhirn, gibt eine ungeheure Materialsammlung, doch ist dieses Werk keineswegs auf psychologische Erfassung eingestellt.

Die Ziele einer medizinischen Psychologie sind natürlich andere als die einer Psychopathologie. Dementsprechend findet man in diesem Buch vieles nicht, was in eine Psychopathologie hineingehören würde. Die ausgezeichnete Psychopathologie von JASPERS kann als Ergänzung empfohlen werden, obwohl JASPERS in grundlegenden Fragen Anschauungen vertritt, die ich nicht teile.

Die Ziele meines Buches sind dieselben wie die der medizinischen Psychologie KRETSCHMERS, mit dem ich die biologische Grundeinstellung teile. Doch strebe ich eine engere Beziehung zur experimentellen Psychologie, zur Hirnpathologie an. Während das Buch von KRETSCHMER mehr als Einführung gedacht ist, versuche ich die wissenschaftliche Problematik stärker herauszuarbeiten. Ich wende mich also nicht an Studierende oder doch nur an solche, welche bereits über gewisse Vorkenntnisse verfügen. Vor allem habe ich ein gewisses Maß psychiatrischer Kenntnisse vorausgesetzt. Wer diese auffrischen will, sei auf das Lehrbuch von KRAEPELIN und auf das kürzere von BLEULER verwiesen.

Es kann von dem Einzelnen nicht gefordert werden, daß er ein so ungeheures Tatsachenmaterial, wie es hier vorliegt, vollständig beherrsche. Ergibt doch die Lektüre eines jeden Werkes, das ein größeres Gebiet umspannt, dem Spezialforscher auf einzelnen Gebieten Anlaß, dieses oder jenes als unvollkommen zu bemängeln. Was aber von dem Einzelnen verlangt werden kann, ist, daß er sich mit den Hauptproblemen eingehend innerlich auseinandergesetzt habe; um diese bemühe ich mich seit vielen Jahren. Möge der Versuch einer Zusammenfassung einigermaßen der Sache gerecht werden.

Wien, im Februar 1924.

PAUL SCHILDER.

Inhaltsverzeichnis.

I. Einleitung.

Aufgabe der Psychologie und medizinischen Psychologie. Psychologie setzt den Ichbegriff voraus. Psychisches Erleben ist nicht regellos. Die psychische Dingwelt. Psychisches ist eine besondere Art des Erlebens. Grundriß der Aktpsychologie. Vom Ich strahlen Akte aus. Am Akt ist Qualität und Materie zu unterscheiden. Der Gegenstand ist nicht Produkt psychischer Tätigkeit. Der Gegenstand ist keine Summe von Empfindungen. Gegenstände erscheinen, Akte werden erlebt. Schwierigkeit, die Akte wahrzunehmen. Veränderungen an der Materie des Aktes gehen dem Akt parallel. Gefühle sind der Abglanz der Haltungen. Prinzipien der Assoziationspsychologie: das Seelische ist aus Empfindungen, Gefühlen und ihren Assoziationen aufgebaut. Die Ergänzungen: Perseveration, Assimilation: der WUNDTsche Apperzeptionsbegriff. Die zeitlichen Folgen und ihre Erklärung durch die Assoziationspsychologie. Der Erlebnisstrom. Das Herauswachsen der Erlebnisse aus früheren. Die verständlichen Zusammenhänge. Der reale Zusammenhang der Erlebnisse ist durch die Psychoanalyse aufgedeckt. Die psychologische Kausalreihe und ihr Zusammenhang mit der somatisch-physischen. Die Weltanschauung des Physikers. Die Geisteskrankheiten sind Gehirnkrankheiten. Die Unzerreißbarkeit der Kette psychischer Kausalität als Argument gegen den psychophysischen Parallelismus. Der Wirkungswert der Erlebnisse.

Medizinische Psychologie ist Psychologie, soweit sie für den Arzt Bedeutung hat. Es ist ein bestimmten praktischen Zwecken dienender Ausschnitt der gesamten Psychologie. Von einer Psychologie dürfen wir nun verlangen, daß sie uns das Wesen unserer Mitmenschen erkläre und uns zur Einsicht befähige, was in dem andern vorgehe, daß sie uns die Motive seiner Handlungen klarmache. Das ist der Alltagssinn des Wortes Psychologie. Von dieser Aufgabe hat sich die experimentelle Psychologie allzu weit entfernt. Bis vor kurzem hatte sie nur für den Aufbau der Wahrnehmung und für einfachste seelische Erlebnisse Interesse. Es war eine Psychologie künstlich isolierter Elemente. Der Arzt kann nicht auf diese experimentelle Psychologie verzichten, er hofft von dieser Seite her besser eindringen zu können in die Beziehungen zwischen Körper und Seele und Auskunft zu erhalten über die Wirkungen des Psychischen auf das Physische. Er wird von dorther und von den agnostischen und aphasischen Störungen aus den formalen Aufbau des Seelischen zu erfassen trachten und wird hinter diesen Formen den reicheren Aufbau des Seelischen ahnen. Aber er wird auch nicht verzichten können auf die lebensvollere Betrachtung der Persönlichkeit und ihrer Strebungen und wird an der Hand eindringender reiner Beschreibung in das Wesen der Persönlichkeit einzudringen trachten. Er wird nicht nur die Wirkung der Affekte auf den Körper in Betracht ziehen, sondern auch die Abwandlungen des Seelischen bei den Neurosen und Psychosen betrachten müssen, welche ja in enger Beziehung zu körperlichen Vorgängen stehen. Hierzu und zur Erkenntnis der kausalen Zusammenhänge im Psychischen wird er sich der Psychoanalyse bedienen müssen.

Versuchen wir nun in schärferer Fassung darzustellen, was der Gegenstand der Psychologie sei. Eine klare historische Auseinandersetzung über diese vielerörterte Frage kann man in L. BINSWANGERS Einführung in die allgemeine Psychologie lesen. Mir selbst scheint jede Psychologie ein Ich vorauszusetzen. Gegenstand der Psychologie sind die Erlebnisse von Personen und Ichen. Denn wenn ich Wahrnehmungen und Empfindungen als Psychologe untersuche, so interessieren sie mich nur so weit, als sie vom Ich beseelt und gleichsam geadelt werden. Gegenstand der Physik und der Biologie sind die Objekte, die ohne Beziehung zum Ich als selbständige Einheiten gemeint werden. In der Psychologie richte ich mich auf meine Erlebnisse und Erlebnisse der anderen, soweit sie als Erlebnisse fremder Iche erfaßt werden können. In der Physik richte ich mich nach selbständigen Objekten. Nun gibt es, wie wir dank der Phänomenologie [1]) wissen, auch außerhalb des Gebietes des Wahrgenommenen gesetzmäßige Strukturen. So zeigt etwa ein Begriff eine ganze Reihe von bestimmt beschreibbaren Eigentümlichkeiten: Begriffsgrundlage, Bedeutungsakt und Begriffszeichen stehen zueinander in fester Beziehung (vergleiche darüber noch später). Auch erkennen wir Werte an, die in einer tiefen und reichgegliederten Wertwelt angeordnet sind. Man darf demnach den Begriff des Psychischen nicht mit dem Begriff der Regellosigkeit und Willkür verbinden. Es gibt nach dem Ausdruck von HAAS eine psychische Dingwelt, deren Objekte keineswegs weich verfließen, sondern scharf umrissen sind. Aber streng genommen gehören diese psychischen Dinge gar nicht in das engere Bereich der Psychologie, sondern diesem gehört nur an, was von diesen psychischen Dingen in Einzelerlebnissen auftaucht. Die Untersuchung der Struktur dieser Dinge gehört in die Phänomenologie und Gegenstandstheorie, in die Logik und Ethik. Freilich müssen diese psychischen Dinge auch einmal von einer lebendigen, realen Persönlichkeit erfaßt, ja konstituiert werden, und es ist Sache der Psychologie zu untersuchen, wie das zustande kommt.

Aber gleichwohl gibt es getrennte Sphären des Physischen und Psychischen. Der Begriff des Psychischen kann nicht weiter abgeleitet werden, er ist, wie SCHELER mit Recht betont, nicht von einzelnen psychischen Tatsachen abstrahiert, sondern es ist eine besondere Wahrnehmungsart, eine besondere Aktmodifikation, in der wir Psychisches erleben, die verschieden ist von unserer Erlebnisweise des Physischen.

---

[1]) Über den Begriff der Phänomenologie vgl. im Anhang zu diesem Abschnitt.

Allerdings ist ja die besondere Richtung des Aktes durch den besonderen Gegenstand, eben das Ich bestimmt. Die Widerlegung der entgegenstehenden Standpunkte von WUNDT und EBBINGHAUS kann man bei SCHELER und BINSWANGER nachlesen.

Vor mir steht eine Kranke, die sich von einer Maschine beeinflußt glaubt und deutlich körperliche Beeinflussungen verspürt. Sie vermutet, die Beeinflussung erfolge durch Elektrizität. Die Patientin könnte ihre Gefühle und Empfindungen zum Objekt einer psychologischen Betrachtung machen, nicht aber die Maschine und die von ihr erzeugte Elektrizität. Diese sind für sie Gegenstände, die als physische gemeint sind; sie meint sie ebenso, wie wir selbst wirklich vorhandene Gegenstände meinen. Wohl aber sind die von dem Mädchen gemeinten Gegenstände, die Maschine usw., für uns Objekte der Psychologie, wenn wir uns fragen, wieso denn das Mädchen zu ihren Wahnideen komme. Wir setzen also damit diese Maschine in Beziehung zum Erleben der Patientin und billigen ihr keine Selbständigkeit zu. Alles Psychische setzt demnach ein Ich und eine Persönlichkeit voraus.

Wir sprachen im vorangehenden von Gegenständen, wir sprachen von Richtungen des Ichs und von Akten. Das ist eine Ausdrucksweise, welche nicht der Alltagssprache entlehnt ist, sondern aus einer bestimmten psychologischen Anschauungsweise stammt, aus der Aktpsychologie. Diese sei nun im groben Umriß dargestellt: Von einem Ich strahlen Akte aus, Zuwendungen zu Gegenständen. Was aber sind nun Gegenstände? Wir müssen uns frei machen von den Fesseln sensualistischer Auffassungen, welche das Wahrgenommene aus den Empfindungen zusammensetzen. Wenn ich wahrnehme, so ist zunächst nichts von Empfindungen nachweisbar. Das Tintenfaß vor mir sehe ich schlechthin, es ist ein Gegenstand. Ich richte mich auf ihn, ich meine ihn. Ich meine nicht die Empfindung, den Sehinhalt, ich meine auch nicht die in dem Sehen nicht unmittelbar enthaltene Erfahrung des Tasteindruckes, ich meine auch nicht das Nachbild, sondern ich meine einfach nur den vor mir stehenden Gegenstand. Man könnte nun sagen, irgend etwas baut aus den substantiell gedachten Empfindungen diesen Gegenstand auf. Es muß aber betont werden, daß davon nichts im Erlebnis darinnen ist. Im Erlebnis ist nur die Richtung, die Intention auf den Gegenstand enthalten. Es ist in diesem Sichrichten auf den Gegenstand auch keinerlei Tätigkeit enthalten. Es wird nicht durch psychische Tätigkeit aus Empfindungen ein Gegenstand gemacht; im Erleben ist zunächst gar nicht enthalten, daß ich durch Empfindungen zum Objekte komme, sondern das Objekt ist einfach da. Erst durch einfache Experimente überzeuge ich mich, daß neben diesem Objekt, das vor mir steht, auch an meinem Körper etwas vorgeht, denn Empfindung heißt ja nichts anderes als Erlebnis am eigenen Körper.

Wenn ich den Gegenstand sehe, so ist das etwas ganz anderes, als wenn ich auf Grund von Erwägungen und Versuchen zu der Ansicht komme, es hat sich etwas an meinem Körper geändert. Die Anschauung EPIKURS, es lösten sich von Gegenständen Bilder ab und gelangten ins Auge, zeigt in ihrer Naivität ausgezeichnet den psychologischen Sachverhalt. Zuerst nehme ich etwas wahr, und dieses Wahrgenommene affiziert mich. Wir unterscheiden also den Akt der Wahrnehmung von dem Wahrgenommenen. Viele leugnen aber, daß man das Sichrichten, das Wahrnehmen als solches erlebe, es wäre denn nach einem Ausdruck von ARISTOTELES das Wahrgenommene und das Wahrnehmen eines. Die Assoziationspsychologie erkennt Akte nicht an. Auch NATORP, der der Assoziationsspychologie sonst so fern steht, erkennt Akte nicht an. Ich glaube aber, es liegt im Erlebnis, daß das Objekt einem erlebenden Ich gegenübersteht und man trifft das Sich-Richten, den Akt im Erlebnis an. Daß aber aus dieser Zuwendung heraus der Gegenstand wird, daß ich das Tintenfaß sehe, ist nicht erlebte Tätigkeit, sondern ist ein sich außerhalb des Bewußtseins abspielendes Geschehen. Die Empfindungen, aus denen sich der Gegenstand aufbaut, sind in einem fortwährenden Wechsel. Durch Kontrast, Ermüdung, Irradiation, objektive Beleuchtungsänderung, Augenbewegungen ändern sich ständig die Empfindungen. Auch wenn ich das Tintenfaß drehe, sind wesentliche Änderungen in den Empfindungen gegeben. Trotzdem bleibt der Gegenstand stets der gleiche. Wir scheiden also die Empfindungen, die Inhalte von dem Gegenstande. Der Gegenstand baut sich aus den Empfindungen auf. HUSSERL hat nun gezeigt, daß es der gleiche Gegenstand ist, den ich einmal in der Wahrnehmung meine und auf den ich mich das andere Mal in der Vorstellung richte. Auch hier darf man die Vorstellungselemente nicht mit dem Gegenstand verwechseln. Wird der Gegenstand in der Vorstellung gemeint, so ist stets eine Fülle von Einzelheiten da, da ist ein Fleck, der sich bald so, bald so gestaltet. Wortvorstellungen können auftreten. Alles das ist aber durchaus wechselnd. Durch die optischen, kinästhetischen, taktilen, akustischen, flatternden Vorstellungselemente hindurch meine ich den ruhigen selbstsicheren Gegenstand. Und dieser Gegenstand deckt sich mit dem Gegenstand der Wahrnehmung. Dieses Sichrichten ist eben der Vorstellungs- und Wahrnehmungsakt.

Ich kann aber auch Begriffe und Gedanken meinen und schließlich kann ich mich mit verschiedenen Graden der Sicherheit in die Wahrnehmung, in die Vorstellung oder den Begriff versenken. Es gibt eine außerordentliche Fülle qualitativer Abstufungen der Akte. Wir bezeichnen diese Mannigfaltigkeit auch als Qualität der Akte. Diese Qualitätsreihe hat jedoch, wie aus dem Späteren noch hervorgehen wird, noch eine Reihe von weiteren Stufen. Man darf die wechselnden Gestalten der Elemente, der Inhalte nicht verwechseln mit dem, was HUSSERL als Materie des Aktes bezeichnet. So kann ich den gleichen Gegenstand bald als gleichseitiges Dreieck oder als gleichwinkeliges Dreieck erfassen. So kann ich NAPOLEON als Privatmann, als Feldherrn, als Imperator oder als Gesamtpersönlichkeit meinen. HUSSERL spricht von der Materie des Aktes, wenn er diese verschiedenen Ansichten des gleichen Gegenstandes kennzeichnen will.

Die Akte sind also qualitativ abgestuft. Es gibt Wahrnehmungs-, Vorstellungs- und Denkakte, die in verschiedenen Sicherheitsgraden von der nichts versichernden Annahme bis zur Evidenz sich ordnen. Aber neben diesen Akten gibt es auch solche des Wünschens, Wollens, die nach HUSSERL allerdings einen Vorstellungs-, Denk- oder Wahrnehmungsakt zur Grundlage haben müssen. Diese Zuwendung dieser Akte, die Intention, hat also nach der HUSSERLschen Lehre einen anderen zur Voraussetzung. Ebenso wie Wunsch und Wollen hat nach dieser Anschauung die Tätigkeit, das Fassen dieses Gegenstandes, das im Tun sich auf den Gegenstand Richten, die Vorstellung oder Wahrnehmung dieses Gegenstandes zur Voraussetzung. Sollte es aber nicht doch auch ein unmittelbares Wünschen, Wollen, Tun geben, das einen Vorstellungsakt nicht zur Grundlage nötig hat?

Dabei setzt diese ganze Erörterung nicht die metaphysische Realität des Gegenstandes voraus, sie hält aber abseits aller Erkenntnistheorie daran fest, daß der Gegenstand als Objekt erscheint. Von diesem Gegenstand kann ich mir eine Fülle von Ansichten verschaffen, ich kann ihn nach allen Seiten drehen, ich kann ihn betasten, beklopfen, kann zu ihm riechen, kann versuchen, mir Geschmackseindrücke von ihm zu verschaffen. Durch die reiche Fülle von Erlebnissen hindurch werde ich ihn immer noch als Gegenstand vor mir haben. Er kann sich nach HUSSERLS Ausdruck in der verschiedensten Weise abschatten, ja es kann geradezu als Charakteristikum der verschiedensten Gegenstände der Außenwelt angesehen werden, daß sie abschatten. Trotz alledem wird der einheitliche Gegenstand gemeint. Diesem Gegenstand tritt nun das Ich gegenüber. Noch einmal: Wir unterscheiden am Akte das Ichmoment, den Gegenstand, auf den er sich richtet, und dessen besondere Bearbeitung, die Materie des Aktes. Und außerdem die Qualität des Aktes (ob er ein Vorstellungs-, Wahrnehmungs-, Wollens-, Tuns-Akt usw. ist), und schließlich gibt es ja Empfindungen, Vorstellungselemente, Gedanken, Gefühle, eben den Inhalt des Aktes.

Wie konnte man aber daran zweifeln, daß es Akte gibt? Sie sind sicherlich nicht so im psychischen Ablauf enthalten wie die Objekte und Inhalte, welche erscheinen, vielmehr werden sie erlebt in einer unmittelbareren Weise, und es bedarf einer gewissen Anstrengung, um sie wahrzunehmen, sie als Objekt vor sich hinzustellen, aber sie sind doch im Erlebnis darin. An jedem Akt haftet etwas, das ihn als meinen charakterisiert, es ist stets das gleiche Ich, das in allen diesen Akten miterlebt wird. Dieses Ich ist ein stetiges und konstantes, das auch im ganzen Leben unverändert bleibt. Die Gegenüberstellung von Ich und Gegenstand ist unvollständig, wenn nicht ein Zwischengebiet dargestellt wird, welches zu bezeichnen ist als mein Körper. Dieser ist Inbegriff aller Empfindungen und er erscheint auf der einen Seite ebenso gegenständlich wie jedes andere Objekt, andernteils ist er ichnäher. Man kann sagen, daß sich jede Zuwendung auch in den Empfindungen ausdrückt. Die Erfassung jedes Gegenstandes geht mit Empfindungen einher; gleichzeitig charakterisieren nie fehlende Gemeinempfindungen den Körper als meinen Körper. Damit ist im groben beschrieben, was sich denn bei der Wahrnehmung psychologisch abspielt. Es ergibt sich sogleich als weiteres Problem, was sich denn bei der Feststellung von Innenerlebnissen in der Psyche ereigne. Leicht ist diese Frage bezüglich der Vorstellungen, Gefühle, Empfindungen, Gedanken; es bedarf nur einer geringen Anstrengung, um sie festzustellen. Sie erscheinen, wenn eben die bestimmte Einstellung vorhanden ist.

Akte, wir könnten auch sagen Intentionen, Zuwendungen, Haltungen, werden erlebt. Wie kommen sie aber zur Erfassung? BRENTANO hat gemeint, daß mit dem Akte auch verknüpft sei die Wahrnehmung des Aktes als solchen. Hiergegen muß nun gesagt werden, daß, wie HUSSERL hervorgehoben hat, zwischen dem Erscheinen der Gegenstände, der Wahrnehmungen, Vorstellungen, Gedanken, Gefühle und dem Erleben des Aktes grundlegende Unterschiede bestehen. Freilich können wir auch den Akt vor uns hinstellen, dann wird er aber nicht mehr erlebt, er wird zum Gegenstande. Wollen wir also vom Akte etwas wissen, so müssen wir ihn gesondert beachten; es ist vielleicht nur ergänzend hinzuzufügen, daß man den physikalischen Zeitbegriff nicht auf das Erleben anwenden darf. Das Erleben geht in vielen Schichten vor sich. Es ist sehr wahrscheinlich, daß in der einen Schichte erlebt und gleichzeitig aus der anderen Schichte wahrgenommen wird. Unser Wissen von den Akten kann demnach auf unmittelbarer Selbstbeobachtung beruhen.

Wir sind aber einer wichtigen Erweiterung des Gegenstandsbegriffes begegnet. Gegenstand ist hier nicht mehr das Wahrgenommene und Vorgestellte, sondern schlechthin das Gemeinte, alles, was ich vor mich hinstelle. Alles, was ich durch eine Reihe seiner vorstellungsmäßigen oder empfindungsmäßigen und gedanklichen Einzelheiten als Ganzes vor mir sehe, ist eben Gegenstand.

Die Erkennung des richtigen Sachverhaltes bezüglich der Akte ist auch dadurch erschwert, daß sich parallel den Zuwendungen an der Materie des Aktes Veränderungen einstellen. Wenn ich mich einem

Gegenstand wünschend zuwende, so wird dieser Gegenstand nun gleichsam von dem Wunsche durchsetzt und durchgeistigt. Nach HUSSERL entspricht der Art des Aktes (den er auch als Noese bezeichnet) eine bestimmte Artung der Materie des Aktes, des noematischen Korrelates. Wenn ich mich einem Gegenstand aufmerksam zuwende, so erscheint er aufmerksamkeitsbetont. Mit jeder Änderung auf der Aktseite gehen also Änderungen auf der Gegenstandsseite mit einher.

Hiermit haben wir uns auch der Problematik des Gefühlslebens genähert. Man spricht von einen Gefühlston der Empfindungen (ZIEHEN). Andere, wie WUNDT, sehen die Gefühle als etwas Selbständiges an, ja Wille, Zuwendung sind für ihn nur besondere Gefühlsverläufe. Bei einer Reihe von Autoren sind wiederum Gefühle nichts anderes als besondere Gemeinempfindungen (JAMES, LANGE). Wenn ich diese Anschauungen auch nicht für richtig halte, so muß doch zugegeben werden, daß die Gemeinempfindungen den Gefühlen irgendwie verwandt sind. Ich habe ausgeführt, daß sich korrelativ zu den Wahrnehmungen der Empfindungsbestand des Körpers ändert. Auch die Gefühle stehen in Korrelation zu den Zuwendungen, so daß sich jeder Wahrnehmungsakt nicht nur in Gemeinempfindungen, sondern auch in Gefühlen widerspiegeln würde, wobei in dieser Widerspiegelung nicht nur der jeweilige Akt sich reflektiert, sondern auch die Gesamtstellung, die Gesamthaltung des Individuums und seines Körpers. Trotz allem kann ich den Gefühlen nicht jene überragende Bedeutung zuschreiben, welche WUNDT und LIPPS ihnen geben. Freilich erschöpft sich die Abänderung im Gegenstand durch die Änderung der Noese nicht in der Hinzufügung von Gefühlen und Gemeinempfindungen. Es wird sicherlich im Akte der Aufmerksamkeit der motorische Einstellungsapparat (Augenbewegungen, Akkommodation) abgeändert und damit auch der grobe Wahrnehmungsinhalt verändert.

Es werden also an der Wahrnehmung unterschieden: die Inhalte, der Wahrnehmungsakt und das Wahrgenommene. Diese Lehre sieht die Wahrnehmung nicht als einfache Summe von Empfindungen und reproduzierten Elementen an. Sie tritt hierdurch in scharfen Gegensatz zu jener Theorie, welche unter dem Namen der Assoziationspsychologie durch lange Zeit hindurch das wissenschaftliche Denken beherrscht hat. Man kann diese Theorie dahin zusammenfassen, daß es im Seelischen nur Empfindungselemente, wie rot, spitz, riechend, hohes C usw. gebe und die ihnen nahestehenden und ihnen nachgebildeten Vorstellungselemente. Das Empfinden und das Empfundene wird nicht voneinander geschieden; ebensowenig das Wahrgenommene und das Wahrnehmen. Der Akt als solcher wird also nicht anerkannt, ebensowenig natürlich die Modifikation der Akte; es gibt für diese Anschauungsweise weder Willensakte noch Strebungen. Eine Abart dieser Lehre erkennt neben den Empfindungen noch Gefühle als selbständige Einheiten des Seelenlebens an. Allerdings werden von einigen diese Gefühle als Organempfindungen angesehen. Die zweite Abart spricht nur von einem Gefühlston der Empfindungen; sie schreibt den Empfindungen außer der Qualität und Intensität als Eigenschaft auch noch den Gefühlston zu. Empfindung und Vorstellung (und Gefühle) werden also als Elemente betrachtet, und es ist die Hauptaufgabe dieser Psychologie, aus diesen Elementen das gesamte Seelenleben aufzubauen. Hierzu bedient sich die Assoziationspsychologie der Vorstellung, daß diese Verknüpfungen nach bestimmten Gesetzmäßigkeiten vonstatten gehen. Sie kennt ein Assoziationsgesetz, das die Verknüpfung der Empfindungen und Vorstellungen regelt. Dieses Assoziationsgesetz besagt, daß mit dem Auftreten einer Empfindung gleichzeitig alle jene Empfindungen reproduziert werden, welche mit der Empfindung in räumlicher oder zeitlicher Berührung gestanden sind oder ihr ähnlich sind. Man spricht von einer Assoziation nach Berührung und nach Ähnlichkeit. Es hat jedoch nicht an Versuchen gefehlt, die Assoziation nach Ähnlichkeit als einen besonderen Fall der Assoziation nach Berührung aufzufassen. Das Ähnliche soll ein teilweise Identisches sein. Natürlich erfolgt die Reproduktion nicht in der Form von Empfindungselementen, sondern von Vorstellungselementen. Mit diesen Grundannahmen glaubt die Assoziationstheorie auskommen zu können. Allerdings haben sich einige Ergänzungen als notwendig erwiesen. So fügen MÜLLER und PILZECKER den assoziativen und reproduktiven Faktoren perseverative hinzu: es zeigt sich, daß ein einmal aufgenommenes Element sich im Bewußtsein durch längere Zeit erhält. Wichtiger ist, daß nach der Assoziationspsychologie sich jeder auch nur einigermaßen zusammengesetztere Eindruck in ein kaum übersehbares Hintereinander auflösen müßte, eine Annahme, welche der Erfahrung allzu kraß widerstreitet. Man muß daher den Vorgang so beschreiben, daß schon im Empfindungsvorgang selbst das assoziativ Verwandte mit auftritt. WUNDT gebraucht hierfür den Ausdruck Assimilation. Die Ordnung der Erfahrungen und unseres Erlebens überhaupt erfolgt nach dieser Theorie dadurch, daß aus der unendlichen Fülle möglicher Assoziationen (und Assimilationen) nur gerade jene auftauchen, welche durch den Gesamtzustand des Individuums und der Wahrnehmung konstelliert sind. Das gesamte Seelenleben löst sich so in einfache Elemente auf. Allerdings bleibt hierbei vollständig unklar, wie denn aus dem Zusammentreten von Empfindungen und Vorstellungen jemals etwas Neues werden könnte, und es bedarf doch nur einer unvoreingenommenen Betrachtungsweise, um zu sehen, daß wir Begriffe, Sätze, Urteile erleben, ohne daß sich etwa das Urteil, dieses Tuch ist weiß, auflösen ließe in ein Beieinandersein der Eindrücke Tuch und weiß, oder in eine Assoziation oder Assimilation irgendeiner Art. Man müßte also zu einer Chemie der Seele seine Zuflucht nehmen. Aus den Elementen entstünde schließlich doch etwas Neues, Unvorhergesehenes, eine neue Verbindung. Das Bedürfnis nach Abänderung und Ergänzung hat WUNDT dazu getrieben, an der Assoziationslehre zwei Ergänzungen vorzunehmen. Die eine liegt in dem Gesetz der schöpferischen Resultanten: zwei Erlebnisse geben, wenn sie gleichzeitig auftreten, nicht eine einfache Summe, sondern es tritt etwas Neues hinzu, das mit dem ursprünglich Vorhandenen nichts gemeinsam hat. Zweitens wird das Walten einer zentralen psychischen Funktion anerkannt, welche WUNDT als Apperzeption bezeichnet. Im wesentlichen scheint in diesem WUNDTschen Begriffe eine Annäherung an den Aktbegriff gegeben zu sein. Es ist eine zentrale Haltung, welche dem Aufmerken, dem Wollen, dem Vergleichen zugrunde liegt. Allerdings besteht bei WUNDT die entschiedene Tendenz, die Apperzeption in einen besonderen Gefühls- und Empfindungsverlauf aufzulösen. Zweifellos wird auch diese Erweiterung den wirklich vorhandenen Erlebnisstrukturen nicht ausreichend gerecht. Die Assoziationstheorie ist also im wesentlichen eine genetische; sie will das Entstehen des Seelenlebens aus Elementen darlegen. Diese Elemente haben nun zur stofflichen Welt eine sehr enge Beziehung und in der Tat sind Assoziationspsychologie und Materialismus schon geschichtlich sehr enge miteinander verbunden. Sie kommt ihm mit der Formel entgegen, daß das eigentlich Psychische nur aus diesen oder jenen Empfindungen und den als ihr Reflex aufgefaßten Vorstellungen geworden sei. Sie ist also wesentlich genetisch eingestellt. Sie versucht demnach auch, psychische Abläufe zu erklären. Deren Erklärung hat für diese Theorie auch keine Schwierigkeiten, denn die Assoziation verläuft ja in der Zeit. Die Aktpsychologie steht den Verläufen im Psychischen in ganz anderer Weise gegenüber. Sie beschäftigt sich ja zunächst mit dem vorhandenen Erlebnismaterial, zergliedert es und stellt es dar und fragt nicht, woher es kommt. Geschaffen im Kampf gegen die genetische Assoziationspsychologie, ist sie in Gefahr, an genetischen Zusammenhängen überhaupt vorbeizugehen. So findet man weder bei SCHELER noch bei HUSSERL ein tieferes Eingehen auf das zeitliche Geschehen im Seelischen. Da aber der Willensakt als solcher als besonderes Erlebnis anerkannt wird, so gewinnen wir schon die Ahnung, daß es vom Standpunkt der Aktpsychologie auch möglich sein müsse, Zeitliches in einer den Tatsachen gerechteren Art zu beschreiben, als das der Assoziationspsychologie möglich war.

Wir müssen uns also jetzt von den ruhenden Erlebnissen den zeitlich bewegten zuwenden. Nun hat KANT die Zeit geradezu als die Anschauungsform des inneren Sinnes bezeichnet und BERGSON sieht in der reinen Dauer, der durée vécue, das wesentliche Merkmal des Lebens.

JAMES spricht von einem Bewußtseinsstrom und in der Tat muß die unvoreingenommene Betrachtung seelischen Lebens immer wieder feststellen, daß da ein Ablauf ist, ein Fließen, ein Leben in der Zeit. Man kann Seelisches wohl niemals recht erfassen, wenn man an diesem wahrhaft Lebendigen vorbeigeht. Die Wahrnehmungen, die Begriffe, die Vorstellungen, die Bilder erscheinen in diesem Zusammenhang nur als vorübergehende Gestaltungen, als Haftpunkte, als verhältnismäßig unlebendig und tot. Auch für JAMES ist das Verhältnis der geformten zu den ungeformten Teilen des Erlebens wesentlichstes Problem. Die Aktpsychologie kennt ja den Akt, die Zuwendung, die sich in mannigfaltiger Gliederung als wahrnehmende, vorstellende, wünschende, wollende darstellt. Dieser Akt ist ja Lebendiges; er ist ja nur in der Zeit denkbar. Aber gerade die Fassungen der Aktpsychologie lassen dieses lebendige Zuwenden kristallisiert erscheinen. Die Aktpsychologie kümmert sich zunächst nicht darum, wie sich dieser Akt zum vorangehenden und zum folgenden verhält, sie isoliert ihn.

Von hier aus wird es begreiflich, daß HUSSERL, dem die Aktpsychologie die bedeutsamste Vertiefung verdankt, eine Wesenswissenschaft aufstellen kann, welche nach seiner Auffassung überhaupt nichts mit Psychologie zu tun hat, die Phänomenologie. Das reine schauende Bewußtsein untersucht hier, von allem Tatsächlichen absehend, das Schauen, die Akte, die Noesen und die ihnen zugehörenden noematischen Korrelate. HUSSERLsche Phänomenologie ist Wesenslehre, welche unabhängig davon ist, ob das im Wesen Erfaßte jemals Wirklichkeit ist, war oder sein wird.

Immer wieder taucht daher das Problem auf, wie sich denn die einzelnen seelischen Kristalle aneinanderfügen, was sie denn zu einer Gemeinsamkeit, zu einem einheitlichen seelischen Leben verbinde. Daß alle Erlebnisse Erlebnisse eines Ichs, einer Persönlichkeit sind, kann das enge Ineinanderverschlungensein der Einzelerlebnisse, das Erleben in der Zeit, nicht erklären; es muß daher noch eine besondere Weise zeitlichen Erlebens angenommen werden. Über diese besondere Weise zeitlichen Erlebens hat sich die Aktpsychologie bisher noch wenig geäußert. JASPERS, der ihr nahesteht, spricht in teilweiser Anlehnung an DILTHEY von verständlichen Zusammenhängen. Ein Kind, das nach dem Apfel greift, erlebt das Hervorgehen der Handlung aus dem durch die lockende Frucht angeregten Wunsch. Ganz allgemein, wir erleben fortwährend, wie aus Eindrücken, Wahrnehmungen, Vorstellungen, Gedanken, Einstellungen neue entquellen. Dieses Entquellen erleben wir nicht anders als die Einstellung selbst; dabei ist das nicht etwa ein punktförmiges Fortschreiten, sondern ganze Bündel von Einstellungen gewinnen Haftpunkte an Vorstellungs-, Wahrnehmungs- und Begriffsgegenständen, die selbst wieder erst unter diesen Einstellungen zu Haftpunkten werden. Dabei laufen diese Einstellungen nicht etwa parallel, sondern sie durchkreuzen einander wie die Strahlen verschiedener Strahlenkegel, wobei dieses Gleichnis nicht zum Ausdruck bringt, daß jede Einstellung durch die daneben-, dahinter-, davorstehenden erst Sinn und Färbung erhält. Dabei ist dieses Werden kein chaotisches, sondern ein gestaltetes, gegliedertes, das die Gesamthaltung des Individuums jederzeit zum Ausdruck bringt, wenn auch in immer neuen Ansichten. Die Psychoanalyse hat uns auf Grund eines großen Tatsachenmaterials das im einzelnen gezeigt. So kommt in jeder Liebe die Gesamtheit der früheren Liebeseinstellungen mit zum Ausdruck; sie wächst, freilich durch Neuerwerbungen bereichert, aus den früheren hervor. In jeder Angst schwingen alle bisher gelebten Ängste, auch die Geburtsangst mit. Dieses Hervorgehen von immer neuen Einstellungen hat den Charakter des Willens- und Triebmäßigen. Ich wende mich im Erleben neuen Eindrücken zu, weil sie für mich Interesse haben und die interessebetonte Zuwendung ist ja eine Willens- oder Triebhandlung. Die Apperzeptionspsychologie WUNDTs wird diesem Tatbestand insoferne gerecht, als sie das Aufmerken zum Willensvorgang in engste Beziehung setzt, wenn sie auch die Besonderheit des Willensvorganges verkennt und ihn in eine besondere Anordnung von Empfindungen, Gefühlen auflöst. Neben dieser Art des Fortschreitens im Seelischen kennt WUNDT auch die Assoziation. B folgt auf A, weil AB früher einmal gemeinsam erlebt wurde, oder weil B dem A ähnlich ist. Nichts kettet sonst A und B aneinander, B folgt seelenlos dem A. Ich glaube nicht, daß im Seelischen überhaupt die Assoziation jemals verwirklicht ist; wenn B dem A folgt, so folgt es deshalb, weil die Zuwendung von vornherein nicht nur dem einen Teil des Erlebens gilt; ist A eine Wahrnehmung, welche die Erinnerung an die früher mit A verbundene Wahrnehmung B weckt, so hat A die Einstellung auf B geweckt. Immerhin gibt uns das assoziationspsychologische Schema den Rahmen, innerhalb dessen sich Seelisches abspielt. Es muß auch hervorgehoben werden, daß die Assoziationspsychologie dem Werden des Seelischen, den genetischen Zusammenhängen bisher ein eindringlicheres Interesse zugewendet hat als die Aktpsychologie. Das liegt meines Erachtens nicht im Wesen dieser psychologischen Anschauungen begründet, sondern in der historischen Zufälligkeit, daß die Aktpsychologie den seelischen Strukturen erst die gebührende Achtung schenkte im Kampfe mit jenen Anschauungen, welche diese Strukturen nur immer wieder als mechanische Verbindungen primitiver Elemente betrachtete. Jene Mosaikpsychologie baute also genetisch auf, ohne die seelische Mannigfaltigkeit gebührend zu beachten.

Jetzt können wir uns der Frage zuwenden, welche am Eingang einer medizinischen Psychologie besonders wichtig ist, ob man die Psychologie als Naturwissenschaft auffassen könne, oder ob es denn auch eine nichtnaturwissenschaftliche Psychologie geben könne. HUSSERL hat seine Phänomenologie von der Naturwissenschaft streng abgesondert. Sie sei unabhängig von jeder realen Existenz. Allerdings bezeichnet er sie auch nicht als Psychologie. Naturwissenschaft ist Lehre vom tatsächlich Bestehenden, von den Gesetzmäßigkeiten, welche in der Natur, in dem Inbegriff des Wirklichen bestehen, deren Kenntnis eine Voraussage des Kommenden ermöglicht. Damit ist gleichzeitig die Möglichkeit gegeben, den realen Ablauf im Sinne bestimmter Zwecke zu gestalten. Die naturwissenschaftliche Betrachtungsweise ist mathematisch, physikalisch. Das naturwissenschaftliche Weltbild ist qualitätsarm; es kümmert sich ja nur um die Vorhersage und diesen Zweck erreicht es am besten durch Absehen von Qualitäten, durch eine auf Kraft und Stoff reduzierte Welt. Die physikalische Betrachtung ist also vorwiegend auf Verläufe berechnet. Gesetzt den Fall, alle Menschen wären farbenblind, so würde sich an den physikalischen Formeln nichts ändern; ebensowenig würde die Welt des Physikers eine andere werden, wenn wir ultraviolette Wellen als Farbe empfinden würden. Es gibt eine Fülle von psychischen Strukturen, welche sich absolut jeder Physik entziehen. Das Ich ist eine supraphysikalische Größe, die Welt des Physikers ist nicht daran gebunden, daß Persönlichkeiten existieren, und die vorhandene Persönlichkeit löst sich für ihn in chemische und physikalische Formeln auf. Dem Physiker ist eine Welt ohne Bewußtseinsvorgänge durchaus begreiflich. Er kann auch mit dem Bewußtsein nichts anfangen. Man darf nicht glauben, daß sich die qualitative Mannigfaltigkeit des Seelischen irgendwie physikalisch fassen lasse; wenn wir etwa mit HUSSERL am Begriff unterscheiden die Bedeutung, welche dem Begriff zukommt von der Kundgabe und von dem Inhalt des Begriffes (s. d. Absatz über das Sprechen), so hat das naturwissenschaftlich gar keinen Sinn; ebenso entzieht sich das Auseinanderhervorwachsen psychischer Erlebnisse völlig der naturwissenschaftlichen Betrachtungsweise, und nun gar das intentionale Meinen kann doch unmöglich Objekt der Naturwissenschaft sein, da es doch diese erst ermöglicht. So wäre denn das Lebendige an der Psychologie naturwissenschaftlich überhaupt nicht faßbar, ein Resultat, das für den Mediziner besonders betrübend wäre, dem aber auch seine Erfahrungen nicht einzuordnen sind. Der alte Materialismus verwies immer wieder darauf, daß ein Wassertropfen im Gehirn den seelischen Ablauf zerstöre. Die Alltagserfahrung zeigt, daß Gifte das seelische Erleben abändern. Schließlich konnte von MEYNERT der Satz geprägt werden: Geisteskrankheiten sind Gehirnkrankheiten, und wir sind in der Tat in der Lage, einen Teil der Geistesstörungen mit organischen Hirnveränderungen erklären zu können; ein anderer Teil ist auf mehr oder minder gutbekannte toxische Einwirkung auf das Gehirn zu beziehen und für den Rest können wir wenigstens Abänderung der somatischen Hirntätigkeit vermuten. Es müssen also wesentliche Zusammenhänge zwischen der physischen und der psychischen Reihe bestehen. Man kann diese in folgender Weise darstellen. Wenn auch der Ablauf der psychischen Reihe durchaus eigenartig ist, so läßt er sich doch, wenn auch unter Abstraktion von Qualitäten, als kausale Reihe auffassen. So ist die Übernahme eines Befehles kausal bestimmend für dessen Durchführung. So ist das Auftauchen eines übermächtigen triebhaften Wunsches Ursache der Triebhandlung. In diese psychischen Kausalverkettungen greift nun das Körperliche fortwährend ein; so kann ein Entschluß zur Tat erst durch Alkohol wirksam werden. So kann eine Denkoperation durch toxische Einwirkung um ihren Erfolg gebracht werden; mit anderen Worten, es gibt eine psychische Kausalreihe, welche durch körperliche Kausalreihen fortwährend abgeändert wird und welche anderenteils wieder in die körperliche Kausalreihe eingreift. So führt ja die Willenshandlung Änderungen der körperlichen Reihe mit sich, und schließlich gehen ja mit jedem psychischen Vorgang körperliche Abänderungen einher, so z. B. ändert sich beim Erschrecken die Muskelspannung. Ja man kann sagen, die Einwirkungen der körperlichen Kausalreihe auf die psychische, und der psychischen Kausalreihe auf die körperliche sind ja der Hauptgegenstand medizinischer Psychologie. Dabei muß man ganz von dem erkenntnistheoretischen Problem absehen, ob denn im Sinne des psychophysischen Parallelismus der psychischen Kausalreihe entsprechende Gehirnveränderungen zugeordnet seien. Im Sinne dieser Annahme würde das, was wir als psychische Kausalreihe bezeichnet haben, nur eine Kausalreihe sein, welche sich innerhalb der psychophysischen Hirnstruktur abspielt. Ich muß jedoch betonen, daß wir die psychische Kausalreihe nicht anderen Kausalreihen ohne weiteres gleichsetzen dürfen, denn sie zeigt, und damit ist ein Grundakkord für die späteren Ausführungen angeschlagen, die Eigentümlichkeit, daß sie, solange nur das Leben überhaupt besteht, zwar abgeändert, aber nicht zerrissen werden kann. So kommt auch in den Handlungen des Besoffenen noch seine individuelle Vorgeschichte und sein Ich zum Ausdruck, und sogar die Paralyse kann nicht das Wirken der früheren Persönlichkeit in die Gegenwart hinein verhindern. Die psychische Kausalreihe ist unzerreißbar, sie hebt sich damit von jeder anderen Kausalreihe ab, eine Tatsache, welche aus der Annahme des psychophysischen Parallelismus meines Erachtens nicht erklärt werden kann. So zeigt sich denn, daß naturwissenschaftliche Betrachtungsweise auf Teilgebiete der Psychologie angewendet werden kann und muß. Die Einwirkung der körperlichen Krankheit auf die psychische Kausalkette und die Art, wie trotz dieser kausalen Einwirkungen das Ich und die Persönlichkeit wirkt, sind Hauptgegenstand medizinischer Psychologie.

Bei der phänomenologisch-psychologischen Betrachtung des Erlebens beschreiben wir den seelischen Ablauf in der Form, daß ein Erlebnis aus dem anderen hervorgeht. Der Verlust eines Angehörigen erfüllt mich mit Schmerz und Trauer; die Trauer erfüllt meine Seele, läßt anderes meinem Gesichtskreis entschwinden, macht mich bewegungsarm, schlaff; ich erlebe das Hervorgehen meines Zustandes aus dem bestimmten Erlebnis. Es ist anzunehmen, daß bei einer tätigen Natur die „gleiche“ Trauer weniger Wirkungen in dem hier gemeinten Sinne entfaltet. Auf der anderen Seite ist ja der Grad und die Art der Trauer nicht nur abhängig von meiner Zuneigung zu diesem Angehörigen, sondern auch von dem, was ich sonst erlebt habe und erlebe. Schließlich wird die Trauer vermutlich anders ausfallen, wenn eine körperliche Erkrankung, etwa ein Ikterus oder dergleichen, zwischen die Trauer und ihre Auswirkung fällt. Man kann sich auch im Rausch die Trauer wegtrinken. Man sieht sofort, daß in dieses Getriebe körperliche Faktoren eingreifen. Es muß der ganze Ablauf auch irgendwie mit physischer Kausalität verkettet sein. Ich kann das traurige Erlebnis auch als kausalbestimmenden Faktor nehmen und kann sagen, der Faktor A führt Veränderungen im seelischen Haushalt herbei; er bewirkt z. B. Herabsetzung der Tätigkeitsantriebe. Wir können sagen, daß der Faktor A einen gewissen Wirkungswert in sich hat, und könnten von einem Wirkungswert psychischer Erlebnisse sprechen. Im gegebenen Beispiel wäre der Wirkungswert abhängig einesteils von dem Grade meiner Zuneigung zu dem Angehörigen, andernteils von meiner, sowohl durch meine Vorerlebnisse als auch durch meine Konstitution bestimmten körperlichen Gegenwartssituation. Der entstandene Wirkungswert ist aber in bezug auf seine Wirkungen verschieden, je nachdem, was sich körperlich oder psychisch in der Folge abspielt. Ein Entschluß kann so lange wirkungslos bleiben, bis durch Alkohol Hemmungen beseitigt sind. Die Einstellung zum Hypnotiseur wird unter Umständen den Schlaf erst dann herbeiführen, wenn durch Schlafmittel eine körperliche Unterstützung gegeben wird. Rein deduktiv ist vielleicht zu unterscheiden zwischen dem Wirkungswert und seinen Abänderungen und dem Apparat, auf welchen dieser Wirkungswert Einfluß nimmt. So kann man sich denken, daß der gleiche Wirkungswert einer Trauer auf Bewegungsapparate je nach dem Zustand dieses Bewegungsapparates verschiedenen Erfolg haben wird. Damit ist aber das Erlebnis Trauer aus der Sphäre des Erlebens in den psychophysischen Ablauf hineingestellt, in die körperlichen Ursachen und Wirkungen, denn der Wirkungswert ist ja eine Größe, welche physischer Messung zugänglich ist. Nichts kann besser das Gemeinte veranschaulichen als die Tatsache, daß der Hypnotisierte weniger Chloroform verbraucht, um in eine tiefe Narkose zu kommen, als der Nichthypnotisierte (Friedländer), so daß man sagen muß, daß die Wirkung der psychischen Einstellung Hypnose gleichgesetzt werden kann der Wirkung des ersparten Chloroforms. Umgekehrt ist es bekannt, daß der schwer Berauschte durch erregende Zwischenfälle ernüchtert werden kann. Hier wird also die Wirkung des Alkohols auf psychischem Wege aufgehoben. Diese Gesichtspunkte sind für die ärztliche Betrachtung von einschneidender Bedeutung. Bei der Encephalitis epidemica werden durch organische Läsion Partien des Gehirns zerstört, welche mit dem Bewegungsantrieb zu tun haben. Die Kranken bringen Bewegungsantriebe nicht auf, wenn nicht ein Affekt den organisch bedingten Mangel überwindet. So greift also Organisches und Psychisches fortwährend ineinander. Die Beschreibung des Erlebens als solchen kann uns über diese Zusammenhänge nichts lehren. Diese körperlichen Dinge können sich allerdings in den psychischen Dingen spiegeln. Die Zuwendungen werden sicherlich andere sein. Das Hervorgehen des einen Erlebnisses aus dem anderen wird verschieden gefärbt sein je nach dem Wirkungswert, den das Erlebnis hat. Man darf aber den durchaus körperlich gemeinten Begriff des Wirkungswertes nicht mit dieser Färbung identifizieren. Vom Wirkungswert sprechen wir nur in naturwissenschaftlichen Zusammenhängen.

Die Ausführungen dieses Abschnitt beruhen auf phänomenologischen Grundlagen. Phänomenologie wird vielfach als Ausdruck verwendet für eine reine, sorgfältige, unvoreingenommene Beschreibung des Angetroffenen. Auch JASPERS meint die Phänomenologie in diesem Sinne. Sie wäre demnach deskriptive Psychologie. HUSSERL, der ursprünglich selbst die phänomenologische Betrachtung nicht scharf von der Psychologie abtrennte, hat aber dann der Phänomenologie eine andere Bedeutung gegeben. Seine Phänomenologie ist Wesensschau, sie zeigt die Strukturen des Erfassens unabhängig davon, ob sie in einem realen Einzelerlebnis gegeben sind. Sie will das Wesen unabhängig von der Erfahrung festlegen und will, um ein Gleichnis zu gebrauchen, für die Psychologie das gleiche leisten, was Mathematik und Geometrie für die Naturwissenschaft leisten. Für ein tieferes Eindringen in diese Probleme ist das Studium der HUSSERLschen Werke unerläßlich. Die HUSSERLsche Phänomenologie erhebt Anspruch auf Geltung unabhängig von jeder Erfahrung und ist ihrem Wesen nach nicht Psychologie. Ähnlich ist die Gegenstandstheorie von MEINONG gerichtet. Dieser Anspruch ist meines Erachtens nicht mit Unrecht bestritten worden und man hat auf die enge Zusammenhörigkeit von Phänomenologie und Psychologie wiederholt verwiesen (z. B. MESSER). Aber daß man Wesenswissenschaft treiben und mit ihr ein System schaffen kann, auf das man die psychologischen Einzelerkenntnisse beziehen kann, ist außer Frage. Wir treiben hier bewußt „psychologische Phänomenologie“, allerdings mit dem Hinblick auf eine wenigstens geahnte Wesensschau. Den besten Einblick in diese Probleme geben die Bücher von KRONFELD und BINSWANGER; auch auf die allgemeine Psychopathologie von JASPERS sei verwiesen, von deren Grundanschauungen ich jedoch vielfach abweiche. Meinen eigenen Standpunkt habe ich in „Selbstbewußtsein und Persönlichkeitsbewußtsein“ sowie in „Seele und Leben“ dargestellt. Über den Begriff des Wirkungswertes und die psychische Energie vgl. eine Abhandlung im Arch. f. Psychiatrie u. Nervenkrankh.: Über den Wirkungswert psychischer Erlebnisse usw. Bd. 70, S. 1. 1923.

II. Die Lehre von der Wahrnehmung.

1. Wahrnehmungen und Vorstellungen.

Selbstgegenwart der Wahrnehmung. Die Vorstellung weist über sich hinaus. Phantasievorstellungen und Erinnerungsvorstellungen. Übergänge der Vorstellung zur Wahrnehmung. Vorstellungs- und Wahrnehmungsakte. Vorstellungs- und Empfindungselemente und deren Angleichung unter dem Einfluß der Intention. Die optischen Anschauungsbilder als Zwischenglied zwischen Vorstellung und Wahrnehmung. Das Gesetz der identischen Schichtungen bei Anschauungsbildern und Wahrnehmungen. Der Raum ist Vorstellungen und Wahrnehmungen gemeinsam. Hypnagoge Halluzinationen. Halluzinationen sind von Pseudohalluzinationen nicht scharf zu trennen.

Wenn ich wahrnehme, richte ich mich also im Akte auf einen Gegenstand. Auf den gleichen Gegenstand kann ich mich vorstellend richten. In der Wahrnehmung hat der Gegenstand Selbstgegenwart, er ist leibhaftig da; in der Vorstellung hingegen beziehe ich mich in weniger unmittelbarer Weise auf den Gegenstand, ihn vorstellend. Man könnte die Vorstellungen, welche gegenüber den Wahrnehmungen abgeleitet sind, einteilen in solche, welche treue Erinnerungen sind, und in solche, welche aus dem Erinnerungsmaterial für den Erlebenden Neues bilden, Phantasievorstellungen im weitesten Sinn. Aber beide Arten der Vorstellungen weisen über sich hinaus auf eine „wirkliche Welt", sei diese nun eine Phantasie- oder Märchenwelt, oder eine Welt wissenschaftlicher Hypothesen. Der Vorstellungsakt weist also stets über sich selbst hinaus auf eine Wahrnehmung gleicher Art, sei diese nun der Vergangenheit oder der Zukunft zugehörig. Die Vorstellung kann aber ein gewisses Maß der Leibhaftigkeit bewahren. Wenn ich einen Kranken vor mir sehe, die Augen schließe und mir in unmittelbarem Anschluß daran diesen eben Gesehenen vorstelle, so ist dieser Vorstellungsakt wahrnehmungsnäher als derjenige, mit dem ich einen Kranken, den ich vor einem Jahre sah, oder einen goldenen Berg vorstelle. Mit dem ersten Vorstellungsakt meine ich etwas jetzt und da wirklich Vorhandenes. Wenn ich in einem Zimmer auf und ab gehe, so sind die jeweils hinter meinem Rücken liegenden Gegenstände zwar nicht unmittelbar wahrgenommen, aber ich fasse sie wohl nicht sehr viel anders auf als wahrgenommene. Es ist also stets bedeutsam, ob eine Vorstellung wirklich Vorhandenes oder nur Phantasiertes meint und ob das wirklich Vorhandene Vergangenes oder Gegenwärtiges ist und das Phantasierte Mögliches oder Unmögliches ist. Umgekehrt gibt es Wahrnehmungen, welche nichts Wirkliches meinen; zu mindest nichts Wirkliches in der Außenwelt. Ein optisches Nachbild nehme ich zwar wahr, aber gleichzeitig beziehe ich diese Wahrnehmung nicht auf die Außenwelt, sondern auf meinen Körper. Auch dem Spiegelbild schreibe ich eine geringere Wirklichkeit zu. Sowohl mit Wahrnehmungen als auch mit Vorstellungen sind also stets Akte verbunden, welche sich auf die Wirklichkeit oder Unwirklichkeit der wahrgenommenen Gegenstände beziehen. Während aber bei der schlichten Wahrnehmung im Wahrnehmungsakte schon der Akt des Für-wirklich-Haltens mitgegeben ist, so daß man geradezu sagen kann, das Für-wirklich-Halten ist eine Eigenschaft des Wahrnehmungsaktes, tritt bei der Vorstellung der Akt des Für-wirklich-Haltens und der Vorstellungsakt auseinander, und bei der Wahrnehmung des Nachbildes tritt ein Akt des Nicht-für-wirklich-Haltens hinzu. Wir haben also einesteils zu unterscheiden zwischen der Selbstgegenwart oder Leibhaftigkeit der Wahrnehmung im Gegensatz zu der Bezogenheit der Vorstellung, und wir haben auf der anderen Seite die Akte des Für-wirklich-Haltens und des Nicht-für-wirklich-Haltens, wobei aber mit der Leibhaftigkeit im allgemeinen das Für-wirklich-Halten verbunden ist. Den Akt des Für-wirklich-Haltens hat GOLDSTEIN als Realitätsurteil bezeichnet; doch ist es fraglich, ob es sich wirklich um eine prädikative Beziehung handelt, die wir ja allein mit dem Ausdruck Urteil fassen. Ich würde vorziehen, von einem realisierenden Akt zu sprechen, und muß allerdings zugeben, daß das Verhalten gegenüber dem Nachbild den realisierenden Akt in ein Urteil überführt. Es sind also mannigfaltige Verschiedenheiten in der Qualität des Aktes beim Vorstellen und Wahrnehmen anzutreffen. Außer diesen finden wir aber Verschiedenheiten der Inhalte. Das Vorstellungselement ist ein anderes als das Empfindungselement. Zwar fließen in der konkreten Wahrnehmung Vorstellungs- und Empfindungselemente in eines zusammen. In dem gesehenen Sessel erscheinen gleichzeitig auch nicht unmittelbar empfundene taktile Qualitäten (eventuell auch akustische, osmische) und natürlich auch eine Reihe von reproduzierten, also vorstellungsmäßigen optischen Elementen. Allerdings findet unter dem Einfluß des Wahrnehmungsaktes eine Angleichung der Vorstellungselemente an die Empfindungselemente statt. Umgekehrt gibt es Vorstellungen mit Empfindungsbestandteilen. Es ist sogar fraglich, ob nicht jede Vorstellung Empfindungen mitenthalte, aber auch hier finden Angleichungen statt. Wenn ich z. B. optisch gut veranlagten Versuchspersonen den Auftrag gebe, sie sollten sich bei geschlossenen Augen ihre Hand dreifach vergrößert vorstellen, so treten sehr häufig in der vorgestellten Hand Sensationen vom Empfindungscharakter auf; gleichwohl bleibt es eine vorgestellte große Hand. Mitempfindungen sind überhaupt von bedeutsamem Einfluß. Es juckt, wenn man von Läusen reden hört, und diese Mitempfindung bleibt zweifellos nicht zentral, sondern geht bis zur Peripherie des Körpers. Es gehen mit solchen Mitempfindungen vasomotorische Erscheinungen einher. Ob die Beteiligung der Peripherie an den Mitempfindungen gesetzmäßig ist, muß allerdings dahingestellt bleiben. Es unterliegt keinem Zweifel, daß es Übergänge zwischen Vorstellungs- und Empfindungselementen gibt; ein solches Übergangsgebiet sind die sogenannten Anschauungsbilder, die URBANTSCHITSCH beschrieben und JAENSCH methodisch untersucht hat. Es sind das Vorstellungsbilder von besonderer Lebendigkeit und Treue; sie folgen, wie JAENSCH nachgewiesen hat, den gleichen Gesetzmäßigkeiten wie die Wahrnehmungen. So gilt das HERINGsche Gesetz der identischen Sehrichtungen auch für die optischen Anschauungsbilder[1]).

Diese Anschauungsbilder liegen, ebenso wie die Vorstellungen, im gleichen Raum wie die Wahrnehmung (JAENSCH, MARTIN).

Es gibt nur einen Raum, der gleichzeitig der Raum für die wahrgenommenen und für die vorgestellten Objekte ist. Zwischen den Anschauungsbildern und den Wahrnehmungen stehen die Erscheinungen des Sinnengedächtnisses. So erzählt HENLE, daß er nach stundenlangem Mikroskopieren abends auf dem Sofa sitzend beim Reiben des Auges, beim Husten plötzlich das leuchtende Bild jener Präparate mit allen Einzelheiten wieder vor sich sah. Andernteils gehen die Anschauungsbilder ohne scharfe Grenzen in die gewöhnlichen Vorstellungen über. So sind denn alle Unterschiede, welche man zwischen dem Inhalt der Vorstellung und dem der Wahrnehmung anzugeben pflegt, relative. Vorstellungen gelten als weniger intensiv, schwächer, weniger eindringlich, als blaß, körperlos, lückenhaft, sind zeitlich unbeständig und flüchtig. Man könnte schließlich sagen, die Vorstellung und die Wahrnehmung hätten verschiedene Vorgeschichten. Die Wahrnehmung tritt unvorbereitet ins Bewußtsein, der Wahrnehmung gegenüber sind wir passiv, während wir uns bei der Erzeugung von Vorstellungen aktiv verhalten. Dieser Gegensatz ist jedoch gleichfalls kein durchgreifender; manche Wahrnehmungen müssen wir uns erst mühsam verschaffen, und manche Vorstellungen treten ungerufen ins Bewußtsein.

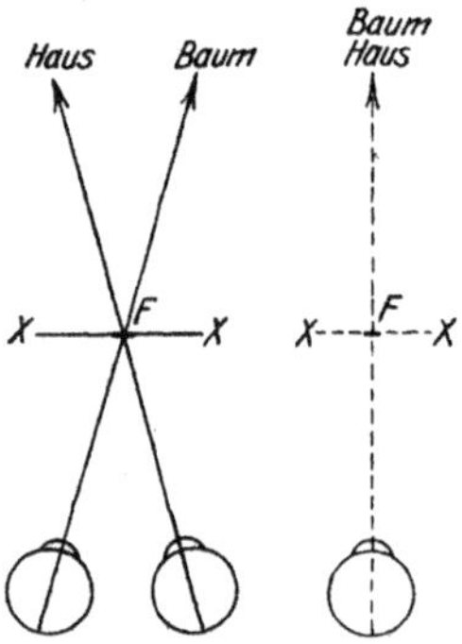

Abb. 1.

Die Erfahrungen, welche an den Vorstellungen und Wahrnehmungen des Wachzustandes des Normalen ermittelt wurden, finden reiche Bestätigung und Ergänzung, wenn man jene Bilder untersucht, welche vor dem Einschlafen vor das Auge treten: die sogenannten hypnagogen

[1]) Der Fundamentalversuch ist folgender: Man fixiert einen nahen Punkt, etwa einen Tintenfleck F auf einer Fensterscheibe, und richte es so ein, daß in der Richtungslinie des einen Auges ein fernes, von der Umgebung sich gut abhebendes Objekt liegt, etwa ein Baum B (man findet das, indem man das andere Auge schließt und nun Fleck und Baum in dieselbe Richtung bringt), in der Richtungslinie des anderen ein weit seitlich von dem ersteren gelegenes anderes Objekt, etwa ein Haus H. Fixiert man nun mit beiden Augen gleichzeitig F, so sieht man in derselben Richtung hintereinander F, B, H. Dasselbe gilt natürlich auch von allen Objekten, die auf den beiden Fixierlinien näher als F liegen (Abb. 1). (Nach FROEBES.)

Halluzinationen. Da leuchten Vorstellungen in sinnlich lebhaften Farben auf, ohne daß sich die Haltung des Vorstellens ihnen gegenüber ändern müßte; freilich besteht die Neigung, diesem sinnlich lebhaften Inhalt gegenüber die Haltung der Wahrnehmung einzunehmen, ja man hat nicht selten den Eindruck, die Haltung schwanke in eigentümlicher Weise zwischen Vorstellen und Wahrnehmen, oder Vorstellung und Wahrnehmungsakt verschmelzen zu einem einheitlichen Zwischengebilde. Dann gibt es wieder Wahrnehmungen, ohne daß wir mit der Wahrnehmung die Anerkennung der Wirklichkeit verbänden. In der Psychose und im abnormen Erlebnis finden wir ähnliche Haltungen und Inhalte wieder. Die Trugwahrnehmung kann auftreten wie die schlichte Wahrnehmung, sie kann aber auch als schlichte Wahrnehmung mit verringertem Wirklichkeitswert erscheinen (vorgespiegelte Bilder), sie kann aber auch als Trugwahrnehmung erkannt werden und trotzdem den Leibhaftigkeitscharakter bewahren. So sagt einer meiner Patienten von einer farbig gesehenen Vision, die er in einer Zeichnung festgehalten hat (Wahn und Erkenntnis, Fall 4), er hätte es für Wahrnehmung gehalten, wenn er nicht gewußt hätte, daß andere Leute es nicht sehen. Sinnlich lebhafte Erscheinungen können, als Vorstellungen gemeint, große Beständigkeit zeigen; man spricht dann von Pseudohalluzinationen (Kandinski, Jaspers), wobei auch hier ein Pendeln zwischen Vorstellen und Wahrnehmen zustandekommen kann. Scharfe Grenzen gibt es hier ebensowenig wie zwischen Vorstellung und Wahrnehmung. Die hier dargelegten Gesetzmäßigkeiten gelten nicht bloß für das optische Gebiet, an dem sie am leichtesten dargestellt werden können, sondern sie sind in allen Sinnesgebieten anzutreffen.

Das erneute Interesse, das diesen Problemen zugewendet wird, ist den Arbeiten von Jaspers über die Trugwahrnehmungen zu verdanken. Ein Sammelreferat dieses Autors gibt eine ausgezeichnete Übersicht über die einschlägigen Probleme. Das sachliche Ergebnis der Jaspersschen Arbeit: Vorstellung und Wahrnehmung sind durch einen Abgrund voneinander geschieden, kann allerdings nicht als richtig anerkannt werden. Lindworsky, Stumpf, der Ref. (besonders Wahn und Erkenntnis) kamen zum entgegengesetzten Resultat.

Ein bemerkenswerter Hinweis auf das Wesen der Gegenständlichkeit und auf die Beziehung der Vorstellung zur Wahrnehmung ist in den Synästhesien gegeben. Eingehende Beschreibungen dieser liegen von Lehmann und Bleuler vor. Bei manchen Menschen rufen gewisse Sinneseindrücke (etwa Töne) gleichzeitig andere Eindrücke (etwa Farben) hervor. (Unter Umständen auch Geruchseindrücke oder dergleichen.) Wir sprechen dann von optischen Synästhesien oder auch von optischen Sekundärempfindungen. Es kann aber auch ein optischer Eindruck gleichzeitig einen akustischen miterwecken. Mit dem Rot kann ein Trompetenton erscheinen (akustische Synästhesie). Nach Bleuler wird die Synästhesie wahrgenommen. Der blaue Fleck, der mit diesem akustischen Eindruck verbunden ist, wird gesehen und wird dort lokalisiert, wo der Ton gehört wird. Offenkundig handelt es sich um reproduzierte Elemente. Wenn auch die Rolle nicht geklärt ist, welche frühere Erlebnisse für die Entstehung von Synästhesien haben, so muß anderntei1s doch betont werden, daß solche zweifellos die Synästhesien sehr wesentlich beeinflussen, und es ist fraglich, ob die BLEULERsche Ansicht zutreffend ist, daß es sich um eine durch die Organisation gegebene Verbindung der Wahrnehmungen handle. Vielmehr wird offenbar reproduziertes Material, das vorstellungsmäßig gegeben ist, durch die Gegenwart der Wahrnehmung wahrnehmungsmäßig gefärbt. Es würde sich demnach um einen neuen Beweis für die enge Gemeinschaft der Vorstellungen und Wahrnehmungen handeln. Anderntei1s drückt sich in den Synästhesien die Tendenz des Gegenstandes aus, sich in verschiedenen Sinnesmaterialien darzustellen. Die Synästhesie wäre demnach zur Gegenstandsfunktion in besonderer Beziehung, wäre ein besonderer Ausdruck derselben, und diese Gegenstandsfunktion haben wir ja als physiologischen Faktor angesehen. Insofern hätte BLEULER recht, nur dürfte die besondere Formung der Synästhesie mit den besonderen Erlebnissen im Zusammenhang stehen.

2. Die optischen Wahrnehmungen.

a) Optische Elementarempfindungen.

Qualität, Intensität, Sättigung, Kontrast, Nachbild, Eindringlichkeit. Vorläufiges über Aufmerksamkeit. Beteiligung der Aufmerksamkeit an der „Eindringlichkeit". KOSTERsches und AUBERT-FÖRSTERsches Phänomen.

Man darf in dieser Darstellung nicht sinnesphysiologische Einzelheiten suchen. Diese können in dem Lehrbuch der physiologischen Psychologie von WUNDT und in den Lehrbüchern von FRÖBES, EBBINGHAUS-BÜHLER nachgelesen werden. Hier wird das grundlegend Wichtige nur so weit rekapituliert, als es zum Verständnis der grundsätzlichen Bemerkungen über die Wahrnehmung nötig ist. Derartige Bemerkungen können ja an die Besprechung optischer Wahrnehmung angeschlossen werden, da das optische Gebiet nicht nur seinem Wesen nach reich differenziert ist, sondern auch besonders gründlich durchgearbeitet ist.

Die Gesichtsempfindungen kann man in Helligkeits- und Farbenempfindungen trennen und wir können an den Helligkeits- und Farbenempfindungen unterscheiden: den Farbenton — es gibt ein Rot, ein Blau, ein Grün, ein Schwarz —, die Intensität, die Sättigung, je nach dem Zusatz von farblosem Licht zu den Farben. Es kann als bekannt vorausgesetzt werden, daß sich die qualitativ so abgestuften Farben und Helligkeiten in ein Farbenoktaeder oder in eine Farbenkugel ordnen lassen. Daß und wie sich die Farben mischen, kann gleichfalls anderweitig nachgelesen werden. Die Wellenlänge der Reize bedingt den Farbenton, die Intensität steht in Beziehung zur Intensität und Sättigung der Farben. Vermerken wir noch, daß die Erscheinungsweise der Farben von der Intensität der Reize abhängig ist. Bei Steigerung nimmt ja die Sättigung der Farben ab und nähert sich dem hellen Weiß, wobei Gelb und Blau sich auf Kosten der Nachbarfarben verbreitern. Wird die objektive Intensität beträchtlich herabgesetzt, so treten Rot, Grün und ein bläuliches Violett auf Kosten ihrer Nachbarfarben hervor, während die Farben dunkler werden und an Sättigung einbüßen. Während in einem Spektrum mittlerer Intensität die Stelle größter Helligkeit im Gelb liegt, rückt sie bei Abschwächung der Lichtintensität in die Gegend des Grün. Verschwinden schließlich mit noch weitergehender Herabsetzung der Lichtintensität alle bunten Farben, so liegt die Stelle größter Helligkeit dort, wo sonst das Grün liegt, und das Spektrum gewährt den gleichen Anblick, den es den total Farbenblinden bei gewöhnlichen Lichtstärken bietet. Das hier beschriebene PURKINJEsche Phänomen gilt jedoch nicht für die der Fovea unmittelbar benachbarten Teile. Wichtiger sind für die uns hier interessierenden Fragestellungen die Erscheinungen des Kontrastes. Legt man Stückchen eines grauen Papiers auf verschieden gefärbte Gegenstände, so erscheinen sie in dem Ton der Komplementärfarbe gefärbt; ersetzt man die grauen Papierstücke durch gefärbte, so findet eine Mischung zwischen der dem Grunde komplementären und der Eigenfarbe statt. Die Beeinflussung zwischen Umfeld (Grund) und Infeld ist eine gegenseitige. Im Grunde ist die jeweilige Ausfüllung jeder Stelle des Gesichtsfeldes nicht ganz bedeutungslos für die an allen andern Stellen zustande kommenden Farbeneindrücke. Die Kontrasterscheinungen nehmen zu, wenn man über das Ganze ein durchscheinendes Papier breitet (Florkontrast). HELMHOLTZ nimmt an, der Farbenkontrast käme durch unbewußte Schlüsse zustande. Wir erwarten eine kontinuierliche Fläche zu sehen in der Farbe des Grundes, sehen aber ein Grau und nehmen nun an den Fleckchen jene Farbe wahr, welche das Umfeld im Sinne der Komplementärfarbe zu Grau ergänzen würde. HELMHOLTZ führt daneben noch andere Gründe an, welche gleichfalls das Hineinspielen höherer psychischer Faktoren (Beurteilungen) beweisen sollen. Alle diese Gründe haben sich als unstichhaltig erwiesen und seit HERING wissen wir, daß es sich um physiologische Wechselwirkungen von Erregungen handelt. Wenn es auch nach WUNDT nicht abgeleugnet werden kann, daß besonders beim Florkontrast psychologische Momente den physiologisch begründeten Kontrast umändern und Ausdehnung und Eindringlichkeit desselben bestimmen.

Neben den räumlichen sind auch die zeitlichen Verhältnisse der Erregung wichtig. Jeder Lichtreiz bedarf einer bestimmten Zeit, um seine Helligkeit und Sättigung zu erreichen. Hell- und Dunkeladaptation des Auges bewirken, daß der gleiche Lichtreiz bald als heller, bald als dunkler empfunden wird. In den positiven und negativen Nachbildern haben wir Lokaladaptation vor uns, im negativen Nachbild wird das Helle dunkel und umgekehrt, die Farben werden mit den Komplementärfarben vertauscht, aber die Empfindung hinterläßt auch direkte Nachwirkungen (positives Nachbild) und unmittelbar nach dem Abbrechen der Erregung bleibt sogar die Erregung die gleiche, so daß man bei genügend rascher Rotation einer mit weißen und schwarzen Sektoren bedeckten Kreisscheibe einen Eindruck erhält, wie wenn das Licht jedes einzelnen Sektors gleichmäßig über die ganze Scheibe ausgebreitet und nach den allgemeinen Farbenmischungsgesetzen gemischt wäre. Die HELMHOLTZsche Theorie des Farbensehens, es gäbe eine Rot-, Grün- und Blauerregung (Violetterregung), die sich nach Art der spektralen Farbenmischung vermengten, hat sich nicht halten lassen. Gegenwärtig bietet die HERINGsche Theorie die beste Zusammenfassung des Tatsächlichen. HERING nimmt sechs qualitativ verschiedene Prozesse an, die irgendwo in der nervösen Substanz des Sehorganes ihren Sitz haben. Es sind das Weiß, Schwarz, Gelb, Blau, Rot und Grün. Je zwei von ihnen gehen an derselben Substanz vonstatten. Allerdings muß die HERINGsche Lehre ergänzt werden durch die KRIESsche Duplizitätstheorie, welche besagt, daß wir einen Apparat für Hellsehen und Dunkelsehen im Auge unterscheiden müssen. Den Dienst des Dunkelauges versehen die Stäbchen und den des Hellauges die Zapfen. Die Erscheinungen der Dunkeladaptation, die besondere Verteilung der Helligkeit im Spektrum decken sich mit denjenigen Erscheinungen, welche wir bei der totalen Farbenblindheit sehen. Es muß zugegeben werden, daß sich nicht alle Erscheinungen derzeit restlos in die HERINGschen Auffassungen einreihen lassen, besonders die verschiedenen Formen der Farbenblindheit lassen sich nicht ohne weiteres unterbringen. Diese elementare Darstellung erschöpft nicht, was über die einfachen Sinnesqualitäten des Auges zu sagen ist. Es gibt neben dem Farbenton, der Helligkeit und der Sättigung noch eine weitere elementare Qualität: die Eindringlichkeit, mit der eine Farbe erscheint. Unter dem Namen des KOSTERschen Phänomens ist eine Erscheinung beschrieben, daß die Farben gleicher Sättigung und gleicher Helligkeit eindringlicher erscheinen, wenn sie an kleinen nahen, als wenn sie an großen fernen Gegenständen aufgefaßt werden. KOSTER selbst meinte ursprünglich, es handle sich um Unterschiede der Sättigung, erst JAENSCH hat den richtigen Sachverhalt klargestellt. Aber auch wenn ich, den Kopf zwischen die Beine gesteckt, die Welt betrachte, so erscheinen die Farben leuchtender, eindringlicher. Zweifellos ist aber hier die Aufmerksamkeitseinstellung verändert. Ich betrachte so die Welt mit größerer Neugierde. Auch zur Erklärung des KOSTERschen Phänomens müssen Aufmerksamkeitseinflüsse herangezogen werden. Denn, wie ja ausdrücklich hervorgehoben, die physikalischen Bedingungen sind ja die gleichen bei dem großen fernen und bei dem nahen kleinen Objekt, die unter gleichem Gesichtswinkel erscheinen! Kann man dann aber in bezug auf die Eindringlichkeit noch von einer Empfindung sprechen? Man hat das in der Tat bezweifelt (GOLDSTEIN und GELB). Was aber ist denn Empfindung, welche Komponenten spielen hier hinein? Welche Berechtigung hat der Empfindungsbegriff überhaupt? Vermerken wir noch, bevor wir die hier aufgetauchten Fragen besprechen, daß ja das KOSTERsche Phänomen nicht eine isolierte Besonderheit ist. Es gibt ein sehr verwandtes Phänomen, das gleichfalls von JAENSCH eingehender untersucht wurde, das AUBERT-FÖRSTERsche. Das AUBERTsche Phänomen besteht darin, daß kleine nahe Gesichtsobjekte in einem größeren Teil des Gesichtsfelds erkannt werden als große ferne, welche unter dem gleichen Gesichtswinkel erscheinen. JAENSCH konnte nachweisen, daß auch dieses Phänomen nicht auf periphere Bedingungen zu beziehen ist, sondern auf Aufmerksamkeitseinstellungen. So wird schon hier klar, daß „psychische" Faktoren bereits bedeutsam sein müssen für die einfachen Wahrnehmungen. Freilich ist der Vorgang, den wir als Aufmerksamkeitsverteilung hier bezeichnen, nicht gleichbedeutend mit einem willkürlichen Zuwenden der Aufmerksamkeit, das etwa eintritt, wenn wir einem langweiligen Vortrag doch folgen wollen, sondern er ist instinktiver, unwillkürlicher und gleichsam unpersönlicher. Jedenfalls ist aber die „Eindringlichkeit" einer Farbe so unmittelbares Erlebnis wie nur irgendein anderes, sie scheint unmittelbares Rohmaterial „Empfindung" zu sein und immer dringender erhebt sich die Frage, was denn das eigentlich sei: Empfindung. Ich behandle sie, obwohl Tatsachenmaterial herangezogen werden muß, das erst später zur ausführlicheren Darstellung kommt.

b) Allgemeines über Empfindung.

Die Beziehung der Empfindung zum „physikalischen Reiz". Der Farbenkontrast ist zentraler Natur. Peripherie und nervöses Zentralorgan sind in gleicher Weise für die Empfindung bestimmend. Die Unterschiedsschwelle optischer Eindrücke ist weitgehend unabhängig von zentralem Einfluß, Farbenkonstanz, Kontrast, Erwartungseinflüssen. Der Kontrast hat aber Empfindungscharakter. Unmöglichkeit, die zentralen Faktoren von der „reinen Empfindung" zu sondern. Die Akteinstellung und ihr noematisches Korrelat in Beziehung zu den zentralen Faktoren. Das scheinbare Eingreifen unbewußter Schlüsse (HELMHOLTZ). Noch einmal die Aufmerksamkeitseinstellungen. Selbstregulierung der Aufmerksamkeit. Die Beziehung der Aufmerksamkeit zu motorischen Apparaten. Die Verwandtschaft der zentralen physischen Faktoren mit der Intentionalität. Die Empfindung entspricht nicht völlig dem physikalischen Reiz. Gibt es isolierte Empfindungen? Die Empfindungen sind nicht die realen Elemente, aus denen sich das seelische Leben aufbaut. Verflochtenheit primitiven Erlebens. Psychologie der Empfindung. Die Gemeinempfindungen.

Der Farbenton des Lichtes steht zur Wellenlänge in fester Beziehung, die Intensität des Lichtreizes geht gleichfalls bestimmten Empfindungsänderungen parallel, die Tonhöhe hängt von der Wellenlänge, die Tonstärke von deren Amplitude ab. Man könnte nun als Empfindung alles das bezeichnen, was so in konstanter Beziehung zu einem Reiz steht, und damit die Vorstellung verbinden, die Erregung passiere ohne wesentliche Umwandlung von der peripheren Aufnahmestelle bis zum Zentrum. So einfach eine derartige Auffassung wäre, sie erweist sich schon bei oberflächlichster Betrachtung als undurchführbar. Der Ton hat neben der Tonhöhe und Intensität noch sicherlich andere Merkmale, bezeichne man diese als Tonfarbe oder als Vokalität, und es entspricht dieser keine Besonderheit der physikalischen Form der akustischen Welle. Immerhin wird man im groben daran festhalten dürfen, daß zwischen dem, was wir als Empfindung bezeichnen, und den physikalischen Vorgängen der Außenwelt eine enge Beziehung besteht. Ja, fast scheint es, als bezeichnete der Psychologe als Empfindungen jene durch Abstraktion gefundenen Einheiten, welche in einer relativ einfachen Beziehung zu Veränderungen der Außenwelt stehen.

Die nächstliegende Anschauung wäre es nun, anzunehmen, die Vorgänge im peripheren Sinnesorgan seien für die Empfindung maßgebend. Aber der Farbenkontrast, dem wir einen unmittelbaren sinnlichen Charakter nicht absprechen können, ist ein zentral bedingtes Phänomen. WUNDT erlebte Kontrasterscheinungen in einem retinal bedingten Skotom, die also zentral zustande gekommen sein mußten, da ja der periphere Aufnahmeapparat an dieser Stelle zerstört war, und BRÜCKNER konnte Kontrasterscheinungen auch bei zentral bedingtem halbseitigem Gesichtsfeldausfall im hemianopischen Gesichtsfeld nachweisen. Aber es ist für die Aufnahme neuer Reize nicht gleichgültig, ob Kontrast besteht oder nicht, die Kontrastfarbe geht ja eine Mischung ein mit einem anderen Farbenreiz. Das vom Kontrast Ausgeführte kann auf das Nachbild übertragen werden. Man kann also ganz allgemein sagen, daß die Stimmung des Zentrums von Belang ist. Es ist also nicht, wie HELMHOLTZ meint, die Erscheinungsweise der Farben von unbewußten Schlüssen abhängig, sondern hier kommen teils periphere Vorgänge, teils zentrale physiologische (psychisch nicht faßbar) in Frage, so daß dieselbe periphere Erregung je nach der Stimmung des Zentralorganes verschiedene Empfindungen hervorrufen kann. Ist denn aber dieser zentrale Faktor wirklich vom psychischen ganz unabhängig? Sollten ihn nicht Erfahrung und Einstellung beeinflussen können? In der Tat kann ein und dieselbe Aufhellung einer grauen Farbe einmal veranlaßt sein durch die Wirkung der sogenannten Gedächtnisfarben[1]; sodann durch die Kontrastwirkung von etwa benachbartem Schwarz, schließlich dadurch, daß der Beobachter vor Eintritt

[1]) Gedächtnisfarben sind jene, welche wir als konstante Eigenschaft den Dingen zuteilen und an ihnen unabhängig von der Beleuchtung sehen (vgl. darüber auch später).

des Reizes ein dunkleres Grau erwartet, als tatsächlich dargeboten wurde.

Katz hat nun durch Versuche nachgewiesen, daß die durch Erfahrungseinflüsse aufgehellten bzw. verdunkelten Farben sich in bezug auf die Unterschiedempfindlichkeit ebenso verhielten wie die unveränderten. Die Feinheit der Unterschiedsempfindlichkeit hing lediglich von retinalen Faktoren ab. Bei gleicher retinaler Erregung durch (beschattete und unbeschattete) Oberflächenfarben[1]) sind stets gleiche periphere Lichtzuwächse nötig, um merklich zu sein, unbeschadet der verschiedenen Umformung, welche die retinalen Erregungen durch die zentralen Faktoren erfahren. Die zentralen Faktoren ändern demnach zwar die Erscheinungsweise der Farben ab, aber der physikalisch meßbare Reiz, der unmittelbare retinale Eindruck, bleibt maßgebend für die Orientierung. Wir wissen ja, daß bei einer helleren Fläche ein größerer Lichtzuwachs nötig ist, damit wir eine Zunahme der Helligkeit wahrnehmen, als bei dunkleren (vgl. darüber S. 68). Der zentrale Einfluß hätte demnach auf die Unterschiedsschwelle keinen Einfluß, damit würde aber die retinale Erregung eine Sonderstellung erhalten und man könnte die echte Empfindung von ihren Zutaten absondern. Jaensch hat aber zeigen können, daß die von Katz gefundenen Gesetzmäßigkeiten nicht nur für die Gedächtnisfarben und Erwartungseinflüsse gelten, sondern auch wenigstens innerhalb breiter Grenzen in bezug auf den Helligkeits- und Farbenkontrast; deren Empfindungscharakter kann man jedoch nicht wegleugnen. Es läßt sich also auch auf diesem Wege die „reine Empfindung“ nicht herausschälen. Für jede Empfindung sind nicht nur die peripheren Verhältnisse maßgebend, sondern auch zentrale, und diese wiederum stehen in engster Abhängigkeit von den früheren Erlebnissen der Person, von ihren vergangenen und gegenwärtigen Einstellungen. Wir kommen mit anderen Worten wieder darauf zurück, daß jede Akteinstellung ein verändertes noematisches Korrelat mit sich bringt, und daß wir dieses noematische Korrelat in enge Beziehung zu rein physischen sinnes-physiologisch faßbaren Vorgängen bringen müssen.

Kontrast- und Gedächtnisfarben folgen sehr ähnlichen Gesetzen, aber bei den letzteren ist es geradezu verlockend anzunehmen, es spielten Schlüsse oder schlußähnliche Prozesse eine Rolle. Schlüsse etwa folgender Art: bei Tageslicht ist dieser Gegenstand rot. Die Beleuchtung ist jetzt eine schlechtere, aber der Gegenstand hat sich ja nicht geändert, ich muß also, um die wahre Farbe des Gegenstandes zu sehen, die dunklere Beleuchtung in Rechnung stellen, infolgedessen sehe ich dann den Gegenstand wieder in der gleichen Farbe. So ergibt sich

[1]) Oberflächenfarben sind jene Farbeindrücke, welche wir von umgrenzten Gegenständen gewinnen (auch darüber später Eingehenderes).

hier zum erstenmal die Vermutung, es könnte rein Physisches so ablaufen, als ob es psychologischer Natur wäre. Zweifellos kommen die Gedächtnisfarben nicht auf Grund von solchen Schlüssen zustande, aber der körperliche Prozeß, der sich abspielt, verläuft so, daß man ein Schlußverfahren dahinter vermuten möchte. Hier liegt auch der richtige Kern der HELMHOLTZschen Auffassungen.

Und jetzt verstehen wir auch, daß die hier beschriebenen Erscheinungen mit unscharfen Grenzen übergehen in jene, bei denen durch Aufmerksamkeitseinstellungen wesentliche Veränderungen in der sinnlichen Erscheinung entstehen. Ich erinnere an die Ausführungen über das KOSTERsche und AUBERT-FÖRSTERsche Phänomen. Eindringlichkeit der Farbe, ja auch die gesehene Größe eines Gegenstandes sind von derartigen Einflüssen abhängig. Auch der Tiefeneindruck hängt nach den Untersuchungen von JAENSCH von der Aufmerksamkeit ab. Mit Aufmerksamkeit betrachtete Gegenstände rücken näher, es ist die Aufmerksamkeitslokalisation für den Tiefeneindruck bestimmend, der sich uns gleichwohl in sinnlicher Frische darstellt.

Fügen wir hinzu, daß mit diesen Aufmerksamkeitsschwankungen Augenbewegungsimpulse verbunden sind. Konvergenzimpulse, wenn wir einen Gegenstand besonders beachten, aber an diese schließt sich sofort eine Tendenz zur Divergenz an, die eben noch nahe lokalisierte Aufmerksamkeit strebt in die Ferne zu schweifen. So haben wir also eine Tendenz zur Selbstregulierung, zur Selbststeuerung, die sich einesteils in dem psychischen Verhalten der Aufmerksamkeitseinstellung und andernteils in bestimmten motorischen Mechanismen ausdrückt. Im Motorischen scheint sich Physisches und Psychisches in besonders enger Weise aneinanderzubinden. Die Akte greifen also in einer nicht bestimmbaren Art ins körperliche Getriebe ein, und zwar sowohl in bezug auf das Sensorische als auch in bezug auf das Motorische. Wenn ich mich mit Aufmerksamkeit zuwende, so tritt gleichzeitig ein psychophysischer Apparat in Funktion, der die Erscheinungsweise der Dinge verändert. Wenn also zwischen jenen zentralen Faktoren zu scheiden ist, welche von der Intentionalität, vom Psychischen unabhängig sind, und jenen, welche zufolge psychischer Einstellung in Erscheinung treten, so kann doch eine tiefe innere Gemeinsamkeit zwischen beiden nicht in Abrede gestellt werden.

Für die Frage nach der Empfindung folgt aber daraus folgendes: es ist auf keinerlei Weise möglich, das „reiznahe“ Erleben von dem anderen abzusondern. In jeder Empfindung ist ein zentraler Faktor und in dem zentralen Faktor ein psychischer mitenthalten. Meint man mit dem Ausdruck Empfindung psychisches Erleben, das unmittelbar auf den Reiz bezogen werden kann, so gibt es überhaupt keine Empfindungen. Meint man aber unter dem Ausdruck Empfindung, wie das wohl zweckmäßig ist, ein einfaches seelisches Erlebnis, das ich auf meinen Körper beziehe, so muß festgestellt werden, daß Empfindungen und Reize einander nicht entsprechen.

Von diesen Gebilden kann nun die Frage aufgeworfen werden, ob sie isoliert bestehen könnten. BAADE bejaht diese Frage. Er erzielte diese isolierten Empfindungen dadurch, daß er den Wahrnehmungsvorgang vorzeitig unterbrach. Immerhin liegen noch keine genügend eingehenden Berichte über diese Versuche vor. Sollte nicht die Empfindung, die solcherart gewonnen wurde, doch als Teil des Körpers aufgefaßt sein? Jedenfalls erkennen weder POPPELREUTER noch PICK einfache Empfindungen an.

Aber wie dem auch sei, keinesfalls können Empfindungen als die Bausteine angesehen werden, aus denen sich Seelisches zusammensetzt. Denn in der Empfindung haben wir auch rein physiologisch betrachtet eine Gesamtreaktion des Organismus vor uns. Peripherie — Zentrum — und psychisch faßbare Persönlichkeit wirken in ihr zusammen. KOFFKA lehnt mit KÖHLER eine feste Beziehung Reiz — Empfindung ab, er setzt die Beziehung Lebewesen und Umgebung an deren Stelle und sieht die typische Form des dem Erlebnis (Empfindung und Gestaltvorstellung) korrelaten Hirnvorgangs nicht in der Einzelerregung einer Hirnstelle plus Assoziation, sondern in Gesamtprozessen und deren Eigenschaften als Ganzem. Wir haben übrigens keinerlei Anhaltspunkte dafür, daß Einzelempfindungen genetisch früher da sind als die mannigfaltigeren Gebilde.

Das wenige, was wir von diesen Dingen wissen, spricht vielmehr dafür, daß die primitive Wahrnehmung sehr ungegliedert, sehr komplex und viel verflochtener ist als die gegliederte entwickelte, daß an ihr viel mehr Teile unterschieden werden können als an der vollentwickelten Wahrnehmung. Wenn wir schon in dieser keine isolierten Empfindungen antreffen, außer vielleicht, wenn wir besondere Bedingungen schaffen, so dürfen wir derartiges erst recht nicht bei den Erlebnissen des Kindes und des primitiven Menschen vermuten. Wir haben vielmehr allen Grund anzunehmen, daß die Einzelerfahrung des Primitiven viel inniger in seine Gesamterfahrung verwoben ist als die des erwachsenen Kulturmenschen. So haben denn die Empfindungen nicht als primitive Elemente zu gelten, als die Bausteine, aus denen sich die Wahrnehmung aufbaut.

Vielmehr erscheint die Annahme von Empfindungen geeignet, uns gewisse Beziehungen zwischen Reiz und Wahrnehmung verständlich zu machen. Und hierin mag auch der heuristische Wert und die wissenschaftsgeschichtliche Bedeutung der Empfindungslehre liegen. Der Begriff der Empfindung kann aber für die Wissenschaft nur so lange förderlich sein, als man nicht in den Empfindungen und den als ihr

Abklatsch gedachten Vorstellungen die realen Elemente sieht, aus denen sich das seelische Leben aufbaut.

Die Frage nach der Empfindung als einem seelischen Element muß abgetrennt werden von der Lehre von der Empfindung als Erlebnis am eigenen Körper. Hier ist der Empfindungsbegriff an seinem eigentlichen Platze, hier liegt auch die Begründung dafür, daß wir die Gemeinempfindungen geradezu als Prototyp der Empfindung auffassen können, und daß wir gerade die Gemeinempfindungen zur Außenwelt nicht in Beziehung bringen können. Den Körper empfinden wir immer mehr oder minder als Ganzes und auch von diesem Gesichtspunkt aus können wir isolierte Empfindungen nicht anerkennen.

c) Der unausgefüllte Zwischenraum, Raum- und Farbenwahrnehmung.

Das unausgefüllte Zwischenmedium ist vielleicht eine besondere Empfindung. Die Bedeutung der Querdisparation für die Raumauffassung. Die Querdisparation führt nicht zur unmittelbaren Auffassung der Tiefe. Für die Tiefenwahrnehmung sind Aufmerksamkeitswanderungen mit bestimmend. Das Sehen operierter Blindgeborener. Raumfarben, Flächenfarben und Oberflächenfarben. Farbenkonstanz und Gedächtnisfarben. Die Gegenstände werden in bestimmten Farben weitgehend unabhängig von der Beleuchtung gesehen. Die Bedeutung zentraler und peripherer Faktoren für dieses Phänomen. Die Fähigkeit, Oberflächenfarben zu sehen, kann durch Läsion des Occipitallappens gestört werden. Unter dem Einfluß phylo- und ontogenetischer Erfahrung wird die Farbe als Oberflächenfarbe an den Gegenstand gebunden. Es liegen keine unbewußten Schlüsse in bezug auf die Farbenkonstanz vor, aber die zentralen Funktionen, welche die Farbenkonstanz garantieren, haben eine psychische Vergangenheit. Die synthetische Funktion, welche Farbenkonstanz und Oberflächenfarben schafft, ist körperlicher Art, hat aber eine psychische Vorgeschichte.

Zweifellos sind uns viele sinnliche Qualitäten nicht ohne weiteres zugänglich, und wir können damit rechnen, daß eine vertieftere Beobachtung uns noch neue Empfindungen kennen lehren kann. Allerdings wird diese Behauptung dadurch eingeschränkt, daß wir den elementaren Charakter der Empfindung nicht anerkennen. So hat SCHUMANN vor kurzem behauptet, es gäbe eine sinnliche Wahrnehmung unausgefüllter Zwischenräume des leeren Raumes.

Kann man dieser Wahrnehmung den Charakter einfacher Empfindung zuschreiben, oder liegt nicht Komplizierteres vor? Denn die Wahrnehmung des glasartigen Zwischenmediums setzt ja die Auffassung von Konturen, die Raumauffassung voraus. Kann man die Raumwahrnehmung als eine schlechthin gegebene auffassen?

Unter dem Einflusse HERINGS hat ja eine nativistische Raumauffassung begonnen an Boden zu gewinnen. Querdisparation führt nach HERING zur unmittelbaren Wahrnehmung der Tiefe[1]. Versuche KAR-

[1]) Korrespondierende Netzhautpunkte sind jene Punkte beider Augen, welche sich im gemeinsamen Sehfeld decken. Wenn man sich beide Netzhäute so aufeinandergelegt denkt, daß Foveae und Mittelschnitte zur Deckung kommen, dann liefert jede

PINSKAS haben aber gezeigt, daß die Querdisparation doch nicht zur unmittelbaren räumlichen Auffassung führt, sondern erst allmählich über verschiedene Zwischenstufen hinüber, so daß die Querdisparation als ein empirisches Moment erscheint, das neben anderen zur Tiefenbeurteilung herangezogen wird. JAENSCH hat ausgeführt, daß Aufmerksamkeitswanderung und Blickbewegung von wesentlicher Bedeutung sind. So ist denn die beherrschende Rolle der Querdisparation für die Raumwahrnehmung, für das Tiefensehen, fraglich geworden, und man käme zu der Anschauung, daß eine Reihe von Erfahrungsmotiven gegeben seien, wobei einesteils Empfindungen der Augenbewegungen, andernteils Empfindungen des Tastsinnes in Frage kämen, im Verein mit Aufmerksamkeitswanderungen. Jedenfalls müssen aber hierbei bereitgestellte Mechanismen phylogenetischer Art miteinspringen und so etwas durchaus Neues, Empfindungsmäßiges erzeugen. Psychologisch wird man den unmittelbaren Empfindungscharakter des Tiefensehens nicht ableugnen können, wobei wiederum daran zu erinnern ist, daß „Empfindung" ein sehr komplexes Erlebnis ist. Jedenfalls sind aber physikalische Bedingungen nicht eindeutig bestimmend für die Tiefenwahrnehmung ,was uns freilich kein Argument gegen den „Empfindungs"charakter des Tiefensehens darstellt. Die operierten Blindgeborenen sehen zweifellos irgendwelche räumliche Beziehungen. Es ist zwar ein ungestaltetes Chaos von Einzeleindrücken, aber diese gehen nicht ineinander über. Sie haben ihre bestimmte Stelle, auch wenn der Blindgeborene sie nicht ohne weiteres zu seinen Tasterfahrungen in Beziehung zu setzen vermag, und es ist auch wahrscheinlich, daß diese klassischen Empfindungen eine gewisse Tiefenausdehnung haben. Sie reichen zwar an das Auge heran, scheinen es zu berühren. Sie haben, der „echten Empfindung" näher, sich noch nicht vom Körper losgelöst. Aber es ist doch auch eine Welt mit Tiefendimension, welche freilich noch keine Schärfe, keine Bestimmtheit hat.

Die Erscheinungsweise der Farben ist von Raumwerten abhängig. KATZ hat zwischen Flächenfarben, Oberflächenfarben und Raumfarben unterschieden. Die Oberflächenfarben treten nur an Gegenständen auf. Die meisten gewöhnlichen Objekte erwecken im diffusen Tageslicht die Oberflächenfarben. Die Oberflächenfarbe haftet am Gegenstand. Sie macht den Eindruck des Undurchdringlichen, des Festgefügten. Die Flächenfarben sind mehr locker, sie scheinen keinen solchen Widerstand entgegenzusetzen. Man hat das Gefühl, daß man in sie eindringen kann.

Durchstechung mit einer Nadel zwei korrespondierende Punkte. (Im groben.) Nichtkorrespondierende Netzhautstellen bezeichnet man als disparat, die Abbildung auf solchen bewirkt besonders Doppeltsehen, wenn die disparaten Stellen den korrespondierenden nicht nahe sind. Liegen zwei Punkte auf disparaten Längsschnitten, aber auf korrespondierenden Querschnitten, so sind sie querdisparat.

Unscharfe Akkommodation nähert einen Eindruck dem Eindruck des Flächenfarbigen. Während sich die Oberflächenfarben dem Gegenstande anschmiegen, ist die Flächenfarbe im wesentlichen eben, wie das Blau des Himmels. Raumfarben erfüllen den Raum nach drei Dimensionen hin. Erscheint kein Objekt hinter ihnen, so nähern sie sich den Flächenfarben. Sieht man in einen Winkel, der etwas dunkel ist, so hat man den Eindruck eines raumerfüllenden Grau, ähnlich, wenn die Luft die Objekte verschleiert oder wenn man im Nebel steht und irgendwelche Gegenstände nur unscharf im Nebel auftauchen.

Nach KATZ gelten nun die Erscheinungen der Farbenkonstanz im wesentlichen nur für die Oberflächenfarben. Der Begriff der Farbenkonstanz rührt ja von HERING her, der darauf aufmerksam gemacht hat, daß wir trotz wechselnder Beleuchtungsverhältnisse die Gegenstände in jenen Farben und Helligkeiten sehen, die ihnen als solchen zukommen. Während HELMHOLTZ hier von Beurteilungen gesprochen hatte, führt HERING die Farbenkonstanz auf physiologische Anpassungsvorgänge des Auges zurück (Änderung der Pupillenweite, Wechselwirkung der somatischen Sehfeldstellen und Adaptation) und nimmt daneben noch die Wirksamkeit eines anderen, psychologischen Faktors, der sogenannten Gedächtnisfarben, an: „Die Farbe, in welcher wir ein Außending überwiegend oft gesehen haben, prägt sich unserem Gedächtnis unauslöschlich ein und wird zu einer festen Eigenschaft des Erinnerungsbildes. Was der Laie die wirkliche Farbe eines Dinges nennt, ist eine in seinem Gedächtnis gleichsam festgewordene Farbe desselben, ich möchte sie die Gedächtnisfarbe des Dinges nennen." KATZ schreibt weder den physiologischen Regulierungsvorrichtungen noch den Gedächtnisfarben einen entscheidenden Einfluß zu, er meint, es käme nur zu einer Berücksichtigung der jeweils herrschenden Beleuchtung, wodurch eine starke zentrale Modifikation der Netzhaut gemäß vorliegenden Farbenqualitäten erfolgt.

Ein wirkliches psychologisches Verständnis aller dieser Erscheinungen bahnt erst die Pathologie an. GELB hat zwei Fälle beobachtet, in denen die Fähigkeit, Oberflächenfarben zu sehen, geschwunden war. An Stelle der Oberflächenfarben wurden Flächenfarben gesehen. Lockere, durchdringliche Farben, die der Patient nicht mit gleicher Bestimmtheit in eine genau angebbare Entfernung zu lokalisieren vermochte wie ein normaler. Die Farbe erstreckte sich in den Raum hinein; näherte sich der Kranke mit einem Finger dem farbigen Gegenstand, so tauchte der Finger geradezu in die Farbe ein. Vermerken wir, daß in den beiden Fällen von GELB sich die Störung aus schweren Störungen des Farbensehens entwickelt hatte, und daß neben der Farbensinnsstörung auch sonst Störungen des optischen Erfassens bestanden. Wir können also diese Störung in die agnostischen Störungen einreihen und werden von hier aus einen Blick tun können in das optische Erfassen überhaupt. Wir müssen jedenfalls annehmen, daß die Bildung von Oberflächenfarben (und der Farbenkonstanz) nicht durch psychische Erlebnisse repräsentiert ist. Zweifellos geht nicht im Sinne von HELMHOLTZ ein unbewußter Schluß vor sich. Andernteils muß auch HERING von einer Nachwirkung der Gedächtnisfarben sprechen und KATZ spricht von einer Berücksichtigung der Beleuchtungsverhältnisse. KATZ betont auch, daß durch die Farbenkonstanz die netzhautmäßig vorliegenden Farbeneindrücke den „eigentlichen“ Farben der Dinge ähnlicher werden. Offenbar müssen wir das Sich-Richten auf ein bestimmtes Ding auch hier als das Wesentliche ansehen, und es ist bemerkenswert, daß GELB die Farbenkonstanz auch an den Flächenfarben seiner Patienten beobachtete, wenn diese Gegenstände wahrnahmen, nicht aber, wenn sie Schatten beobachteten. Wir sehen also auch hier das Walten der Gegenstandsfunktion, das Gerichtetsein auf die Gegenstände. In den Dienst dieser Gegenstandsfunktion treten körperliche Apparate. Wenn auch der HELMHOLTZsche Gesichtspunkt sich nicht im wörtlichen Sinne als richtig erweist, so erscheint doch folgendes beachtenswert. Die operierten Blindgeborenen sehen ein Farbenchaos, das an sie heranreicht. Es ist zu vermuten, daß hier nur Flächen- und Raumfarben gesehen werden. Erst unter dem Einfluß der Erfahrung werden diese Flächenfarben und Raumfarben zu den Gegenständen in feste Beziehung gebracht und werden so zu Oberflächenfarben, welche, wie erwähnt, andere sinnliche Qualitäten aufweisen. Wir haben allen Grund anzunehmen, daß die Richtung auf Gegenstände diese Abänderung der Empfindungen mit sich führt. Die Erfahrung würde dementsprechend dirigiert und bestimmt werden durch die Richtung auf die Gegenstände und der Wahrnehmungsakt, den wir uns ja körperlich bedingt denken müssen hätte Apparate zur Verfügung, welche nichts anderes sind als Form gewordene Richtung auf Gegenstände. Wir kommen so zu einem Verständnis dessen, was KATZ als zentrale Modifikation der Empfindung bezeichnet. Betonen wir, daß phylogenetische Komponenten hier stark mit hineinspielen, und daß ein guter Teil unserer Erfahrung hierdurch ein In-Erscheinung-Treten phylogenetisch alten Erwerbs ist. Demnach läge in einer derartigen organischen Form eine frühere psychische Haltung beschlossen, ohne daß wir das Recht hätten, in dieser Form noch etwas von der psychischen Haltung zu suchen. In bezug auf die Farbenkonstanz hätten wir es zu tun mit einer Erscheinung, welche an der Grenze des Untertauchens vom Psychischen ins Organische liegt. Ähnliches gilt auch von den Oberflächenfarben. Wir haben gar keinen Grund anzunehmen, das Binden der Raumfarbe an den Gegenstand geschehe derzeit auf psychischem Wege. Andernteils hat diese Bindung sozusagen eine psychische, teils ontogenetische, zum großen Teil aber phylogenetische Vergangenheit. Bei dem Hirnprozeß (in den GELBschen Fällen) handelt es sich um Verletzungen des Occipitallappens, wenn auch die genaue Stelle nicht angegeben werden kann. (Da das zentrale Sehen bei beiden Fällen intakt war und die Gesichtsfeldeinschränkung einen konzentrischen Charakter trug, sich nur auf die peripheren Teile erstreckte, so muß jedenfalls angenommen werden, daß die Fissura calcarina in der Gegend des Occipitalpoles frei war.) Es wird also durch die organische Läsion eine Funktion, welche uns Gegenstände vermittelt, abgeändert. Diese Funktion ist nicht identisch mit jener, welche etwa aus einer Fülle von Teilansichten eines gedrehten Buches ein Ganzes macht. Diese letztere Funktion wollen wir als Gegenstandsfunktion bezeichnen. Immerhin besteht hier eine sehr enge Verwandtschaft. Wir wollen unsere der Gegenstandsfunktion verwandte in Zukunft als synthetische bezeichnen und müssen hervorheben, daß diese synthetische Funktion eine Fülle von Teilkomponenten hat. Wenn nun auch diese Funktion als körperliche und nicht als psychische angesehen werden muß, so muß doch gesagt werden, daß sie den Stempel der Verwandtschaft zum Psychischen an der Stirn trägt. Wenn auch diese Erörterungen zunächst einen wichtigen Einzelfall meinen, so sind sie doch durchaus paradigmatisch gedacht, sie gelten für eine große Gruppe von Erscheinungen.

Die Untersuchung pathologischer Fälle bestärkt uns in diesen Anschauungen. Es gibt halluzinierte Flächenfarben. Es sind das ganz primitive Halluzinationen (vgl. PICK und H. HARTMANN). Bemerkenswerterweise sind sie häufig vergesellschaftet mit primitiven Bewegungshalluzinationen, sie erscheinen geradezu als halluzinierte Empfindungen. Es läßt sich nun in manchen Fällen verfolgen, wie diese halluzinierten Flächenfarben und Bewegungen an Gegenstände gebunden werden. Dann wird aus der Flächenfarbe eine Oberflächenfarbe (H. HARTMANN).

d) Tiefensehen und Aufmerksamkeit als körperliche Funktion.

Abänderungen des Tiefensehens durch Aufmerksamkeitseinstellungen. Die Aufmerksamkeit hat körperliche Grundlagen. Störungen des Tiefensehens durch cerebrale Läsion. Sinnliche Klarheit und Aufmerksamkeitsklarheit. Die Beziehung der Fovea zur Aufmerksamkeit. Aktive und passive Aufmerksamkeit. Störungen der Aufmerksamkeit durch Hirnläsion. Die Aufmerksamkeit ist einer der zentralen Faktoren, welche für die Empfindung maßgebend sind.

Ähnliche Ausführungen wie das Problem der Oberflächen- und Flächenfarben erforderte auch die Pathologie des Tiefensehens. Wir wissen, daß auch das Tiefensehen eine gestreckte Vorgeschichte hat, welche ja die Grundlage für die empiristische Auffassung des Raumes bietet. Auf der anderen Seite ist im Erlebnis des Tiefensehens nichts mehr von diesen früheren Erfahrungen darin, nur daß Aufmerksamkeitseinflüsse, Haltungen des Interesses in sehr ähnlicher Weise mitbestimmend für die Tiefenlokalisation wirken wie für die Farbenkonstanz. Dabei muß aber wiederum darauf verwiesen werden, daß der Begriff der Aufmerksamkeit, der hier hervortritt, nicht ohne weiteres mit dem sonstigen Aufmerksamkeitsbegriff zusammenfällt. Es ist nicht immer in meinem Belieben, an welchen Punkt mein Interesse verankert wird, und man darf diesen Begriff der Aufmerksamkeit mit dem Begriff des Willkürlichen nicht vermengen. So muß in diesem Zusammenhang betont werden, daß die Fovea des Auges jener Punkt ist, an welchem die größte Aufmerksamkeitsbesetzung haftet, oder besser: die Objekte, welche sich in der Fovea abbilden (natürlich handelt es sich hier um eine physiologische Abbildung), werden zwangsmäßig mit größerer Aufmerksamkeit gesehen als jene Objekte, welche sich in der Peripherie des Gesichtsfeldes befinden. Andernteils bewirken körperliche Mechanismen, daß das in der Fovea Abgebildete seine Aufmerksamkeitsbesetzung nicht zu lange behält. Objekte der Peripherie fordern Aufmerksamkeitsbesetzung besonders dann, wenn sie in Bewegung sind, und körperliche Mechanismen stellen das Auge auf jenen Punkt ein. Es liegt also kein Widerspruch darin, daß die Tiefenwahrnehmung einesteils von psychischen Faktoren, andernteils von relativ stabilen körperlichen Strukturen abhängig ist und diese körperlichen Strukturen können zum Teil als Hirnstrukturen aufgefaßt werden. PICK führt Störungen der Tiefenlokalisation auf eine Läsion des Gyrus angularis zurück. POPPELREUTER hat auf Störungen der Tiefenlokalisation bei Hinterhauptslappenverletzungen hingewiesen. Ein Patient von WILBRAND und SÄNGER hatte die Abschätzung von Entfernungen verloren; er hielt entfernte Gegenstände für nahe. Einem Patienten CSAPODIS schienen die Gegenstände nicht am richtigen Orte zu sein.

Wenn wir auch das Wesen der Aufmerksamkeit erst dann voll verstehen können, wenn wir uns über die Dynamik des Seelenlebens klargeworden sind, so taucht das Aufmerksamkeitsproblem in der Lehre von der Wahrnehmung so häufig auf, daß es schon jetzt besprochen werden muß.

Unter Aufmerksamkeit kann man den Akt der Zuwendung verstehen, der jene Veränderungen bewirkt, welche wir als Aufmerksamkeitserlebnis bezeichnen. Aber die aufmerksame Erfassung ist neuerdings wieder ein Akterlebnis. Die dynamischen Vorgänge, welche zum aufmerksamen Erfassen führen, müssen jedenfalls von dieser Erfassung selbst, von dem statischen, deskriptiv faßbaren Aufmerksamkeitserlebnis geschieden werden. Das aufmerksam Erfaßte erscheint in besonderer Klarheit. Diese ist nicht auf eine unmittelbare Änderung der Wahrnehmung zu beziehen. Ein aufmerksam erfaßtes Objekt im halbdunklen Zimmer ist in diesem Sinne klarer als das unaufmerksam Erfaßte im hellen Zimmer. Die Aufmerksamkeitsklarheit ist also besonderer Art, gleichzeitig bin ich aufmerkend selbst in einem besonderen Zustand. Und dieser besondere Aktvollzug hat auch eine bestimmte körperliche Resonanz. Die straffe Haltung des Aufmerksamen kontrastiert gegen die schlaffe des Unaufmerksamen. Die Aufmerksamkeit ist die gleiche, wenn sie auf einen besonderen Entschluß hin erfolgte und festgehalten wird: aktive Aufmerksamkeit, wie die, welche sich mir ohne, ja gegen mein Zutun aufdrängte: passive Aufmerksamkeit. Im aufmerksam Erfaßten gipfelt mein gegenwärtiges Sein, ich lebe voll darin. Es ist Vordergrund des Erlebens, alles übrige tritt in den Hintergrund. Das Aufmerksamkeitserleben ist ein volles, wenn das Hintergrundserlebnis von dem Vordergrundserlebnis aufgesaugt ist. Dieses ist dann auch nicht in Gefahr, wegen eines anderen Erlebnisses verlassen zu werden. Bei einem flachen Aufmerksamkeitserlebnis hört der Erlebnishintergrund nicht auf, Aufmerksamkeit zu fordern. Der Wechsel der Aufmerksamkeit folgt bei dem vollen Aufmerksamkeitserlebnis den Linien, welche der Gegenstand vorzeichnet. Beim flachen wendet er sich nichtzugehörigen Erlebnissen zu. Körperliche Apparate verhindern die Fesselung der Aufmerksamkeit. So im optischen Gebiet der Augenmuskelapparat und der retinale Aufmerksamkeitsapparat. Das im seitlichen Gesichtsfeld Befindliche beginnt Aufmerksamkeit zu fordern. Wie erwähnt, schafft jeder Konvergenzimpuls die Bereitschaft für einen Divergenzimpuls der Augen. Die Verteilung und Konstanz der Aufmerksamkeit ist also schon durch körperliche Apparate vorgezeichnet. Das Gehirn ist wichtiger Bestandteil dieser. Es gibt eine optische Aufmerksamkeitsschwäche durch Occipitalhirnläsion (HARTMANN, OPPENHEIM, POPPELREUTER). Im Falle von BALINT erschwerte eine parieto-occipitale Läsion die Zuwendung zu bestimmten Teilen des Gesichtsfeldes. PICK hat eine eigentümliche Sehstörung Senil-Dementer beschrieben, bei der die optische Aufmerksamkeit isoliert gestört ist. Es handelt sich um eine organische Läsion der Occipitalregion. In dem Fall von BALINT war die optische Aufmerksamkeit auf den jeweilig betrachteten Gegenstand eingeengt. Der Patient konnte immer nur ein Objekt erfassen, war dieses nun groß oder klein.

So wird schließlich der Gedanke nahegelegt, daß die Aufmerksamkeitsklarheit doch Beziehungen haben könnte zu den gröberen Abänderungen der Wahrnehmung, und daß sie beruhe auf einer besonderen Verwertung der Hilfsapparate der Wahrnehmung. Hier käme im Bereiche des Sehens etwa eine besser angepaßte Akkommodation oder eine besondere Blickfolge in Frage neben einer Reihe von zentralen Veränderungen. Es wurde hier eingehend ausgeführt, daß jedes Erlebnis von dem Zustand des Zentrums mit abhängig ist. Bei der aufmerksamen Erfassung ist das frühere Erleben, die frühere Erfahrung in ganz anderer Weise in Bereitschaft und der veränderte Zustand des Zentrums muß auch die entstehende Empfindung beeinflussen. So würden sich doch Beziehungen ergeben zwischen der Klarheit durch bessere Beleuchtung und der Klarheit durch erhöhte Aufmerksamkeit.

e) Über die Pathologie der optischen Flächenwahrnehmung und über das Problem der Gestalt. Das Bewegungssehen. Die sogenannte perzeptive Agnosie.

Läsionen des Occipitallappens bewirken auch Störungen der Wahrnehmung von Flächeneindrücken. Die zerebralen Metamorphopsien und die zerebralen Störungen der Größenschätzungen. Hinterhauptslappenläsion kann auch die Erfassung einfachster Gestalten unmöglich machen. Der Geradheitseindruck einer Linie als Gestalt. Die Reihenfolge der Töne in einer Melodie ist mehr als die Summe der Einzeltöne. Die Gestalt kommt zu den Wahrnehmungselementen hinzu. Beruht dieses Hinzukommen auf einer Produktion, einem aktiven Hervortreiben? (MEINONG, WITASEK.) Oder ist es ein physiologisch begründeter Querprozeß (WERTHEIMER)? Vorstellungsproduktion ist jedenfalls an der Gestaltschöpfung beteiligt. Das Bewegungssehen als spezifisches Erlebnis. Der EXNERsche Begriff der Bewegungsempfindung. Am Bewegungssehen sind neben den zentralen retinale Momente mitbeteiligt. Weiteres über zentral bedingte Störungen der Gestaltwahrnehmung. Die Alexie (reine Wortblindheit) als Störung der Gestalterfassung. Die Agnosie für geometrische Formen.

Die Raumwahrnehmung ist ja nicht nur Tiefenwahrnehmung, auch die Wahrnehmung der Flächen ist ein Teil der Raumwahrnehmung. JAENSCH hat die Bedeutung des Aufmerksamkeitseinflusses auch für die Größenwahrnehmung nachgewiesen. Läsionen des Hinterhauptslappens wirken auch hier abändernd. Hierher gehört ein Patient NOTHNAGELS, der die Vorstellung der Größe der Gegenstände verloren hatte. Auch der Patient von BADAL konnte die Größe der Gegenstände nicht beurteilen [1]). In einem Falle von LENZ fielen alle horizontalen Flächen nach der rechten Seite des Gesichtsfeldes stark ab. In einem Falle von HENSCHEN erschienen die Menschen winkelig gebeugt. Cerebrale Metamorphopsien haben LENZ und OPPENHEIM beobachtet. Die Gegenstände schienen bald konkav, bald konvex ausgebuchtet. In einem Falle PÖTZLS erschienen einzelne Teile der optischen Wahrnehmung spiegelbildlich gedreht. Oben und Unten waren miteinander vertauscht. Frühere optische Eindrücke wurden unter Mißachtung des räumlichen Momentes mit neueren verschmolzen. Wir werden daran erinnert, daß nach STERN Kinder gegen die „Verlagerung von Raumformen" weitgehend unempfindlich sind, sie erkennen und zeichnen Gegenstände nach, welche aus der natürlichen Lage um einen beliebigen Winkel gedreht werden.

Über diese Störungen gehen jene hinaus, die im Falle von GOLDSTEIN und GELB angetroffen wurden. Primitivste Gestalten konnten über-

[1]) Beim Atropindelirium erscheinen häufig (verkleinerte) mikroptische Halluzinationen, gelegentlich aber auch megaloptische oder dysmegaloptische. Neben dem peripheren Faktor der Akkommodationslähmung spielen hier zweifellos auch zentrale Einflüsse mit, ebenso wie bei der besonders von FISCHER studierten Dysmegalopsie.

haupt nicht erfaßt werden. Trotz guter Sehschärfe. Dieser Patient war außerstande, den Krümmungs- und Geradheitseindruck als solchen festzuhalten. Es war ihm die Fähigkeit, optische Gestalten zu erfassen, abhanden gekommen. Er war auch nicht imstande ein Viereck als solches zu erkennen.

Hier taucht das wichtige Problem der Gestalt zum erstenmal in unseren Erörterungen auf. EHRENFELS hat ausgeführt: wenn eine Mehrheit von Reizen das Sinnesorgan trifft, haben wir bisweilen neben dem Empfinden noch etwas anderes im Bewußtsein. So wird eine Reihenfolge von Tönen als Melodie aufgefaßt, sie muß also mehr sein als die Summe der Töne, welche in ihr enthalten sind. Aus einem Tapetenmuster können wir bald diese, bald jene Gestalt heraussehen. Die Abb. 2 kann in der verschiedensten Weise aufgefaßt werden. Sie kann entweder gesehen werden als ein Quadrat, das mit Punkten erfüllt ist; man kann aber auch die Mittelfigur herausfassen; man kann schließlich auch ein Kreuz oder ähnliches in diese Figur hineinsehen. Es ist nicht einzusehen, daß diese Gestaltqualitäten durch Vorgänge in der Peripherie zustande kommen könnten, vielmehr müssen zentrale Faktoren zu ihrer Erklärung herangezogen werden; welcher Art diese sind, ist durchaus strittig. Nach LINKE handelt es sich um Vorgänge, die mit der Wahrnehmung als solcher verbunden sind; jedes Wahrnehmen wäre zugleich auch Wahrnehmung einer Gestalt. Aber im Falle von GOLDSTEIN und GELB wird ja wahrgenommen ohne daß die Gestalt wahrgenommen wird. Aber es wäre doch denkbar, daß das, was uns die Pathologie zeigt, nicht den psychologischen Aufbau der Gestalt, sondern deren körperlichen, den physiologischen betrifft. Mag man aber auch schon in der Empfindung einen Gestaltungsprozeß voraussetzen: daß von der Empfindung und Wahrnehmung zur Gestalt ein weiterer psychischer Ausbau erfolgt, erscheint mir sicher [1]). Auch in den Abstraktionsversuchen von SEIFERT kommt es im ersten Stadium zu Wahrnehmungen, die noch nicht vollgestaltet sind. Demnach erscheint die Annahme gerechtfertigt, daß die Gestaltauffassung zur Wahrnehmung etwas hinzufüge. WERTHEIMER nimmt an, daß es sich um einen Hirnprozeß handelt, den er als Querfunktion bezeichnet und geradezu als ein Überfließen von Erregungsvorgängen im Zentralnervensystem auffaßt. Die Gestaltwahrnehmung würde in einer sehr ähnlichen Weise erfolgen wie die Wahrnehmung überhaupt.

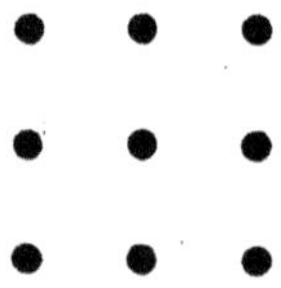

Abb. 2.

[1]) Die Deutung, die GOLDSTEIN und GELB ihrem Falle haben angedeihen lassen, hat allerdings jüngst durch POPPELREUTER eine scharfe Kritik erfahren. POPPELREUTER sucht zu beweisen, daß es sich in diesem Falle nicht um eine Störung der Auffassung, sondern um eine Perzeptionsstörung, ein unvollkommenes Skotom handle.

Sie würde als Ganzes ins Bewußtsein springen[1]) und würde nur auf einem physiologischen Plus zur Wahrnehmung beruhen. Die Schüler MEINONGS, insbesondere WITASEK, sprechen von einer Vorstellungsproduktion und heben mit diesem Ausdruck hervor, daß ein aktives psychisches Gestalten hier gegeben sei. (Man wird nach MEINONG immer wieder betonen müssen, daß die Bestandstücke im Komplex enthalten bleiben.) Nach FRÖBES tritt in der Gestalt eine Einheitlichkeit zum Empfindungskomplex hinzu, die anschaulich ist und nicht mit einer abstrakten Erkenntnis der Relationen verwechselt werden darf. An dieser anschaulichen Auffassung wirkt mit die Reihenfolge, in der die Beachtung stattfindet, das Herausheben und das Gruppieren. Ähnliches hat SCHUHMANN hervorgehoben. Man wird sagen müssen, daß wir die Ansätze zur Gestaltbildung zweifellos psychologisch verstehen können, wenn auch manches von dem, was zur Gestalt gerechnet wird, dort liegt, wo das Psychische ins Organische untertaucht. Auch in bezug auf die Gestaltproduktion ergeben sich also sehr ähnliche Probleme wie in bezug auf die Farbwahrnehmung. Wenn wir also in dem Fall von GOLDSTEIN und GELB eine perzeptive Seelenblindheit vor uns sehen, so sagt das, daß hier einesteils Form gewordene Gestaltauffassung gestört ist, andernteils aber der lebendige Ablauf jener Vorgänge, welche zu einer bestimmten Form geführt haben. Man kann also das „Produktionsmoment" nicht aus der Gestaltenbildung hinwegleugnen.

POPPELREUTER entwirft folgendes Schema für die optische Wahrnehmung und Gestalterfassung. Es gebe eine Reihe von Teilsystemen: 1. das Hell-Dunkelsystem, 2. das Farbensystem, 3. das Raumsystem (Formsystem), 4. Bewegung, 5. (noch ungeklärt) Richtung. Diese Einzelsysteme können in weitgehend unabhängiger Weise gestört sein. Daneben gibt es aber ein topographisches Prinzip (die corticale Projektion). Aber es fallen nicht Leistungen aus, sondern sie sind weniger differenziert. Niemals findet sich nach POPPELREUTER eine völlige hemianopische Blindheit, immer sind vage Empfindungen da. Von diesen rudimentären Restfunktionen aus bis zur normalen Formperzeption gehen ganz allmähliche stufenweise Übergänge, so daß wir vor der Unmöglichkeit stehen, die hemianopischen Defekte als geometrische Zuordnungen aufzufassen. „Wir finden ein Sehen der niedersten Stufe, wo bei Verlust der Farben-, Größen-, Formen-, Bewegungs- und Richtungswahrnehmung nur noch bloße Helligkeit registriert wird. Dann eine Stufe, in der wohl Größen- und Richtungswahrnehmung, aber noch keine eigentliche Formwahrnehmung vorliegt; eine Stufe, in der wohl Größen,- aber keine

---

[1]) WERTHEIMER hat diese Auffassung zunächst in bezug auf das Bewegungssehen entwickelt und hat in KOFFKA und seinen Schülern, in GELB und FUCHS, Anhänger gefunden. Die ursprünglich für die Bewegungsauffassung entwickelte Lehre wurde auf die eigentlichen Gestalten ausgedehnt.

Mehrheitswahrnehmung zustande kommt; eine Stufe, in der es noch keine Bewegungsempfindung gibt, eine Stufe, in der es schließlich zu höheren Gestaltwahrnehmungen kommt.“ In einzelnen Gesichtsfeldabschnitten finden sich verschiedene Stufen.

Das rudimentäre Sehsystem der ersten Stufe ist nur fähig der amorphen Empfindung der Helligkeit, aber es liefert keine Differenzierung von Ort, Richtung, Größe, Mehrheit, Form und Bewegung. Auf der zweiten Stufe kommt es zu einer amorphen Größenwahrnehmung. Dieser Größeneindruck ist vom Gesichtswinkel abhängig. Der Eindruck ist in der Tiefe unbestimmt. Die groben Richtungen werden erkannt. Das Sehsystem kann aber noch nicht zwei gleichzeitig gegebene Eindrücke sondern. Die beiden Eindrücke verschmelzen miteinander. Die dritte Stufe zeigt rudimentäre Formwahrnehmungen. Auf dieser Stufe ist die Wahrnehmung einer Mehrheit distinkter Punkte noch nicht zu erzielen, obwohl doch die entsprechenden Gestalten so wahrgenommen werden können, wie sie sich konstruktiv aus einer Mehrheit von Einzelpunkten ergeben würden. Zuerst tritt also die Gestalt als grobe Gesamtform auf und eine größere Differenzierung der Einzelheiten und einzelner Gestaltelemente ist erst das Produkt einer vollkommeneren Entwicklung. Auf der vierten Stufe kommt es zu einer distinkten Mehrheitswahrnehmung. Die Patienten sind imstande, zwei diskrete Bilder zugleich und getrennt wahrzunehmen. Dann gibt es eine fünfte Stufe geringer Amblyopie, welche sich als eine herabgesetzte Sehschärfe nach POPPELREUTER dadurch kennzeichnet, daß das dem Zentrum nahe Sehfeld Eigenschaften angenommen hat, welche sonst der entfernteren Peripherie zukommen. POPPELREUTER wehrt sich gegen die Annahme, Krumme und Gerade seine primitivste Gestalten. Er unterscheidet folgende Gestalten: 1. Stufe: das Sehfeld schlechthin optische Ausdehnung ohne Form. 2. Stufe: das Sehfeld wird differenzierter. Es gibt qualitative Verschiedenheiten wie: diffuse Erhellung, links oder rechts und dergleichen mehr. Auf der 3. Stufe hebt sich eine Größe ab. Auf der 4. Stufe gibt es eine Richtungsbestimmtheit. Auf der 5. Stufe tritt eine Formdifferenzierung auf. Auf der 6. Stufe werden mehrere Größen zugleich diskrepant gesehen. Auf der 7. Stufe gibt es genaue Differenzierung von gerade, krumm und dergleichen. Es gibt also eine Entwicklungslinie von der Formunbestimmtheit zur Formenbestimmtheit hin. Es wäre denkbar, daß das Gestaltprinzip rein physiologisch ruht P. erkennt eine doppelte Struktur an, die Verschiedenheit der Gestaltung im physiologischen, im Reizbild und zum Teil davon unabhängig das Gestalterleben, die Verschiedenheit der Gestaltauffassung. P. hält es nicht für gesichert, daß es eine Seelenblindheit durch Störung der Gestaltauffassung gebe.

Im Falle von GOLDSTEIN und GELB hatte der Patient auch die

Fähigkeit, Bewegungen zu sehen, verloren. Seit EXNER wissen wir, daß Bewegungssehen nicht gleichbedeutend ist mit der Tatsache, daß ein Objekt zunächst an der einen und dann an der benachbarten Stelle gesehen wird. Es liegt vielmehr ein spezifischer Bewegungseindruck vor. EXNER faßt ihn als Empfindung auf, während WERTHEIMER hier eine Querfunktion sieht, einen Austausch von Erregungen zwischen benachbarten Hirnstellen. Er stützt sich hierbei auf Versuche, welche den SCHUMANNschen Grundversuch in mannigfacher Weise variieren. Dieser SCHUMANNsche Grundversuch ist folgender: Es wird zunächst ein senkrechter, dann rasch darauf folgend ein wagerechter Balken gleicher Länge tachistoskopisch exponiert, wobei senkrechter und wagerechter Balken einander in der Mitte halbieren. Man sieht dann ziemlich lebhaft das Umschlagen des senkrechten in den wagerechten Balken, also eine Bewegung; es huscht etwas hinüber. Wenn ich trotzdem die alte EXNERsche Auffassung für sachlich richtiger halte, so bewegen mich dazu vor allem die Erscheinungen des Bewegungsnachbildes und die Tatsache, daß man an den Nachbildern kurz exponierter leuchtender Dinge Bewegungserscheinungen sieht, welche in Form von Wellen ablaufen, Bewegungserscheinungen, welche mit der ursprünglichen retinalen Erregung in einem sehr engen Zusammenhang stehen müssen. Für mich sind also am Bewegungseindruck retinale Faktoren unmittelbar beteiligt. Natürlich gehen damit, wie bei jeder Empfindung, Erregungsabläufe zentraler Art einher. Das Fehlen des Bewegungssehens in dem Falle von GOLDSTEIN und GELB ist also meines Erachtens aufzufassen als eine zentrale Empfindungsstörung. Allerdings hat POPPELREUTER mit Recht hervorgehoben, wir könnten nicht mit Sicherheit entscheiden, ob es überhaupt zentrale Empfindungsstörungen gebe. Immer bleibe die Möglichkeit, zentrale Aufmerksamkeitsstörung zur Erklärung heranzuziehen. Auch eine Patientin von PÖTZL und REDLICH hatte durch zentrale Läsion die Fähigkeit verloren, Bewegungen zu sehen. Bewegte Gegenstände wurden als Vielheit von Objekten aufgefaßt, während in dem Falle von GOLDSTEIN und GELB der bewegte Gegenstand bald hier, bald dort gesehen wurde, ohne daß der Bewegungseindruck auftrat.

Jedenfalls ist „Gestaltung" schon in der Empfindung. Doch bauen sich auf dieser Grundlage immer neue Gestaltungsprozesse auf. Von Gestalt sprechen wir aber erst dann, wenn auf Grund der Wahrnehmung neue Prozesse eingesetzt haben. Wir haben allen Grund, sie von der Wahrnehmung als solcher zu trennen.

f) Die sogenannte assoziative Seelenblindheit.

Die Erfassung der optischen Eindrücke ist verspätet. Zunächst wird die allgemeine Kategorie gesehen, in welche das gesehene Objekt einzuordnen ist. Innerhalb der Kategorie klingen verwandte Begriffe und Wahrnehmungen an, gelegentlich auch

das Gesuchte, das geradezu verworfen werden kann. Das verspätet Gelieferte verschmilzt mit nicht zugehörigen Eindrücken. Die Einordnung in das räumliche Kontinuum hat gelitten. Die Aufmerksamkeit wirkt störend auf den Erfassungsakt. Analogie des Typus der Fehlreaktionen Agnostischer mit den Fehlreaktionen der Neurotiker. Beziehung der zwangsneurotischen Auslassungen und der Symbolik zu den Agnosien. Noch einmal die störende Wirkung des Bewußtseins der Aufgabe. Störung der Zusammenfassung bei Atrophie des Hinterhauptlappens. Analoge Störungen der operierten Blindgeborenen. Die Nichtwahrnehmung eigener Defekte.

Hiermit hätten wir jene Formen der Seelenblindheit erledigt, die als perzeptive bezeichnet werden, und wenden uns nun jenen zu, welche Lissauer als assoziative kennzeichnet. In diesen Fällen werden die Gestalten als solche aufgefaßt, die Patienten können aber optische Eindrücke nicht verwerten, obwohl Sehvermögen, Sehschärfe und Gesichtsfeld hierzu hinreichend wären. In einem Falle Stauffenbergs, den wir als Paradigma verwerten wollen, fällt zunächst auf, daß die Ergebnisse ungemein wechselnde sind. Einfache und geläufige wie oft gezeigte Dinge werden zwar in der Regel erkannt, doch versagt das Erkennungsvermögen der Patientin gegenüber den meisten Objekten. Dabei werden manchmal Gegenstände und Bilder, die sie spontan gut erkennt, bei der Prüfung, also bei der Hinlenkung der willkürlichen Aufmerksamkeit, nicht erkannt. Dinge, die beim ersten Hinsehen richtig aufgefaßt werden, werden bei längerer Betrachtung wieder verkannt. Längeres Betrachten führt gelegentlich allerdings zu unsicheren Treffern. Begriffliche Inhalte, welche durch vorangegangene Nennung, durch Suggestivfragen oder durch irgendeinen auf Umwegen angeregten Gedankengang auftauchten, beeinflußten die Perzeption erstaunlich leicht. Unter einer falschen Suggestion konnte die Patientin bei der Betrachtung eines Gegenstandes die Vorstellung geradezu halluzinatorisch produzieren. Auch Perseverationen spielen eine Rolle. Auch aus dem Begriff heraus konnten Details dem Phantasieprodukt hinzugefügt werden. So wird eine Celluloidzahnbürste für ein Glas gehalten und hinzugefügt: da gehört ein Stöpsel drauf. Solche halluzinatorische Umbildungen kommen auch beim spontanen Schauen vor. Häufig wird die richtige Bezeichnung, das Erkennen nur verspätet und allmählich gefunden. Häufig wird auch die richtige Bezeichnung gefunden und bestimmt negiert. So sagt die Patientin, als das Bild eines Hahnes gezeigt wird: Kein Gockel is net. Nach Stauffenberg tauchen offenbar diese Begriffe ohne Bekanntheitsgefühl auf, und das Fehlen dieses sonst in dieser Situation gewohnten Gefühles wird in dieser Konstatierung ausgedrückt. Es stellt aber gewissermaßen eine unendlich vergrößerte und in die Länge gezogene erste Phase des normalen Erkennungsprozesses dar, bei dem ja wohl auch eine zuerst rasch verlaufende und unbemerkt bleibende Antönung des vorläufigen Begriffes die weitere Analyse des Objekts anbahnt. Häufig ist es nur eine Begriffsverwandtschaft, mit deren Anklingen die Reaktion versiegt. Nicht selten ist eine ganz allgemeine Formähnlichkeit für die Reaktion bestimmend. So wird eine Geige als ähnlich einem Schirm bezeichnet. Gelegentlich hat man den Eindruck, daß zwar oft der Begriff auftaucht, daß aber die Energie nicht ausreicht, um auch den richtigen Namen zu finden (optische Aphasie).

Läßt man die Patientin Details eines optischen Komplexes, der als Ganzes erkannt wird, beschreiben, so gelingt es ihr nie, einzelne Teile zu bezeichnen oder völlig im Zusammenhang des Ganzen zu bezeichnen. So wird das Auge eines Porträts ähnlich wie bei LISSAUER auch ein Mann genannt. Die Hörner des Ochsen werden an ganz falscher Stelle gezeigt. Bei längerem Betrachten verliert die Patientin die Übersicht. Wiederholtes Zeigen des gleichen Gegenstandes führt nicht zu einer Verbesserung der Leistung. Die optischen Vorstellungen waren erhalten. STAUFFENBERG führt aus: „Wir können annehmen, daß normalerweise — wenn wir den sehr rasch und subliminal verlaufenden Prozeß zerlegen wollen — zuerst bei diffuser Aufmerksamkeit eine Übersicht gewonnen wird, gleichsam eine Umrißskizze, die nur die hervorstechenden Merkmale, wie Form, Größe, Farbe, Stellung im Raum, in einem noch unklaren Bilde zusammenfaßt; damit wird eine Anregung gegeben zur Erweckung allgemeiner Begriffe, daran schließt sich dann unter der Leitung der durch die allgemein kategorialen Vorstellungen gelenkten Aufmerksamkeit die weitere Analyse, die durch gegenseitige Beeinflussung der beiden aktiven Sphären — der Vorstellungen durch Anregung zur weiteren Detaillierung der Perzeption, der Perzeption durch Erweckung neuer Vorstellungen und Verwerfung anderer — allmählich zur vollen Identifikation führt, womit der Prozeß mit dem lösenden Gefühl des Erkennens zum Abschluß kommt. Dieser Vorgang ist nun hier gestört. Auch hier wird zwar zuweilen dieses erste orientierende Schema aufgefaßt, wenn keine verfrühte Aufmerksamkeitsspannung störend einwirkt, und kann unter besonders günstigen Umständen auch einmal gleich den betreffenden Begriff erwecken. Meist aber wird durch mehrere Umstände schon dieser Vorgang gestört.

Einmal ist wohl an sich schon der optische Eindruck, das sozusagen Technische des Sehens, besonders blaß und unvollständig (wir wissen leider wegen der unklaren Äußerungen der meisten Kranken über diese schwer zu fassenden Details weiter nichts Genaueres) — dann bewirkt wohl die dadurch erzeugte Unsicherheit ein verfrühtes In-Aktion-Treten der aktiven Aufmerksamkeit, bevor noch die vorbereitende allgemeine Identifikation genügend weit gediehen, gleichsam der Rahmen aufgestellt ist, den die weitere Aktion erst ausfüllen soll: und diese haftet, bleibt; damit ist die Unordnung in den Mechanismus gebracht. Der zweite Akt greift interferierend in den ersten, noch unerledigten ein und mit dem Haftenbleiben ist natürlich die nötige Freiheit und Raschheit der Hin- und Herbewegung zwischen Begriff und Objekt — zwischen Perzeption und Vorstellung — gestört und unmöglich geworden. Und wo die Vorstellungstätigkeit erhalten ist, wird sie, einmal angeregt, das Übergewicht bekommen und weiterhin nun ihrerseits die Abwicklung des perzeptiven Vorganges störend beeinflussen. Das ohnehin mit wenig Deutlichkeit Gesehene wird durch die Projektion der angeregten Vorstellung falsch gedeutet, es entstehen Widersprüche, Unklarheit, Verwirrung, oder die Projektion verdeckt vollkommen die optischen Eindrücke und es kommt zu totalen Fälschungen, Illusionen, um so leichter, als ja die richtige Beziehung der beiden Tätigkeiten des erfahrungsgemäß als einfach erlebten Vorganges angenommen wird.

Auch wenn einmal das Ganze erfaßt wird, und wie wir sehen, gelingt dies meist mehr zufällig ohne Mitwirkung der Aufmerksamkeit, kann es, sobald die vollständige Aufmerksamkeit in Aktion tritt, nicht festgehalten werden. Es ist, wie wenn das Gesichtsfeld bei entspanntem, passivem Sehen groß genug wäre, ein größeres Ganzes aufzunehmen, sich aber maximal verengte, sobald der Wille zum Sehen einsetzte. Es handelt sich dabei natürlich nur um einen Vergleich und tatsächlich verändert sich nicht das eigentliche Gesichtsfeld, sondern nur das Bewußtseinsfeld. Der primäre Eindruck des Ganzen ist ein viel zu kurzer, um genügend festgehalten werden zu können oder überhaupt bis zur ungefährsten Identifikation durchzudringen, und so löst sich das Ganze sofort in Einzelheiten auf, deren Festhaltung die ganze verfügbare Aufmerksamkeit in Anspruch nimmt, und so kann die Verschmelzung mit den vorausgehenden Stufen nicht erfolgen. Alles, worauf die Beachtung zufällig oder willkürlich hingelenkt fällt, wird völlig aus dem Zusammenhang gerissen, verliert den Sinn, den es durch das Ganze bekommt, und wird so an sich schon schwer verständlich. Man greift nun noch in die der Führung durch die Perzeption beraubte oder durch die Unklarheit dieser irregeführte begriffliche Arbeit durch die optischen Vorstellungen störend ein, wie ja auch normalerweise diese zentrifugale Tätigkeit dann besondere Lebhaftigkeit anzunehmen pflegt, wenn die Perzeption unvollständig ist, wie in der Dämmerung, wo die verworrenen Eindrücke alle möglichen Phantasiegebilde erwecken. Nur wissen wir dann davon, während hier eine geläufige Situation durch von uns unbemerkte Ursachen in uns gestört, somit die zur Entstehung von wirklichen Illusionen günstige Bedingung besonders vollständig gegeben ist. So sehen wir gerade bei den Seelenblinden, bei denen die optischen Vorstellungen gut erhalten sind, diese Art von Fehlreaktionen gegenüber dem einfachen Nichtwissen von der Bedeutung besonders deutlich hervortreten, um so mehr, je weniger der Kontrast zwischen dem eigentlichen Sehen und dem Denkenkönnen des Gesehenen dem betreffenden Kranken verständlich ist.

Es scheint dieses Verhalten der Aufmerksamkeit für die Symptomatologie der Seelenblindheit von besonderer Bedeutung. Offenbar kann diese zwischen innen und außen vermittelnde Aktivität nur dann zu dem nötigen freien Spiel gelangen, wenn einmal die optischen Eindrücke genügend deutlich sind, d. h. ihre Registrierung eine genügend scharfe, und dann die Haftfähigkeit der Remanenz eine ausreichend lange ist, wenn also die gleichsam peripheren elementaren Phasen der cerebralen optischen Funktion einigermaßen intakte sind. Ist das nicht der Fall, so wird eine stärkere Aktivität den Ausfall zu ersetzen streben und teils interferierend den normalen Prozeß stören, oder infolge der Einengung der Zusammenhang zerrissen. Ähnlich mag es wohl bei den anderen höheren Sinnesaktionen sein. So werden auch bei Worttauben einzelne Buchstaben oder sogar Worte richtig aufgefaßt, größere Zusammenhänge jedoch nicht, während bei entspannter Aufmerksamkeit zuweilen auch solche richtig verstanden werden. Auch bei der Tastlähmung bleibt der Prozeß bei elementaren Konstatierungen hängen. Bei allen fällt die starke Ermüdbarkeit und die verhältnismäßig große Anstrengung auf, die wohl auf die krampfhafte Anspannung der Aufmerksamkeit zu beziehen ist, die sich bemüht, durch die immer mit Einengung des Bewußtseins erkaufte schärfere Einstellung das ungenügend gebotene Projektionsmaterial zur geistigen Verwertbarkeit zu bringen.“

Pötzl hat in einem Falle von Rückbildung einer Rindenblindheit schon vorher im wesentlichen Gleiches beobachtet. Dieser Kranke bekommt auf dunklem Grund eine Ordensdekoration eingestellt, ein goldenes Kreuz auf weißem Feld. Er sieht nur die weiße Fläche, er macht eine forcierte Einstellungsbewegung, um das Objekt in sein peripheres Restgesichtsfeld zu bringen, und agnosziert „ein Kreuz gelb“. Dazu zeigt er pantomimisch die Form. Es wird ihm nun ein Blumenstrauß gezeigt, aus dem neben den Blumen ein auffallend langer dünner Stamm von Asparagus herausragt; er faßt nur die rote Rose heraus entsprechend seiner besonderen Prädilektion für Rot. Der Strauß wird entfernt, er hat nun nachzusehen, wie die Farbe der Aufschläge bei den anwesenden Offizieren ist. Er bringt durch forcierte Einstellung den Hals der Versuchsperson in sein Restgesichtsfeld und sagt: „eine grüne Krawattennadel“. Es wird also ein Formeindruck richtig, aber ohne Beziehung zu der früheren Exposition nachgeliefert. Die Nachentwicklung besitzt die Fähigkeit, wie die Traumbilder allerlei Verdichtungen einzugehen. So ergab sich der Eindruck, daß der Patient in diesem Stadium das indirekte Sehen, jene Leistungen des Formensehens, vorerst nur sukzessive und zerstückt zu treffen vermochte, die er später simultan und zum Einheitskomplex verschmolzen leistete in der Art wie das indirekte Sehen des Gesunden. Ähnliche Fehler sieht man aber auch beim tachistoskopischen Sehen Gesunder, nur daß bei diesem die nachträgliche Verschmelzung doch gelingt. Bei den Agnostikern findet bemerkenswerterweise diese nachträgliche Verschmelzung wenigstens in den schweren Fällen nur in der Minderzahl der Beispiele statt.

Diese Reaktionen sind aber die gleichen bei optischen Agnosien und erhaltenem zentralem Sehen wie bei den oben erwähnten Fällen, wo sich bei zentralem Skotom nach vorangegangener Blindheit ein peripheres Sehen entwickelt. Fassen wir zusammen, so ergibt sich:

A. Die Erfassung ist eine verspätete.

B. Bei dieser Verspätung wird zunächst der allgemeine Umriß gesehen, die allgemeine Kategorie (wir werden diese in Hinkunft auch als Sphäre bezeichnen; über diesen Begriff siehe ausführlich später).

C. Innerhalb dieser Kategorie klingen verwandte Begriffe (respektive Wahrnehmungen) an, gelegentlich auch das Gesuchte, das aber nicht durchgreift, ja sogar geradezu verworfen wird.

D. Das verspätet Nachgelieferte wird mit anderen, sachlich nicht zugehörigen Eindrücken verschmolzen.

E. Die Einordnung in das räumliche Kontinuum ist nicht einwandfrei.

F. Der Faktor der Übung läßt diese Störung zurücktreten. Die Patienten fehlen eher, wenn sie vor eine Aufgabe gestellt werden, als wenn sie ihrer Spontaneität überlassen sind.

Jeder einzelne dieser Punkte ist von Bedeutung. Es wird sich in den späteren Ausführungen zeigen, daß unter dem Einfluß von Triebregungen sich Vorstellungen, Gedanken, Wahrnehmungen in ganz ähnlicher Weise verhalten. Pötzl hat bereits darauf aufmerksam gemacht, daß die agnostischen Fehlreaktionen bedeutende Ähnlichkeit zu Traumbildern zeigen, deren Auflösung der Psychoanalyse aus rein psychologischen Erwägungen restlos gelingt. Ich verweise auf die Ausführungen über die Trieblehre. Da zeigt es sich, daß Teile des Vorstellungsmaterials unterdrückt werden und infolgedessen verspätet auftauchen. Vielleicht erst in der Analyse. Freud bringt folgendes Beispiel: Der Kranke hat die Zwangsidee: Wenn ich mir einen Coitus gestatte, dann muß Ella (dem Kind der Schwester) ein Unglück passieren (sterben). Der vollständige Text lautet aber: Dann werde ich mich erinnern, daß ich von meiner Geliebten (die operiert ist) kein Kind bekommen kann, ich werde der Kleinen aus Neid den Tod wünschen, und dieser Wunsch wird wirksam sein. Man sieht, wieviel im Text als Zwangsgedanke unterdrückt ist, das erscheinen kann, wenn die Hemmung schwindet.

Die Symbollehre der Psychoanalyse zeigt, daß an Stelle des eigentlich Gemeinten ein dem gleichen Begriffskreis angehöriges Bild auftauchen kann. So erscheint an Stelle des weiblichen Genitales ein

Schmuckkästchen. An Stelle des Wassers Feuer und dergleichen mehr. Daß das verspätet Nachgelieferte mit anderem verschmolzen wird, dafür ist die Lehre vom Traum ein einziges großes Beispiel. Diese Beziehungen werden später noch im einzelnen verfolgt werden.

Daß ähnliche Fehler wie bei der Agnosie bei der tachistoskopischen Wahrnehmung Gesunder auftreten, sei nochmals erwähnt.

Die störende Wirkung des Bewußtseins der Aufgabe beruht auf einer unzweckmäßigen Verteilung der Aufmerksamkeit. Die Unfähigkeit, die Verteilung der Aufmerksamkeit zu dirigieren, ist wiederum ein wichtiges und häufiges Symptom der durch Hirnläsion zustandekommenden Störungen. Alles einzelne ist da, nur steht es nicht zur Verfügung und es steht leichter dann zur Verfügung, wenn es unter einem unmittelbaren Bedürfnis erfolgt als auf einen Befehl hin, dessen Wert der Kranke nicht einschätzt. Aber darüber hinaus ist es ein allgemeines Gesetz, daß das Bewußtsein, man habe eine bestimmte Leistung zu vollbringen, die Leistung hemmen kann.

Das Verdienst, eine psychologische Betrachtung dieser Art angebahnt zu haben, gehört PICK. Er hat bei einem Fall von „atrophischem Occipitallappen" die Funktion gestört gefunden, welche in der Zusammenfassung der Gesichtseindrücke zu einer Einheit besteht. Es fehlt ihm die Möglichkeit, die einzelnen Teile eines Ganzen mit einem Bewußtseinsakt in seinen ganzen räumlichen Beziehungen zu überblicken. Der Kranke konnte große farbige, in vier Teile geteilte Bilder einfacher Objekte, z. B. Pferd, Hund, Gesicht, absolut nicht zusammensetzen, trotzdem er die einzelnen Teile erkannte: die nicht unmittelbar beachteten Teile, besonders die Gesichtsfeldperipherie, erschienen als weniger wirksam.

Es ist sehr bedeutsam, daß operierte Blindgeborene nach RAEHLMANN den fixierten Gegenstand leicht aus den Augen verlieren, sobald er bewegt wird, und daß von dem Gesichtsfeld kein anderer Teil als der direkt gesehene existiert. In einem anderen Fall RAEHLMANNS sieht ein Patient zwar einzelne Teile eines Hundes, kann sich aber keine Vorstellung machen, wie die einzelnen Teile zusammengehören. Auch konnten die Kranken RAEHLMANNS nicht eine größere Anzahl von Punkten gleichzeitig auffassen.

Hier mögen einige Bemerkungen über die Nichtwahrnehmung eigener Defekte bei Hirnerkrankungen angefügt werden. ANTON hat gezeigt, daß es Kranke gibt, welche seelenblind für ihre eigene (zentrale) Blindheit sind, und ebenso Taube, welche seelentaub für ihre Taubheit sind. Sie nehmen ihre Defekte nicht wahr; für welche psychologische Haltung die durch den Herd gesetzten Bedingungen maßgebend sind. Psychologisch drückt sich das wohl als Verdrängungstendenz aus. REDLICH und BONVICINI sahen allgemeine psychische Veränderungen die gleiche Einstellung, über den Defekt hinwegzusehen, bewirken. Aber zweifellos gibt es Fälle des ANTONschen Typus, was auch ALBRECHT hervorhebt. Auch bei der sensorischen Aphasie bewirkt ein herdbedingter psychologischer Mechanismus ein Hinwegsehen über den eignen Defekt (s. später).

g) Weiteres über Seelenblindheit, Agnosie und Aufmerksamkeit.

Die Vorstellungen sind bei der Seelenblindheit nicht zerstört. Ist der Fall CHARCOTS eine Neurose, ein Depersonalisierter? Wahrscheinlichkeit, daß Depersonalisation und Seelenblindheit verwandt sind und daß die Störung im ersten Fall durch Affekt, im zweiten Fall durch organische Hirnläsion hervorgerufen wird. Die geometrische optische Agnosie. Die reine Wortblindheit. Die Gestalt „Wort" entsteht auf psychischem Wege. Psychische Erlebnisse können schließlich der organischen Form einverleibt werde. Die Farbenagnosie als Störung in der Bildung der Gedächtnisfarben. Die Orientierungsstörungen bei Hinterhauptslappenläsion.

Die ursprüngliche Auffassung der Seelenblindheit war die, daß die Wahrnehmung zwar erhalten bleibe, daß aber die Vorstellungen ausgefallen seien. Das Vorstellungszentrum sei zerstört. Die mangelhafte klinische und psychologische Auffassung des Falles von CHARCOT begünstigte diese Fehlanschauung. Ich gebe diesen berühmten und lehrreichen Fall im Auszug wieder.

Herr X., der ausgezeichnetes visuelles Gedächtnis besaß, während das Gedächtnis für Gehörseindrücke schlecht war, erlitt geschäftliche Aufregungen, verlor Appetit und Schlaf. Eines Tages trat vollständige Verwirrung ein, und Herr X. befürchtete, weil ihm alles so neu und fremdartig in seiner Umgebung vorkam, den Beginn einer Geisteszerrüttung. Er war nervös und reizbar geworden. Trotzdem er alles deutlich sah, hatte er das optische Gedächtnis für Formen und Farben verloren. Er konnte jedoch seine Geschäfte leidlich führen, indem er sich seines Gedächtnisses in anderer Weise bediente. Jedesmal, wenn er nach Hause zurückkehrt, betrachtet er die Monumente, die Gebände wnd Straßen mit demselben Erstaunen, als wenn er sie zum ersten Male sehe. Gleichwohl findet er sich in den Straßen zurecht. Er kann den Hauptplatz einer ihm bekannten Stadt nicht wieder zeichnen. Die Zeichnung eines Minaretts ist primitiv. Er beschreibt eine Arkade recht genau, klagt aber, keine bildliche Vorstellung zu haben. Als er einen Baum schlecht gezeichnet hat, sagt er: „Ich weiß nicht, ich weiß gar nicht, wie das zustande gekommen ist." Die Züge der Angehörigen erschienen ihm ungewohnt. Sein eigenes Bild im Spiegel war ihm derart fremd, daß er auf uns zutrat mit der Bitte, ihm Platz zu machen. „Meine Frau hat schwarze Haare, ich bin mir dessen ganz sicher bewußt, ich kann aber in meinem Gedächtnis diese Farben ebensowenig wiederfinden, wie ich mir eine Vorstellung von ihrer Person machen kann." Auch längst Vergangenes kann er sich nicht vorstellen. Seit dieser Zeit versucht X., sich durch akustische Vorstellungen und Bewegungsvorstellungen zu behelfen. Er gibt an, allmählich die Empfindung des inneren Hörens gewonnen zu haben. Er träumt nicht mehr bildlich. Die griechischen Buchstaben erkannte er nicht mehr in der gleichen Weise wie früher. Die objektive Untersuchung ergab eine Myopie von sieben Dioptrien und eine leichte Abschwächung der Farbenempfindung, welche sich gleichmäßig auf alle Farben erstreckte. Besonders wichtig sind aber die eignen Aufzeichnungen des Kranken. Er betont, daß seine Eindrücke eine völlige Veränderung erfahren haben, trotzdem er im Besitz seines abstrakten Denkvermögens sei. Er staune täglich über Dinge, die ihm bekannt sein müßten. „In dem Umstande nun, daß meine Empfindungen oder vielmehr meine Eindrücke etwas Undefinierbares, Fremdes an sich haben, scheint mir der Grund für die vollständige Umwandlung zu liegen, die sich mit meiner Existenz vollzogen hat; und selbstverständlich hat sich auch mein Wesen in merklicher Weise verändert. Früher war ich empfänglich für Eindrücke, leicht enthusiasmiert, und ich besaß eine reiche Phantansie; — jetzt bin ich still, kalt, und meine Phantasie kann meine Gedanken nicht mehr weitertragen." „Ich bin viel weniger zugänglich für einen Ärger oder einen Seelenschmerz. Ich habe Ihnen mitgeteilt, daß ich neulich meine Mutter verloren habe, an der ich mit inniger Liebe hing. Ich habe einen viel geringeren Schmerz dabei empfunden, als wenn ich noch das Vermögen besessen hätte, im Geiste die Physiognomie meiner Mutter, die Phasen der Krankheit, welche sie durchgemacht hat, zu sehen, und vor allem, wenn ich mir im Geiste bildlich hätte den äußeren Effekt vorstellen können, welchen dieser frühzeitige Tod bei den Gliedern meiner Familie hervorgerufen hat."

Die genaue Untersuchung von Fällen, welche der Beobachtung CHARCOTS entsprechen, bringt ohne weiteres zutage, daß man von einem Verlust der Vorstellungsbilder nicht reden darf, vielmehr sind eigenartige Widersprüche, Hemmungen, gegen das Vorstellen lebendig. Begreiflicherweise entsteht eine gewisse Schwierigkeit dadurch, daß objektive Methoden zur Feststellung der Vorstellungsfähigkeit nicht vorhanden sind, aber eine Reihe von Patienten mit assoziativer Seelenblindheit macht ganz exakte Angaben, die von den Angaben Gesunder überhaupt nicht abweichen. Von neuen Autoren behaupten nur GOLDSTEIN und GELB, in ihrem bereits genannten Falle von perzeptiver Seelenblindheit Verlust der Vorstellungen angetroffen zu haben, eine Angabe, die mir nicht recht wahrscheinlich ist. Es ist allerdings anzunehmen, daß bei derartigen schweren Störungen der Gestaltauffassung auch der Vorstellungsinhalt Veränderungen aufweist, die vielleicht die Verwertbarkeit des Vorstellungsmateriales beeinträchtigen, doch glaube ich nicht, daß es sich um einen Verlust optischer Vorstellungen handelt. Die Beeinträchtigung der Vorstellungen in den Fällen von CHARCOT und WILBRAND entspricht völlig der, die wir bei der Depersonalisation antreffen, so daß JANET die Vermutung äußern konnte, in dem Falle von CHARCOT habe es sich um einen Scrupuleux, um eine Grübelsucht gehandelt. Immerhin ist zumindest in dem Falle von WILBRAND wahrscheinlich, daß das, was bei der Depersonalisation durch gut bekannte dynamische Affektverhältnisse zustandekommt, auch durch organische Läsion entstehen kann, eine Tatsache, die uns späterhin noch häufig beschäftigen wird. Im Falle von WILBRAND ist nämlich eine schwere Hinterhauptslappenläsion sichergestellt.

Die Seelenblindheit ist eine außerordentlich seltene Erscheinung; viel häufiger sind die Agnosien nicht auf das Gesamtgebiet optischen Erfassens ausgedehnt, sondern betreffen nur Teile der optischen Erlebnissphäre. So gibt es Formen der Agnosien, in denen vorwiegend geometrische Figuren nicht erfaßt werden. Gleichzeitig hiermit ist auch die Orientierung im Raume gestört.

In einer zweiten Gruppe betrifft die Störung die optische Erfassung der Buchstaben. Es handelt sich um die Fälle der sogenannten reinen Wortblindheit, in denen die Gestalt der Buchstaben nicht erfaßt werden kann (in leichteren Fällen die Gestalt der Worte), während sonstige Störungen der optischen Agnosien nur in ganz geringem Maße vorhanden sind. Auch hier ist es möglich, sich einen Moment zu besinnen. Das Erkennen von Buchstaben, das Lesen, ist das Resultat eines mühseligen Lehr- und Lernprozesses. Wir dürfen vermuten, daß dieser Lehr- und Lernprozeß Form geworden ist und nicht in jedem einzelnen Leseakte neuerdings zur Verlebendigung kommt — vielmehr tritt die Gestalt als solche ins Bewußtsein. Man kann von diesen Gesichtspunkten auch eine Brücke zu schlagen versuchen zwischen den Auffassungen von WERTHEIMER und KOFFKA einerseits, von MEINONG, WITASEK, BENUSSI anderseits; wie erwähnt, sehen die ersteren in den Gestalten nicht das Produkt einer seelischen Tätigkeit, sondern sehen in ihnen nur das Korrelat von Querfunktionen, die sich ohne psychisches Äquivalent im Hirn abspielen. Die Grazer Schule spricht jedoch von Vorstellungsproduktion und meint hiermit, daß eine aktive Tätigkeit des Geistes vonstatten gehe bei der Gestaltwahrnehmung. Man braucht nur anzunehmen, daß die aktive Gestaltung zur Form werden kann, aber nicht zur Form werden muß, so hat man einen vermittelnden Standpunkt gewonnen.

Neben den bisher genannten Teilagnosien beanspruchen eine besondere Aufmerksamkeit die Störungen des Farbenerkennens, die Farbenagnosien. Man darf sie nicht verwechseln mit den zentralen Störungen des Farbenwahrnehmens, welche nach der Anschauung von WILBRAND und SÄNGER bei leichten Schädigungen im Gebiete der Sehstrahlung zustande kommen und nach den Angaben von LENZ Sekundärschädigung im tiefen Rindenmark und in den oberflächlichen Schichten der Fissura calcarina hervorbringen. Es handelt sich da um Formen totaler Farbenblindheit, welche bald mehr, bald weniger der angeborenen totalen Farbenblindheit entsprechen. In den Fällen von Farbenagnosien ist nicht die Farbwahrnehmung betroffen, sondern die Auffassung der Farbe, wobei es noch partielle Farbensinnstörungen dieser Art gibt, indem bald die Auffassung der blauen und grünen Farbentöne, bald die der gelben und roten beeinträchtigt ist. So wie bei der Seelenblindheit zwar gelegentlich der Gegenstandsbegriff erweckt werden kann, ohne daß es möglich wäre, vom Begriff aus das zugehörige Wort zu finden, ebenso kann bei den Farbenagnosien die Farbe erkannt werden, ohne daß es möglich wäre, den zugehörigen Farbnamen zu finden. Sekundär kann dann ähnlich, wie das PETERS an leicht schwachsinnigen Kindern zeigen konnte, die Farbauffassung dadurch beeinträchtigt werden, daß der Farbname nicht gefunden wird. PICK bringt das ganze Phänomen zu den Gedächtnisfarben HERINGS in Beziehung und spricht von einem Verluste der Gedächtnisfarben bei den angezogenen Fällen. So würden sich in bezug auf das Farbensehen bemerkenswerte Analogien herausstellen zwischen den beobachteten Störungen der Hirnläsion und den durch psychologische Analyse gewonnenen Teilkomponenten. Wir würden durch die Hirnläsion sowohl Störungen der Oberflächenfarben als auch der Gedächtnisfarben nachweisen können. Erinnern wir daran, daß diejenigen Störungen, die wir als Störungen optischer Aufmerksamkeit beschrieben haben, im Grunde engste Beziehung haben zu den agnostischen Störungen. Wir haben ja diese als Störung in dem Kettenablauf der Zuwendungen aufgefaßt. Als Resultat von Zuwendungen erscheinen aber die verschiedenen Grade der Aufmerksamkeit. Wenn der Ausdruck Aufmerksamkeit verwendet wird, muß man das Zuwendungserlebnis von dem „Bilderlebnis" trennen, wenn man nicht die Sachlage verwirren will (vgl. oben S. 33).

Störungen der Orientierung sind bei Läsionen des Hinterhauptslappens wiederholt beobachtet worden. In dem bekannten Falle von FÖRSTER war ein außerordentlich kleiner Teil des zentralen Gesichtsfeldes erhalten. Gleichwohl war der Kranke viel schlechter orientiert, als es gewöhnliche Blinde zu sein pflegen. So konnte er z. B. in der Krankenanstalt das Klosett, welches 6 Schritte von seiner Zimmertüre entfernt war, und das er mehrmals täglich benutzte, nach 3 Wochen noch nicht ohne Führung finden, was ihn sehr peinlich berührte. Verband man ihm die Augen und brachte ihn in seinem Krankenzimmer an ein ihm bekanntes Möbelstück, und stellte man ihm dann die Aufgabe, sich nach dem Waschtisch oder Sofa hinzutasten, so war er völlig ratlos. Er wußte nicht, nach welcher Seite er sich hinwenden sollte. Nötigte man ihn zu einem Entschlusse, so war der Weg, den er einschlug, fast immer ein falscher. Orientierungsstörungen finden sich bei den verschiedensten Läsionen des Hinterhauptslappens, offenbar handelt es sich auch hier um Störungen im Aufbau räumlich-optischer Vorstellungen und Wahrnehmungen. Daß es sich um eine relativ gut abgrenzbare Form agnostischer Störungen handelt ist wahrscheinlich.

PÖTZL hat darauf verwiesen, daß bei Hinterhauptsschüssen und bei leichten Läsionen des Hinterhauptlappens, die physiologischerweise oder durch leichte Störungen des Muskelgleichgewichtes entstandenen Doppelbilder, die aber vom Normalen durch Abstraktion unterdrückt werden, hervortreten und sich störend geltend machen. Auch Nachbilder treten quälenderweise hervor. Man kann allgemeiner sagen, daß zur Abstraktion ein intaktes Gehirn notwendig ist.

So scheint denn der optische Wahrnehmungs- und Auffassungsvorgang eine Fülle von Teilapparaten zu besitzen, welche zur endgültigen Gestaltung zusammenwirken. Aber jeder dieser Teilapparate ist aufgebaut aus übereinander gestaffelten Teilfunktionen. Aufmerksamkeits- und Interessezuwendungen greifen fortwährend in die Arbeitsweise der

Teilapparate und erst recht in die Zusammenordnung der Teilfunktionen ein. Sie werden um so entscheidender, je höher die Stufe ist, welche der optische Auffassungsakt erreicht.

h) Das Lokalisationsproblem.

Einteilung der Hirnrinde in Felder. Cytoarchitektonik. Myeloarchitektonik. Die Fissura calcarina als Projektion der Retina. Strenge Beziehung der einzelnen Teile der Retina zu den Teilen der Fissura calcarina. Die makulären und perimakulären Skotome. Die Relativität der Skotome. Empfindungen können nicht lokalisiert sein. Bestimmte Hirnteile als notwendige Apparate für bestimmte Leistungen. Die Ausfälle bei corticaler Läsion. Die motorischen, sensiblen und sensorischen Felder. Die Wahrnehmung muß über diese Stellen gehen. Reizversuche als Beweis hierfür. Die spastischen Erscheinungen nach Pyramidenbahnläsion als Ausdruck einer primitiven Funktion. Es gibt keine Vernichtung von Vorstellungen bei Hirnläsion. Die Störungen des Erkennens als Hemmung gestaffelter Abläufe. Vorstufen des Erkennungsvorganges treten in Erscheinung. Notwendigkeit bestimmter Hirnpartien zum Abschluß und für Weiterentwicklung der Funktion. Verwandtschaft der Störungen bei Hirnläsion mit neurotischen Hemmungsmechanismen. Hirnteile als Förderer und Weiterentwickler der Funktion. Ablehnung der Anschauung, daß psychische Elemente durch lange Assoziationsbahnen geleitet werden. Störung der langen Assoziationsbahnen macht, sofern sie überhaupt gnostische Störungen macht, Hervortreten primitiverer Funktion, die Assoziationsbahn garantiert also auch nur Weiterentwicklung der Funktion. Der Akt ist nicht lokalisierbar, aber die Zuwendung geht über Hirnapparate (Stirnhirn, striopallidäres System). Die Hirnapparate haben umschriebene Funktionen, die Durchführung des psychischen Lebens ist an diese Hilfsapparate gebunden.

Und hiermit kommen wir zu dem wichtigen Problem der Hirnlokalisation, die mit besonderer Berücksichtigung des Sehens erörtert sei. Anatomisch zeigen sich weitgehende Verschiedenheiten im Bau der Großhirnrinde, wenn auch ein sechsschichtiger Grundtypus angenommen werden muß. Es lassen sich jedoch eine große Anzahl von wohlumschriebenen, anatomisch gut charakterisierten Feldern unterscheiden. BRODMANN unterscheidet auf Grund der Besonderheiten der Zellenordnung in der Großhirnrinde mehr als fünfzig abgrenzbare Felder (vgl. Abb. 3 u. 3a). Diese Felder fallen im wesentlichen zusammen mit Feldern, welche sich auf Grund der anatomischen Anordnung der Markfasern nachweisen lassen (VOGT), nur daß sich auf Grund der Myeloarchitektonik eine größere Anzahl von Feldern aufzeigen läßt als mittels der Untersuchung der Zellverhältnisse (Cytoarchitektonik). Allerdings grenzen C. und O. VOGT derzeit auf Grund vertiefter Untersuchungen 200 gut unterscheidbare cytoarchitektonische Felder ab. Diese Felder schneiden mit scharfen Linien ab. Es läßt sich nun mit Bestimmtheit zeigen, daß einzelnen cytoarchitektonisch und myeloarchitektonisch besonders eindringlich charakterisierten Gegenden bestimmte Beziehungen zur Funktion zukommen. So steht zweifellos auf dem uns zunächst interessierenden Gebiete die Fissura calcarina, welche einen ganz bestimmten Typus zeigt, in engster Beziehung zu der Möglichkeit des Sehens. Man kann sagen, daß die Retina in die

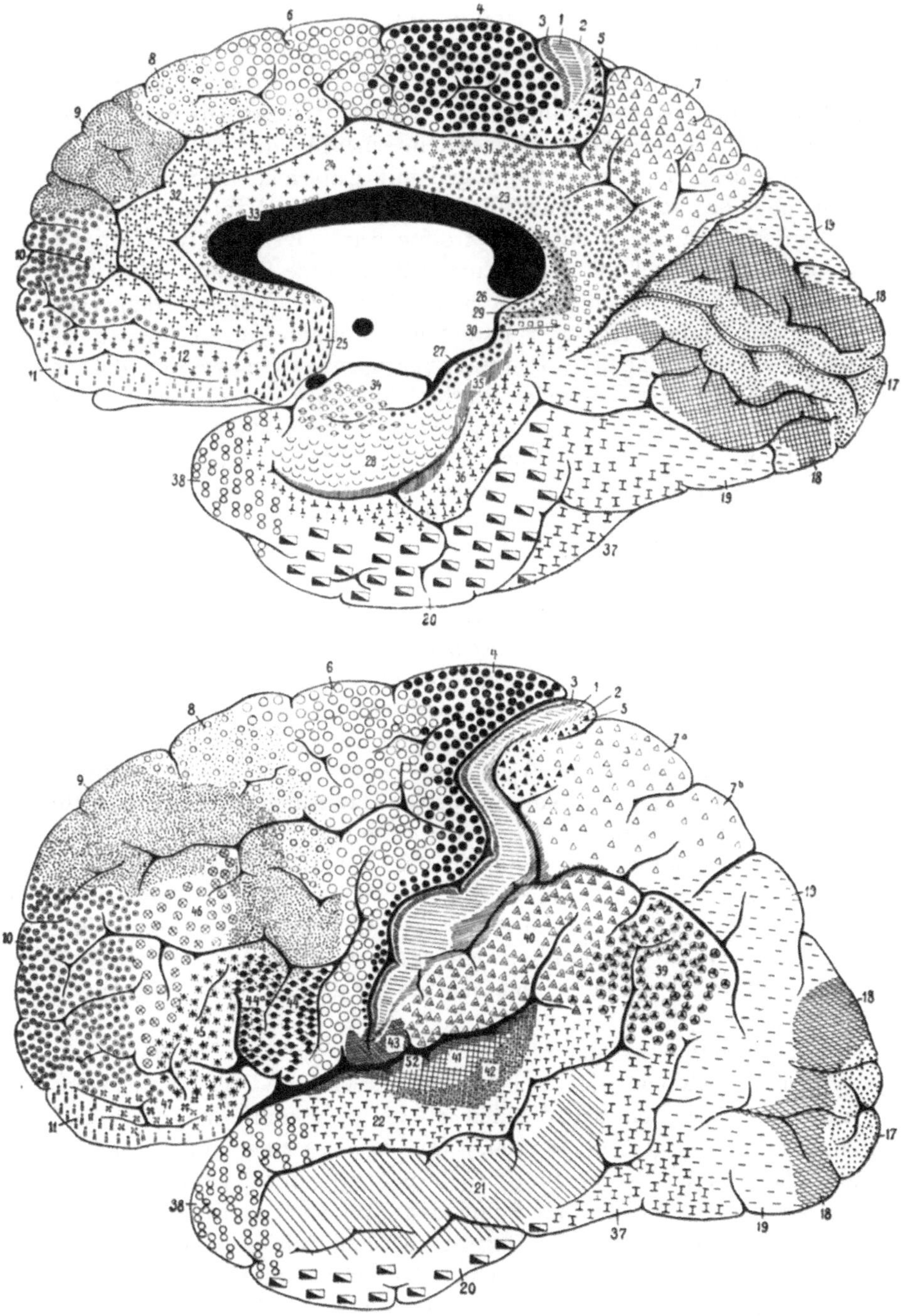

Abb. 3 u. 3a. Die cytoarchitektonischen Rindenfelder nach BRODMANN.

Hirnrinde projiziert ist (Henschen, Wilbrand und Sänger). Monakow hatte mit Rücksicht darauf, daß bei Läsionen des Hinterhauptslappens auffallend oft die Stelle des deutlichsten Sehens erhalten bleibt (vgl. z. B. den oben erwähnten Fall Försters), die Anschauung vertreten, daß die Macula im ganzen Hinterhaupt l. diffus lokalisiert sei, doch sprechen die Kriegserfahrungen mit Entschiedenheit gegen diese Annahme, da sich wiederholt Fälle gezeigt haben, in denen nur die Stelle des deutlichsten Sehens betroffen war, oder doch wenigstens in der unmittelbaren Nähe der Macula sich Skotome fanden. Es hat sich auch gezeigt, insbesondere durch die Kriegserfahrungen, daß vertikaler und horizontaler Meridian eine besondere Vertretung in der Fissura calcarina haben; es konnte ferner nachgewiesen werden, daß der unteren Lippe der Calcarina Gesichtsfeldausfälle im oberen Teil des Gesichtsfeldes entsprechen, während der oberen Lippe der Calcarina Ausfälle in den unteren Teilen des Gesichtsfeldes zugeordnet sind. Vorne in der Fissura calcarina entspricht der Peripherie, während der Occipitalpol der Macula entspricht. Daß die Macula so oft ausgespart bleibt, rührt von einer besonderen Gefäßversorgung dieser Stelle her, nicht aber von einer diffusen Vertretung in der Occipitalrinde. Wenn auch in diesem Sinne eine absolute Projektion behauptet werden muß, so muß doch auf der anderen Seite betont werden, daß die Skotome, welche durch Hinterhauptslappenläsion entstehen, ihre Besonderheiten insoferne zeigen, als sie nicht absolut sind (vgl. hierzu Pötzl und Poppelreuter). Arbeitet man im Dunkelzimmer mit genügend starken Lichtreizen und genügend großer Fläche, so kommt es noch sehr häufig zu Lichtwahrnehmungen im Skotom, welche durch den anatomischen Befund als solchen nicht erklärt werden können. Es müssen also funktionelle Faktoren hier mit eingreifen. Die Lokalisationsmöglichkeit beschränkt sich jedoch nicht auf die Empfindungen. Wir können zunächst im groben folgende Lokalisationen angeben: Alexie (reine Wortblindheit): Gyrus lingualis; geometrisch-optische Agnosie: Lateralfläche des Cuneus; daselbst auch Zentren für die Einstellung der Augenbewegungen.

Was ist nun lokalisiert? Eine Reihe von Autoren, Monakow an der Spitze, betonen, daß Lokalisation im Grunde ein falscher Ausdruck sei. Von den betreffenden Stellen aus könne nur die betreffende Funktion gestört werden. Das beweise aber nicht, daß sie dort sitze. In der Tat hat für die Wahrnehmung der Begriff der Lokalisation nur dann einen Sinn, wenn man Monakow hierin beipflichtet. Die Wahrnehmung ist ja ein Vorgang, der eine Fülle von Teilapparaten voraussetzt, zunächst das Auge selbst, den Opticusstamm usw. Schließlich ist der Cortex auch nur eine dieser Stationen. Daß dort das Vermögen der Wahrnehmung sitze, ist nicht denkbar, denn dieses setzt eine

Gesamtperson voraus, und diese kann man nicht an eine Einzelstelle des Gehirns lokalisieren. Lokalisation der Sinnesempfindungen in der Hirnrinde heißt offenbar nur, daß ein bestimmter Hirnteil nötig sei, damit Wahrnehmung zustande komme, und daß die Wahrnehmung irgendwie über diese Stelle geschaltet würde. Aber in diesem Sinne ist an einer strengen Lokalisation festzuhalten. Es ist bedeutsam, daß es CUSHING und VALKENBURG gelungen ist, taktile Empfindungen durch die elektrische Reizung des Gyrus centralis posterior zu erzielen. Ein Hinweis darauf, daß beim Empfinden diese Stellen in Funktion sind. Nicht nur Sehen, Tasten, sondern auch Riechen, Schmecken, Hören haben eine exakte Rindenlokalisation. Ebenso wie die sensiblen und sensorischen haben auch die motorischen Funktionen eine circumscripte Lokalisation. Ich setze ein Schema hierher, das die Verteilung der motorischen Funktionen im Gyrus centralis anterior zeigt. C. und O. VOGT konnten in exakten Reizversuchen zeigen, daß die scharfen anatomischen Grenzlinien der Rindenfelder auch scharf abgegrenzten Funktionen entsprechen. Sie haben bei einer erstaunlich großen Anzahl von Feldern auch außerhalb der motorischen Region im engeren Sinne durch die elektrische Reizung umgrenzte physiologische Wirkungen erzielt. PICK hat in letzter Zeit darauf aufmerksam gemacht, daß wahrscheinlich eine Fülle von Bewegungskombinationen vertreten sei. Auch die motorische Lokalisation äußert sich nicht nur durch den Ausfall bei Schädigung, sondern sie wird durch die elektrische Reizung klar demonstriert. Die Versuche von FRITSCH und HITZIG, welche das Interesse für die Hirnlokalisation neu geweckt haben, beziehen sich auf solche elektrische Reizversuche. Die Innervation, die Bewegungsintention muß also wohl über diese Stelle gehen. Die Abb. 4 zeigt das Schema der erregbaren Foci nach KRAUSE.

Bei Schädigung der motorischen Region der Hirnrinde und der von ihr ausgehenden Pyramidenbahn tritt aber außer den Ausfallserscheinungen der Paresen noch eine weitere, bedeutsamere Erscheinung hervor, nämlich Spasmen und Bewegungskombinationen, welche, wie GIERLICH und FÖRSTER vermuten, die Wiederkehr einer früheren, phylogenetisch alten Tätigkeit darstellen. Wenn auch die Erklärungen dieser Autoren im einzelnen stark voneinander abweichen, so ist doch soviel gesichert, daß mit der Zerstörung der phylogenetisch jungen corticalen die phylogenetisch alte subcorticale Funktion sich herstellt. Auf dem sensiblen Gebiet ist Ähnliches nicht mit Sicherheit festgestellt, wenn auch aus den Untersuchungen von HEAD hervorgeht, daß die corticale Läsion offenbar nur den Präzisionsfaktor der Auffassung zerstört, also offenbar gleichfalls eine übergeschaltete Funktion. Ich erinnere daran, daß in den Skotomen nach corticaler Läsion irgendwelche Funktionsreste stets nachweisbar sind.

Mit einem größeren Rechte könnte man vom logischen Gesichtspunkte aus von einer Lokalisation der Vorstellungen sprechen. Man könnte immerhin annehmen, daß Vorstellungen im Hirn deponiert werden und durch eine Hirnläsion zerstört werden können. In der Tat ist das die logisch unanfechtbare Anschauung der klassischen Lokalisationstheorie, nur daß die Tatsachen dieser Anschauung strikte zuwiderlaufen. Es gibt keine Hirnerkrankungen, welche zum Verlust von Vorstellungen führen. Man kann also Störungen bei Hirnerkrankungen nicht durch den Verlust von Vorstellungen erklären. Ich habe ja aus-

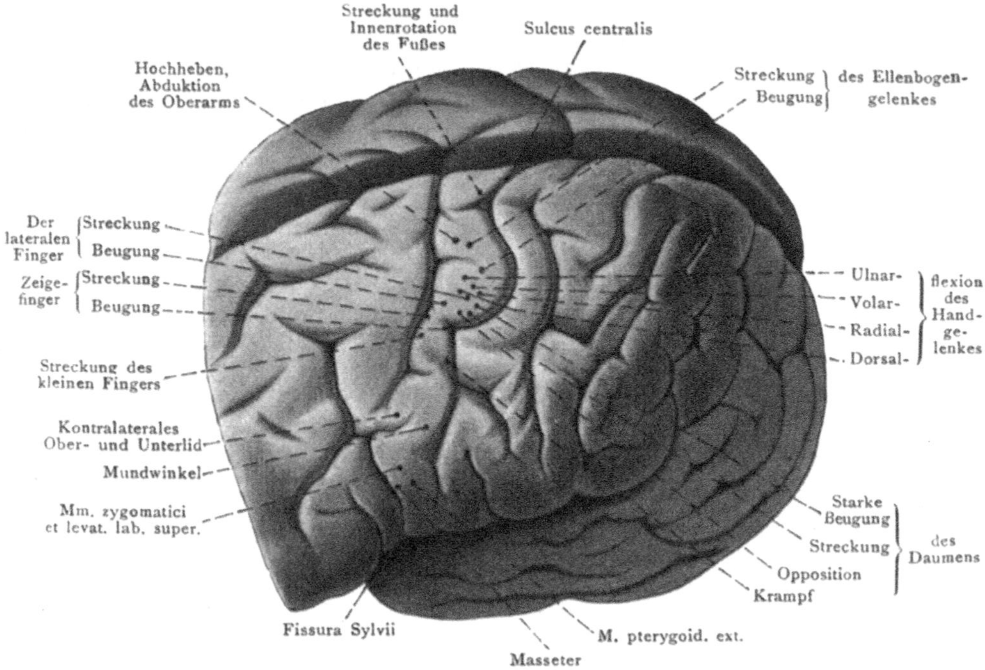

Abb. 4. Linke Großhirnhemisphäre des Menschen mit den von F. Krause durch die paredische Reizung bei 12 Operationen gewonnenen Ergebnissen. Alle Foci liegen in der vorderen Zentralwindung. (Nach F. Krause.)

geführt, daß die Seelenblindheit nicht auf dem Verlust von optischen Vorstellungen beruht. Goldstein und Gelb haben zwar neuerdings in dem erwähnten Fall von dem Verluste optischer Vorstellungen gesprochen, aber abgesehen davon, daß ihre diesbezügliche Auffassung anfechtbar erscheint, erklären auch diese Autoren die Seelenblindheit nicht aus dem von ihnen angenommenen Vorstellungsverlust. Freilich können die Vorstellungen ebenso wie die Wahrnehmungen durch umschriebene Hirnläsion in ihrem Aufbau geschädigt werden. Erinnern wir uns daran, daß bei den optischen Agnosien der sich in verschiedenen

Staffeln aufbauende Erkennungsvorgang beeinträchtigt ist. Es handelt sich nicht um den Ausfall einzelner Elemente. Der Erkennungsvorgang ist ein unvollständiger und es ist daraus zu folgern, daß in den geschädigten Hirnteilen die Garantie für die endgültige Gestaltung gegeben ist. Jene muß also lokalisiert gedacht werden. Man kann das auch so ausdrücken, daß durch die Hirnläsion ein Faktor in Erscheinung tritt, der die Entwicklung des optischen Erkennens hemmt. Dieser tritt in ganz ähnlicher Weise bei gewissen Neurosen hervor und wir können ihn dort als psychische Ablehnung, als Verdrängung psychologisch charakterisieren. Die zurückgebliebenen Hirnteile ermöglichen nunmehr eine primitivere Funktionsweise, es werden Vorstufen des optischen Erkennungsvorganges erreicht, welche sich mit phylogenetischen und ontogenetischen Vorstufen des Sehens weitgehend decken. Damit ist aber der Anschluß an die Erfahrungen bei der Zerstörung der motorischen Region erreicht und wir kommen zu der allgemeinen Anschauung, daß nach corticaler Läsion primitivere Funktionsweisen in Erscheinung treten. Allerdings ist auf akustischem und taktilem Gebiete ein analoger Nachweis noch nicht erbracht worden.

In der älteren Lokalisationslehre spielt die Anschauung eine große Rolle, daß durch die Läsion langer Assoziationsbahnen das Zusammenwirken der Hirnteile geschädigt würde. So wurde die Alexie in der Weise erklärt, daß die Verbindung des Buchstabenzentrums mit dem Wortklangzentrum eine Lösung erfahren hätte. LIEPMANN sah in der Apraxie, der Unfähigkeit zu handeln, eine Lostrennung des Sensomotoriums von seinen akustischen, optischen, taktilen Verbindungen. Aber wie erwähnt sehen wir in der Alexie eine gnostische Störung, eine Störung der Zusammenfassung und überhaupt stellen sich die Störungen des Erkennens als Störungen in der Staffelung differenter Funktionen dar. Freilich werden hierbei auch Zusammenhänge gelöst. So leidet bei optischen Agnosien der Zusammenklang des rein sensorischen und des Bewegungsapparates der Augen. Es bestehen ja auch zweifellos funktionelle Beziehungen zwischen den Sprachzentren und den optischen Zentren in bezug auf den Leseakt. Aber wir haben keinen Grund anzunehmen, daß diese Verbindung durch lange Faserzüge hergestellt würde, und noch weniger, daß diese langen Faserzüge das leiten, was man als optische Eindrücke oder dergleichen zu bezeichnen pflegt. Wir kennen nur ein gesichertes Beispiel dafür, daß die Läsion langer Faserzüge eine Störung der höheren Funktionen mache, und das ist die sympathische Apraxie, welche dann zustande kommt, wenn die Verbindung der linken mit der rechten motorischen Region gestört ist. Wir dürfen also diese Störung bei Läsionen der vorderen Anteile des Balkens erwarten. Sie besteht in einer bestimmt charakteristischen Ungeschicklichkeit der linken Hand, über die später noch zu berichten sein wird.

Aber es sei bereits hier betont, daß es sich hier nicht darum handelt, daß bestimmte psychische Elemente von der Handlung subtrahiert werden, sondern auch durch die Läsion dieser langen Bahn entsteht eine primitivere Funktionsweise. Der Akt der Handlung erreicht nicht die letzte Vollendung.

Die Hirnrindenläsion setzt also schlechthin den Ausfall gewisser elementarer Funktionen[1]), aber sie stört auch die Staffelung komplizierterer. Gleichzeitig treten aber auch primitivere Funktionsweisen in Erscheinung. Die Vorstellungen erweisen sich als nicht lokalisierbar. Bedenkt man, daß ja auch für die Entstehung eines Vorstellungsbildes eine Reihe komplizierter Abläufe notwendig ist, so wird das nicht weiter wundernehmen. Denn den Akt, die Zuwendung als solche zu lokalisieren erscheint wohl als sinnlos. An ihm ist die ganze Persönlichkeit, das ganze Gehirn, ja der ganze Mensch beteiligt.

Allerdings darf in einer Erörterung über die allgemeine Lokalisationsfrage der Hinweis darauf nicht fehlen, daß die psychische Funktion der Zuwendung des Antriebs gleichfalls durch umschriebene Hirnläsion gestört werden kann. Solche Antriebsstörungen treffen wir bei Stirnhirnläsion an, besonders aber auch bei Läsionen des striopallidären Systems. Diese Störungen sind doppelter Art, es kann sowohl ein Überfluß als ein Mangel an Antrieb vorhanden sein und damit auch ein Übermaß oder Mangel an Wirksamkeit von Zuwendungen. Aber wir müssen uns auch hier die Frage vorlegen, ob der Antrieb dort entstehe, von wo aus er gestört werden kann und diese Frage muß schlankweg verneint werden. Dort liegt nur eine der Bedingungen für den Antrieb, von dort aus wird er geleitet und verteilt. Diese Stellen sind notwendig, damit der Antrieb an bestimmten Erlebnissen haften und wirksam werden kann. Der Akt als solcher ist nicht lokalisiert. Auch hiermit ist ein striktes Argument gegen die Lokalisation der Vorstellungen gegeben, denn jede Vorstellung ist ein Werdendes, ein sich Kristallisierendes, das aus einer Fülle von Teilstrebungen heraus sich aufbaut.

In diesem Sinne ist es richtig, wenn JASPERS behauptet, es sei kein einziger bestimmter Hirnvorgang bekannt, der einem seelischen als direkter Parallelvorgang zugeeignet sei. Allerdings darf man über solchen allgemeinen Sätzen die Beziehungen scharf umgrenzter Hirnpartien zu bestimmten Vorgängen nicht aus dem Auge verlieren. Die einzelnen Hirnapparate sind für bestimmte Funktionen notwendig. Es handelt sich zwar, wie wir mit MONAKOW annehmen, bei seelischen Vorgängen um Gesamtfunktionen des Gehirns, doch müssen wir an der Vorstellung festhalten, daß die einzelnen Stellen des Gehirns in exakt

---

[1]) Vielleicht spielen auch in diese elementaren Ausfälle schon Funktionsumstellungen hinein.

umschriebener Weise an dieser Gesamtfunktion teilhaben. BERZE vertritt die Anschauung, eine Lokalisation sei um so weniger möglich, als man sich dem Gebiete des eigentlich Seelischen nähere. Trotz alledem müssen wir daran festhalten, daß durch umschriebene Hirnstörung umschriebene Störungen im Ablauf seelischer Funktionen gesetzt werden.

Einen Überblick über das weitverzweigte und heißumstrittene Gebiet der cerebralen Lokalisation gewinnt man aus den Referaten von GOLDSTEIN und FÖRSTER über diesen Gegenstand, welche 1922 in der Gesellschaft deutscher Nervenärzte vorgelegt wurden. Die Psychologie der optischen Auffassungsvorgänge ist erheblich gefördert worden durch das Buch POPPELREUTERS.

3. Akustische Wahrnehmungen.

Töne und Geräusche. Eigenschaft der Töne. Intensität, Tonhöhe, Tonkörper (Eigenschaft als Hell oder Dunkel, der Vokalcharakter). Menschen mit erhaltener Vokalitäts- und fehlender Tonhöhenunterscheidung können einem Gespräch folgen, haben aber keine musikalischen Erlebnisse. Verschiedene Erklärungen für die durch Hirnläsion entstandene Melodientaubheit. Die Vokalität (die Klangfarbe) kann nicht zu bestimmten Eigentümlichkeiten der physikalischen akustischen Welle in Beziehung gesetzt werden. Wesen der Konsonanz und Dissonanz. Theorien von STUMPF, WUNDT, HELMHOLTZ, KRÜGER. Akustischer Charakter der Sprachlaute. Die Geräuschwahrnehmung. Die Seelentaubheit. Die zentrale Hörsphäre liegt in der Querwindung (FLECHSIG, HENSCHEN). Die myelogenetische Methode FLECHSIGS. Einwände gegen diese. Vorläufiges über Sprachverständnis, Melodienverständnis und Paraphasien. Die Störung der Aufmerksamkeit vergesellschaftet mit der Worttaubheit.

Die Welt der akustischen Wahrnehmungen gliedert sich in Geräusche und Töne. KÖHLER macht mit Recht darauf aufmerksam, daß die Geräusche biologisch bedeutsamer seien, und daß sie in unserem Leben eine viel gewichtigere Rolle spielen als die Töne, die allerdings als leichter erforschbar seit HELMHOLTZ die Aufmerksamkeit der Forscher auf sich gezogen haben. Er unterscheidet an den Tönen die Tonhöhe, die Intensität und den Tonkörper, wobei unter Tonkörper einesteils eine spezifische Eigentümlichkeit des Hell oder Dunkel und anderenteils der Vokalcharakter verstanden wird. Nach KÖHLER haben gewisse Töne ausgesprochenen Vokalcharakter, der mit der Tonhöhe als solcher nichts zu schaffen hat. So gebe es in jenen Höhen des Klanges, in denen eine Tonhöhe nicht mehr unterschieden werden könne, noch deutliche Unterschiede im Vokalcharakter. Man findet auch Menschen, welche die Fähigkeit nicht haben, an musikalischen Gestaltungen Vergnügen zu empfinden. Musik klingt ihnen wie ein Geräusch. KÖHLER konnte in einem einschlägigen Falle nachweisen, daß ein Unterschiedsvermögen für Tonhöhenunterschiede nicht vorhanden war; wohl aber konnte die Vokalität der einzelnen Töne unterschieden werden. Darauf beruhte auch die ausgezeichnete Fähigkeit des Untersuchten in bezug auf die Möglichkeit, Gesprächen zu folgen. KÖHLER findet die in der medizinischen Literatur niedergelegten Fälle von durch Hirnerkrankung verursachter Melodientaubheit (ALT hat diese Fälle zusammengestellt) ungenügend beschrieben und läßt es dahingestellt sein, ob es sich in diesen Fällen um Ähnliches handelt. STUMPF erklärt einen hierher gehörigen Fall aus dem Fehlen der Gefühlsempfindungen, während PFEIFER geneigt zu sein scheint anzunehmen, die bei cerebraler Läsion entstandene Melodientaubheit beruhe darauf, daß die der Projektion der tiefsten Töne dienenden Fasern am leichtesten getroffen werden können, so daß die sensorische Agnosie cerebralen Ursprungs durch den Verlust der Empfindung für tiefe Töne zustande käme; allerdings nimmt er anläßlich eines einschlägigen Falles mit QUENSEL an, daß noch eine Überempfindlichkeit für akustische Reize mit in Betracht komme. Nach dem Obduktionsbefund in einem Fall von EDGREEN ist anzunehmen, daß Verletzung des vorderen ersten Drittels der ersten Schläfenwindung eine Störung in der Auffassung von Melodien setze. Doch hat sich PFEIFER dieser Ansicht widersetzt.

STUMPF, der jetzt im Anschluß an BRENTANO eine Besonderheit der Klangfarbe anerkennt (die gleichen Töne verschiedener Oktaven sind einander ähnlich, alle C, alle D haben etwas unter sich Gemeinsames), erkennt die KÖHLERschen Vokalitäten nicht an und führt deren oktavenweise Wiederkehr auf die Besonderheiten der Klangfarbe zurück, während ihm der konstante Vokalcharakter zu mangeln scheint (KÖHLER hingegen führt die Klangfarben auf die Vokalität zurück).

Wie dem auch sei, die Auffassung KÖHLERS bezüglich der Klänge ist schon deswegen bedeutsam, weil sie in der Vokalität des Tones auf eine Eigenschaft hinweist, welche den physikalischen Eigentümlichkeiten der akustischen Wellen nicht zugeordnet ist. Es entspricht ja die Amplitude der Welle der Intensität, die Wellenlänge der Tonhöhe. Der Tonkörper kann nicht zu physikalischen Eigentümlichkeiten der akustischen Schwingung in Beziehung gebracht werden.

Das Wesen der Konsonanz und Dissonanz ist ein Problem, das die Tonpsychologie sehr lebhaft beschäftigt hat. Derzeit stehen sich im wesentlichen zwei Theorien entgegen. Nach STUMPF beruht die Konsonanz auf der Tonverschmelzung. In dieser werden zwei Töne zu einem ganzen verknüpft, der Zweiklang nähert sich einem Einklang. In der Dissonanz streben die Teiltöne auseinander. Diese Erklärung geht auf die Eigenart der Töne selbst zurück. HELMHOLTZ hat hingegen gemeint, daß für die Konsonanz in Frage kommen einesteils die Abwesenheit der Schwebungen[1]), andernteils die Klangverwandtschaft, die darin zum Ausdruck kommt, daß gemeinsame Obertöne vorhanden sind. Neben dieser Klangverwandtschaft gibt es nach WUNDT noch die,

[1]) Schwebungen sind regelmäßige Intensitätsschwankungen von Tönen, hervorgerufen durch gleichzeitige Einwirkungen von Tonwellen verschiedener Wellenzahl. Die Anzahl der Schwebungen ist gleich der Differenz der Schwingungszahlen der beiden schwebenden Töne.

welche dadurch gegeben ist, daß zwei Töne Obertöne desselben Grundtones sind.

KRÜGER legt den Hauptwert darauf, daß bei der Konsonanz die Differenztonschwebungen[1]) fehlen. Dadurch entstehe der Charakter der Sauberkeit und Glätte. Die Dissonanzen enthalten Schwebungen und Zwischentöne. Die Erscheinungen der Rauhigkeit und nachbarlichen Störungen sind am ausgeprägtesten bei den stärksten Dissonanzen. Die Pathologie hat aus den Fragestellungen über das Wesen der Konsonanz bisher keinen Vorteil gezogen, noch hat sie etwas zur Klärung beitragen können (vgl. hierzu FRÖBES).

Eine weitaus wichtigere Bedeutung hat die Frage der Psychologie der Geräusche, wenn wir uns klar machen, daß auch die Sprache den Geräuschen zugezählt werden muß. Die Vokale nähern sich zwar nach WUNDT den reinen Tönen. Nach HERMANN stehen die Vokale zwischen Tönen und Geräuschen in der Mitte. In den Konsonanten gewinnen die Geräuschelemente immer mehr das Übergewicht, doch hat nach KÖHLER das S und das F zu bestimmten Tonhöhen Beziehungen, wie denn überhaupt die einschlägigen Fragestellungen andere werden, wenn man im Sinne KÖHLERS den Tonkörper von der Tonhöhe abtrennt. Die Aufmerksamkeit für Geräusche kann wahrscheinlich dissoziiert gestört sein. In einem Falle KEHRERS war eine völlige Aufhebung der Reaktionsfähigkeit auf nicht sprachliche akustische Reize der verschiedensten Art und Stärke vorhanden. Während sich die Worttaubheit zurückbildete, die gleichzeitig vorhanden war, blieb die außersprachliche Taubheit bestehen. Es gibt also offenbar eine Unfähigkeit, auf Geräusche die Aufmerksamkeit zu richten. Doch kann diese Frage erst im weiteren Zusammenhang erledigt werden.

Ähnlich wie auf optischem Gebiet besteht auch auf akustischem eine Projektion des Gehörs an eine bestimmte Hirnstelle (vergleiche hierzu HENSCHEN). Die zentrale Hörsphäre wurde von FLECHSIG mittels der myelogenetischen Methode bestimmt. Die Reifung des Markes findet zu verschiedenen Zeiten des embryonalen und postfötalen Lebens statt. Dabei umkleiden sich nach FLECHSIGS Anschauung funktionell zusammengehörige Teile etwa gleichzeitig. Bahnen, welche die unmittelbare Projektion von Sinneseindrücken in das Gehirn und die motorischen Abflüsse aus dem Gehirn besorgen, umkleiden sich früher mit Markscheiden (Projektionsfasern), so daß man die Sinneszentren

---

[1]) Erklingen zwei Töne t (= tief) und h (= hoch) gleichzeitig, so kann man häufig neben ihnen noch andere Töne hören, besonders deutlich den ersten Differenzton $D_1 = h - t$, d. h. einen Ton, dessen Schwingungszahl gleich der Differenz der Schwingungen der ursprünglichen Töne ist. Wenn man den Differenzton selbst wie einen objektiven Ton betrachtet, kann man mit seiner Hilfe zu weiteren Tönen fortschreiten, besonders $D_2 = 2t - h$.

von den Assoziationszentren trennen kann. FLECHSIG hat eine myelogenetische Hirnkarte auf Grund dieser Grundannahme entworfen. Aber die Methode studiert nach C. und O. VOGT gar nicht die Hirnrinde selbst, sondern das Mark unterhalb derselben. Auch ist die Myelogenese schwankend und unbestimmt, so daß es nicht möglich ist, sichere Gesetzmäßigkeiten zu finden. Auch gebe es Projektionsfasern in allen Hirnteilen. Aber trotz dieser berechtigten Bedenken muß doch hervorgehoben werden, daß FLECHSIG mit seiner Methode eine Reihe wichtiger Faserverbindungen entdeckt hat. Ja, auch die Grundkonzeption, die Gliederung des Gehirns in Teile, welche in Beziehung stehen zu den primitiven Sinnestätigkeiten und motorischen Funktionen und in solche, welche höheren Zusammenfassungen dienen, ist in den Grundzügen richtig.

In dem Falle von HENSCHEN waren beide Temporallappen weitestgehend zerstört, nur die linke Querwindung war erhalten. Trotzdem hörte die Patientin. Wenn wir uns auch über die Art dieses Hörens besondere Vorstellungen machen müssen: offenbar gibt es ein primitives, rein empfindungsmäßiges Hören. Ich habe ja schon anläßlich der Besprechung der optischen Wahrnehmungen darauf verwiesen, daß es möglicherweise eine empfindungsmäßige Vorstufe des Wahrnehmens gibt. In diesem Fall von doppelseitiger Zerstörung des Schläfenlappens war auch eine reine Worttaubheit vorhanden. Wir kommen also zum erstenmal auf das Gebiet der Störungen des Sprachverständnisses, ein Gebiet, das uns späterhin noch eingehend beschäftigen wird. Hier zunächst nur ein grober Abriß. Das hintere Drittel der ersten Schläfenwindung, und vielleicht anstoßende Partien der zweiten Schläfenwindung enthalten nach der Entdeckung WERNICKES Apparate, deren Intaktheit zum Zustandekommen des Sprachverständnisses unbedingt erforderlich ist. Läsionen dieser Stelle machen Worttaubheit. Die Patienten sind außerstande, Worte zu verstehen, bei erhaltenem Gehör. Gleichzeitig treten im Spontansprechen Entstellungen auf (Paraphasie). Diesem Gebiete ist also die Querwindung, welche der Perzeption des Klanges dient, vorgelagert. In den vorderen Teilen der ersten Schläfenwindung schließen sich Zentren für das Musikverständnis an. Es ist möglich, daß zweiter und dritter Schläfenlappen an der Geräuschperzeption beteiligt sind. Doppelseitige Läsion derjenigen Stellen, welche linksseitig lädiert Worttaubheit mit Paraphasie (sensorische Aphasie) hervorrufen, macht reine Worttaubheit. Hier zeigt sich aber wiederum folgendes, daß Aufnahme und Aufbau der Empfindungswelt im Gehirn an verschiedenen Stellen zustandekommen muß, wobei wir wiederum allen Grund haben, eine strenge Lokalisationslehre zu vertreten. Gleichzeitig werden wir auf das Zusammenarbeiten der Zentren der linken und der rechten Hemisphäre aufmerksam gemacht. Die Zerstörung des rechten Gehirns verringert sozusagen die vorhandenen Störungen. Das Sprachverständnis ist zwar erloschen, aber die Patienten sind jetzt imstande zu sprechen, ohne Worte und Sätze zu verstümmeln. Die verstümmelte Sprache bei der sensorischen Aphasie hängt also offenbar mit der Funktion der rechten Hemisphäre zusammen, doch soll auf diese Dinge erst später eingegangen werden.

Es zeigt sich also ein weitgehender Parallelismus in der Hirnorganisation der optischen und akustischen Wahrnehmung. Nochmals sei folgender wichtiger Punkt hervorgehoben: wir sehen gleichzeitig mit den Störungen der Auffassung auch Störungen der Aufmerksamkeit auftreten. Besonders charakteristisch ist die Unaufmerksamkeit auf Geräusche, die sich bei einer relativ großen Anzahl von Fällen von reiner Worttaubheit findet, die Unaufmerksamkeit gegenüber dem Sprachklang bei sensorischer Aphasie, so daß man diese groben Hirnläsionen Störungen der Aufmerksamkeit in bestimmten Beziehungen setzen sieht.

Es muß natürlich hervorgehoben werden, daß auch auf diesem Gebiete vieles im Fluß ist. Die KÖHLERsche Vokaltheorie ist vielfach bestritten. Daß die Paraphasie Leistung der rechten Hemisphäre sei, bestreitet z. B. BONHÖFFER. Die Beobachtung dieses Autors bietet gewisse Schwierigkeiten für die FLECHSIG-HENSCHENsche Anschauung der Lokalisation der Hörsphäre. Eine bemerkenswerte Beobachtung von zentraler Taubheit ist in jüngster Zeit von BALASSA mitgeteilt worden.

4. Tastwahrnehmung und Kinästhesie.

a) Tastagnosie.

Es gibt eine Tastagnosie. Sogenannte assoziative und perzeptive Form dieser Tastagnosie. Die Bedeutung des optischen Moments für das Ausbleiben von Verschiebungen und Verdichtungen bei den taktilen Agnosien. Agnosieähnliche Erscheinungen durch peripher gelegene Läsionen. Der Aufbau wird durch den Ausfall von Empfindungen gestört. Verallgemeinerung dieses Prinzips. Erscheinungen, die der Seelenblindheit ähneln durch Herabsetzung der Sehschärfe.

Ebenso wie in dem Gebiete des Optischen, gibt es auch auf dem Gebiete der Tastwahrnehmungen zentrale Störungen, welche bei guterhaltenen Empfindungsqualitäten ein Erkennen des Gegenstandes nicht gestatten. Die primitiven Empfindungen sind hierbei zwar intakt, es kommt jedoch nicht zu einer Auffassung des Gegenstandes. Auch hier kann man wohl zwei Grundformen unterscheiden. Bei der einen fehlen schon die primitiven Gestaltwahrnehmungen (perzeptive Tastlähmung), bei der anderen kommt trotz der Wahrnehmung der primitiven Gestalten des Rund, Eckig und dergleichen eine Wahrnehmung nicht zustande (assoziative Tastlähmung). Die Existenz der Tastlähmungen, diese können unter Umständen auf wenige Finger beschränkt sein, war lange Zeit hindurch bestritten; man führte die entsprechenden Störungen auf Störungen der Empfindungen zurück, die, wenn auch geringfügig, in den meisten Fällen vorhanden waren. Mittlerweile ist jedoch eine genügend große Anzahl von Beobachtungen gesammelt worden, welche bei den üblichen klinischen Untersuchungsmethoden keine Empfindungsstörungen zeigen. Aber die klinische Untersuchung der Tastenempfindungen ist derzeit noch sehr unvollkommen (vgl. hierzu WEIZSÄCKER), so daß das letzte Wort in dieser Frage noch nicht gesprochen ist. Es ist bemerkenswert, daß bei der Tastblindheit jene merkwürdigen Verwechslungen innerhalb der Sphäre, welche für die optische Störung so charakteristisch sind, niemals beobachtet wurden. Vielleicht rührt das zum Teil daher, daß die Agnosien, die bisher beobachtet sind, nur einen umschriebenen Teil der Körperoberfläche betreffen; wahrscheinlich greifen jedoch die optischen Vorstellungsvorgänge korrigierend ein, denn in dem Falle von GOLDSTEIN und GELB waren entsprechend der Störung in der optischen Erfassung trotz Erhaltenbleibens des Tastsinnes schwere Störungen der taktilen Gnosie vorhanden, von denen im folgenden noch die Rede sein wird. Bei der überragenden Stellung optischen Erkennens dürfte dieses das Abgleiten innerhalb der Sphäre bei taktiler Agnosie verhindern. Immerhin gibt es sehr merkwürdige Beobachtungen von peripher bedingter Empfindungsstörung geringsten Grades, bei denen trotzdem Störungen zustandekommen, die der optischen Agnosie außerordentlich ähneln. So hat NIESSL v. MAYENDORF einen Fall von Tastblindheit bei Läsion der hinteren Wurzel beschrieben. Ich selbst verfüge über eine Beobachtung, wo trotz völliger Intaktheit der Berührungs-, Temperatur- und Schmerzempfindlichkeit, trotz erhaltenen Lokalisationsvermögens die Gnosie schwerste Störungen aufwies. Die Lageempfindung war allerdings in schwerer Weise betroffen und auch die Tastkreise waren vergrößert (an den Fingerbeeren wurden zwei gleichzeitig aufgesetzte Spitzen erst bei einer Entfernung von elf Millimetern unterschieden). Diese Patientin verlor Gegenstände aus der Hand und konnte andernteils, wenn sie Gegenstände in der Hand hielt, nicht sagen, daß sie sie noch halte. Sie beschrieb zwar Einzelheiten richtig, war aber außerstande, diese Einzelheiten zu einem Gesamtbild zu vereinigen. Wir wissen im allgemeinen noch wenig, in welcher Weise der Ausfall von Einzelqualitäten auf die Gesamterfassung wirkt. Wir müssen annehmen, daß das Gesamtmaterial zentral verarbeitet wird, und daß selbst geringfügige Änderungen in diesem Gesamtmaterial die zentrale Verarbeitung stören, so daß der entstandene Defekt nicht nur ein Spiegelbild des unmittelbaren Ausfalles ist, sondern auch die Störung in der zentralen Verarbeitung anzeigt. So erklären sich die bedeutsamen Ähnlichkeiten zwischen den Empfindungsstörungen und den Störungen zentralen Charakters, auf die bereits SIEMERLING hingewiesen hat, der ein der Seelenblindheit ähnliches Bild dadurch erzeugte, daß er die

Sehschärfe durch Vorsetzen stark verdunkelnder monochromatischer Gläser herabsetzte. Bemerkenswerterweise kann man auf diesem Wege nicht nur Störungen des Erkennens hervorrufen, sondern auch Störungen des Sichhineinversetzens, also des dritten Typus der Seelenblindheit. Der Grundsatz, daß geringfügige Störungen im Empfindungsrohmaterial schwere Erfassungsstörungen bedingen können, ist festzuhalten.

b) Die elementaren Qualitäten. Die nicht optische Bewegungswahrnehmung. Der Schwindel.

Oberflächen- und Tiefensensibilität. Der Kraftsinn. Die Bewegungswahrnehmung durch die Haut und die Wahrnehmung der eigenen Bewegung. Bewegungserlebnisse in bezug auf den eigenen Körper als Kern des Schwindelerlebnisses.

Welche elementaren Qualitäten gibt es denn auf dem Gebiete des Tastsinnes? Neben der Berührungs-, Schmerz-, Kältewahrnehmung als solcher gibt es ja auch eine Unterscheidung zweier gleichzeitig berührter Punkte, den Ortsinn der Haut, die WEBERschen Tastkreise. Daß diese Funktion eine weitgehende Unabhängigkeit von der einfachen Berührungsempfindlichkeit hat, geht schon daraus hervor, daß wir in pathologischen Fällen gar nicht selten diese als Diskrimination bezeichnete Funktion gestört sehen, ohne daß eine Störung der Berührungsempfindlichkeit stattgefunden hätte. An der Haut ansetzende Reize werden aber auch lokalisiert und wir haben nun zu fragen, ob diese Lokalisation mit der Empfindung unmittelbar gegeben sei. Die Beantwortung dieser Frage setzt jedoch die Besprechung von Sinnesqualitäten voraus, welche zu der Oberflächensensibilität des Körpers Verwandtschaft haben: der Tiefensensibilität. STRÜMPELL und HEAD sprechen von einer Druckempfindlichkeit der tieferen Gewebe. Doch wird diese Anschauung von FREY bestritten, der die sogenannten Tiefendruckempfindlichkeit durch die mechanische Fortleitung des Druckes zu besser empfindenden Hautpartien erklärt. Nach neueren Untersuchungen GOLDSCHEIDERS würde zwar eine Tiefendruckempfindlichkeit existieren, sie dürfte aber für die Wahrnehmung von Druckreizen nicht bedeutsam sein. Besonders wichtig ist die Frage nach den kinästhetischen Empfindungen. Es kann nach den Untersuchungen von FREY nicht bezweifelt werden, daß es fein abgestufte Empfindungen gibt, welche uns über den Kontraktionszustand der Muskeln und die Spannung der Sehnen orientieren. FREY spricht vom Kraftsinn und bezweifelt, daß die Lehre GOLDSCHEIDERS berechtigt sei, welcher den Gelenken eine besondere Empfindlichkeit zuschreibt. Daß passive Bewegungen der Gelenke wahrgenommen werden, erklärt FREY damit, daß bei diesen passiven Bewegungen taktile Oberflächenempfindungen ausgelöst würden. FREY konnte zeigen, daß bei destruiertem Gelenk die Wahrnehmung passiver Bewegungen ungestört war. Bei Amputierten ist die Gewichtsschätzung ungestört (KATZ, ALLERS und BORAK).

Das Problem der Wahrnehmung von Bewegungen, dem wir schon bei der Besprechung der optischen Wahrnehmung begegnet sind, gilt nicht nur für dieses Sinnesgebiet allein, es gilt auch für das Bereich des Taktilen. Zunächst werden ja Bewegungen mittels der Oberflächensensibilität wahrgenommen. BENUSSI hat den Versuch von SCHUMANN (S. 39) auf dem Gebiete des Tastsinnes nachgebildet und durch sukzessive Reizung zweier Punkte Scheinbewegungen erzielt. Es gibt also eine Bewegungswahrnehmung durch die Haut. BENUSSI vertritt die Anschauung, es handle sich nicht um eine Empfindung, sondern um einen zentralen Erfassungsakt. Das gleiche Problem tritt uns aber in bezug auf die Tiefensensibilität entgegen. Gibt es eine durch die Gelenksensibilität oder Muskelsensibilität vermittelte Bewegungsempfindung? Da wir im Einklang mit FREY eine Gelenksensibilität nicht anerkennen, so haben wir nur zu fragen, leisten der Kraftsinn und die fortgeleiteten Drucksensationen eine Bewegungsempfindung? Oder spielen, wie ÖHRWALL annimmt, auch hier kompliziertere Auffassungsakte eine Rolle? Es gibt aber ein sehr wichtiges Sinnesgebiet, das vestibuläre, das Bewegungsempfindungen liefert. LEIDLER kommt in einer scharfsinnigen Studie zu dem Resultate, daß die vom Vestibularapparat ausgelösten Empfindungen jene seien, deren Qualität diejenige Bewegung darstellt, mittels welcher wir Ortsveränderungen unseres Kopfes bzw. unseres Körpers als Ganzen im Raume wahrnehmen. Man muß LEIDLER entschieden recht geben, wenn er eine Bewegungsempfindung als Kern des Erlebnisses des Schwindels ansieht, an welchen Kern sich allerdings mannigfaltige andere Empfindungen und Gefühle, wie Üblichkeit, Benommenheit, Sensation aller Art, besondere optische Wahrnehmungen, Spannungs-Lösungsgefühle, anschließen. Dazu kommen schließlich Störungen höherer Funktionen. Jedenfalls ist die Beziehung der einzelnen Bewegungswahrnehmungen zueinander nicht geklärt und es ist, besonders wenn man die vestibulären Bewegungswahrnehmungen betrachtet, zumindest wahrscheinlich, daß es elementare Bewegungsempfindungen gibt.

c) Die Lokalisation von Hautreizen und der Tastraum.

Die Ordnung der Tasterlebnisse unter der Mitwirkung optischer Faktoren zum Körperschema. Das Phantomglied der Amputierten als sinnfälliger Ausdruck des Körperschemas. Die Bewegungen des Phantomglieds. Die Abhängigkeit des Phantoms von zentralen Faktoren. Die automatische Lokalisation. Störungen der Lokalisation durch Behinderung des optischen Anteils des Körperschemas. Die Ersetzung des optischen Bildes durch Tastzuckungen. Die Bedeutung des optischen Anteils des Körperschemas für die Raumwahrnehmung. Die taktil-kinästhetischen Bestandteile des Körperschemas. Agnosie des Köperschemas. Die Autotopagnosie (PICK). Die Beziehung der Kleidung zum Körperschema. Die taktil-kinästhetische Raumerfassung ist rudimentär.

Diese Vorbemerkungen waren nötig, um über die Frage der Lokalisation sachlich sprechen zu können. Wir müssen annehmen, daß die Einzelempfindungen im Gedächtnis nicht regellos nebeneinander stehen, sie werden vielmehr zu einem Gesamtbild des Körpers, zu einem Schema nach dem Ausdrucke HEADS geordnet. Es trifft also jeder neu hinzukommende Reiz bereits auf festgelegte Formen, auf ein Körperschema, an dessen Entstehung allerdings neben den taktilen Eindrücken auch optische beteiligt sind. Diese Schemen treten am deutlichsten hervor bei Amputierten; diese erleben ja nach der Amputation sehr häufig noch durch längere Zeit ihr amputiertes Glied. Ein Phänomen, das von MITCHELL, JAMES, PICK und KATZ besonders beachtet wurde. Sie empfinden in dem amputierten Glied Ameisenlaufen, Kitzel, Kälte, Wärme, Bewegung, Muskelspannung. Sehr häufig sind die distalen Partien stärker erlebt als die zwischen ihnen und dem Stumpf liegenden. Die Patienten fühlen sich im Besitze ihres Gliedes so sicher, daß sie, es vorhanden wähnend, zu Fall kommen. Einer meiner Patienten, dem beide Beine amputiert waren, sprang einmal von einem hohen Kasten auf die Erde. Ein Reiter kommt zu Falle, weil er glaubt, er halte mit dem amputierten Arm die Zügel, und dergleichen mehr. Dieses Bild ist sehr häufig optisch repräsentiert. Aus diesen Beobachtungen geht mit Sicherheit hervor, daß ein optisches Körperschema ebenso vorhanden sein muß wie ein taktiles. Gar nicht selten haben die Amputierten den Eindruck, sie führten mit dem amputierten Bein Bewegungen aus. Gleichzeitig laufen meist Bewegungen am Stumpf ab. Aber diese sind es nicht, welche die Bewegungseindrücke hervorrufen. Denn einesteils sieht man Bewegungen am Stumpf ablaufen, ohne daß das Phantomglied als bewegt erlebt wurde, andernteils entsprechen die Bewegungen der Stumpfmuskulatur nicht den Bewegungen des Phantomgliedes. Maßgebend ist vielmehr die am Vorstellungsbild ansetzende Bewegungsabsicht, die allerdings durch die Mitinnervation des Stumpfes und symmetrischer Muskeln verlebendigt wird.

Im allgemeinen erscheint das amputierte Glied verkleinert und rückt näher an den Körper heran. Einzelnen erscheint die amputierte Hand als Kinderhand dicht an der Schulter. Es muß dahingestellt bleiben, wie diese interessanten Phänomene zu erklären sind. Die Tatsache des Phantoms kann nicht einfach daraus erklärt werden, daß die Empfindung in die Endausbreitung des Nerven verlegt werde, denn einzelne Amputierte geben ganz spezifische Erlebnisse an, so etwa, sie spürten, wie ihre große Zehe gedrückt würde. Andere verlieren das Erlebnis des Phantomgliedes stückweise. So blieb in einem meiner Fälle von der Wahrnehmung des Gesamtfußes nur die Wahrnehmung der Zehen übrig. Es muß also wohl das Körperschema als solches, also eine komplexere, höhere Einheit, in Funktion treten. In dieses werden wohl die Bruttoeindrücke verarbeitet. HEAD konnte zeigen, daß bei einer entsprechenden Hirnläsion das Phantomglied verschwand. Offenbar spielt das Körperschema bei der Lokalisation von Tastreizen eine wesentliche Rolle. Allerdings nur bei der bewußten Lokalisation. Nach HENRI pflegt man beim Normalen die rein automatische Lokalisation, die ohne spezielle Aufmerksamkeit durchgeführt wird, und die willkürliche Lokalisation, bei der das Individuum seine Aufmerksamkeit der Tastempfindung zuwendet, zu unterscheiden. Bei der automatischen Lokalisation spielt die Lokalisationsbewegung des tastenden Fingers, die als niedrigstehende reflektorische Leistung angesehen wird, die Hauptrolle. Doch ist es sehr unwahrscheinlich, daß es sich, wie HENRI meint, um einen spinalen Reflex handelt. Es handelt sich um ein instinktives Tun, dessen psychologische Repräsentation noch genauer erforscht werden müßte.

Erfolgt im Laufe einer Lokalisationsbewegung eine Berührung, so wird eine Kontrolle der zunächst ungenauen Lokalisation erreicht. Bei der willkürlichen Lokalisation spielt die besondere Beachtung der Tastempfindungen und der Gesichtsvorstellungen die wesentlichste Rolle. Bevor wir die Frage nach der Bedeutung der optischen Vorstellungen und des Optischen für die Lokalisation von Hautreizen erledigen, sei noch über den bereits wiederholt erwähnten Seelenblinden von GOLDSTEIN und GELB berichtet. Eine eigentümliche Störung beim Tasten war wahrnehmbar. Er war außerstande, gnostische Leistungen taktil zu vollziehen, trotzdem es ihm möglich war, diese Gegenstände überraschend gut nachzuzeichnen. Über die Stellung eines Gliedes konnte er, solange er keine Bewegung machte, überhaupt keine Auskunft geben. Er konnte keinen Unterschied angeben zwischen der wagerechten Lage und einer Neigung von etwa 25°, er glaubte in beiden Fällen wagerecht zu liegen. Über die Richtung und das Ausmaß passiv ausgeführter Bewegungen Angaben zu machen, war er ohne Hilfen völlig außerstande. Bei geschlossenen Augen machte es ihm große Schwierigkeiten, eine Bewegung überhaupt anzufangen. Andere als motorisch eindeutige und wohleingeübte Bewegungsabläufe konnte er bei geschlossenen Augen nicht ausführen. Er hatte bei zwei gleichzeitig aufgesetzten Zirkelspitzen immer nur einen einzigen Eindruck. Er konnte nicht angeben, ob man ihn mit dem Finger berühre oder mit der ganzen Hand. Er konnte bei völlig ruhendem Körper bei geschlossenen Augen überhaupt nicht lokalisieren. Immer konnte er nur angeben, daß er berührt worden war, niemals, wo die Berührung stattgefunden hatte. Führte er bestimmte Tastbewegungen und Muskelbewegungen durch: Tastzuckungen, so konnte er einigermaßen lokalisieren. Die Lokalisation war aber auch dann eine grobe. Diese Tastzuckungen, kleine Muskelbewegungen, waren das Bindeglied, an das sich erst die Lokalisationsbewegungen anschlossen: Diese Tastbewegungen traten zunächst im ganzen Körper auf und erst durch die Deckung der kinästhetischen Empfindung mit dem Berührungseindruck gelang die grobe Lokalisation. „Der Patient lokalisiert also ohne jede Vorstellung von dem Orte der gereizten Stelle. Er lokalisierte also gar nicht im eigenen Sinne, sondern er machte nur reflexartige Bewegungen in der Richtung nach der gereizten Stelle." In dem Falle von GOLDSTEIN und GEIB waren die taktilen Qualitäten an sich erhalten. Nach GOLDSTEIN und GELB gibt es dementsprechend durch den Tastsinn allein keine Raumvorstellungen. Ja, sie meinen auch, daß der Tastsinn als solcher gar nicht imstande sei, ein optisches Bild hervorzurufen, sondern daß hierzu die Vermittlung der kinästhetischen Eindrücke oder ihrer Residuen gehöre. Sie streiten demnach den Tastempfindungen die Raumwerte ab. Auch die Erzeugnisse der Blinden im Modellieren bewiesen nicht wirkliche Raumvorstellungen der Blinden. Man hatte ja früher den Blinden stets einen außerordentlich entwickelten Raumsinn zugeschrieben, sich auf die guten Leistungen blinder Plastiker berufen und die Anschauung entwickelt, es gäbe einen Tastraum mit guten örtlichen Differenzierungen. Auch ZIEHEN betont, daß man die räumlichen Qualitäten der Tastwahrnehmungen überschätzt habe. Diese sowie die kinästhetischen Empfindungen seien zwar qualitativ abgestuft, enthielten aber nichts unmittelbar Räumliches. Über diese Fragen später noch Ausführlicheres. Jedenfalls wird man sagen können, daß das Körperschema neben taktilen und kinästhetischen optische Komponenten als wesentlichen Bestandteil enthält, und daß ein intaktes Körperschema nötig ist, um eine Empfindung entsprechend zu lokalisieren[1]).

Aber wir finden, wie HEAD und HOLMES hervorgehoben haben, schwerste Störungen der Lokalisation bei Läsionen der sensiblen Region der Hirnrinde. Trotz der Intaktheit der optischen Wahrnehmung und Vorstellungsbildung kommt es nicht zur richtigen Lokalisation. Es gibt also auch einen taktilen Anteil des Körperschemas, der für die Lokalisation notwendig ist. In dem Falle von GOLDSTEIN und GELB konnte der Patient nur mit Mühe Bewegungen beginnen, wenn er die Augen geschlossen hatte. Es muß also das Körperschema für den Beginn der Bewegung bedeutsam sein. Doch wird uns dieser Punkt erst bei der Analyse der Handlung näher beschäftigen.

Hier sei nur noch folgender Gesichtspunkt hervorgehoben. Es gibt Störungen in der Verwertung des Körperschemas, welche den Agnosien zuzurechnen sind. Derartige Kranke, im Außenraume orientiert, finden

---

[1]) Diese Fragen sind durchaus noch im Flusse. Die Beobachtung von GOLDSTEIN und GELB ist vorläufig vereinzelt. Es ist zwar wahrscheinlich, aber nicht mit Sicherheit erweisbar, daß die taktile Gnosie in diesem Fall von der optischen her und nicht selbständig (Autotopagnosie) gestört war.

sich an ihrem eigenen Körper nicht zurecht, wissen Mund, Nase, Augen, Ohr, Rechts und Links nicht zu finden. Sie sind agnostisch in bezug auf den eigenen Körper. PICK hat von Autotopagnosie gesprochen. Und man hat allen Grund, derartige Störungen mit lokalisierten Hirnläsionen in Zusammenhang zu bringen. Aber auch bei funktionellen Erkrankungen hat PICK Störungen solcher Art gefunden. Ein Kranker konnte an denjenigen Teilen des Körpers, welche der unmittelbaren optischen Eindruck entzogen waren, nicht hantieren. Wir wollen also daran festhalten, daß vom eigenen Körper ein Körperschema gebildet wird, und daß in dieses Körperschema erst die Einzelerfahrungen neu eingetragen werden.

Das Körperschema ist nicht starr. Wenn ich mit dem Stock gegen einen festen Gegenstand stoße, so empfinde ich den Widerstand am Ende des Stockes. Schmuck und Kleidung treten zum Körperschema in engste Beziehung. Man sieht, daß das Körperschema einem stetigen Umbau und Wandel unterliegt. Es ist in diesem Zusammenhang besonders beachtenswert, daß bei den Amputierten das Phantomglied kleiner wird. Treten hier nicht frühere Erfahrungskomplexe, das frühere Körperschema in Erscheinung?

Wie erwähnt, leugnen GOLDSTEIN und GELB im Anschluß an ihre Beobachtung die Existenz der Raumwahrnehmungen des Tastsinnes. Aber es ist kaum anzunehmen, daß Modellieren ohne jede Raumvorstellungen möglich sei. Blinde haben es zu bedeutender Künstlerschaft im Modellieren gebracht. Auch der Kranke von GOLDSTEIN und GELB konnte überraschend gut nachzeichnen. Es muß also doch wohl eine primitive Raumerfassung auch taktil-kinästhetisch möglich sein. Allerdings scheint die Kinästhesie von besonderer Bedeutung zu sein. Aber es ist zuzugeben, daß die Raumwahrnehmungen ohne Mithilfe des Optischen rudimentäre sind, und daß beim Sehenden auch die „taktile“ Raumwahrnehmung stets in Verbindung mit der optischen erfolge.

d) Das WEBER-FECHNERsche Gesetz.

Eine Darstellung, welche die Wahrnehmung von den einzelnen Sinnesorganen aus bespricht, ist natürlich genötigt, die allgemeine Wahrnehmungslehre zu zerreißen. Wenn ich die Frage der Unterschiedsempfindlichkeit im Anschluß an das Taktil-Kinästhetische erledige, so ist dafür der historische Gesichtspunkt maßgebend. Denn WEBER hat zuerst bei Gewichtsvergleichungen festgestellt, daß die Unterschiedsschwelle mit der Entfernung von der Reizschwelle immer mehr anwächst, und zwar so, daß ihr Verhältnis zur absoluten Größe des Reizes oder die relative Unterschiedsschwelle konstant bleibt. Der Reizzuwachs führt nur dann zu einer Änderung der Empfindung, wenn ein bestimmtes Verhältnis zwischen dem schon vorhandenen Reiz und dem Reizzuwachs besteht. Diese Beziehung gilt innerhalb gewisser Grenzen von der Empfindungsintensität; die Übertragung auf Raumgebiete und Zeitgebiete stößt auf Schwierigkeiten, welche sich bei dem Versuch steigern, auch die Empfindungsqualitäten ähnlichen Gesetzmäßigkeiten einzuordnen. FECHNER sieht in diesen Tatsachen den Ausdruck einer gesetzmäßigen psychophysischen Beziehung zwischen Reiz und Empfindung. Die Empfindung wächst proportional dem Logarithmus des Reizes. Andere meinen, daß die Konstanz der Unterschiedsschwelle auf rein physiologischen Einrichtungen beruhe. Nach WUNDT, dem ich in der Darstellung hier folge, ist es ein Gesetz apperzeptiver Vergleichung. Es habe die Bedeutung, daß psychische Größen nur nach ihrem relativen Wert verglichen werden. Er meint also, daß die Empfindung dem Reiz unmittelbar entspreche, und daß das WEBER-FECHNERsche Gesetz auf der Beurteilung der Empfindungen beruhe.

e) Bemerkungen über die organischen Grundlagen des Empfindungsvorganges.

Obwohl die organischen Grundlagen des Empfindungsvorganges nicht zu dem Thema unserer Mitteilungen gehören, so muß doch eines großzügigen Versuches gedacht werden, die Mannigfaltigkeit der physiologischen Grundlagen der Empfindung geordnet darzustellen. Es ist das der Versuch von HEAD. Ohne daß seine Anschauungen im einzelnen als erwiesen gelten können — der Referent hat sogar gegen eine Reihe derselben Bedenken — so ist doch der Versuch der Synthese bisher in ähnlich umfassender Form noch nicht gegeben worden.

HEAD hat sich selber einen Hautnerven durchschneiden lassen und beobachtete die Restitution des wieder vernähten Nerven. Er kommt hierbei zu einer Trennung der protopathischen Sensibilität von der epikritischen. Die erstere ist die primitivere, sie stellt sich zuerst wieder her. Sie ist an distinkte Punkte gebunden und vermittelt die Empfindung von Schmerz und Temperatur, doch erstreckt sich die Temperaturempfindung nicht auf die Temperaturen zwischen 27 und 38° C-Graden. Diese Temperaturpunkte reagieren nach dem Alles- oder Nichtsprinzip. Die Reaktion hängt nicht von dem Temperaturgrad, sondern nur von der Ausdehnung des Kreises ab. Wenn die Haut nur mit protopathischer Sensibilität versehen ist, kommt es doch zu einer relativ guten Erkennung von Berührung und Druckreizen, die auch gut lokalisiert werden. Diese Leistungen werden von der tiefen Sensibilität gegeben. Die Glans penis ist ein Organ, das schon normalerweise nur mit protopathischer Sensibilität begabt ist. Die epikritische Sensibilität vermittelt die Unterscheidung zweier gleichzeitig aufgesetzter Zirkelspitzen (Diskrimination). Sie vermittelt die Empfindung der Temperatur zwischen 27 und 38° C, ermöglicht die Unterscheidung von Temperaturdifferenzen und auch die Wärmeadaptation. Diese Empfindlichkeit ist nicht an die Kälte- und Wärmepunkte gebunden.

Man kann Kältepunkte mit Temperaturen von 45° reizen. Diese Kälteempfindung wird aber bei der gewöhnlichen Wärmeempfindung unterdrückt. Auch sonst werden die Empfindungen von Wärme, Kälte, Schmerz im Rückenmark umgeordnet.

Solange die oberflächliche Sensibilität vollständig zerstört ist, erfolgt eine exakte Lokalisation der Berührungen vermittels der erhalten gebliebenen tiefen Sensibilität. Mit der Wiederkehr der protopathischen Sensibilität ist die Fähigkeit zur Lokalisation schwer gestört, denn dieses primitive Oberflächensystem reagiert diffus und hat die Tendenz, Empfindungen zu erzeugen, welche in entfernte Partien verlegt werden. Die Lokalisationsstörung durch das protopathische System vermag die richtige Lokalisation der tiefen Sensibilität zu stören. Taktile Empfindungen können dann richtig lokalisiert werden, wenn es sich um Läsionen handelt, welche unterhalb der Kerne der Hinterstränge gelegen sind. Solange taktile Sensibilität vorhanden ist, kann sie auch lokalisiert werden, unabhängig davon, ob die Lage des Gliedes im Raum erkannt werden kann oder nicht und ob die Diskrimination möglich ist oder nicht. Jenseits der Kerne der Hinterstränge trennen sich die Impulse, welche zur Berührungsempfindung führen, von den der Lokalisation zugehörenden. Die Tiefensensibilität ermöglicht die dreidimensionale Raumorientierung und die Lokalisation eines einzelnen Punktes. Die Erkennung von Formen hängt aber mit der taktilen Diskrimination zusammen. Das erste Zeichen der Wiederkehr der epikritischen Sensibilität ist die Wiederkehr der Diskrimination.

Im Rückenmark findet nun eine Umordnung der Schmerz- und Temperaturempfindungen statt. Die Temperatur ist jetzt in die Systeme des Warm und Kalt geschieden. Die oberflächliche Berührungsempfindung, die Tiefensensibilität und mit ihr die Lokalisationsfähigkeit bleiben ungekreuzt. Bei einzelnen Menschen kreuzt die Berührungsempfindung. Aber während peripher die oberflächliche und tiefe Berührungsempfindlichkeit voneinander geschieden sind, sind sie im Rückenmark vereint[1]). Diese Umordnung veranschaulicht am bestem eim Fall von Head und Holmes bei einer Brown-Sequartschen Lähmung durch Läsion des zweiten Cervicalsegments. An der linken Körperhälfte waren Bewegung und Reflexe in keiner Weise betroffen. Schmerz, Wärme und Kälte wurden an dieser Körperhälfte nicht wahrgenommen. Hingegen war die taktile Sensibilität vollkommen erhalten, ebenso die Diskrimination, Lageempfindung und Lokalisation. Die rechte, ursprünglich gelähmte Körperhälfte zeigte keine Störung der Berührungs, Schmerz-, Hitze- und Kälteempfindung. Aber der Patient war unfähig, die Lage seines rechten Armes und Beines zu erkennen, hatte keine Diskrimination, erkannte Gegenstände nicht, konnte Gewichte nicht schätzen, aber die Lokalisation war ungestört.

In den Hintersträngen verlaufen auch die Bahnen für die taktile Diskrimination.

Hinter den Kernen der Hinterstränge werden die Impulse, welche der Erkenntnis von Lage und passiver Bewegung dienen, getrennt von denjenigen, welche der taktilen Diskrimination dienen. Hier wird ein Fall angeführt, wo bei Läsion des Hirnstammes passive Bewegungen an der Hand nicht erkannt wurden, während die Diskrimination erhalten war, ebenso wie die Erkennung von Formen in allen Dimensionen.

Neben den Impulsen, welche Empfindungen erregen, gibt es die über das Kleinhirn geleiteten, welche mit der Empfindung nichts zu tun haben.

Aber es gibt auch eine Reihe von Impulsen, welche an und für sich geeignet wären, Empfindungen zu erregen, welche aber unterdrückt werden. So verursachen Temperaturen zwischen 40 und 45° angenehme Sensationen von Wärme. Fehlt aber die Wärmeempfindung, so verursachen solche Temperaturen Schmerz. Die Schmerzempfindungen werden also durch das gleichzeitige Vorhandensein der Wärmeempfindung unterdrückt. Auch die Irradiation, welche man bei protopathischen Empfindungen antrifft, wird mit Wiederkehr der epikritischen Sensibilität unterdrückt, ohne daß die Schwelle sich erhöhen würde. Es spielt also die Gegenwart von nichtsensorischen, afferenten Impulsen eine wichtige Rolle.

Im Thalamus opticus erfolgt eine neuerliche Umschaltung. Dieses Organ reagiert vorwiegend auf den affektiven Anteil der Sensibilität, auf das Affektive. Hier wird Lust und Unlust den somatischen und visceralen Empfindungen hinzugefügt. Außerdem enden im Thalamus ja die sensiblen Bahnen und werden von dort aus, umgeschaltet, der Hirnrinde zugeführt.

---

1) Nach Head und Strümpell erweckt bereits das leichte Aufsetzen des Nadelkopfes Tiefendrucksensationen.

Die Hirnrinde besorgt die feinere Unterscheidung der Reize, ihre quantitative Abstufung. Die feinere Abschätzung von Schmerz- und Temperaturreizen geschieht gleichfalls im Cortex. Nach den Kernen der Hintersäulen verlaufen die Raumeindrücke in drei getrennten Bahnen, getrennt von jenen, welche Berührung und Druck leiten. Diese räumlichen Elemente haben zum Thalamus keine Beziehung, sie treten ausschließlich mit der Rinde in Kontakt. Diejenigen Elemente, welche die Erkenntnis der Lage und passiven Bewegung der Glieder vermitteln, befähigen uns auch, die Differenz, den Unterschied zu erkennen von Gewichten, welche auf die nicht unterstützte Hand gelegt werden. Bei corticalen Läsionen sind die Antworten der Patienten unbestimmt, es ist nicht möglich, eine exakte Schwelle zu bestimmen; denn bald erkennt der Patient den gleichen Reiz, bald nicht. Die corticale Läsion vernichtet auch die Fähigkeit, den Unterschied zweier gleichartiger Eindrücke zu erkennen. So kann nicht unterschieden werden, ob ein Gewicht schwerer ist als ein anderes. Schließlich bewirkt die Hirnrinde die räumliche Erfassung und ihre Zerstörung macht unfähig, die Lage des betroffenen Körperteils zu bestimmen; die Diskrimination und die Lokalisation sind schlecht. Die Antworten sind unzuverlässig, Halluzinationen sind gewöhnlich. Die Hirnrinde ist auch der Ort, in dem frühere Eindrücke gespeichert werden. Alle neuen Eindrücke werden, bevor sie ins Bewußtsein treten, an den früheren, zum Schema geordneten gemessen. Corticale Läsion zerstört die Schemata und macht so sichere Erkenntnis der Raumrelationen unmöglich. Mit corticalen Läsionen ist Hypotonie verbunden. Auf eine Reihe von Einzelheiten einzugehen, liegt hier keine Veranlassung vor. Soweit HEAD.

Zur Kritik ist hervorzuheben, daß, wie auch im Text hervorgehoben, die Bedeutung der „Tiefen"sensibilität nach den Untersuchungen FREYS durch HEAD überschätzt wird. Auch die Annahme einer protopathischen und epikritischen Sensibilität stößt, wie TROTTER und DAVIS gezeigt haben, auf Schwierigkeiten. Die Beziehung des Thalamus opticus zum Fühlen ist keineswegs gesichert. Es ist zwar richtig, daß die Allgemeinreaktion auf Schmerz bei diesen Kranken besonders groß ist, doch ist die besondere Annehmlichkeit angenehmer Empfindungen bei meinem allerdings kleinen Material nicht nachweisbar gewesen, in der Literatur findet sich nichts Einschlägiges, und die Protokolle von HEAD sind nicht voll überzeugend.

Bedeutsam erscheint die Auffassung, die HEAD an seine Beobachtungen knüpft. Der Empfindungsvorgang spiele sich in verschiedenen Stufen ab, in jedem der grauen Kerne fände eine Umordnung zu neuen Stufen statt. Die Funktionsweise der tieferen Stufe könne durch introspektive Betrachtung nicht erfaßt werden. Er stellt die Regel auf, daß die Anordnung des peripheren Nervensystems abhänge von strukturellen und Entwicklungsmomenten, die Anordnung der intramedullären Stufe sei vorwiegend funktional oder physiologisch, während die Endprozesse, welche zur Sensation führen, nach Kategorien geordnet sind, welche durch Introspektion ergründet werden können. Wird der Einfluß der Großhirnrinde entfernt, so wird der Thalamus opticus befreit und die Sensibilität erhält einen thalamischen Charakter. Wird die epikritische Sensibilität beseitigt, so erscheint das protopathische System in seinen wahren Zügen. Die tiefere primitivere Organisation ist unter der Kontrolle des höheren Systems. HEAD betont, daß diese Aufhebung des höheren Systems nicht unmittelbar ein phylogenetisch älteres hervortreten lasse. Eine Läsion, welche den menschlichen Thalamus opticus freisetze, produziere eine Reihe besonderer Phänomene, die sich in der Stammesgeschichte nicht finden. Da wir im späteren häufig von Wiederkehr phylogenetisch älterer Stufen werden sprechen müssen, sei sofort hinzugefügt, daß, wenn auch jedes in ein größeres Ganzes eingeordnete Organ neue Beziehungen und Funktionen gewinnt und alte verliert, die phylogenetische Beziehung doch häufig sehr eindringlich zutage tritt, wenn ein übergeordnetes Organ vernichtet wurde. Das gilt besonders von der Motilität. MOURGUE, der sich in seinen Anschauungen vielfach der englischen Schule nähert, leugnet mit ähnlichen Begründungen die Beziehung gewisser Bewegungsstörungen zu den phylogenetisch älteren Bildungen. Meines Erachtens mit Unrecht, man darf natürlich keine exakte Reproduktion erwarten, die ja schließlich auch nicht gegeben ist bei der sogenannten Rekapitulation der Phylogenese in der Entwicklung des Embryos. Aber es ist zweifellos, daß das biogenetische Grundgesetz HAECKELS zu einem tieferen Verständnis der Phylogenese und Ontogenese führen kann.

Nach HEAD müssen die Prozesse der verschiedenen Stufen zu höheren Einheiten zusammengeschlossen, integriert werden, unter Umordnungen (vergleiche hierzu auch SHERRINGTON). Reize, welche sonst zu Empfindungen führen, können schon physiologisch unterdrückt werden. Außerdem findet eine Reihe von Umsetzungen statt, welche niemals das Bewußtsein erreichen. Bestimmte Impulse werden ausgewählt, andere werden zurückgestoßen. Besonders in den höheren physiologischen Stufen kann die Wirkung von Reizen tief und weitgehend sein, obwohl sie das Bewußtsein nicht erregen. So erregen die Lageimpulse, welche in den Hinterwurzeln nach oben ziehen, einesteils in der Hirnrinde die Empfindung, zu gleicher Zeit wandern sie in das Kleinhirn und ermöglichen die Koordination. Machen sie auch keine Empfindung, so kann doch die Koordination eine gute sein.

Drei allgemeine Grundsätze beherrschen die Aktivität des Zentralnervensystems. Gleichartige Impulse erleichtern einander; umgekehrt, wenn zwei unvereinbare Impulse gemeinsam erregt werden, kann der eine passieren, während der andere zurückgestoßen wird. Schließlich bewirken die vitalen Prozesse des Nervensystems das Phänomen der Adaptation. Kein Reiz, mag er auch mechanisch unverändert geblieben sein, bewirkt eine konstante Antwort, da durch vorangegangene Reize Änderungen in der Disposition der reagierenden Zentren hervorgerufen werden. Jeder Reiz hat auf den verschiedenen Stufen des Nervensystems eine verschiedene Antwort, aber die drei Grundgesetze bleiben die gleichen. Wird ein rezeptives Zentrum zerstört, so fallen Funktionen dieser Stufe aus, aber die blockierten Impulse üben auf die tieferen Stufen Wirkungen aus.

Auf den höchsten Stufen wird der Reiz nicht auf den eigenen Körper bezogen, sondern auf ein Außenobjekt (projected sensations). Das protopathische System zeigt eine diffuse segmentale Antwort auf Reize. Die Empfindung strahlt weithin aus und wird nach den entfernten Partien verlegt. Die Überempfindlichkeit der Haut bei Erkrankungen der inneren Organe gehört hierher. Mit der höheren Entwicklung der Funktion im Zentralnervensystem wird die segmentale Antwort durch eine Massenreaktion ersetzt. Die Erscheinungen nach der totalen Trennung des Rückenmarks gehören hierher. Die segmentale und die Massenreaktion dienen der Entfernung von schädlichem Einfluß. Diese Reaktionen werden aber normalerweise durch höhere kontrolliert.

HEAD definiert das Objekt als einen Komplex projizierter Antworten. Das sei eine Leistung des Cortex. Ist dieser gestört, so verschwindet das Objekt, während dessen affektive und qualitative Aspekte trotzdem Eindrücke hervorrufen. Alle „projected sensations“ hinterlassen physiologische Dispositionen. Die Aktivität der Hirnrinde bewirkt nicht nur räumliche Projektion, sondern befähigt auch zur Erkennung der zeitlichen Beziehungen. Ein Reiz, der rhythmisch wiederholt wird, scheint bei Rindenläsion fortwährend da zu sein. So wird durch die projizierten Elemente der Empfindung der räumliche und zeitliche Zusammenhang erkannt. Sie hängen zum großen Teil von der physiologischen Aktivität und Disposition ab. Wenn sie das Bewußtsein erregen, erscheinen sie als geordnete Empfindungen, welche zu andern Erscheinungen in der Außenwelt in Beziehung gesetzt und zeitlich ausgebreitet sind.

Ich habe absichtlich die nicht psychologisch gerichteten Ansichten HEADS so breit referiert. Ein aufmerksamer Vergleich seiner physiologischen Aufstellungen über die Intregration und Dissoziation mit den psychologischen Ausführungen über das Affektleben, die ich später geben werde, ergibt nämlich ohne weiteres, daß tiefe Gemeinsamkeiten bestehen. Die Organisation des Psychischen und des Physischen ist wesensgleich. Allerdings verkennt HEAD, daß die Aktivität des Cortex einer eindringlichen psychologischen Betrachtung zugänglich ist, und diese habe ich ja in den vorangehenden Abschnitten zu geben versucht.

III. Handlung und Sprache.

1. Die Handlung.

a) Willkürliche und automatische Handlung.

Man darf die psychologische Analyse nicht immer beim Einfachen beginnen. Die Willkürhandlung intendiert das Objekt und intendiert die eigene Innervation mit. Das Verhältnis des Interesses am Objekt und an der Innervation im Laufe der Automatisierung. Der Ausfall psychologischer Teilphasen. Die Handlung spielt sich in verschiedenen Bewußtseinshöhen ab. Das Losdrücken des Tasters beim einfachen Reaktionsversuch ist weder ein Reflex noch ein Automatismus, sondern eine Willkürhandlung. Die sensorische und die motorische Einstellung. Ablehnung der WUNDTschen Einteilung der Handlungen. Die Handlung baut sich nicht aus Reflexen auf, sondern bedient sich der Reflexe.

Für die Psychologie der Handlung ist folgendes Schema eingebürgert. Über primitiven Reflexen bauen sich kompliziertere Mechanismen auf, ja es gibt Psychologen, welche annehmen, der Reflex sei das Ursprüngliche, aus dem sich phylogenetisch die Wahlhandlung entwickelt habe. Meines Erachtens ist es auch hier nicht richtig, für die Analyse den scheinbar einfachsten Fall zu nehmen, sondern man muß von der voll entwickelten Handlung ausgehen, also von dem, was man als Willenshandlung bezeichnet. Ich tue etwas, heißt, ich richte mich handelnd auf einen Gegenstand. In der Mehrzahl der Fälle auf einen solchen der Außenwelt. So fasse ich nach einem Gegenstand, der vor mir steht, und stelle ihn auf einen anderen Fleck. Man sieht aber sofort, daß gleichzeitig auch etwas am Körper vonstatten geht, eine Innervation verschiedener Muskeln. Es wäre aber ganz verfehlt zu meinen, daß diese Muskelinnervation als solche in voller Bewußtseinshöhe intendiert sei, vielmehr erfolgt sie ohne mein ausdrückliches Zutun, der Akzent liegt nicht auf dieser Muskelinnervation. Diese muß allerdings doch irgendwie psychisch gegeben sein; ist die Leistung schwieriger, so achte ich zunächst jedenfalls nicht auf das Objekt, sondern auf das, was ich tue, bis schließlich mit fortschreitender Übung das Objekt der Handlung wieder in den Vordergrund tritt. So wird etwa der Anfänger im Radfahren noch auf seine Bewegung und Haltung achten, während der Geübte nur den Weg vor sich sieht, nicht aber die Einzelheiten seiner Bewegungen. Ja, man kann es mit Pick als eine Vorbedingung der gedeihlichen Handlung bezeichnen, daß der Akt als solcher nicht beachtet wird. Machen wir uns aber klar, was sich bei der Automatisierung von schwierigen Handlungen abspielt, so findet man zwei untereinander verschiedene Prozesse. Erstens geht mit fortschreitender Übung eine Veränderung an der Muskulatur (und offenbar auch an den ihr zugehörigen nervösen Apparaten), welche rein körperlicher Art ist, vonstatten. Zweitens findet auch psychologisch eine Umstellung statt. Während früher Außenwelt und eigene Innervation gleichmäßig gewollt werden, oder sogar die eigene Innervation stärker beachtet wird, verschiebt sich jetzt der Akzent vom Körper auf die Welt, das andere ist gleichsam eine Mitintention und es sind die Gegenstände dieser Mitintention auf einer niedrigeren Bewußtseinsstufe gegeben. Man darf nun nicht glauben, daß die auf einer niedrigeren Bewußtseinsstufe gegebenen Intentionen deshalb unbewußt seien. Sie bleiben auch Handlungen eines Ich, einer Persönlichkeit. Freilich haben wir mit dieser Akzentverschiebung vom Subjekt zum Objekt nur einen Teil der Vorgänge bei der Automatisierung festgehalten. Daneben spielt sich noch zweierlei ab. Die Anstrengung wird mit jeder neuen Wiederholung geringer, es bedarf sozusagen nicht einer stets wiederholten Setzung von immer neuen Antrieben, die als solche gewertet werden, sondern mit dem einmal gesetzten Entschlusse läuft die Handlung, die aber immer meine Handlung bleibt, gleichsam automatisch weiter. Es fallen also Teile des psychischen Erlebens geradezu aus (formelhafte Verkürzung Kretschmers). Außerdem pflegen nicht nur Teilstücke des Erlebens auf eine niedrigere Bewußtseinsstufe zu sinken, sondern auch Teilstücke, welche dem Objekt angehören. Ich werde nicht nur nicht diese oder jene Bewegung ausdrücklich wollen müssen, sondern ich werde auch diese oder jene Teilhandlung am Objekt nicht mehr ausdrücklich intendieren müssen. So wird etwa der geübte Radfahrer nicht nur nicht denken, ich muß jetzt eine Bewegung mit dem linken Arm machen, sondern er wird auch nicht denken, jetzt muß ich die Lenkstange nach links drehen, sondern er wird nur klar im Bewußtsein haben, jetzt will ich diesem oder jenem Gegenstand ausweichen. Ja sogar dieser Gedanke wird unter Umständen auf eine niedrigere Bewußtseinsstufe absinken.

Die Lehre von den Bewußtseinsstufen, die ja von WESTPHAL und SEIFERT ursprünglich für Empfindungen und Wahrnehmungen entworfen wurde, ist auch für das Gebiet der Handlung von wesentlichster Bedeutung; es gibt auch hier die verschiedenen Zwischenstufen zwischen dem einfachen Sich-handelnd-zuwenden bis zu den ausdrücklichen Willenshandlungen, welche jederzeit durch einen neuen Akt konstatiert werden könnten.

Zweifellos ist das, was in der einen Willenshandlung erst durch Übung auf eine geringere Bewußtseinsstufe gerät, in der anderen von vornherein auf solcher gegeben, und es sind in jeder Willenshandlung des Erwachsenen eine Fülle von „Automatismen" enthalten, wobei es freilich unklar bleiben muß, ob primäre oder sekundäre Automatismen völlig identisch sind. Wesensähnlich sind sie auf jeden Fall. Zweifellos sind phylogenetische Brücken zwischen den primären und sekundären Automatismen vorhanden. Man kann sich die Menge von halbbewußten Handlungen gar nicht groß genug vorstellen. Im seitlichen Gesichtsfeld blitzt ein Funke auf; er wird auf niedrigerer Bewußtseinsstufe aufgenommen, das Auge wendet sich dorthin, aber da der Funke des dauernden Interesses nicht wert ist, wendet es sich wiederum dem früher fixierten Objekte zu. All das wiederholt sich tausende Male am Tage. Ich verspüre einen leisen Juckreiz und fahre mit den Fingern hin, ohne dieses ganze Geschehen auch nur zu beachten. Es hätte keinen Sinn, hier von Reflexen zu sprechen. All das sind Willenshandlungen auf geringer Bewußtseinsstufe. C. und O. VOGT haben darauf hingewiesen, daß in jeder Willkürhandlung Automatismen eingeflochten seien. Sie meinen aber mit diesem Ausdruck nicht nur das, was ich vom psychologischen Standpunkt aus als „automatisch" bezeichnet habe, sondern auch körperliche Abläufe ohne psychologische Repräsentation. Im striopallidären System ist die Zentralstelle dieser Automatismen zu suchen. Allerdings besteht zwischen den „Automatismen" mit psychischer Repräsentation und den von den VOGTS mitgemeinten rein körperlichen Abläufen ein enger Zusammenhang.

Man hat ja auch sonst gelegentlich die einfachen Reaktionsversuche der Psychologen als reflektorische Handlungen bezeichnet. Hier wird ein Sinneseindruck exponiert und die Versuchsperson hat möglichst rasch einen Taster niederzudrücken. Aber die Versuchsperson hat ja bereits im Moment der Übernahme des Befehles den Entschluß gefaßt, nach der Vorschrift zu handeln. Es ist also eine Willenshandlung, die nur zeitlich zerdehnt ist und in ihrem motorischen Teil besonders einfach ist. Man lernt aber aus diesen einfachen Versuchen, daß es offenbar ein kompliziertes System von Vorbereitungen für Willenshandlungen gibt. Zweifellos setzt der Entschluß zum Reaktionsversuch motorisch Bereitschaften, er wirkt geradezu körperlich. Die Psychologen unterscheiden zwischen der motorischen und sensorischen Einstellung zum Reaktionsversuch; bei der motorischen wird mehr das Handeln als solches, die Reaktion als solche intendiert, bei der sensorischen wird die Art und Richtigkeit des Handelns beachtet. Dementsprechend sind die Reaktionszeiten bei der motorischen Reaktion kürzer als bei der sensorischen; bei der motorischen Reaktion kommt es häufiger zu Fehlern, es wird unter Umständen reagiert, noch bevor der Reiz gegeben wurde. Aber man sieht, diese Handlungen unterscheiden sich nur durch ihre Einfachheit von denen des Alltags, und geben weniger Einblick in die Psychologie des Handelns als diese.

Zu dem hier Ausgeführten vergleiche die Arbeiten von LANGE, GRUNDLAND und ACH.

WUNDT unterscheidet Triebhandlungen, Willkürhandlungen und Wahlhandlungen. Er versteht unter einer Triebhandlung eine Willenshandlung, die aus einem einzigen Motiv hervorgegangen ist, während bei der Willkür- und Wahlhandlung eine Mehrheit von Motiven vorhanden sei. Aber diese Einteilung vernachlässigt die Frage nach der Bewußtseinshöhe der Handlung und sie übersieht, daß auch die Triebhandlung eine gedehnte Vorgeschichte haben kann. Andernteils gibt es Handlungen, welche sich in voller Bewußtseinshöhe vollziehen und bei denen keine Gegenmotive vorhanden sind. Diese Einteilung gibt bestenfalls eine äußerliche Gliederung der Handlungen.

Wir können also in der Handlung unterscheiden: 1. die Intention auf den Gegenstand und 2. die Intention auf die Innervation. Beide sind in jeder Handlung notwendigerweise enthalten. Ferner ist die Anstrengung und die Wirkung der Anstrengung zu berücksichtigen. Auch der zeitliche Verlauf ist bedeutsam.

Man sieht, man kann die Intentionalität aus dem Handeln nicht ausschalten; man würde zu ganz verfehlten Resultaten kommen. Es ist demnach gänzlich ausgeschlossen, daß man die Handlungen aus Reflexen aufbaue. Die glänzendsten Untersuchungen, welche ausgeführt wurden, um den Reflexapparat der Bewegung zu zergliedern, die von SHERRINGTON, haben nicht vermocht, auch nur den Gehakt aufzuklären, und GRAHAM-BROWN mußte schon das Eingreifen höherer Zentren annehmen; schließlich kommt man aber auch damit nicht aus, man muß vielmehr den allgemeinen Satz aufstellen: die Handlung bedient sich der Reflexe, aber sie baut sich nicht aus solchen auf. Und jetzt gewinnen wir erst ein Verständnis für das einfache Reaktionsexperiment, welches uns zeigt, daß der Entschluß einen körperlichen Mechanismus bereitstellt.

b) Bewegungsentwurf und Bewegungsantrieb.

Der Bewegungsentwurf enthält den bewegenden Körperteil und das Ziel der Bewegung. Die Repräsentation des Weges ist unbekannt. Der Bewegungsentwurf differenziert sich aus einem Keim. Während der Bewegung treten sensomotorische Mechanismen ein. Die Bedeutung des Antriebs für das Handeln. Die Antriebsstörungen bei Erkrankungen des striopallidären Systems. Vorwiegend ist der instinktive Antrieb geschädigt. Der Mangel an Ausdrucksbewegungen durch den Wegfall somatischer Apparate bedingt. Die Stirnhirnantriebsstörungen. Hyperkinese. Das Mehr an Bewegung und das Mehr an Antrieb.

Nach diesen Vorbemerkungen wenden wir uns der feineren Analyse der Handlung zu. Nach den Untersuchungen von MARTIN treten zu Beginn einer jeden Bewegung optische und kinästhetische Vorstellungen auf. Im Laufe der Bewegung scheinen diese Vorstellungen eine weitaus geringere Rolle zu spielen. Die Vorstellungen betreffen zweifellos das Glied, mit dem die Bewegung ausgeführt werden soll, und das Ziel der Bewegung. Weniger klar ist, ob und inwieweit der Weg vorstellungsmäßig gegeben ist. Es ist auch keineswegs festgestellt, ob dieser ganze Komplex, den wir vorläufig als Bewegungsentwurf bezeichnen wollen, bereits zu Beginn der Bewegung fertiggestellt ist, oder ob er nicht erst während der Bewegung entwickelt werde. Wahrscheinlich ist der Bewegungsentwurf als Keim vor dem Einsetzen der Bewegung gegeben und wird im Laufe der Bewegung herausdifferenziert. In diesem Keim des Bewegungsentwurfes gibt es zweifellos neben den anschaulichen auch unanschauliche Elemente. Hat einmal die Bewegung eingesetzt, so spielt einesteils der sich differenzierende Bewegungsentwurf mit hinein, anderenteils werden im Laufe der Bewegung immer neue Empfindungen taktiler und kinästhetischer Natur erzeugt, welche den weiteren Verlauf der Bewegung garantieren. Neben den sensiblen Elementen spielen auch rein körperliche Erregungen, die das Bewußtsein in keiner Weise berühren, eine bedeutsame Rolle. Diese Regulationen gehen über das Kleinhirn. Nun handelt es sich hier nur um das Schema einer einzelnen Bewegung; aber selbst bei einfachen Handlungen muß ja eine große Reihe von Einzelbewegungen zur Handlung zusammengefaßt werden; wir müssen annehmen, daß im Bewegungsentwurf bereits der Aufbau der Teilbewegungen zu der Handlung mit enthalten sei. Jede Einzelbewegung setzt aber ein Sichrichten voraus. Das Sich-handelnd-richten können wir auch als Bewegungsantrieb bezeichnen und hier erfährt die Psychologie der Handlung von der Pathologie her zum erstenmal eine bedeutsame Vertiefung. Wir treffen bei den Erkrankungen des striopallidären Systems Störungen des Antriebes. Derartige Kranke zeigen eine Herabsetzung der Antriebe gegenüber der Umgebung. Während der Gesunde beschäftigungslos auf einem Sessel sitzend bald dahin, bald dorthin blickt, schließlich unter dem Einfluß eines Gedankens aufspringt, sich vielleicht dann wieder zur Ruhe bequemt, sitzen Kranke dieser Art starr und regungslos da, sie blicken nicht nach bewegten Gegenständen, welche im seitlichen Gesichtsfelde auftauchen. Dabei fassen diese Kranken gut auf, beantworten sinngemäß Fragen, die an sie gestellt werden. Diese Akinese weicht zwar zeitweise, die Kranken laufen dann übermütig herum, die Akinese weicht auch unter dem Einfluß der Affekte und der Fremdanregung, aber ein Mangel an Antrieb beherrscht doch das Verhalten dieser Kranken; es fehlt eine Reihe von instinktiven, auf niedriger Bewußtseinsstufe befindlichen Antrieben; es fehlen die unwillkürlichen Antriebe, welche den Gesunden fortwährend zu Handlungen treiben müssen. Die Kranken sind aber sehr wohl imstande, sich willkürlich zu bewegen. Aber auch die Willkürbewegung dieser Kranken ist nicht ungestört, sie erfolgt langsam, ja diese Kranken bleiben in der Ausführung einer Bewegung sehr häufig stecken. Am deutlichsten sieht man das bei der Nahrungsaufnahme. Die Kranken bleiben entweder mit dem Bissen vor dem Munde stehen, der Bissen kommt nur schwer zur Zahnreihe, bleibt dann wieder im Munde liegen, oder bleibt während des Kauens liegen. Dabei ist der reflektorische Akt des Schlingens als solcher ungestört. Man sieht also, daß derjenige Faktor, der zu den unwillkürlichen Handlungen in Beziehung steht, auch in die willkürlichen eingebaut sein muß. C. und O. Vogt, denen wir diese Erkenntnis verdanken, haben dahin formuliert, daß primäre und sekundäre Automatismen in die Handlung eingeflochten sind, eine Formulierung, die zweifellos von großer Bedeutung ist, nur müssen wir uns klarmachen, daß der Ausdruck Automatismen hier nicht im psychologischen Sinne gebraucht wird (s. oben). Wir finden bei derartigen Kranken auch einen Ausfall an Ausdrucksbewegungen, ohne daß die entsprechenden Affekte mangeln würden (vgl. hierzu Bychowski). Da ja die Ausdrucksbewegungen nichts bezwecken und nichts intendieren, so handelt es sich hier zweifellos um den Wegfall rein körperlicher Vorgänge. Wenn wir also das Wesen der striopallidären Akinese kurz charakterisieren wollen, so fallen bei dieser weg: unwillkürliche Antriebe und außerpsychische Hilfsapparate der Bewegung. Schließlich sind auch die willkürlichen Antriebe abgeändert, ja auch die „Antriebe zum Denken“. Zwar finden sich bei den akinetischen Kranken sehr häufig Muskelspannungen, doch kann aus diesen heraus die Antriebsstörung nicht erklärt werden. Es muß betont werden, daß diese Antriebsfaktoren topisch gegliedert sein müssen, denn man trifft sehr häufig die Antriebsstörungen nur in bestimmten Gebieten des Gesamtkörperbereiches. Fügen wir sofort hinzu, daß es neben der striopallidären auch eine Antriebsstörung nach Stirnhirnläsion gibt, welche zwar weniger gut bekannt ist, aber nach meiner Meinung beträchtlich weiter geht als die striopallidäre; es scheint, daß der Antrieb zum Denken in viel zentraleren Schichten gestört sei.

Besonders lehrreich ist es, daß wir bei Läsionen der gleichen Systeme auch ein Übermaß von Antrieb sehen können. Bei einer Reihe derartiger Kranker ist geradezu ein heftiger Bewegungsdrang vorhanden. Auch dieser Bewegungsdrang ist zum Teil sicherlich nur physiologisch verständlich, mit anderen Worten, es ist gar kein Mehr an Antrieb, sondern nur ein Mehr an Bewegung vorhanden; aber in anderen Fällen ist ein solches Mehr an unwillkürlichen Bewegungsantrieben zumindest wahrscheinlich. Derartige Patienten sind in fortwährender Bewegung, fassen bald nach diesem, bald nach jenem Gegenstand, springen auf, laufen hin und her und dergleichen mehr. Auch das Übermaß an Bewegungsenergien kann sich an willkürliche Handlungen binden. So haben GERSTMANN und ICH einen Fall beobachtet, in dem die Patientin während des Sprechens immer rascher zu sprechen begann. Bei jugendlichen Encephalitiskranken ist ein Übermaß von Antrieben willkürlicher Art vorhanden, das zum Teil von den Stammganglien her gespeist sein dürfte. Über die allgemeine Bedeutung dieser Tatsachen für die Frage der psychischen Energien wird noch späterhin zu sprechen sein. Hier sollte nur auf die Bedeutung der Antriebsfaktoren für das Handeln hingewiesen werden. Die Handlung ist eben nur möglich, wenn Antriebe zur Handlung vorhanden sind.

Die Lehre von den Antriebsstörungen geht auf Arbeiten von KLEIST zurück. Sie ist durch die Forschungen von C. und O. VOGT weitgehend gefördert worden. Die Arbeiten von GERSTMANN und mir knüpfen an die Arbeiten dieser Autoren an. Viele Einzelheiten in den Studien über Bewegungsstörungen I—VIII. Psychologische Zusammenfassung in meiner Arbeit: Über die psychische Energie und ihre Quellgebiete. Archiv f. Psychiatrie 1923.

c) Die Apraxie.

Definition. Einteilung der Handlungen in sensomotorische Eigenleistungen, Ausdrucksbewegungen, reflexive Handlungen und Objekthantierungen. Schilderung der motorischen Apraxie. Unterformen derselben: ideokinetische Apraxie, innervatorische Apraxie. Apraktische Unfähigkeit der Raumverwertung. Störung in der Verwertung des Körperbildes für den Bewegungsbeginn. Störung in der Verwendung des Körpers als Bewegungsziel. Störung in der Verwertung der Erkenntnis der Objekte. Die motorische Bewegungsmelodie bestimmend für den Ablauf der Handlung. Die kompliziertere Handlung. Die Gesamthandlung als Keim im Bewegungsentwurf gegeben. Von Störungen der Differenzierung der Teilhandlungen gehen Hemmungen auf die Differenzierung der Bewegungsfolgen aus. Die ideatorische Apraxie. Die Bewegungsverwechslung. Die Auslassung von Teilkomponenten der Bewegung. Gibt es primäre Störungen der Bewegungsfolgen? Die Beziehung der Agnosien zu den Apraxien. Die akinetischen Phänomene der Apraxie. Die Seelenlähmung. Die tonische Perseveration. Die intentionelle (klonische) Perseveration ist auf allgemeine seelische Mechanismen zu beziehen. Zusammenfassung. Die sekundäre Hemmung der Gnosie durch die Apraxie. Die Lokalisation der Apraxie. Die Läsion des Gyrus supramarginalis. Die sympathische Apraxie entsteht durch Balkenläsion. Läsion cerebraler

„Assoziationsbahnen“ macht psychologisch keine „Assoziationsstörungen“. Apraxie und Stirnhirn.

Noch von einer anderen Seite her erfährt die Lehre vom Handeln durch die Pathologie eine bedeutsame Ergänzung, nämlich durch die Lehre von der Apraxie, welche wir zum größten Teil den Forschungen LIEPMANNS verdanken. Apraxie ist Unfähigkeit zur Handlung. Von Apraxie kann man nur dann sprechen, wenn eine Bewegungsstörung weder durch Lähmung, noch durch Spannung, noch durch Störungen der Koordination bedingt ist. LIEPMANN gliedert die Handlungen in solche, zu deren Durchführung nur Wahrnehmungen aus jenem Bereiche notwendig sind, in dem die Innervation stattfinden soll: sensomotorische Eigenleistungen. Hierher gehört der Faustschluß, das Aufknöpfen und ähnliches mehr. Hieran schließen die Ausdrucksbewegungen, wie Drohen, Winken, Schwören. Reflexive Handlungen sind solche, bei denen die Bewegungen gegen den eigenen Körper zu unternommen werden. Hierher gehört das Zeigen eines Körperteiles, Lange-Nase-Machen, Schnurrbart-Drehen und dergleichen mehr. Hieran schließen sich Hantierungen mit Objekten, wobei wieder unterschieden werden muß zwischen Handlungen, welche am Objekt selbst vorgenommen werden, und jenen, welche ohne Objekt nur nachahmend vollzogen werden. Bei der motorischen Apraxie sind nun alle diese Bewegungsformen gestört, ohne daß der Bewegungsentwurf als solcher abgeändert ist. Die motorische Einkleidung der Zielvorstellungen gelingt nicht. So weiß ein Kranker sehr wohl, daß er salutieren soll, und kann es, wenn es sich um eine halbseitige Apraxie handelt, mit der gesunden Hand auch durchführen, aber die richtig intendierte Innervation entgleist. Er wird etwa mit gespreizten Fingern ratlos in der Luft hin und her fuchteln, und kann dabei der Unzulänglichkeit seiner Bemühung voll bewußt sein. Vielleicht wird bei dringlicherer Aufforderung der Patient dazu gelangen, den Daumen bei geballter Faust an die Backe anzusetzen. Dabei werden die einzelnen Bewegungen, ja die ganze Haltung des Armes sonderbar steif, vertrackt, amorph sein können, während die gleiche Bewegung gelegentlich wieder einmal anstandslos vonstatten gehen kann. Versucht ein derartiger Kranker, ein Streichholz anzuzünden, so wird er, trotzdem er das Objekt erkennt und beurteilen kann, die Streichholzschachtel zwischen die Finger nehmen und sie zwischen Daumen und Zeigefinger pressen. Schiebt man den Innenteil der Streichholzschachtel vor, so wird das dem Kranken nichts nützen; er greift jetzt an die Unterfläche des Schächtelchens. Gelingt es ihm schließlich, doch ein Streichholz herauszunehmen, so streicht er es an der Breitseite des Schächtelchens an, es flach auflegend; gibt man ihm das angezündete Streichholz in die Hand, so kann er wieder nicht das Streichholz zur Kerze führen. Gibt man ihm das unangezündete, so wird er vielleicht mit diesem schon das Anzünden versuchen. Die Kranken sind motorisch blödsinnig und man hat auch vor der Entdeckung LIEPMANNS diese Störung nicht von der Demenz gesondert. Aber abgesehen von allem übrigen, gibt es einen groben Gegenbeweis gegen die Annahme, es liege Demenz vor: es gibt auch halbseitige Störungen dieser Art. Der geschilderte Typus läßt die sensomotorischen Eigenleistungen meist ungestört. LIEPMANN bezeichnet ihn als ideokinetische Apraxie. Tritt die Störung der Eigenleistungen in den Vordergrund, so spricht man von innervatorischer Apraxie (KLEIST).

Wir haben uns nun nach der psychologischen Bedeutung des Ermittelten zu fragen und da ergibt sich folgendes: eine Reihe von Patienten ist außerstande, die Raumwerte, welche sie zweifellos kennen, im Handeln zu verwerten, sie greifen neben den Gegenstand, den sie an der richtigen Stelle sehen. Zum Unterschied von optischen Störungen kann diese Störung halbseitig sein (BALINT, eigene Beobachtung) und tritt auch dann hervor, wenn nach einem Punkt des eigenen Körpers gegriffen wird. Hier handelt es sich um eine Störung in der Verwertung der Raumwerte des Zieles.

Für den Bewegungsbeginn ist ja, wie ich das vorhin ausgeführt habe, die Kenntnis des eigenen Körpers notwendig. Diese Kenntnis kann in der Handlung unter Umständen nicht verwertet werden. So gibt es Kranke, welche zwischen rechts und links nicht wählen können, obwohl ihnen diese Begriffe sonst geläufig sind. Sie können unter Umständen auch aus diesem Grunde die Wahl eines einzelnen Fingers nicht vollziehen.

Das Endziel einer Bewegung kann entweder der eigene Körper oder ein Gegenstand sein. Kann das Wissen vom eigenen Körper nicht verwertet werden, so werden vorwiegend die reflexiven Handlungen gestört sein.

Kann die Objektgnosie im Handeln nicht verwertet werden, dann kommt es zu den Störungen in der Objekthantierung. Wahrscheinlich ist die Verwertung geometrisch-räumlicher Figuren und die der Objekte schlechthin in der Verwertung der Handlung nicht gleichbedeutend.

Schließlich hängt die eigentliche Durchführung der Handlung weniger von Wegvorstellungen ab als von der rein organisch faßbaren sensomotorischen Bewegungsmelodie; gerade dieser Teil der Handlung erscheint vorwiegend bei der innervatorischen Apraxie gestört. Aber auch die Störungen in der Verwertung des Körperschemas, die Störung in der Objekthantierung, die Störung in der Verwertung des Raumes treten im Einzelfall in verschiedener Weise hervor, so daß wir annehmen müssen, daß die psychologische Analyse uns wirklich Entscheidendes über den Aufbau der Handlung lehrt.

Die bisherigen Ausführungen bezogen sich auf eine isolierte Teilhandlung; nun ist jede Handlung aus einer Fülle von Teilhandlungen zusammengesetzt. Wir nehmen an, daß vor dem Einsetzen der ersten Teilhandlung die Gesamthandlung schon irgendwie angelegt sei, ebenso wie ja beim Sprechen eines Satzes beim Aussprechen des ersten Wortes der Gesamtinhalt des Satzes bereits gegeben ist. Kommt es zu Fehlern in der Differenzierung einer Teilhandlung, so müssen auch Rückwirkungen auf die Fortentwicklung der Gesamthandlung eintreten. Bereits in dem mitgeteilten Beispiel ist ein solcher Fehler enthalten. Wenn der „Objektapraktische" mit dem unangezündeten Streichholz zur Kerze fährt, so fällt eben eine Teilhandlung aus. Sie wird gehemmt und unterdrückt. So kann also der Bewegungsentwurf der komplizierteren Handlung sekundär in Verwirrung geraten. Es gibt ein sehr bedeutsames Gesetz bei cerebralen Funktionen, daß von einer geschädigten Funktion Hemmungen auf sonst ungeschädigte ausgehen. Es wäre also durchaus denkbar, daß der Bewegungsentwurf sekundär gehemmt würde. Formen der Apraxie, bei denen der Gesamtbewegungsentwurf gestört ist, bezeichnet man als ideatorische Apraxie. Und die Autoren Liepmannn (und andere) stellen sich vor, daß diese Störung primär eine Störung des Bewegungsentwurfes sei. Als Kennzeichen wird angeführt, daß Teilhandlungen ausfallen, daß Bewegungsverwechslungen stattfinden. Aber bei der „objektapraktischen" Form findet ja derartiges statt; ebenso wie bei der Agnosie die Verkennung in der Art erfolgt, daß der Erkennungsvorgang innerhalb der Sphäre entgleist, ebenso entgleist bei der Apraxie die Handlung von einem Objekt zu einer Handlung, die zu einem verwandten Objekt gehört. So entgleist ein derartiger Kranker, wenn er mit der Zahnbürste hantieren soll, in die Bewegung des Abbürstens. Sekundär geht auch das Vermögen verloren, die Fehlhandlung als solche zu erkennen. Die Fehlleistung auf dem einen Gebiet drückt sonst intakte Leistungen auf eine tiefere Stufe. Derartige Kranke können mit einem Korb die Bewegung des Einschenkens machen, oder eine Zigarre wird in den Mund gesteckt, ohne daß sie abgeschnitten wurde, und der Patient saugt an der Zigarre, die ja nicht angezündet ist. Seltener gibt es absurde Bewegungsvertauschung, so daß ein Kranker mit einer Zigarre die Schuhe abbürsten will. Ich bringe also die ideatorische Apraxie in die engste Verwandtschaft zu der „Objektapraxie" und lasse es dahingestellt sein, ob es eine primäre Störung in der Verwertung von Bewegungsfolgen überhaupt gebe.

So besteht denn zwischen den Agnosien und Apraxien die engste Verwandtschaft. Wir müssen ganz allgemein sagen, daß jeder Sphäre des Erkennens eine Handlungsmöglichkeit zugeordnet sei. So gibt es eine Störung des Handelns im Raume, an den Gegenständen, an den geometrisch-optischen Raumformen, am Körperschema. Als Verwicklung kommt hinzu, daß zum Bewegungsbeginn das Körperschema notwendig ist, und daß der Bewegungsverlauf im körperlichen Mechanismus garantiert wird. Hierzu kommt noch eine vermutlich sekundäre Störung in der Differenzierung des Bewegungsganzen, eine Störung, die mit Bewegungsvertauschungen und -verwechslungen einhergeht.

Zwei Phänomene, welche man sehr häufig mit der Apraxie vergesellschaftet findet, bedürfen besonderer Besprechung. Wir treffen gar nicht selten akinetische Phänomene gleichzeitig mit den apraktischen. Also Störungen des Antriebs. Diese bieten nach dem vorhin Ausgeführten keine Schwierigkeiten für das Verständnis. Wir werden sie lokalisatorisch zum Teil sogar auf Läsionen des striopallidären Systemes beziehen dürfen. Denn nach neueren Untersuchungen KLEISTS spielt dessen Mitläsion bei der Apraxie eine bedeutsame Rolle. Ja es mag sein, daß ein Teil der „vertrackten" Bewegungen, der Steifigkeit der Bewegungen aus der gleichen Quelle seinen Ursprung nimmt. Damit dürfte die innervatorische Apraxie zum Teil auf den Subcortex zurückgeführt sein. Hierher gehört noch ein weiteres Phänomen: die Kranken bleiben zeitweise in gespannten Haltungen bewegungslos: „tonische Perseveration". Es treten also plötzlich Spannungen auf, die zur Bewegungsunterbrechung führen. Ganz abgesehen davon, daß die Beibehaltung einer Haltung auch einen akinetischen Faktor voraussetzt, dürfte die Spannung zum Teil wohl auf den Subcortex zu beziehen sein. Von den akinetischen Zuständen führen Brücken zu der sogenannten Seelenlähmung NOTHNAGELS. Auf einen Körperteil bezieht sich kein Antrieb mehr. Sie erscheint als das motorische Gegenstück zu dem Phänomen der Nichtbeachtung einer Körperhälfte, das ANTON so eingehend beschrieben hat.

Ein Phänomen ganz anderer Ordnung ist die intentionelle oder klonische Perseveration. Eine einmal geleistete Handlung schiebt sich immer wieder vor. Hat ein derartiger Patient den Auftrag bekommen, eine lange Nase zu machen und diesen Auftrag ausgeführt und es erfolgt ein ganz anderer Befehl: die Finger zu zeigen, so wird sehr häufig wieder der erste Auftrag ausgeführt. Eine solche Perseveration kann auch stattfinden, wenn mittlerweile Zwischenaufgaben richtig erledigt wurden. Hier handelt es sich um ein Symptom größter Tragweite für die allgemeine Psychologie, das auch für die Sprachpathologie von großer Bedeutung ist. Das gleiche Phänomen trifft man nicht nur auf dem motorischen Gebiete an, sondern auch bei Vorstellungen; es ist das von MÜLLER und PILZECKER beschriebene Perseverieren, doch wird darüber noch später ausführlich zu sprechen sein.

Noch einmal: offenbar wird auch für die Handlung zunächst ein breites Schema entworfen. Dieses Schema ist wahrscheinlich aufgebaut aus räumlich-optischen Elementen und kinästhetischen. LIEPMANN spricht von optischen und kinästhetischen Vorstellungen, meint aber damit nicht Vorstellungen im psychologischen Sinne, sondern die Residuen, die körperlich gegebenen Spuren früherer Eindrücke. Wird durch entsprechende Läsion die Verwertung dieser optischen Residuen gestört, so kann, trotzdem das Wissen als solches erhalten ist, das Optische oder Kinästhetische in der Handlung nicht verwertet werden. Psychologisch ist das Handlungsschema teils gedanklich, teils vorstellungsmäßig gegeben; aber nach dem Ausgeführten müssen wir zwischen dem gedanklichen Teil des Schemas, ich möchte sagen, den vollen Bewußtheiten im Schema und dem bloßen Wissen unterscheiden. Im Schema ist zweifellos das ausführende Glied, also das Körperschema und der Gegenstand, auf den sich die Handlung richtet, gegeben. Ob und wie die Vorstellungen, der Weg der Bewegung und die spezielle Bewegungsfolge im Schema repräsentiert sind, muß dahingestellt bleiben. Das Schema differenziert sich allmählich aus einer keimhafteren Form zur volleren Entfaltung. Dabei muß es dahingestellt bleiben, inwieweit diese Differenzierung mit der Durchführung der Bewegung zusammenfällt. Während der Durchführung der Bewegung spielen sensomotorische Regulationen bewußter und unbewußter Art eine bedeutende Rolle. Bei den Apraxien handelt es sich entweder um eine mangelnde Verwertung des Körperschemas für den Beginn der Handlung oder um eine mangelnde Verwertung desselben für das Ende der Handlung. Es kann aber auch die Kenntnis vom Objekt in der Verwertung in bezug auf das Handeln gestört sein. Schließlich kann der Durchführungsteil der Handlung eine Abänderung erfahren. Jeder Fehler in der Handlung muß die Differenzierung des Bewegungsentwurfes stören und muß Abänderungen in der Bewegungsfolge hervorbringen. Auch gehen von der gestörten Handlung aus fortwährend Hemmungen zu den Gnosien, so daß sonst mögliche gnostische Leistungen während der Durchführung einer Handlung gehemmt und unterdrückt werden. Aus dem Angeführten geht hervor, daß es sehr oft schwierig ist zu entscheiden, ob eine Handlung als solche gestört sei, oder ob eine Verkennung der Objekte die fehlerhafte Handlung nach sich ziehe. Es muß dahingestellt bleiben, ob die Bewegungsfolge als solche Störungen aufweisen kann, oder ob die Störungen in den Bewegungsfolgen nicht stets nur eine Folge von Hemmungen in der Differenzierung des Bewegungsentwurfes seien.

Die Analyse der Handlung beruht außer auf den grundlegenden Arbeiten LIEPMANNS und PICKS auf einer eigenen Studie über das Körperschema.

Kehren wir zu unseren besonderen Fragestellungen zurück, so ist hinzuzufügen, daß nach LIEPMANN Herde im Mark des Gyrus supramarginalis dadurch motorische Apraxie machen, daß sie das Motorium seiner Zuflüsse berauben; es werde aus seinen Verbindungen mit dem

Optischen, Akustischen, Taktilen herausgelöst. KLEIST denkt an eine Läsion von Engrammen, den körperlich gedachten Erinnerungsspuren im Sinne von SEMON, im Scheitellappen. Es scheint, daß die Deutung der Störung als bedingt durch Läsionen der langen Assoziationsbahnen zurückstehen muß hinter einer Deutung, welche kompliziertere Funktionen der Großhirnrinde und ihre Störungen zur Erklärung heranzieht. Ich erinnere aber daran, daß gerade bei der Apraxie die prinzipielle Zulässigkeit derartiger Hypothesen, wie der LIEPMANNschen, nachgewiesen ist, denn LIEPMANN konnte nachweisen, daß Läsion des vorderen Drittels des Balkens, resp. der zu diesem führenden Fasern sympathische Apraxie an der linken Körperhälfte macht (siehe oben). Die linke Hemisphäre ist also mit der rechten verbunden, beide bilden einen durch den Balken gekoppelten Apparat. Die rechte Hemisphäre allein leistet nur die sympathisch-apraktisch ungeschickten Bewegungen. Dieses Beispiel ist aber auch deswegen von einer prinzipiellen Bedeutung, weil es zeigt, daß diese Koppelung durch eine lange Bahn zwischen links und rechts mit dem psychologischen Begriff der Assoziation gar nichts zu tun hat, denn die Apraxie entsteht aus der normalen Handlung, nicht durch Subtraktion irgendwelcher Assoziationen (vgl. den Abschnitt über Hirnlokalisation). Es ist ein Unterschied in der Organisation. Im übrigen ist die Lokalisation der Apraxie kontrovers; am häufigsten findet man jedenfalls Herde im Gyrus supramarginalis. Doch leugnet z. B. MONAKOMO die strikte Beziehung dieser Herde zu dem Syndrom. Zweifellos ist aber die Region, von der Apraxie ausgelöst werden kann, beträchtlich ausgedehnter. HARTMANN lokalisiert die Apraxie im Stirnhirn. Doch tritt bei Stirnhirnkranken wohl immer die Akinese stärker in Erscheinung, die allerdings häufig mit der Apraxie verbunden ist. LIEPMANN hielt ursprünglich die ideatorische Apraxie für eine nicht lokalisierte Störung. Die Lokalisationsversuche der meisten Autoren beziehen sich nur auf die motorische Apraxie. Wahrscheinlich ist aber die KLEISTsche Auffassung zutreffend, daß auch die ideatorische Apraxie als Lokalsymptom aufzufassen sei, und zwar der hinteren Anteile der Praxieregion. Nach der entwickelten Anschauung ist ja die ideatorische Apraxie eine Apraxieform, bei der von der Objektapraxie Hemmungen auf Bewegungsfolgen ausgehen. Nach neueren Befunden KLEISTS ist vielleicht an der innervatorischen Apraxie das Corpus striatum mitbeteiligt.

Eine zusammenfassende Darstellung der Apraxie gibt LIEPMANN in den Ergebn. d. Med. von BRUGSCH.

d) Die Ausdrucksbewegungen.

Die Ausdrucksbewegungen als Rudimente von Handlungen. Hinweisende Gebärden. Nachbildende Gebärden. Die Frage nach den Ausdrucksbewegungen ist kein Problem deskriptiver, sondern ein Problem genetischer Psychologie. Das Prinzip der Assoziation verwandter Gefühle. Ausdrucksbewegungen entstehen genetisch aus Willkürhandlungen, durch Weglassung von Teilen, durch die Ersetzung durch das Gegen-

teil, durch Gleichsetzung eines Gegenstandes mit einem gefühlsmäßig verwandten. Mischung der Prinzipien bei der einzelnen Ausdrucksbewegung. Das Weinen. Ausdrucksbewegung und Affekt. Das Abfließen der Affektenergie ins Körperliche. Das WUNDTsche Prinzip der direkten Innervation.

Von einer großen Bedeutung für die Lehre vom Handeln sind die Ausdrucksbewegungen und der mimische Ausdruck der Affekte. Man könnte ja die Vermutung hegen, daß man von hier aus Verständnis für die Handlung gewinnen könnte. Aber ebensowenig wie von den Reflexen aus gelangt man von Ausdrucksbewegungen aus zur Handlung. Ja, DARWIN hat sogar den umgekehrten Weg eingeschlagen und hat einen Teil der Ausdrucksbewegungen, etwa das Ballen der Hand im Zorne, als Rest der Handlung angesehen. Das sei ein Teil der ursprünglichen Willkürhandlung des Darauflosschlagens. Er leitet also eine Reihe von Ausdrucksbewegungen aus Willkürhandlungen ab. WUNDT bezeichnet eine Kategorie dieser Ausdrucksbewegungen als Vorstellungsäußerungen; all diese sind Abkömmlinge von Willkürhandlungen. Sie bestehen aus pantomimischen Bewegungen, bei denen entweder auf den Gegenstand hingewiesen wird (hinweisende Gebärden), oder bei denen der Gegenstand so wie die mit ihm zusammenhängenden Vorgänge durch die Form der Bewegungen angedeutet werden. Einen Teil der Ausdrucksbewegungen leitet DARWIN daraus ab, daß das Gegenteil dieser Ausdrucksbewegungen eine Willkürhandlung sei, welche eine entgegengesetzte Stimmung zum Ausdruck bringe. So ducke sich der Hund, um seine Unterwerfung auszudrücken, indem er eine Stellung annimmt, welche der Angriffsstellung entgegengesetzt ist. WUNDT spricht auch von einem Prinzip der Beziehung der Bewegung zu Sinnesvorstellungen.

Man muß sich übrigens klar sein, daß die Frage nach den Ausdrucksbewegungen kein Problem der deskriptiven Psychologie sein kann, es ist ein Problem genetischer Psychologie; deskriptiv läßt sich nichts anderes feststellen, als daß mit einem bestimmten Affekt nicht nur Veränderungen an der glatten Muskulatur und an den Drüsen einhergehen, sondern auch Abänderungen der Willkürmuskulatur. Mag der Ausdruck des Ekels mit jener Mundstellung einhergehen, die wir bei unangenehmen Geschmacksreizen annehmen, dieser Zusammenhang ist kein psychologischer mehr. Natürlich muß es aber Übergänge zwischen den Ausdrucksbewegungen und Willkürbewegungen geben. WUNDT spricht von einem Prinzip der Assoziation verwandter Gefühle. Es besteht eine Analogie zwischen dem Gesichtsausdruck bei den bitteren Geschmacksempfindungen und dem Gesichtsausdruck beim Einwirken unangenehmer Reize. Der Gesichtsausdruck des Bitteren kommt aber durch die Tendenz zustande, den unangenehmen Eindruck abzuwehren. Demnach leitet sich der Gesichtsausdruck bei unangenehmen Eindrücken aus einer solchen willkürlichen Abwehrtendenz ab und wir kämen zu der allgemeinen Formulierung, daß die Ausdrucksbewegungen in engem Zusammenhang mit Willkürbewegungen stehen; es findet aber sehr häufig eine Änderung der Willkürbewegung statt, indem entweder erstens Teile der Willkürbewegung weggelassen werden (Faustballen), zweitens die Willkürbewegung durch ihr Gegenteil ersetzt wird (das Sichducken des Hundes), drittens die Willkürbewegung nicht auf den Gegenstand selbst geht, sondern auf einen ihm sphärisch-gefühlsmäßig verwandten. Diese genetischen Konstruktionen sind für uns deshalb von Belang, weil wir an der Willkürhandlung Veränderungen vorgehen sehen, welche wir unter den Einfluß von Hemmungen auch sonst im individuellen Leben sehr häufig antreffen. Es ist klar, daß sich in der einzelnen Ausdrucksbewegung diese drei Prinzipien sehr häufig mengen werden. Nach WUNDT ist der Gesichtsausdruck des Weinens einesteils verbunden mit einer Erweiterung der Mundspalte wie beim sauren Geschmacksreiz, die sich aber mit einem bitteren Zug vergesellschaftet. Zugleich werden die Nasenlöcher geschlossen, die Nasenwinkel herabgezogen wie bei einer Abwehr unangenehmer Geruchsreize. Das Auge ist halb geschlossen, als solle ein empfindlicher Lichtreiz ferngehalten werden. Veränderungen an der Tränensekretion treten ein und an den Blutgefäßen, es kommt zu krampfhaften Ausatmungen, die infolge der Dypsnoe von einzelnen Inspirationsstößen unterbrochen werden.

Aber wir können die Veränderungen an den Blutgefäßen, die Veränderungen der Sekretion in keiner Weise aus früheren Willkürbewegungen ableiten. Hier gilt also das WUNDTsche Prinzip der direkten Innervationsveränderung. Aber von hier aus können wir noch tiefer in die Psychologie der Ausdrucksbewegungen eindringen. Jede Ausdrucksbewegung schließt ja an einen Affekt an; Affekte haben aber einen bestimmten Inhalt und eine bestimmte Energie, und diese Energie verteilt sich einesteils in der Richtung gegen die Handlung zu, denn mit jedem Bild ist eine Tendenz zum Tun verbunden. Ein anderer Teil der mit dem Affekte verbundenen Energie wendet sich aber ins rein Körperliche und bewirkt dort vasomotorisch-sekretorische Veränderungen; ja es ist auch denkbar, daß sich ungesättigte Energie ohne kenntliche Beziehung zum eigentlichen Inhalt mit breitem Strom ins Gesamtmotorium ergieße. Ich erinnere nur an den diffusen motorischen Ausdruck der Wut.

Die Lehre von dem Ausdruck der Gemütsbewegungen eröffnet uns wiederum den Einblick in das Körperlich-werden von Vorgängen, welche früher einmal psychischer Art waren. Wir werden uns infolgedessen nicht wundern, wenn wir durch grobe körperliche Läsion Schädigungen und Herabsetzung, ja Vernichtung von Ausdrucksbewegungen sehen. Läsionen des striopallidären Systems bewirken einen Ausfall von Ausdrucksbewegungen, und die gleiche Erscheinung sieht man bei den Läsionen des Sehhügels. Auf die feineren Differenzen kann ich hier nicht eingehen.

e) Die Phylogenese des Handelns.

Die Tropismenlehre LOEBS. Die Unterschiedsempfindlichkeit. Die Mannigfaltigkeit des Handelns der Infusorien. JENNINGS' Lehre vom Versuch und Irrtum. Aber auch diese Annahme ist noch ungenügend. Die Stimmung der Protisten. Die Unerklärlichkeit der Bewegungen der Protisten. Umwelt und Innenwelt der Tiere.

Wenn ich auch entwicklungsgeschichtlicher Psychologie nicht aus dem Wege gehe, so bin ich doch der Ansicht, daß nur die vertiefte Betrachtung des individuellen Erlebens das Eindringen in die Entwicklungsgeschichte psychischer Funktionen ermöglichen kann; den umgekehrten Weg halte ich methodisch für falsch.

J. LOEB hat die tierische Handlung durch seinen Tropismenbegriff zu erklären versucht. Nach JACQUES LOEB sind die Tiere chemische Maschinen. Ein Tier, das seitlich vom Licht getroffen wird, dreht sich automatisch herum, bis es der Lichtquelle gegenübersteht. Bei diesem Vorgang müssen nur zwei Faktoren berücksichtigt werden: die photochemische Wirkung des Lichtes und der symmetrische Körperbau des Tieres (Heliotropismus[1])). In ähnlicher Weise wird von einem Geotropismus und einem Galvanotropismus gesprochen.

LOEB und BOHN unterscheiden von den Tropismen die Unterschiedsempfindlichkeit. Die Tiere reagieren etwa auf Unterschiede in der Beleuchtung, der chemischen Zusammensetzung des Mediums, in dem sie sich befinden, und dergleichen mehr.

Es muß jedoch zunächst gesagt werden, daß selbst primitivste Organismen in ihrem motorischen Verhalten eine Mannigfaltigkeit zeigen, welche durch die einfachen Gesetze des Tropismus und der Unterschiedsempfindlichkeit nicht erklärt werden kann. JENNINGS hat an Infusorien ausführliche Beobachtungen angestellt, besonders seine Beobachtungen an Oxytricha fallax sind bekannt geworden. Das Tier bewegt sich von einer kälteren Zone nach einer wärmeren Region hin; so wie es aber an die Grenze von kalt und warm gelangt, weicht es zurück und dreht sich um, dann dringt es aufs neue auf die wärmere Zone zu, weicht aber wieder zurück und vollführt eine neuerliche Drehung. Dieser Vorgang wiederholt sich vielmals, erst dann hat sich das Tierchen in die günstigste Richtung eingestellt. Es wird also nach JENNINGS die Bewegung nicht zielgemäß ausgeführt, sondern es wird ein Übermaß von Bewegungen wahllos produziert und eine zufällig passende Bewegung führt schließlich zu dem endgültigen Ziel. Bei der Versuchs- und Irrtumsmethode geschieht eine Überproduktion von Bewegungen, eine in passender Richtung gelegene wird ausgewählt. Aber ALVERDES hat gezeigt, daß wir nicht einmal mit der Annahme des Versuchs und Irrtums das Verhalten

---

[1]) Neue interessante Befunde bezüglich des Heliotropismus stammen von RADL. Weitere Literatur bei UEXKÜLL.

der niedrigen Organismen endgültig klären können. Die Bewegungsmannigfaltigkeit ist eine viel größere. Gar nicht selten findet ein Infusorium ohne vorherigen Versuch die zweckmäßige Bewegung. Hierzu kommt, daß die Reaktion der Protisten von einem besonderen Element abhängig ist, das man als Stimmung bezeichnet. Nach JENNINGS sind die Stimmungen vielfach in Übereinstimmung mit früheren Erfahrungen. Hunger, Sättigung, Ermüdung und Gewöhnung spielen bei der Entstehung solcher physiologischer Stimmungen gleichfalls eine entscheidende Rolle. Nach JENNINGS waltet im Verhalten der Protisten das Nützlichkeitsprinzip. Nach ALVERDES stehen die wechselnden physiologischen Zustände (die Stimmungen) eines Organismus vielfach durchaus jenseits von Nützlichkeit und Schädlichkeit. Der Stimmungswechsel erfolgt autonom und kann für unsere Methoden unfaßbar sein. Von innen heraus kann der Impuls zu einer Lokomotion eintreten. Man kann zwar von der Basis einer mechanistischen Grundauffassung diese Stimmungen als physiologisch bedingt ansehen. Doch übersieht man eben die physiologischen Bedingungen nicht. Aber anderenteils kann kein Gegenbeweis geführt werden gegen die Annahme, hier spiele ein Element der Freiheit hinein. Man sieht also, daß bei der Beobachtung der Protisten die gleichen Probleme auftauchen wie bei der Betrachtung der vollgültigen Willkürhandlung. Von dem Studium der Bewegung niedriger Organismen dürfen wir nichts erwarten für die psychologische Erkenntnis der Handlung. Schalten wir aber mit UEXKÜLL den psychologischen Faktor aus der Betrachtung aus, und vergleichen wir nur Umwelt und Innenwelt der Tiere miteinander — eine Betrachtungsweise, die abgesehen von ihrer methodischen Berechtigung ihren Wert bereits bewiesen hat —, betrachten wir Morphologie und Funktion in ihren Beziehungen zueinander, so ist nicht einzusehen, wie wir von dort aus wiederum zur Psychologie zurückkommen. Der UEXKÜLLsche Gedanke schaltet die psychologischen Fragen aus, er betrachtet den Bau des Organs, des Nervensystems und erschließt aus dem Bau, was das Tier für eine Umwelt überhaupt haben kann. Andernteils zeigen die Reaktionen an, was von der Umwelt in der Innenwelt Resonanz findet, also überhaupt Innenwelt ist. So interessant daher das Studium der Tierpsychologie sein mag, zu einer grundlegenden Erkenntnis in der Psychologie vermag es nicht zu führen.

BURKAMP hat die sogenannten Assoziationsversuche bei niedrigeren Tieren, die YERKES und andere durchgeführt haben, analysiert und hat gefunden, daß diese sogenannten Assoziationen Haltungen, Stellungnahmen seien, ein Resultat, das mit dem Standpunkt dieses Buches ohne weiteres übereinstimmt. Aber es will mir scheinen, daß dieses Resultat eben doch aus der Analyse der menschlichen Haltung stammt.

Einzelheiten sind hier bewußt vernachlässigt. Es sei auf DRIESCH, KAFKA, UEXKÜLL, SCHNEIDER verwiesen.

f) Die Arbeit.

Vorläufiges über die Arbeitskurve. Die Muskelsensationen und die zentralen Erschöpfungsvorgänge bei der Muskelermüdung. Der Einfluß der Arbeit auf den Muskel. Übungsfähigkeit und Übungsfestigkeit. Die Mechanisierung der Arbeit. Anregbarkeit und Ablenkbarkeit als zentrale Faktoren.

Die Intaktheit der Handlung ist Voraussetzung für die Arbeit, denn diese setzt sich ja aus Einzelhandlungen zusammen. Man kann die Arbeit mittels des Ergographen messen; freilich spielen in die Arbeit eine Fülle von zentralen Komponenten hinein. Der Beginn einer Arbeit ist anders als die Fortsetzung derselben; es muß zunächst ein Anfangswiderstand überwunden werden; dann macht sich der Einfluß der Übung bemerkbar. Schließlich tritt Ermüdung und bei weiterer Fortsetzung Erschöpfung ein. Gegen das Ende einer Arbeitsleistung pflegt wieder ein erhöhter Antrieb einzusetzen. Zweifellos handelt es sich bei allen diesen Dingen im wesentlichen um zentrale Vorgänge, und man kann aus diesem Grunde die Arbeitsleistung ebensogut studieren an Rechenleistungen, welche keine physische Anstrengung voraussetzen, wie am Ergographen. Charakteristisch für die körperlichen Arbeitsleistungen sind die Sensationen der Muskelermüdung. Es ist wahrscheinlich, daß sie auf den physischen Arbeitsvorgang bestimmend einwirken. Vermutlich haben daneben jedoch auch zentrale Erschöpfungsvorgänge im motorischen Gebiet eine wesentliche Rolle. Bedeutsamer erscheint, daß sich gerade im Muskelgebiet deutlich zeigt, daß mit der Übung physiologische Veränderungen am Muskel verbunden sind, denn der arbeitende Muskel nimmt an Volumen zu, und man weiß auch, daß der nichtarbeitende Muskel sein Volumen wieder einbüßt. Nach KRAEPELIN ist die Fähigkeit zur Übung (Übungsfähigkeit) und das Festhalten der Übung (Übungsfestigkeit) voneinander verschieden. Bei der Muskelarbeit findet das sinnfälligen Ausdruck. Allerdings glaube ich, daß auch bei der körperlichen Übung die Abänderung zentraler Apparate von Bedeutung ist. Das geht schon daraus hervor, daß mit der öfteren Wiederholung der Arbeitsleistung Automatisierung und Mechanisierung einhergeht. Wir haben also in der Frage der Arbeitsleistung sowohl die psychischen Momente zu berücksichtigen, als auch den Zustand des jeweilig benutzten körperlichen Apparates. Es ist im Einzelfall nicht leicht zu unterscheiden, was an Ermüdbarkeit, Erholbarkeit, Übungsfähigkeit, Übungsfestigkeit dem einen oder dem anderen zuzuschreiben ist. Hingegen hängen wohl Anregbarkeit und Ablenkbarkeit stets mit zentralen psychischen Faktoren zusammen, welche schließlich auch herangezogen werden müssen, wenn man die Arbeit des täglichen Lebens verstehen will. Im übrigen werden uns die Fragen Übung und Ermüdung anläßlich der Besprechung des Gedächtnisses beschäftigen.

2. Die Sprache.

a) Denken, Begriffe, Sätze.

Das logische Wesen der Begriffe. Begriffsgrundlage, Sinn des Begriffes und Begriffszeichen. Der unsinnliche Pfeiler des Begriffserlebnisses. Wortvorstellungen sind vom Sinn zu scheiden. Der unsinnliche Pfeiler des Begriffserlebens ist nicht eine gefühlsmäßige Totalimpression, sondern eine Bewußtheit (Ach), ein Gedanke (Buehler). Am Satze ist zu unterscheiden der Aussagelaut, die Aussagegrundlage und der Aussageinhalt, der Sinn des Ausgesprochenen. Der Satz ist nicht einfach die Wortsumme. Der Satz als Urteil. Der Satz gibt eine prädikative Beziehung wieder. Die impersonalen Sätze. Unterschied zwischen attributiver und prädikativer Beziehung.

Eine Psychologie der Sprache setzt eine Psychologie des Denkens voraus. Diese soll in Umrissen gegeben werden. Wiewohl man sich klarmachen muß, daß ein tieferer Einblick in diese nur auf Grund einer Trieblehre gegeben werden kann. Diese soll uns aber erst später beschäftigen.

Das formulierte Denken geht in Begriffen und Sätzen vor sich. Eine Denkpsychologie muß sich zunächst mit dem Wesen der Begriffe und Sätze beschäftigen. Im logischen Wesen des Begriffes liegt es, daß er Allgemeingültigkeit und Unveränderlichkeit und Zeitlosigkeit in sich vereinigt. Er steht dem Ich als Gegenstand gegenüber; er wird vom Ich erfaßt, aufgefaßt, ist aber ichfremd, wie das Wahrgenommene. Wir unterscheiden die Begriffsgrundlage, den Sinn des Begriffes und das Begriffszeichen. So sind sämtliche existierende Pferde für den allgemeinen Begriff Pferd Begriffsgrundlage. Inhalt des Begriffes sind die im Begriff des Pferdes enthaltenen Bestimmungen, die gesprochenen Laute sind schließlich das Begriffszeichen. Dem Begriff kommt der Objektscharakter zu, er ist der objektiven Betrachtung zugänglich. Daß es nicht Vorstellungen sind, welche den Kern des psychologischen Begriffserlebnisses ausmachen, ist sicher. Es gibt keine allgemeine Vorstellungen im Sinne Lockes; es gibt nur Einzelvorstellungen. Man wird zwar nicht ausschließen können, daß Vorstellungen stets auftauchen, wenn eines Begriffes gedacht wird, doch haben sie nicht die Stetigkeit, welche dem Begriff zukommt; sie sind mehr oder minder flüchtig; vor allem jedoch erschöpfen sie nicht den Sinn der Begriffe. Die Vorstellungen treten auch im lebhaften Denken sehr zurück und verlieren mit der Zunahme begrifflichen Denkens an Bedeutung. Es bleiben schließlich nur Wortvorstellungen übrig, welche zufolge ihrer sinnlichen Merkmalsarmut eine besondere Stellung einnehmen; es ist aber gar nicht einzusehen, wie man auch von diesen Vorstellungen aus zum Sinn gelangen könnte. Man könnte denken, der Begriff enthalte eine Regel, nach der das Vorstellen vonstatten gehen müsse, so daß erst eine Reihe von Vorstellungen den Sinn des Begriffes erfüllten. Aber auch hier muß ein einheitliches Band vorhanden sein. Man kann also nicht umhin, einen unsinnlichen Pfeiler des Begriffserlebens anzunehmen. Gomperz sucht ihn in einer gefühlsmäßigen Totalimpression. Ich kann mich dieser Auffassung nicht anschließen. Das Wesentliche des Begriffserlebens liegt nicht in dem Gefühl. ACH hat dieses unsinnliche Gedankenerlebnis als Bewußtheit bezeichnet, BÜHLER spricht von Gedanken. Dieser Auffassung gegenüber, der ich mich voll anschließe, spricht G. E. MÜLLER von undeutlichen Vorstellungsbildern, aber wenn mit dem Hervortreten des Denkens die Vorstellungen immer unklarer, undeutlicher werden, so kann man doch wohl kaum in diesen das Wesentliche des Denkens sehen. Zweifellos ist mit dem Auftauchen eines Begriffes eine Reihe von psychischen Erlebnissen mitgegeben. Der Begriff, das Endprodukt von Denkoperationen, enthält gleichzeitig die Aufforderung zu neuen in sich; trotz ihrer logischen Starrheit steht er im Flusse des Erlebens. Sie sind geboren aus Intentionen, welche sich auf eine Begriffsgrundlage richten. Diese Intentionen sind, das sei vorweggenommen, biologisch gegründet, sie sind der Affektivität, dem Triebleben entsprossen. Begriffe bilden, heißt, die wirkliche Welt um eine mögliche erweitern, soweit diese Gegenstand von Handlungen werden kann.

Das über Begriffe Ausgesagte kann mit geringen Abänderungen auf Sätze und ihren Bedeutungsgehalt übertragen werden. Wir unterscheiden zwischen der Aussagegrundlage, dem Aussagelaut und dem Aussageinhalt. Aussagegrundlage sind jene Reihe von Tatsächlichkeiten, welche im Aussageinhalt aufgefaßt und mit dem Aussagelaut bezeichnet sind. Der Aussageinhalt ist der Sinn des Ausgesagten (vgl. hierzu GOMPERZ). Es wäre sehr verfehlt, wenn man meinte, der Satz sei nichts anderes als die Summe der in ihm enthaltenen Worte. Er muß vielmehr als Ganzes gewertet werden, wie auch das Wort nicht als Summe der Einzellaute aufgefaßt werden darf. Die grammatikalische Form des Satzes geht einher mit einem bestimmten logischen und psychologischen Gehalt.

Im Satze ist ein Urteil gegeben. Mit diesem haben wir uns nur zu beschäftigen. Nach ERDMANN ist die Grundform des elementaren Satzes die sprachliche Formulierung der zweigliedrigen prädikativen Bejahung. Urform des Satzes ist: S ist P. Das P wird aber dem S im Urteil eingeordnet. Das elementare Urteil des formulierten Denkens ist demnach die Einordnung eines Gegenstandes in den Inhalt eines anderen. Der Satz: dieses Papier ist vergilbt, ist von der attributiven Verbindung: dieses vergilbte Papier nicht nur grammatisch, sondern auch logisch-psychologisch verschieden. Der attributiven Formulierung fehlt die Aussage. Das Attribut gibt lediglich eine spezielle Bestimmung. Die attributive Verflechtung bedarf einer Ergänzung durch den prädikativen Zusammenhang, der selbständig ist. Die prädikative Beziehung liegt auch mehr im Zentrum der Aufmerksamkeit. Die attributive Bestimmung wird als bekannt vorausgesetzt, wo der Satz der Mitteilung dient. Auch in den sogenannten impersonalen Sätzen, wie: es ist

Krieg (Existenzialsätze) oder: es regnet, es donnert, ist die prädikative Beziehung gegeben. In den Existentialsätzen wird das Sein als prädikative Beziehung hinzugefügt. In den Sätzen: es regnet usw. tritt zu einem Unbestimmten die in dem Verbum ausgedrückte Tätigkeit als Bestimmung hinzu. Es ist klar, daß der Aussagesatz als Grundtypus des Satzes zu gelten hat; es läßt sich mühelos zeigen, daß auch Fragesätze, Wunschsätze die prädikative Beziehung zur Grundlage haben. Es kann nicht Aufgabe dieser Erörterung sein, die ERDMANNsche Lehre ins einzelne zu verfolgen. Sie verdient meines Erachtens den Vorzug vor jenen Urteilstheorien, welche das Wesen des Urteils in einem Als-wahr-Annehmen oder Als-falsch-Verwerfen sieht (BRENTANO), denn den Anspruch auf Geltung erhebt nicht nur das Urteil als solches, sondern jedes seelische Gebilde, und man würde die Besonderheiten der formulierten Sätze verkennen, wenn man als ihr Wesentliches den Anspruch auf Geltung auffassen würde. Das sprachlich formulierte Denken spielt sich also in Urteilen ab; gleichwohl wäre es falsch, Denken und Sprache miteinander zu identifizieren. Schon die Unterscheidung von Begriffszeichen und Begriffsinhalt muß uns vor diesem Irrtum schützen. Andernteils: der sprachlich formulierte oder formulierbare Begriff und Satz ist nur ein Kristallisationspunkt im Flusse eines lebendigeren, fließenderen psychischen Geschehens. JAMES hat das bereits klar formuliert und hat davor gewarnt, die ungeformten (intransitiven) Teile des Erlebens zu gunsten der geformten zu unterschätzen (vgl. hierzu auch den Absatz über das Denken).

b) Die Sprachentwicklung des Kindes.

Schreiperiode. Lallperiode. Beginnen des Sprachverständnisses. Sprachgebrauch zu Mitteilungs- und Bezeichnungszwecken. Die Entstehung der Bedeutungsfunktion. Begriffszeichen als momentane Reaktion einer Richtung auf eine Dingkategorie. Der Weg vom Denken zum Sprechen. Die Sprachlaute als Abbildung des Gemeinten. Die Sprachlaute als Affektwirkung. Die Lautgebärde. Das Bedeutungsbewußtsein als Voraussetzung der eigentlichen Sprache. Die kindliche Sprachentwicklung ist kein unverfälschtes Abbild der menschlichen Sprachentwicklung.

Wirft man einen Blick auf die Sprachentwicklung beim Kinde, so bemerkt man, daß das Kind zunächst seine Empfindungen und Gefühle durch Schreien ausdrückt, dann folgt eine Periode des Lallens, hierauf die Periode der Lautnachahmung, des beginnenden Sprachverständnisses, des Sprachgebrauches zu Mitteilungs- und zu Bezeichnungszwecken. Es zeigt sich nun, daß es in dieser Sprachentwicklung eine Periode gibt, in der die Kinder zwar Sprachlaute äußern, die sie auf dem Wege der Nachahmung übernommen haben, ohne daß ihnen die Bedeutungsfunktion als solche zum Bewußtsein käme. In diesem Stadium wird das Kind das Begriffszeichen einfach aus der Erinnerung produzieren, ohne es als Zeichen aufzufassen. C. und W. STERN sprechen von Scheinbegriffen und schreiben: „Das Kind wendet seine Worte sowohl auf individuelle Gegenstände, z. B. auf die Mutter, und nur auf diese, wie auch auf eine Reihe von Objekten ähnlicher Art, wie z. B. Onkel auch auf alle Männer, pip, pip auf alles ‚Geflügelte' an. Es zeigt ferner, und besonders stark in den allerersten Stadien, den Bedeutungswandel, das ist den sukzessiven Wechsel in der Anwendung ein und desselben Wortes. Zumeist wird hierbei die Bedeutung auch für andere Fälle erweitert, zuweilen auch auf eine geringere Zahl verengt, oder auf einen neuen Fall unter Aufgabe der früheren Bedeutung übertragen." Nach C. und W. Stern fehlt aber dem Kinde auf dieser Stufe das Bewußtsein, daß jedes Wort die Funktion habe, dauernd eine bestimmte Bedeutung zu repräsentieren. Die Benennung sei nur momentane Reaktion, die früheren Erlebnisse wirkten nur unterschwellig nach. Die ersten Wortbedeutungen seien nur Bekanntheitssymbole auf assoziativer Grundlage. Wenn das beim Anblick von Vögeln gelernte pip, pip bald auch auf Insekten ausgedehnt wurde, ohne daß Größen- und Formunterschiede es verhindern konnten, so liegt hier offenbar folgendes Verhalten vor: Das Kind richtet sich auf eine Dingkategorie, innerhalb derer zu differenzieren es kein Interesse hat, und produziert für diese ein uns nicht geläufiges Begriffszeichen. Das Begriffszeichen besagt für das Kind etwa „das Geflügelte". Damit ist aber keineswegs gesagt, daß das Kind nun etwa den Vogel mit dem Insekt gleichstelle oder verwechsle. Hier liegen also Abänderungen an den Begriffszeichen vor. Auch bei den Problemen des Bedeutungswandels der Sprachpsychologie, Problemen, die uns späterhin noch beschäftigen werden, liegt im wesentlichen noch ein Begriffszeichenproblem vor, nicht aber ein Problem der Abänderungen der Bedeutung. Auch die aphasischen Störungen sind Störungen, welche vorwiegend das Begriffszeichen betreffen, wenn auch Rückwirkungen stattfinden von den gestörten Begriffszeichen auf das Denken selbst. Mit aller Schärfe muß daher die Auffassung zurückgewiesen werden, Sprechen und Denken sei dasselbe (Mauthner). Es gibt vielmehr einen Weg vom Denken zum Sprechen (Pick: Über Agrammatismus), einen Weg, den wir uns nur dann klarmachen können, wenn wir uns nach der Beziehung des Wortes zu seiner Bedeutung fragen. In jeder Sprache gibt es eine Reihe von Sprachlauten, welche als eine Nachbildung von Schallqualitäten der Dinge erscheinen, aber in den vollentwickelten Sprachen sind diese Worte nur in verschwindender Minderzahl. Der Sprachlaut hat im allgemeinen gar keine Abbildungsfunktion gegenüber dem im Sprachlaut Gemeinten. Von einer anderen Reihe von Sprachlauten kann gesagt werden, daß sie der physiologischen Organisation nach mit bestimmten Affekten und Stimmungen einhergehen; es gibt eben, wie man das bezeichnet hat, auch Lautgebärden, und daß die Gebärde enge Beziehungen zur Sprache hat, kann man ja schon daraus ersehen, daß es eine naturgewachsene Gebärdensprache gibt. Es ist sehr wahrscheinlich, daß auch in der Genese der Sprache Laute, welche mit Gebärden im Mundbereiche zusammenfallen, eine Rolle spielen. Freilich können diese beiden Momente nur erklären das Zusammenvorkommen von seelischen Inhalten und gewissen Lauten, nicht aber die Bedeutungsbeziehung zwischen Laut und Bezeichnetem. Hierzu muß ein eigener Akt angenommen werden, wie die Bedeutungsfunktion, oder wie man auch weniger zweckentsprechend gesagt hat, die Symbolfunktion des Gesprochenen. Der Sprachunterricht, den die taubstummblinde HELEN KELLER genossen hat, wird durch das erschütternde Auftreten des Bedeutungsbewußtseins in zwei scharf geschiedene Teile zerlegt. Man darf allerdings nicht die Erwerbung der Sprache durch das Kind gleichsetzen mit der Entwicklung der Sprache. Es ist nachgewiesen, daß das Kind selbständig keine neuen Worte bildet, sondern daß es seine Sprache aufbaut aus dem, was ihm der Erwachsene zuführt. STUMPF hat bei seinem Sohne eine eigenartige Sprache feststellen können, aber auch diese hatte als Grundmaterial Worte, welche der Sprache der Umgebung entstammten. Die ontogenetische Sprachentwicklung beim Kinde ist also keineswegs eine Wiedergabe der stammesgeschichtlichen Entwicklung, denn das Kind trifft ein ganz eigenartiges sprachliches Milieu bereits an. Würde man das in der Sprache der Biologie ausdrücken, so würde man sagen, daß eine cenogenetische Abänderung der Entwicklungsreihe stattgefunden hat. Hierbei darf jedoch nicht verkannt werden, daß der Sprachapparat des Kindes in einer Weise arbeitet, welche durchsichtiger ist als die Arbeitsweise des Sprachapparates des Erwachsenen, und daß wir beim Kinde neben der Übernahme der Umgebungssprache auch Tätigkeitsweisen klar einsehen können, welche in der Sprachentwicklung überhaupt bedeutsam sind. Wenn nach dem berühmten Beispiel von ROMANES das Wort „Quack" von einer gesehenen Ente auf eine Münze übertragen wird, die einen Adler zeigte, und dann auf alle Münzen überhaupt, so ist ein Prozeß in krasser Form dargestellt, der als Bedeutungswandel in der Sprache eine große Rolle spielt. Auch darf man nicht vergessen, daß ja die Aufnahme der Umgebungssprache eine innere Eignung des Kindes voraussetzt. Und wenn der Erwachsene dem heranwachsenden Kinde eine besondere Sprache vorlegt, in der Lautnachahmung, Interjektionen und Lautgebärden eine gewichtige Rolle spielen, und das Kind mit Vorliebe diese besondere Sprache nachahmt, so liegt das wohl in der Besonderheit der kindlichen Sprache, welche wohl einen Hinweis auf die stammesgeschichtliche Entwicklung gibt.

Über die Sprache des Kindes orientieren die ausführlichen Darstellungen von C. und W. STERN, ferner BÜHLER: „Die geistige Entwicklung des Kindes", und die Monographie von C. und W. STERN: „Psychologie der frühen Kindheit".

c) Die Aphasien.

α) Die sensorische Aphasie, das Sprachverständnis und die Paraphasie.

Das Aphasieschema zur vorläufigen Orientierung. Widerlegung der Anschauung, daß Sprachvorstellungen im Gehirn deponiert sind und durch Hirnläsion vernichtet werden. Das Sprachverständnis ist in verschiedenen Stufen aufgebaut. Das gestörte Sprachverständnis in seinen Beziehungen zur Entwicklung der Sprache. Die Sprachmelodie und das affektive Moment der Sprache. Das Wort- und Satzverständnis. Der Satz ist nicht die Wortsumme. Die Störungen der Satzform bei den Sensorisch-Aphasischen. Der style nègre und der style télégraphique, Beziehungen zwischen dem style télégraphique und der primitiven Sprachform. Die Störungen der Wortfindung erfolgen innerhalb der Sphäre, welche einesteils das logisch-sachlich Zugehörige (über- und untergeordnete), anderenteils das räumlich-zeitlich-individuell Zugehörige enthält. Die Paraphasie ist unabhängig vom schlechten Wortverständnis. Das Hinwegsehen des Kranken über seinen Defekt. Die Wiederkehr der Krankheitseinsicht und die amnestische Aphasie. Nicht erledigte Worte werden nachgeliefert. (Mechanismus der Nachentwicklung.) Launenhaftigkeit der Störung. Die Wortfindungsstörung bei der sogenannten motorischen Aphasie. Die literale Paraphasie. Die sensorische Aphasie hervorgerufen durch linkshirnige Läsion. Die Paraphasie als Leistung der rechten Hemisphäre. Die reine Worttaubheit als Läsion beider Wernickeschen Stellen. Die Funktion des Nachsprechens und die allgemeine Bedeutung des sogenannten transcorticalen Typus. Besinnungslose Zuwendung zur Außenwelt. Die Registrierungsfunktion. Verhalten der Registrierungsfunktion bei den transcorticalen Aphasien und bei den Leitungsaphasien. Je rationaler eine Funktion ist, desto leichter kann sie gestört werden. Das instinktferne Nachsprechen. Beispiele für Paraphasien.

Es muß daran festgehalten werden, daß die Sprache deskriptiv-psychologisch nicht erschöpft ist in einer assoziativen Beziehung zwischen dem Sprachlaut und dem, was er bezeichnet, sondern daß vielmehr eine bestimmte Bedeutungsbeziehung vorhanden ist. Nur die Berücksichtigung dieser Bedeutungsbeziehung ermöglicht ein Verständnis der so wichtigen Tatsachen der Hirnpathologie, die ihrerseits wieder eine wesentliche Förderung der Probleme ermöglichen. Wir unterscheiden in der Pathologie ein sensorisches (das Wernickesche) Zentrum von dem motorischen (dem Brocaschen) Zentrum. Das Wernickesche Zentrum liegt im hinteren Drittel der ersten Temporalwindung und erstreckt sich vielleicht über die angrenzenden Partien der zweiten Temporalwindung. Das Brocasche Zentrum liegt am Fuße der dritten Stirnwindung. Läsion der Wernickeschen Stelle macht sensorische Aphasie, d. h. die Kranken verstehen Gesprochenes nicht, sie sind worttaub. Gleichzeitig sprechen sie mit Verstümmelungen der Worte (Paraphasie). Der motorisch Aphasische hat die Sprechfähigkeit verloren, es ist ihm unmöglich, seine Gedanken in die entsprechenden Artikulationen einzukleiden. Die klassische Lehre von der Aphasie hat ein Aphasieschema entworfen, es ist das Wernicke-Lichtheimsche Schema, das ich in folgendem wiedergebe, weil es eine vorläufige Orientierung über das Tatsachenmaterial ermöglicht (Abb. 5). Im strengen Sinne ist es nicht richtig. Aber wir werden im folgenden versuchen, dieses Schema mit psychologischem Gehalt zu erfüllen. *A* ist das Zentrum für die Worterfassung, *B* das Zentrum für die Artikulation. *A* und *B* sind mit einem Begriffszentrum *C* verbunden, wobei die Leitung von *A* nach *C* und von *C* nach *B* führt. Außerdem gibt es eine Verbindung von *A* nach *B*, welche dem Nachsprechen dient. Zerstörung unterhalb von *A* (1) verhindert, daß die Wortklänge bis zum Wortklangzentrum gelangen, es kommt daher nicht zu einer Auffassung der Worte; hingegen kann *A* seinen regulierenden Einfluß auf *B* und *C* ausüben, so daß es nicht zur Paraphasie kommt. Das wäre also das Bild der subcorticalen sensorischen Aphasie, der reinen Worttaubheit. Zerstörung von *A* macht sensorische Aphasie (2). Zerstörung der Leitungsbahn von *A* nach *C* (3) verhindert, daß die Wortklänge aufgefaßt werden, läßt aber die Leitung von *A* nach *B* ungestört, so daß gutes Nachsprechen bei aufgehobenem Wortverständnis vorhanden ist (transcorticale sensorische Aphasie). Störung der Leitung zwischen *A* und *B* beeinträchtigt das Nachsprechen (Leitungsaphasie) (4). Zerstörung der Bahn zwischen *B* und *C* bewirkt bei gutem Nachsprechen Sprechunfähigkeit (transcorticale motorische Aphasie) (5). Zerstörung von *B* bewirkt motorische Aphasie (6). Ist die Leitung von *B* abwärts betroffen, so entsteht Sprechunfähigkeit bei gut erhaltenem innerem Wortbild (subcorticale motorische Aphasie) (7).

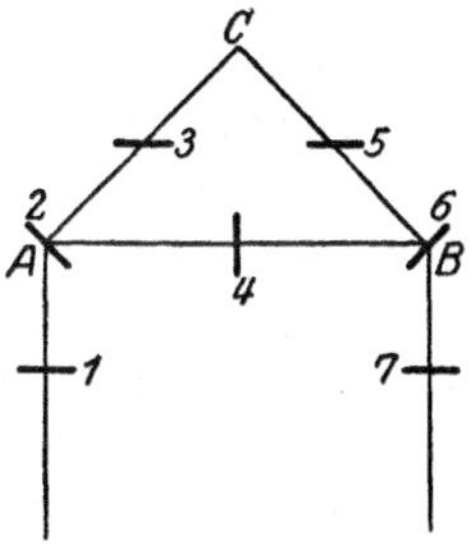

Abb. 5. Schema der „Klassischen" Aphasieformen.

Die ursprüngliche Auffassung war die, daß in diesen Zentren die Vorstellungen deponiert seien. An der BROCAschen Stelle sollte das motorische Wortbild, an der WERNICKEschen die Klangvorstellung deponiert sein. WERNICKE erwägt sogar, ob nicht jede Vorstellung in einer einzelnen Zelle deponiert sein könne. BERGSON hat jedoch derartige Vorstellungen widerlegt. Es gibt ja Fälle, in denen nur die Anfangsbuchstaben eines Wortes nicht gefunden werden, auch ist es immer wieder aufgefallen, daß unter dem Einfluß von Affekten eine ganz andere Zahl von Worten zur Verfügung steht als ohne solche. Aphasische, die nicht sprechen können, können singen. Die Beobachtung, daß ein Aphasischer, wenn er das Wort „nein" sagen soll, verzweifelt ausruft: „Ich kann nicht nein sagen", beleuchtet blitzartig die ganze Situation. Man muß ganz grundsätzlich den Standpunkt festhalten, daß bei den Aphasien keine Vorstellungen vernichtet werden, sondern daß Prozesse, welche zum Sprechen führen, nicht zur vollen Entwicklung kommen,

Gerade im Gebiete der Sprache gibt es wiederum eine architektonische Gliederung einander überbauender Strukturen. Besonders schön läßt sich das in bezug auf das Sprachverständnis nachweisen. PICK hat gezeigt, daß es schon rein deskriptiv eine Stufenreihe von

Vorgängen gibt, welche in ihrer vollen Vollendung zum Wortverständnis führen. Bei dem schwersten Grade der Störung werden Worte und die Sprache überhaupt nur als Geräusche aufgefaßt. Der Kranke versteht nicht nur nicht, sondern er weiß auch nicht einmal, daß es Worte sind, welche verstanden werden sollen. Auf der nächsten Stufe hat er wenigstens das Verständnis, daß es sich um Worte handelt (Wortlautverständnis). Er weiß also, daß es sich um Zeichen handelt, aber nicht, was durch dieses Zeichen bezeichnet wird. Auf dieser Stufe ist, was bedeutsam ist, der Kranke doch wenigstens imstande, die Affektlage zu verstehen, die durch das Sprechen ausgedrückt wird. So kann er, ohne den Sinn zu erfassen, die Sprechmelodie erkennen; er wird etwa auf drohend gegen ihn gerichtete Worte mit einer Entschuldigung, auf Fragen mit einer Antwort reagieren; man kann das dadurch nachweisen, daß man einen indifferenten Satz dem Patienten bald in diesem, bald in jenem Tonfall vorspricht. Derartige Erfahrungen legen es nahe, einen besonderen Akzent auf die Sprachmelodie zu legen. KRUEGER hat ja in genauer Weise gezeigt, welche Bewegungen der Tonhöhen mit der Sprache einhergehen; zweifellos gibt es eine Sprachmelodie, wenn auch die von KÖHLER festgestellte Tatsache zu denken gibt, daß Menschen, denen jede Fähigkeit fehlt, Tonhöhen zu erkennen und Musikalisches zu erfassen, ein ungetrübtes Sprachverständnis haben. KÖHLER selbst sucht ja diese Erscheinung mit der Annahme zu erklären, es käme nur auf die Vokalität und nicht auf die Tonhöhen an (siehe oben). Aber wie dem auch sei, für das Sprechen sowie für das Sprachverständnis ist jedenfalls ein affektives Moment außerordentlich wesentlich, das sich in dem ausdrückt, was wir als Sprachmelodie bezeichnet haben. Es liegt sehr nahe anzunehmen, daß wir es hier mit einem sehr primitiven und ursprünglichen Moment des Sprachverständnisses zu tun haben, das mit einem Verständnis für Ausdrucksbewegungen die engste Verwandtschaft hat. Ein Tier fängt an, kläglich zu winseln, wenn man eine Zeitlang in betrübtem Tone auf es einredet. Ähnliches bei Kindern. In der Sprache bleibt ein primitives Element erhalten, und dieses primitive Element verstehen wir ja auch abseits der Worte. Wir verstehen unmittelbar den Schmerzensschrei der gequälten Kreatur und auch das lustvolle Stöhnen, aber auch das Schreien und Lallen des Kindes. Wir werden hier wieder darauf verwiesen, daß die Ausdrucksbewegung und die Lautgebärde für die Genese der Sprache von Bedeutung sind. Die Feststellung von PICK, daß es nun auf der nächsten Stufe zu einer Echolalie (zwangsmäßigem Nachsprechen) und einer Echolalie im fragenden Ton kommt, erinnert uns daran, daß ja in der Sprachentwicklung des Kindes die Nachahmung eine so bedeutsame Rolle spielt. Aber sie lehrt auch, daß auf primitiven Stufen Bild und Tun die engste Beziehung zueinander haben. Jede Wortvorstellung enthält auch den Keim zu einer

Innervation. Nun kann das Sprachverständnis auch ein unvollständiges sein, und hier muß wiederum beachtet werden, daß der Satz nicht einfach als Wortsumme aufgefaßt werden darf; ebenso wie beim Sprechen des Satzes dem Sprechenden die Gesamtvorstellung des Satzes bereits vorschwebt (Gesamtvorstellung von WUNDT), so wird auch der Satz als Ganzes aufgefaßt und nicht seine einzelnen Teile; wir sehen auch in der Pathologie gar nicht selten, daß Wortverständnis und Satzverständnis einander nicht parallel gehen. Hierbei mag an den allgemeinen Gesichtspunkt erinnert werden, daß wir nicht das Recht haben anzunehmen, in der kindlichen und in der stammesgeschichtlichen Sprachentwicklung ginge das Wort dem Satze voraus. Allerdings knüpft das Verständnis des Satzes sehr häufig an einzelne Worte an, von denen aus wiederum die anderen Worte eine plötzliche Beleuchtung erfahren (BÜHLER), und nach WARTENSLEBEN tritt die Satzbedeutung beim Übersetzen aus dem Lateinischen erst auf, nachdem die Bedeutung mehrerer Worte vorhanden war. Es kann aber das Verständnis des ganzen Satzes auftauchen, bevor einzelne Worterlebnisse da sind. Auch müssen die kindlichen Ausrufe, wie etwa Wasser, Brot, durchaus als Einwortsätze aufgefaßt werden, denn diese Rede heißt entweder: da ist Wasser, oder: gib mir Brot. Es gibt auch ein Satzverständnis und wahrscheinlich auch isolierte Störungen des Satzverständnisses. So war ein Patient von SALOMON bei sonst gutem Sinnverständnis nicht imstande zu unterscheiden, ob ein Satz grammatikalisch richtig oder falsch gebaut sei. (sensorischer Agrammatismus). Wahrscheinlich stehen wir erst im Anfang eines Verständnisses für diese Störungen. Im Falle SALOMONS handelt es sich allerdings vermutlich um eine motorische Aphasie. Die Frage des Agrammatismus, welche noch viele Unklarheiten aufweist, ist neuerdings von ISSERLIN ausführlich behandelt.

Schließlich steht ja auch der Satz nicht isoliert, er ist in andere Sätzen, ja in einer Gesamtsituation eingeschlossen. Beobachtet man unter diesem Gesichtspunkt die Äußerungen des Alltags, so sind sie, aus der Situation herausgelöst, geradezu häufig unverständlich.

Wesentlichere Aufschlüsse erhalten wir durch das Studium der Störungen der Satzbildung und Wortfindung. Die sensorische Aphasie zeigt nicht nur, wie erwähnt, Störungen des Sprachverständnisses, sondern es sind auch Störungen der Wort- und Satzbildung bei ihr nachweisbar. In bezug auf die Störung der Satzbildung verdienen besonders jene Fälle Interesse, in denen die Worte bereits richtig gebraucht werden, wo es jedoch nicht zur richtigen grammatikalischen Formung kommt, sei es nun, daß die einzelnen Worte nur nebeneinander stehen, die Verba in Infinitivform (style télégraphique), sei es, daß die Grammatisierung völlig ungeordnet vonstatten gehe (style nègre). Dabei kann die Wortfolge (style télégraphique) der primitiven Wortfolge, der Gebärdensprache, oder dem kindlichen Agrammatismus entsprechen. Im Grunde handelt es sich also um eine Rückkehr zu einer primitiveren Sprachform.

Noch eigenartiger sind die Störungen der Wortfindung, die wir eingehender besprechen müssen. Schon die grobe klinische Untersuchung ergibt, daß die Wortvertauschungen, die wir bei der sensorischen Aphasie antreffen, nicht regellos vonstatten gehen. Sehr häufig tritt an Stelle des gemeinten Wortes eines auf, das wenigstens der gleichen Sphäre zugehört. So an Stelle des Wortes Tisch das Wort Sessel, also ein beigeordneter Begriff; aber es kann auch an Stelle des Wortes Tisch das Wort Tuch auftreten, das auf einen Gegenstand hinweist, der mit dem Tisch häufig beisammen ist; oder auch das Wort Holz, aus dem ja der Tisch besteht; oder es können auch Teile genannt werden, etwa Fuß oder Platte. Häufig erscheint der übergeordnete Begriff: Möbel. Gelegentlich auch das Untergeordnete: Spieltisch. Gelegentlich taucht auch das richtige Wort auf, doch sagt der Patient hierzu: „nein, das ist es nicht.“ Wir können also kurz so zusammenfassen, daß innerhalb der Paraphasie ein Abgleiten innerhalb des logischen Kreises erfolgt, oder innerhalb der individuellen raumzeitlichen Zusammenhänge. In den ersten Stadien der Erkrankung weiß der sensorisch Aphasische nichts von seinem Defekt, er spricht darauf los, er hat einen Sprechdrang, der allerdings meist erst auf Anregung hin einsetzt. Man darf nicht glauben, wie man ursprünglich gemeint hat, der Kranke wähle nur deshalb falsche Worte, weil er durch seine Störung des Sprachverständnisses seinen Irrtum nicht bemerke. Das ist schon deswegen unrichtig, weil es Fälle gibt, die paraphasieren, auch wenn das Sprachverständnis wenigstens teilweise schon wieder hergestellt ist. Auch das Nichtbemerken des Defektes läßt sich wohl nur aus der Einstellung zum Drauflosreden verstehen. Wir haben hier ein bedeutsames Beispiel für jene von ANTON beschriebene Tatsache vor uns, daß durch die Läsion selbst psychologische Einstellungen erzwungen werden, welche zur Nichtbeachtung des Defektes führen (s. S. 45). Diese Einstellung zum Drauflosreden hat PICK hirnphysiologisch erklärt, indem er annahm, es falle der hemmende Einfluß des sensorischen Zentrums auf das motorische weg. Psychologisch stellt sich jedenfalls der Sprechdrang als eine Art Zwang dar, wenn auch der Patient das Bewußtsein nicht verliert, daß er der aktiv Sprechende ist. Wenn auch neurologisch der Wegfall von Hemmungen angenommen werden muß, so stellt sich psychologisch der Sprechdrang doch als eigene Leistung, als ein Mehr an Antrieb dar. In einem späteren Stadium wird dem Patienten die Störung der Wortfindung bewußt. Sein Impuls entgleist in die falschen Worte, trotzdem er das Richtige meinte. Er kann dann in immer neuen Anstrengungen zu dem richtigen Wort zu kommen trachten, wobei man förmlich sieht, wie er suchend innerhalb der Sphäre hin und her irrt. Bei den rein amnestischen Formen ist schließlich der Patient imstande, die falschen der Sphäre angehörigen Worte zurückzuhalten, sie kommen ihm nur als Zwischenerlebnisse zum Bewußtsein und in leichten Fällen wird über solche Zwischenerlebnisse verspätet das richtige Wort gefunden. Es wäre übrigens irrig, wollte man meinen, daß sich die Verschiebungen in diesem Stadium nur auf das Wort als Ganzes beziehen, vielmehr sieht man gar nicht selten, daß nur die eine Worthälfte auftaucht und nur an der anderen Worthälfte Umgestaltungen sich geltend machen, welche wiederum rein lautlicher Natur sein können. Ich werde späterhin noch ausführen, daß wahrscheinlich jede Wortfindung derartige Zwischenstufen durchläuft, und das was hier von den Begriffszeichen gesagt wird, wohl auch von dem Begriffsinhalt gilt, dem Sinn des Begriffes, nur daß bei der Aphasie eben es sich um Störungen des Begriffszeichens und nicht um Störungen der Sinngewinnung handelt. Man sieht übrigens bei derartigen Untersuchungen gar nicht selten, daß gerade jene Worte oder Wortteile, die vergeblich gesucht werden, später doch auftauchen. So wäre rein schematisch folgende Reihe denkbar, wenn das Wort Lampenschirm gesucht wird: Feuerschutz, Feuerscharm, Feuerschirm, Lanpenschirm, Lampenschirm. Hierbei ist es so, daß jene Teile, die bereits ihre volle Entwicklung gefunden haben, keine paraphasische Verstümmelung erleiden, während das noch nicht Entwickelte solche Umgestaltungen einzugehen noch fähig ist. Man trifft hier den gleichen Mechanismus, den Pötzl bei seinen experimentellen Traumversuchen aufgefunden hat. Bei tachistoskopischer Exposition von Bildern wird das, was sofort aufgefaßt wird, nicht mehr in den Träumen verarbeitet, wohl aber das noch nicht Aufgefaßte. Offenbar handelt es sich um einen weitverbreiteten Mechanismus, den wir als den der Nachentwicklung bezeichnen können. Selbstverständlich spielen in diese Fehlreaktionen auch noch perseveratorische Einflüsse mit hinein. Es ist bemerkenswert, daß eine Bezeichnung, die dem Aphasischen jetzt gelingt, ihm eine Minute später völlig unerreichbar sein kann. In der interessanten Beobachtung von Naville sagt der von seiner totalen (sensorischen und motorischen) Aphasie geheilte Dr. Saloz: „Ich bin niemals in der Lage im vorhinein zu wissen, ob ich mich ausdrücken kann oder nicht.“ Auch folgende Ausführungen dieses Arztes sind bemerkenswert: „Ich hatte oft den Eindruck, den Buchstaben, die Silbe oder das Wort in der Gewalt zu haben, aber durch einen plötzlichen Ansturm wurde der psychologische Weg plötzlich verschüttet, verengt, unwegsam, oder durch bestimmte Umstände behindert.“ Er habe die Erinnerung, „daß alles verwischt war . . . außer einigen Worten wie ja, nein, danke, wie es Ihnen beliebt, konnte ich nichts sprechen oder schreiben, und darüber hinaus hatte ich auch nichts in Worten zu sagen. Ich hatte alle meine

Gedanken und Ideen, aber nicht deren Symbole, aber der Sinn oder die Ahnung des Wortes oder des Buchstabens blieb mir, wie die Erinnerung eines fernen Wiederhalls, die mich an die Sache erinnerte. Ich hatte also die Erinnerung an das Wort verloren, aber es blieb mir das Bewußtsein des Platzes, den es einzunehmen hatte."

Man kann also nicht wohl von einem Verlust der Erinnerungen sprechen, ein Gedanke, der an die Spitze dieser Ausführungen gestellt wurde. Das letztgenannte Beispiel führt auch hinüber in die Störungen der Wortfindung bei motorischer Aphasie, bei denen die literalen Paraphasien wohl auf ähnliche Art und Weise zu erklären sind. Der gleiche Arzt erklärt, daß er an Stelle des Wortes Marasquin immer marasquecin, oder Mascarin sagen mußte, wobei ihm klar war, daß das Wort mit m beginnt, ohne daß er die Reihenfolge der verschiedenen Buchstaben treffen konnte. Häufig hatte er den Eindruck, daß zwischen Buchstaben, Silbe und Wort eine schwer überwindbare Unstimmigkeit bestehe. Fügen wir noch hinzu, daß beim Nachsprechen sensorisch Aphasischer sehr häufig ähnliche Störungen zustande kommen, wie bei der Wortfindung dieser Kranken.

So hätten wir die sensorische Aphasie in ihren psychologischen Grundzügen dargestellt und wir haben uns nun die wichtige Frage vorzulegen, wie denn dieser Mechanismus hirnpathologisch zu deuten sei. Die paraphasische Sprache des sensorisch Aphasischen wird gegenwärtig mit gutem Grund von den meisten Forschern als eine Leistung der rechten Hirnhemisphäre aufgefaßt, wenn auch betont werden muß, daß diese Annahme noch nicht völlig gesichert ist, und da ist es wiederum bedeutsam, daß das Hinzutreten des linkshirnigen Zentrums nicht als einfache Addition psychischer Leistungen aufzufassen ist, sondern daß die primitive Funktion auf eine höhere Stufe gehoben wird. Es ist bemerkenswert, daß die Paraphasien schwinden, wenn eine Läsion des rechten Hirnes eintritt. Doppelseitige Läsion des sensorischen Sprachzentrums macht reine Worttaubheit. Übrigens auch ein schlagender Beweis gegen die Auffassung, Paraphasien kämen dadurch zustande, daß die Kontrolle über das Gesprochene mangelhaft sei. Das Aphasieschema erweist sich diesen Tatsachen gegenüber als falsch. Die subkortikale sensorische Aphasie, die reine Worttaubheit, kommt nicht durch subkortikale Läsion zustande.

Wir wenden uns nun der Funktion des Nachsprechens zu. Man muß das Nachsprechen in verschiedenen Staffeln angelegt denken. Es gibt ein besinnungsloses Nachsprechen auf Anhieb, das man auch als Echolalie bezeichnet. Pick hat sich mit diesem eingehend beschäftigt. Nach dem Schema beruht dieses Nachsprechen auf der direkten Verbindung *A B*. Ähnliches Nachsprechen treffen wir bei den sogenannten transcorticalen Formen der Aphasie. Wenn auch das Schema hier wiederum nicht vollständig zutreffend ist, so werden wir jedenfalls auf eine cerebrale Dissoziation von Funktionen aufmerksam gemacht, der eine allgemeine Bedeutung zukommt. Auch auf anderen Gebieten gibt es eine Art besinnungsloser Zuwendung zur Außenwelt, so etwa bei gewissen Formen der Amentia, welche nach Art eines Phonographen oder eines photographischen Apparates registrieren, ohne etwas eigenes hinzuzufügen. Diesem Typus kann man einen anderen entgegenstellen, bei dem vorwiegend diese Registrierungsfunktion gestört ist und das Erleben vorwiegend von innen her bestritten wird. Nun darf man allerdings das gewöhnliche Nachsprechen nicht als primitive Funktion ansehen. Im Sinne des Schemas geht das Nachsprechen über *C*, worauf BLEULER zum erstenmal hingewiesen hat. So kann denn auch die Leitungsaphasie des Schemas, deren wesentlichstes Symptom schwere Paraphasie beim Nachsprechen ist, nicht erklärt werden durch eine Unterbrechung der Verbindungen von *A* nach *B*, obwohl auch das Nachsprechen auf Antrieb gestört ist, und es hat sich auch in der Tat gezeigt, daß nicht die weißen Fasermassen zwischen *A* und *B* in derartigen Fällen lädiert sind. Im Falle von LIEPMANN und PAPPENHEIM fand sich vielmehr eine Läsion in der Gegend der linken Querwindung.

Es ist nun sehr bemerkenswert, daß diese Kranken zwar spontan sprechen oder wenigstens relativ frei sprechen, während sie bei der scheinbar einfacheren Tätigkeit des Nachsprechens versagen. LIEPMANN und PAPPENHEIM vertreten den Standpunkt, hier müsse eine psychologisch gerichtete Erklärung versagen; aber es muß doch betont werden, daß das spontan Gesprochene in ganz anderem Maße aus instinktiven Bedürfnissen erfolgt, als das willkürlich Nachgesprochene. Also auch hier würde die vorsatzmäßigere Funktion gestört sein. Das Nachsprechen, das hier gestört ist, darf nicht verglichen werden mit dem Nachsprechen, das bei den transcorticalen Aphasien erhalten ist. Dieses, der Echolalie nahestehend, stellt eine besonders primitive Funktion dar, die offenbar erst dann zutage tritt, wenn die Spontansprache abgebaut ist. So wird es auch erklärlich, daß bei der Leitungsaphasie das Nachsprechen auf Anhieb gleichfalls versagt.

Die Fehler, die bei der Leitungsaphasie begangen werden, sind nun sehr nahe verwandt mit denjenigen Fehlern, die man bei den Störungen der Wortfindung und der Spontansprache bei sensorisch aphasischen Typen antrifft. Deshalb sei für alle diese Störungen gemeinsam ein Beispiel gegeben, das einer in Rückbildung begriffenen sensorischen Aphasie entnommen ist.

Objektbezeichnungen (Papier): Den Moment kann ich nicht sagen, ein Papier, ein Rechenpapier (Neuerliche Aufforderung): Ein Rechenstift. (N. A.): Ein Reichen. (N. A.): Ein weißes Papier. (Taschenuhr.) Ich weiß ja doch, ich bin so nervös, ich kann's nicht sagen, die Feder. (Die Patientin hatte vor diesen beiden Aufgaben einen Federstiel richtig bezeichnet und hatte auf eine vorgezeigte Nadel zunächst mit Feder perseveriert und dann richtig bezeichnet.) (N. A.): Ich kann ja so diese floh... ich kann's nicht sagen, es ist etwas ja jedesmal. (N.A.): Ich kann's nicht gleich sagen. (Sehr erregt.) Es ist doch so etwas klei was man sofort muß, in einer Viertelstunde hab ich alles gut, es ist so weich, und oft schwere Sachen ganz leicht. (N. A.): Das ist doch oft von zuhause, die Nur, die Nur ist's nicht, ich kann's dem Moment nicht sagen. (Wissen sie's?) No gewiß. (Woraus gemacht.) Es ist so die Flasche und dann die Zieher, weiß ich nicht. (Zeigt mit der Hand auf die Zeiger. Nimmt die Uhr in die Hand.) Die Zeiger und alles, kann nicht sagen, wo sie ist, ich seh nicht alles, das Glas, die Uhr, die Uhr ist's richtig. (Was ist es also?) Die Uhr.

An diesem Beispiel sieht man zunächst die Perseverationstendenz. Der Ausdruck Feder drängt sich wiederholt vor. Wichtiger ist, daß die Patientin außerstande ist, das vorhandene Wortmaterial in denjenigen Zusammenhängen zu bringen, die sie beabsichtigt. So gelingt es ihr nur vorübergehend, das Papier richtig zu bezeichnen, dann kommt eine von ihr wahrscheinlich nicht beabsichtigte Zusammensetzung: Rechenpapier, die wiederum zum Teil perseveratorisch auf das Nebengeleise Rechenstift führt, wobei für diese Assoziation vielleicht maßgebend sein kann, daß die Vorstellung des Federstiels noch nachwirkt. Das nächste Wort, Ein Reichen, ist zum Teil Perseveration; bemerkenswerterweise aber schon abgeändert durch den Vokal des nächstfolgenden Wortes: „ein weißes Papier." Man kann also ohne weiteres erkennen, daß das nächst auftauchende Wort bereits irgendwie schon da sein muß; auch das nächstfolgende Beispiel ist beachtenswert. Hier findet die Patientin an Stelle der gesuchten Bezeichnung Uhr das Wort Nur, es tritt also wiederum die Unfähigkeit hervor, das zweifellos gegebene Richtige reinlich herauszuschälen. Als sie das Uhrglas bezeichnen will, kommt ihr die assoziativ verwandte Bezeichnung Flasche, von dort aus findet sie erst das Wort Glas und mittels dieser assoziativen Hilfe gelingt schließlich die Weckung des richtigen Wortes.

Als die Patientin gefragt wird: (Was gibt es für Vögel?) Baum . . . Gern . . . Halt von . . . Rau . . . Halt Leder . . . Halt Nadel . . . Halt Laubbäume. (N.A.): Laubbäume, Nadelbäume, nicht sagen, Gesträuche auch . . . (N.A.): Mein Gott, die Bäume, Laubbäume, Nadelbäume. (Was gibt es für Tiere?) Bitte ganz wo anders gedacht, nicht daher. (N.A.): Tiere, es gibt Wurßel, Kritzig, Grinzing, Papperln, Mannstl. (N.A.): Schwalben. (N.A.): Spitzeln, diese Spatzen. (N.A.): Rotkrekel, Krokel.

Dieses Beispiel ist aus folgenden Gründen bemerkenswert. Die Patientin scheint die Frage nach den Vogelarten überhaupt nicht zu verstehen; die nachfolgende Frage nach den Tieren wird aber in einer

Art und Weise beantwortet, aus der hervorgeht, daß die ursprüngliche Frage gehaftet haben muß. Ich habe ja bereits hervorgehoben, daß das scheinbar Nichtaufgefaßte doch in einer primitiven Form aufgefaßt werden kann. Man beachte übrigens auch, in welcher Weise das intendierte Wort Rotkehlchen entstellt wird. Man hat bei derartigen Sprechproben entschieden den Eindruck, daß innerlich sozusagen ein richtiges Wortbild gegeben sei, das aber nicht erweckt werden kann. Dabei werden die einzelnen Teile des Wortes durcheinander gewürfelt, wobei einzelne Laute verdoppelt, andere weggelassen werden. Daneben gibt es Umstellungen. Die Sache ist wichtig genug, um sie noch durch Beispiele zu belegen. Es werden der Patientin jetzt Abbildungen gezeigt. (Schmetterling) Blatter ... Bletternis, fletternis, alle diese Sachen merke ich mir nicht, Bletternis, fletternis, ich weiß, daß es Flatter so lange Jahre gar nicht gemacht hat. Blatter ... (Lampe) + (Geige) Bei ... Drei ... Dreim ... Fettamme, Geige und Bogen dazu. (Raupe) + (Schmetterling) Fleder, Fledermaus, nicht bitte bleib dabei, Ble Fledermaus. (Geige) Violine. (Tasse) Kanne, Kaffeetasse, eine Tasse.

In diesem Beispiel sieht man, daß die Patientin durch die assoziativ verwandte Vorstellung Fledermaus in der Bezeichnung des Schmetterlings gestört wird, doch sieht man auch hier, daß das richtige Wort irgendwo gegeben sein muß, denn es sendet das tt in das Ausgesprochene, und die Silbe ling erscheint als nis im Worte. Beachtenswert ist, daß bei der Bezeichnung der Geige die vorausgehenden Worte vorübergehend perseveratorisch sich melden, in dem sonderbaren Wort Fettamme. Freilich ist es in einer solchen Reihe nicht immer möglich, alle Details aufzuklären, denn auch bei derartigen Patienten wird nicht jedes Zwischenerlebnis zum Worte. Von den letztgenannten Störungen aus können wir zu einem Verständnis der Störungen bei der motorischen Aphasie gelangen, denn bei dieser wird ja das Wort buchstabenmäßig verstümmelt (literale Paraphasie), doch müssen wir annehmen, daß auch hier hinter dem verstümmelten Worte das Bewußtsein des richtigen ruht; wir dürfen annehmen, daß bei der motorischen Aphasie das gleiche stattfindet in bezug auf Buchstaben und Wortbruchstücke, was bei der sensorischen in bezug auf Worte und größere Wortbruchstücke. Freilich wäre das noch ins einzelne zu verfolgen. Von diesen Gesichtspunkten aus ergeben sich aber wichtige Möglichkeiten für das Verständnis des normalen Versprechens. Auch beim Versprechen ist ja das richtige Wort gegeben, aber es wird durch andersartige Tendenzen gehindert, sich voll durchzusetzen.

β) Die motorische Aphasie.

Die Kranken ohne Sprechfähigkeit haben doch einzelne Worte und Laute, aber sie beherrschen sie nicht. Der Mangel an Antrieb bei den corticalen und transcorticalen Formen. Die sogenannte innere Sprache. Die Fähigkeit der Motorisch-

Aphasischen zum Lesen und Schreiben. Ist diese Verschiedenheit auf Verschiedenheit des psychologischen Typus zurückzuführen? Die Einteilung CHARCOTs in visuelle, akustische und motorische Typen. Der Typenunterschied ist kein durchgreifender. Die Beziehung des akustischen Wortbildes zur Innervation. Die allgemeine Beziehung des Bildes zur Innervation. Der Identifizierungstypus und der Objekttypus. Die relative Sonderung von Bild und Innervation. Die Bedeutung des funktionellen Momentes für die Aphasien. Neben dem funktionellen muß das lokalisatorische Moment zur Deutung der verschiedenen Aphasieformen herangezogen werden. Schwierigkeiten der Abgrenzung der sensorischen von der motorischen Aphasie.

Wenden wir uns nun der motorischen Aphasie zu. Hier steht die Störung der Sprechfähigkeit und die Änderung des Sprechantriebes im Vordergrund. Die Kranken sind unfähig, die Gedanken, die sie haben, in Artikulationen einzukleiden. Die Bildung von Reihen ist selbst bei leichteren Fällen besonders erschwert. Häufig ist der Verlust der Sprechfähigkeit ein vollständiger. Die Kranken ohne Sprechfähigkeit haben doch noch einzelne Laute oder Worte zur Verfügung, deren Tonfall sie zu modifizieren imstande sind; haben sie mehrere Worte, so sind sie doch nicht fähig, sie wahlweise zu gebrauchen. Das Wort hat sie, und sie haben nicht das Wort. Der Kranke beherrscht nicht seinen Sprachschatz. Er kann nicht einzelne Worte aus einer Phrase, die ihm als Ganzes geläufig ist, gebrauchen. Er kann Einzelworte, die ihm zur Verfügung stehen, nicht zu einem Satz vereinigen. Er kann nicht trennen und zerlegen. Auch hier gibt es Fälle mit erhaltenem Nachsprechen, die transcorticalen motorischen Aphasien. Bei ihnen wird ein Symptom besonders deutlich, das auch der motorischen Aphasie als solcher zukommt, der Mangel an Sprechantrieb. Es ist nicht ausgeschlossen, daß bei diesen Fällen eine Läsion des Stirnhirns vorliegt, dessen Beziehung zum Antrieb wir ja bereits wiederholt erörtert haben.

Der motorisch Aphasische ist im allgemeinen nicht imstande zu schreiben. BASTIAN hat aber bereits darauf verwiesen, daß dies nicht ausnahmslos gilt. Er schreibt gelegentlich mit der gleichen Wortverstümmelung mit der er spricht, aber die Schreibfähigkeit ist erhalten. Man sieht in der Fähigkeit zu lesen und zu schreiben, sowie in der Möglichkeit die Silbenzahl eines geforderten Wortes anzugeben, einen Hinweis darauf, daß die innere Sprache vorhanden sei. Man hat solche Fälle als subcorticale Form gekennzeichnet, aber die Deutung dieser Formen als subcorticale ist anatomisch nicht haltbar. Immerhin bliebe die Möglichkeit offen, daß es sich um besonders lokalisierte corticale Herde handle. Aber noch eine andere Erklärungsmöglichkeit besteht. CHARCOT hat die Menschen in drei Gruppen eingeteilt. In visuelle, auditive und motorische, bei den visuellen spiele sich die Denktätigkeit vorwiegend in optischen Bildern ab, bei den auditiven in akustischen, bei den motorischen in Bewegungsvorstellungen. Akustische und motorische Vorstellungsweisen finden sich meist in einem Individuum vereinigt. Es wäre denkbar, daß der Moteur bei der motorischen Aphasie stärkere Störungen in bezug auf Lesen und Schreiben zeige. Wären aber diese Annahmen richtig, so müßten solche Patienten ja auch besonders schwere Störungen des Wortverständnisses zeigen. FREUD hat aber mit Recht hervorgehoben, daß es keinen Fall motorischer Aphasie gebe, bei dem das Sprachverständnis völlig aufgehoben sei. Der Typenunterschied könne also kein durchgreifender sein. In der Tat hat G. E. MÜLLER gefunden, daß unter bestimmten Bedingungen sonst Visuelle sich akustisch-motorischer Vorstellungen bedienen und umgekehrt. Auch sonst sieht man immer wieder, daß bei der überwiegenden Mehrzahl des Menschen die eine Vorstellungsart neben der anderen vorhanden ist und meist nur in unerheblichem Grade die eine oder die andere überwiegt.

Zusammenfassendes über Vorstellungstypen bei BÄRWALD und G. E. MÜLLER.

Daß der motorische Typus gleichzeitig auch akustische Bilder überwiegend aufweist, ist deswegen bemerkenswert, weil hier eine wichtige Beziehung der Sensibilität zur Motilität deutlich in Erscheinung tritt. Nur müssen wir uns zunächst klarmachen, was wir unter motorischen Vorstellungen zu verstehen haben, dem offenbar handelt es sich neben Vorstellungen in engerem Sinne auch um rudimentäre Innervationen, welche Empfindungen mit sich führen. In diesem Sinne hat STRICKER, der offenbar ein extrem motorischer Typus war, auf die Bedeutsamkeit der motorischen Sprachvorstellungen hingewiesen. Jedes Wort, das aufgefaßt oder gedacht wird, drängt gleichsam zu seiner motorischen Verwirklichung. Diese Forderung ist eine dringendere, als die Forderung, welche das optische Bild zum Tun in sich schließt. Aber auch bei diesem ist eine enge Beziehung zum Motorischen gegeben. Die Forderung zur Innervation kann eine verschiedene sein. So sieht man bei gewissen Geisteskranken, daß sie akustisch Halluziniertes auch tun. Sie sprechen die Worte, die sie hören, gleichzeitig aus. Auf optischem Gebiete ist das Phänomen seltener. Ich beobachtete eine Kranke, welche eine Kuh halluzinierte und gleichzeitig mahlende Bewegungen mit ihren Kiefern machte. Das ist der Identifizierungstypus der Halluzination, die Handlung richtet sich nicht gegen das Bild, wie bei dem zweiten Typus, sondern führt nur das im Bild Erlebte aus. Man kann also diesen Identifizierungstypus dem Objektivierungstypus entgegen stellen. Im ganzen muß man daran festhalten, daß jedes Bild eine Handlung in sich schließt. Anderenteils setzt offenbar jedes Tun einen sensiblen, sensorischen Eindruck voraus. EXNER hat von Sensomobilität gesprochen und meint damit, daß ohne sensibel-sensorische Anregung die Bewegung nicht zustande komme. Mit cocainisiertem Gaumen kann man nicht schlucken. BERGSON hat diese Ideen weiter verfolgt. Er nimmt an, daß nur das faßbar werde und sensorisch erscheine, was

Gegenstand einer Handlung werden könne. Demgegenüber ist aber doch zu sagen, daß gerade die Erfahrungen bei den Aphasien zeigen, daß eine gewisse Unabhängigkeit zwischen den sensorischen und motorischen Erscheinungen besteht, denn der motorisch Aphasische zeigt zwar Störungen des Sprachverständnisses, diese sind aber im allgemeinen recht geringfügig. Allerdings handelt es sich ja beim motorisch Aphasischen nicht um eine Vernichtung, sondern nur um eine Unterdrückung der Artikulationsfähigkeit. Immerhin erscheint durch das empirische Material die an sich unwahrscheinliche Annahme BERGSONS erschüttert. An der nahen Beziehung des Sensorischen zum Motorischen ist allerdings festzuhalten.

Die Verschiedenheit der Lese- und Schreibstörungen bei den motorischen Aphasien hat man auch damit zu erklären versucht, daß der ungeübte Leser auf das leise Mitsprechen angewiesen sei, der geübte aber nicht. Jener müsse daher beim Eintreten einer motorischen Aphasie schwerere Lese- und Schreibstörungen haben, als der Geübte, der die Sprachbewegungen beim Lesen und Schreiben nicht mehr brauche. Man hat also das sogenannte funktionelle Moment zur Erklärung herangezogen. BASTIAN und FREUD haben es im breiten Ausmaß für die Erklärungen der Aphasien überhaupt verwertet. Eine geübte Funktion soll bei allgemeiner Schädigung eines Zentrums länger bestehen bleiben als eine nichtgeübte. Eine früher erworbene länger als eine spät erworbene. Ein Zentrum, das auf Willensentschluß nicht anspricht, soll auf assoziative Anregung noch ansprechbar sein. So sollten die transcorticalen Aphasien ihre Erklärung finden. Es scheint aber heute bereits sicher zu sein, daß die Differenzen der sogenannten transcorticalen und corticalen Aphasieformen auf Verschiedenheiten des Ortes der Schädigung beruhen. Es muß also die Annahme BASTIANS zumindest ergänzt werden. Die funktionellen Momente, deren Bedeutung außer Frage steht, sind nicht allein für die Erscheinungsweise der Aphasien maßgebend, sondern auch die Zerstörung von Hirnstrukturen, welche organisch gewordenen Funktionseinheiten entsprechen. Daß sich letzten Endes auch diese organischen Funktionen psychologisch erfassen lassen, habe ich bereits wiederholt ausgeführt.

Ich habe in meiner Darstellung die Trennung der Aphasien in sensorische und motorische zugrunde gelegt; ich kann aber nicht umhin, zu betonen, daß die Abgrenzung zu den umstrittensten Fragen der Hirnpathologie gehört. P. MARIE erkennt eine motorische Aphasie überhaupt nicht an und die Bedeutung der BROCAschen Stelle wird auch von anderen Autoren bestritten. Gewisse Störungen des Sprachverständnisses sind fast bei allen Fällen nachweisbar, andernteils sieht man bei der Rückbildung sensorischer Aphasien gar nicht selten Bilder, welche nur mit Mühe von den motorischen Aphasien unterschieden werden können. Kaum daß durch die relative Intaktheit des Reihensprechens die Unterscheidung ermöglicht wird. Trotz dieser Schwierigkeiten scheint mir die oben gegebene Darstellung den Tatsachen am nächsten zu kommen.

d) Das Lesen.

Man liest bei ruhendem Auge. Die Bedeutung des Wortzusammenhangs für das Lesen. Das Lesen ist nicht Aneinanderreihung von Buchstaben. Nochmals die reine Wortblindheit. Die Bedeutung der ungestörten Sprache für das Lesen. Die apraktische Agraphie.

Auch die Deutung der Lesestörungen der Aphasie setzt die Kenntnis der Normalpsychologie des Lesens voraus. Ich verweise auf das Referat von SCHUHMANN. Es ist nicht richtig, daß man buchstabenweise das Lesen erlernt. Man übersieht zunächst den ganzen Komplex des Wortes. Und zwar bei ruhendem Auge. Man liest nur, wie ERDMANN und DODGE gezeigt haben, bei ruhendem Auge. Während der Augenbewegung wird nichts wahrgenommen. Man spricht von einer zentralen Anästhesie der Retina während der Augenbewegung. Bei tachistoskopischer Untersuchung werden viel mehr Buchstaben innerhalb des Wortes erkannt als ohne Wortzusammenhang. Die grobe Gesamtform kann von determinierenden Buchstaben aus das akustisch-motorische Wortbild als Ganzes erwecken. Jedenfalls ist das Lesen nicht als Aneinanderreihung von Buchstaben anzusehen.

Die Pathologie zeigt, daß ein spezifisch optisches Erfassen zum Lesen nötig ist. Bei der reinen Alexie, von der ich bereits gesprochen habe, wird die Buchstabenform als solche nicht erfaßt. Die Gestalt kommt nicht zur Wahrnehmung. Es gibt aber Fälle, in denen zwar der Buchstabe aber nicht das Wort erfaßt wird. Andere erfassen Worte, die sie nicht in Buchstaben zerlegen können. Dabei werden Zahlen stets besser gelesen als Buchstaben, was so zu erklären ist, daß die Zahl mehr als Gesamtform einem Begriff zugeordnet ist. Ebenso wie die Normalpsychologie nichts über die Vorgänge beim Lesen von Sätzen zu sagen weiß, ist die Psychopathologie heute nicht imstande etwas über das Lesen von Sätzen auszusagen. Natürlich setzt aber das Lesen voraus, daß der Lesende das Wort sprachlich erfassen kann. Ist diese Fähigkeit wie bei der motorischen und sensorischen Aphasie gestört, so wird im allgemeinen weder Lesen noch Schreiben anstandslos vonstatten gehen.

Fügen wir hinzu, daß es ebenso wie es eine Störung im Lesen gibt, welche von der Sprache unabhängig ist, es auch eine Störung des Schreibens gibt, welche als apraktisch anzusehen ist, obwohl andere Störungen des Handelns fehlen können. Die Kranken finden nicht die richtige Schreibbewegung und versagen bereits bei der Formung des einzelnen Buchstabens.

Die moderne Auffassung der Aphasien geht auf H. JACKSON zurück. Er betont, daß der Aphasische zwar sprachlos (speechless) aber nicht wortlos (wordless) sei.

Nur können sprachberaubte Patienten nicht über die Worte verfügen. Sie haben ihre „Vorstellungen" nicht verloren. JACKSON hat bereits den Gesichtspunkt betont (HEAD hat ihn wieder aufgenommen), daß sich das Psychische in verschiedenen Stufen „levels" abspiele. Er hat bereits gezeigt, daß durch die Zerstörung „dissolution" zunächst die höchste Stufe abgebaut werde. So kann das am stärksten der Willkür unterworfene intellektuelle Sprechen geschädigt sein, während die Affektsprache weiter besteht. Ein Kranker, der nicht sprechen kann, kann gute Ausdrucksbewegungen haben. Aber er kann die Ausdrucksbewegungen nicht pantomimisch nachmachen. Das gehört eben zur „intellektuellen" Sprache. Ja und Nein als affektiv besonders verankert, bleiben besonders häufig bei den Aphasien intakt. Der Aphasische kann Nein sagen, wenn es die Situation erfordert, er kann aber das gleiche Wort nicht nachsprechen. HEAD hat in jüngster Zeit JACKSONsche Ideengänge wieder aufgenommen. Er hat neuerdings betont, daß bei der Aphasie der „Vorsatz", „formation of propositions" gestört ist. Der Aphasische hat die Worte, aber er kann sie nicht dem Vorsatz gemäß gebrauchen (non propositionally). Gestört ist das symbolische Denken bei den Aphasischen. Der Gebrauch von Worten und Zeichen, welche den Gegenstand nicht unmittelbar bezeichnen. Darüber hinaus finden sich aber bei den Störungen des symbolischen Denkens und des symbolischen Ausdrucks noch andere Störungen, sie können räumliche Ganze nicht erfassen, die Bedeutung des kurzen und langen Zeigers der Uhr nicht einschätzen. Je mehr eine „symbolization" sich dem Vorsatz nähert, desto größer ist die Schwierigkeit, sie durchzuführen. Je näher die Aufgabe an das sensorische Bild anschließt, um so weniger wird sie betroffen sein. Komplexer aufgebaute symbolische Akte leiden schwerer als solche von geringerer „Vorsatzhöhe" (of a lower propositional value). HEAD gibt eine Einteilung der Aphasien, welche von der klassischen in vielen Punkten abweicht. Sie scheint mir jedoch keinen Vorzug gegenüber dieser zu verdienen. Aus den Untersuchungen von HEAD geht jedenfalls im Sinne meiner Ausführungen hervor, daß der Denkakt als Ganzes gestört ist, daß ihm Apparate entzogen sind. Aber es muß daran festgehalten werden, daß verschiedene Läsionen verschiedene Teilfunktionen des „symbolischen" Denkens stärker betreffen. Mir will es scheinen, daß das stärkere Mitbetroffensein der Raumerfassung, der Orientierung an der Uhr usw., auf die Läsion von Sonderapparaten bezogen werden könnte. Heute kann jedenfalls eine „funktionelle Auffassung" der Agnosien und Aphasien als gesichert gelten. BERGSON hat endgültig gezeigt, daß Vorstellungsbilder nicht vernichtet sind. In Deutschland verdanken wir PICK grundlegende Arbeiten. RIEGER hat gezeigt, daß Hirnläsion eine grobe Grundstörung macht. Die Patienten können nicht mehr zwischen Legato und Staccato wählen. Sie können Erlebnisreihen nicht willkürlich auseinander nehmen, nicht zerlegen, sondern sie sind gezwungen, den Ablauf als Ganzes zu wiederholen (zwangsläufiges Legato) oder sie können die vollerfaßten Einzelheiten nicht zusammenbinden (zwangsläufiges Staccato). Man sieht, daß diese Formulierung von der JACKSONschen nicht allzuweit entfernt ist. MOURGUE spricht in einem theoretischen Aufsatz von der Fähigkeit zur opposition und découpage.

Es ist nicht leicht sich in die Aphasieliteratur einzuarbeiten. Eine gute Orientierung gibt der Artikel von HEILBRONNER im Handbuch für Neurologie. Das umfangreiche Werk MONAKOWS orientiert über die Grundprobleme, gibt ein ausgedehntes Literaturverzeichnis. Doch weichen seine Auffassungen von den hier vertretenen vielfach ab.

e) Der Laut- und Bedeutungswandel.

Analogien zwischen den literalen Paraphasien der motorischen Aphasie und dem Lautwandel. Die Bedeutung der Sprechgeschwindigkeit. Die Bedeutung des Affektes für die Aussprache der Konsonanten. Der Lautwandel in der germanischen Sprache. Der Bedeutungswandel als Veränderung des Begriffszeichens und seine Beziehung zu Bedeutungserlebnissen.

Die Lehre von der Aphasie bietet Analogien zu den Erscheinungen des Laut- und Bedeutungswandels. In bezug auf den Lautwandel sind diese Analogien weniger augenfällig; sie sind auch noch wenig studiert, doch treten wohl bei den artikulatorischen Fehlern bei motorischer Aphasie die gleichen Gesetzmäßigkeiten in Erscheinung wie beim Lautwandel. Nacheinander zu vollziehende Artikulationslaute beeinflussen einander, es findet nicht nur eine Beeinflussung des Späteren durch das Vorangehende statt, sondern auch eine Beeinflussung des Vorangehenden durch das Spätere. Man muß eben annehmen, daß auch der noch nicht ausgesprochene Laut bereits im Bewußtsein gegeben sein muß. Ähnliches beim Versprechen des Normalen. Ebenso wie die Perseveration über mehrere Worte hinüberwirkt, kann ein Laut über mehrere Zwischenlaute hinüber einen anderen beeinflussen. Am leichtesten sind ja die Veränderungen verständlich, welche der folgende Laut an den Vorangehenden bewirkt. Aus adtrahere wird offenbar unter dem Bestreben, die Sprechgeschwindigkeit nicht allzusehr herabzusetzen, attrahere. Der Artikulationsmechanismus versagt bei der Einstellung das Sprechtempo zu bewahren. Hier ist also an dem Lautwandel beteiligt die Einstellung und der Sprechapparat. Erinnern wir uns ferner daran, daß die Sprache enge Beziehungen zur Lautgebärde hat. Bei Änderung der Affektivität wird infolgedessen der Laut ein anderer werden müssen. In der Tat werden im Affekt einzelne Konsonanten bald schärfer, bald weicher ausgesprochen. Setzt sich also ein Lautwandel durch, so können wir auf geänderte Gesamteinstellungen schließen. Auf veränderte Lebenshaltungen, wobei dann wieder das Problem auftaucht, wodurch die Änderung in der inneren Haltung zustande gekommen sei. So mag für den Lautwandel in den germanischen Sprachen durch den die Media in die Tenuis, die Tenuis in die Aspirata, die Aspirata in die Media verwandelt wird, herangezogen werden, daß die Beziehungen zu anderen Sprachen und Völkern sich geändert haben. Daneben kommen neue kulturelle Einstellungen, neue Lebensgewohnheiten, die eine Änderung des Sprechtempos bedingen, in Frage. Daß neben diesen Einstellungsmomenten der Zustand des physiologischen Apparates von Bedeutung ist, mag zugegeben werden. Ich erinnere an den freilich sehr launenhaften Lautwandel in der Sprache des Paralytikers, der etwa Artrillerie für Artillerie spricht. Ja es könnte sogar einmal auch Ratrillerie gesprochen werden. Es mag schließlich darauf hingewiesen werden, daß in der Kindersprache ähnliche Störungen nicht selten beobachtet werden, wobei wir wiederum den physiologischen und den psychologischen Faktor in Betracht ziehen müssen.

Zur Kindersprache kehren wir auch zurück, um uns über den Bedeutungswandel zu orientieren. Wenn etwa in dem oben angeführten Beispiel das Kind den ursprünglich für eine Vogelabbildung auf einer

Münze verwendeten Ausdruck „Quack" für alle Münzen verwendet und für alles Glänzende, so haben wir ein Beispiel für einen Bezeichnungswandel vor uns, der sich im individuellen Leben abspielt, der sehr wohl mit dem Bedeutungswandel verglichen werden kann. Wenn z. B. die Römer ihre erste Münzstätte Moneta nannten nach dem in der Nähe befindlichen Tempel der Juno Moneta, so erscheint diese Bezeichnung nur sinnvoll unter der Berücksichtigung des besonderen individuellen Erlebens. Wird aber dieses vergessen, so erscheint die Bezeichnung monnaie oder money für Geld ebenso sinnlos zu sein, wie die Bezeichnung „Quack" für etwas Glänzendes. Dieser Bedeutungswandel, den WUNDT als singulären bezeichnet, ist nach ihm in erster Linie die Geschichte eines Wortes. Dem singulären Bedeutungswandel stellt er den regulären gegenüber, den die Geschichte des begrifflich nahestehenden Wortes Pecunia zeigt. Es bedeutet das Geld als Vermögensobjekt, nicht die einzelne Geldmünze, ist aber ebenfalls erst Produkt eines Bedeutungswandels. Wie Moneta die Mahnerin, so ist pecunia ursprünglich die Viehherde, aber während zwischen der Mahnerin und dem Gelde keine begriffliche Beziehung irgendwelcher Art besteht, bedeuten pecunia = Viehherde und pecunia = Geld = beweglicher und zum Tausch verwendeter Besitz ursprünglich ein und dasselbe, weil der bewegliche Besitz des Römers in ältester Zeit zum größten Teil in Vieh bestand und das Vieh die allgemeine Tauschware im Handel war. Als später an die Stelle des Tauschverkehres der Geldverkehr trat, ging der Name des allgemein gebrauchten Tauschobjektes auf das gemünzte Geld über. WUNDT meint zwar, der reguläre Bedeutungswandel sei im Gegensatz zum singulären die Geschichte eines Begriffes, aber es muß doch daran festgehalten werden, daß es sich ja doch wiederum nur um eine Abänderung des Begriffszeichens handelt, nur daß die Abänderung des Begriffszeichens nicht wie im ersten Falle der Berührung, sondern der Sachähnlichkeit folgt. Mit dieser Formulierung unterstreichen wir aber die Ähnlichkeit des Bedeutungswandels mit den Wortvertauschungen der sensorischen Aphasie. Ordnen wir die verschiedenen Formen des Bedeutungswandels, indem wir das Begriffsverhältnis zwischen der primären und sekundären Bedeutung feststellen, so zeigt sich, daß die Bedeutungen erweitert und verengt werden, daß an Stelle eines Begriffes ein nebengeordneter verwendet werden kann. So wird der Ausdruck Blatt von dem Blatt des Baumes auf ein Papierblatt übertragen. Gebrauchen wir unsere früher verwendete Terminologie, so muß man sagen, daß die Bedeutung innerhalb der Sphäre wandert. Ich werde später ausführlich darstellen, daß für die Bildung der Sphäre neben logisch Sachlichem individuelle Motive maßgebend sind. Diese kann man nun in solche teilen, welche blos durch das räumlich-zeitliche Beisammensein bestimmt sind, und in solche, bei welchen affektive

Interessen mitspielen. Wir werden uns infolgedessen auch nicht wundern, wenn wir erfahren, daß beim Bedeutungswandel eine Verbesserung oder Verschlechterung der Bedeutung eintreten kann. So hat das Wort Schelm, das ursprünglich etwas Minderwertiges bedeutete, eine Bedeutungsverbesserung erfahren.

Der Bedeutungswandel geht sehr häufig in der Form vonstatten, daß die ursprüngliche Bedeutung erhalten bleibt, daß aber Lautveränderungen des Wortes eine neue Bedeutung mit sich bringen. So bedeutete das Wort Rabe auch ursprünglich das schwarze Pferd. Mit der Abspaltung des Wortes Rappe wurde die Bedeutung des Wortes verändert; man darf aber nicht vergessen, daß Rabe und Rappe auch zu jener Zeit nicht verwechselt wurden, da sie durch ein gemeinsames Wort gedeckt waren. Beim Bedeutungswandel handelt es sich zunächst nur um Änderungen der Bezeichnung für bereits erfaßte Dinge. Wenigstens ist das so in den reinen Fällen. Allerdings ermöglicht das neue Wort sehr häufig erst die genauere Fassung des Begriffes. Die Wortvertauschungen der sensorischen Aphasie sind ja zunächst gar nicht Begriffsveränderungen (die Konstanz der Bezeichnung ist bei den Wortvertauschungen der sensorischen Aphasie allerdings nicht gewahrt), aber wir wissen, daß Denken und Handeln des sensorisch Aphasischen von der Sprache aus sehr häufig schwerwiegend gestört werden können. PICK hat sehr eindringlich auf den Einfluß des Sprechens auf das Denken verwiesen. Wenn sich also auch Denken und Sprechen nicht decken, die feineren Differenzierungen des Denkens werden erst durch die differenzierte Sprache ermöglicht und der Bedeutungswandel ist auch ein Instrument der Begriffsdifferenzierung. Der Bedeutungswandel tritt uns zwar bei der Betrachtung der historischen Sprachentwicklung besonders deutlich entgegen, aber auch nach dem Abschluß der kindlichen Sprachentwicklung findet ein fortwährender Umbau der Bedeutung in enger Verbindung mit der Differenzierung der Begriffe statt. Die schweren Störungen des Denkens, welche wir bei den Aphasischen antreffen, müssen uns davor bewahren, die Bedeutung des Sprechens für das Denken zu unterschätzen.

Das Tatsachenmaterial bezüglich des Laut- und Bedeutungswandels findet man in der WUNDTschen Völkerpsychologie zusammengestellt.

3. Bewegungs- und Sprachstörungen bei Geisteskranken und zur Frage der psychischen Energie.

Die Antriebsstörungen bei der Psychose. Hyperkinetische und akinetische Zustände bei der Schizophrenie. Striopallidäre und corticale Antriebsstörungen. Die Flexibilitas cerea ist als psychogenetische Folge erklärbar. Die Hyperkinese, besonders die sprachliche Hyperkinese. Die Verbigeration. Das Prinzip des doppelten Weges. Das Psychische hat eine Energie. Die verschiedenen Stationen der psychi-

schen Energie. Die Beziehung der psychischen Energie zu körperlichen Energien. Verschiebung affektiver Energie auf tiefere Stufen. Verschiebung tieferer Energie auf höhere Stufen. Die Rolle des Gesamthirns bei den psychischen Funktionen. Lokalisationsprinzip und Einheit des seelischen Erlebens.

Wenn auch ein Verständnis der Bewegungs- und Sprachstörungen der Geisteskranken nur auf Grund einer Einsicht in das Triebleben möglich ist, so eröffnen doch die bisherigen Ausführungen ein teilweises Verständnis. Die Antriebsstörungen zeigen sich nicht nur bei den umschriebenen Läsionen der oben genannten Hirnstellen, sondern sie spielen auch bei den Psychosen eine bedeutsame Rolle. Es ist wahrscheinlich, daß ein Teil der akinetischen und Spannungszustände bei der Schizophrenie auf unmittelbare Läsion des striopallidären Systems zu beziehen sei; aber auch von corticalen Apparaten kann ja der Antrieb gehemmt und gestört werden. Der Motorisch-aphasische spricht wenig, hat keinen Antrieb zum Sprechen, was ja besonders deutlich bei jenen Formen in Erscheinung tritt, bei denen das Nachsprechen gut erhalten ist. Auch von hier aus ergeben sich Möglichkeiten für das Verständnis derartiger Störungen. Es könnte sich um direkte Schädigungen im Sinne einer transcorticalen motorischen Aphasie handeln. Zweifellos ist jedoch nur ein sehr kleiner Teil der Spannungen und der schlaffen Bewegungslosigkeiten, der verschiedenen Formen der Flexibilitas cerea — passiv gegebene Haltungen werden wachsartig festgehalten — durch unmittelbare Schädigung primitiver Hirnapparate erklärbar. Viel häufiger entstehen die Symptome unmittelbar aus einer psychogenetischen Folge, so daß angenommen werden muß, die Hirnapparate seien nicht unmittelbar geschädigt, sondern durch psychischen Einfluß abgeändert und abgeschaltet. So kommen Symptome zustande, welche den unmittelbar organisch bedingten zwar weitgehend ähneln, aber doch in ihrer Gesamtanordnung bedeutsame Unterschiede ihnen gegenüber zeigen. Die gleiche Betrachtungsweise muß auf die Zustände von Bewegungsübermaß angewendet werden. Das Bewegungsübermaß, das wir beim Veitstanz sehen, ist zweifellos rein organisches Geschehen. Bei gewissen Formen der Encephalitis epidemica sehen wir Wälzbewegungen, welche gleichfalls nicht aus psychischen Ursachen erfolgen; allerdings kann nicht ausgeschlossen werden, daß das hier vorhandene Übermaß an „Antrieb“ psychisch repräsentiert sei. Ein Übermaß von Ausdrucksbewegungen wird nicht selten beobachtet. Bei der sensorischen Aphasie ist ein Übermaß von Sprechimpulsen zweifellos vorhanden und dieses Übermaß zeigt sich sehr häufig nicht nur in den Sprechimpulsen, sondern in Bewegungsimpulsen überhaupt, die Kranken sind sehr beweglich, hängen sich in jeden ein, streicheln ihn und dergleichen mehr. Aber wenn auch gelegentlich die Hyperkinese der Geisteskranken, besonders der Schizophrenen auf solchem direkten Wege zustandekommen mag, auch für die Hyperkinesen dieser

Fälle ist meist die psychogenetische Folge und ihre Wirkung auf die Hirnapparate maßgebend. Besonders die sprachmotorischen Erscheinungen sind von einer außerordentlich großen Mannigfaltigkeit. Die Kranken sprechen bald nur auf Anregung und geraten auch in einen Wortschwall, bald schwatzen sie völlig spontan; sie lispeln, sprechen, schreien, singen. Dabei ist die Rede bald monoton, maschinenmäßig, bald rhythmisiert. Dabei können die Worte und Sätze sinnreich bleiben, sie können in ihrem Sinn entstellt sein. Es kann zur weitgehenden Lösung der Grammatik kommen, ja auch zur Verstümmelung von Worten, welche zu den aphasischen hinüberleiten. Perseveration und die Wiederholung ganzer Sätze (sinnvoller oder sinnloser, grammatikalisch korrekter oder inkorrekter) spielt hierbei eine Rolle (Verbigeration). Ist das Material des Rededranges verständlich, so ist dies teils den Erlebnissen, teils äußeren Eindrücken entnommen. Wortneubildungen spielen eine große Rolle. Tritt der Rededrang (und Bewegungsdrang) in Begleitung der heiteren Stimmung der Manie auf, so zeigt sich klar, daß er aus affektiven Quellen gespeist wird und verschieden ist von den hier beschriebenen neurologisch faßbaren Erscheinungen, aber beim katatonen Rededrang liegt, wie gesagt, sehr häufig der Gedanke nahe, daß anatomisch gutbekannte Apparate durch psychische Einstellungen, — deren Natur wir noch kennen lernen werden — in ihrer Funktion abgeändert werden. Die Apparate können offenbar durch psychische Einstellung und durch anatomische Läsion in ihrer Funktion abgeändert werden (Prinzip des doppelten Weges).

Wenn die Auffassung richtig ist, daß ein körperlicher Apparat in seiner Funktion vom Psychischen her beeinflußt wird, so müssen wir wiederum dem Psychischen eine besondere Energie zuschreiben, welche zu den rein somatischen Energien in Wechselwirkung tritt. Diese Auffassung haben wir ja schon in der Einleitung entwickelt, sie sei an der Hand des hier besprochenen Materiales vertieft. Es gibt Hyperkinesen, welche sich außerhalb des Bewußtseins abspielen und bei denen je nach der eingenommenen Lage bald diese oder jene Muskelgruppe das Bewegungsübermaß zeigt. So haben Gerstmann und ich einen Fall beobchtet, bei welchem sich eine Hyperkinese bald als fortwährende Beugung und Streckung im Knie- und Hüftgelenk, bald als Außen- und Innenrotation zeigten. Es war so, als ob ein bestimmtes Maß von Erregung bald in diese, bald in jene Bahn flösse. Aber die körperliche Hyperkinese der Chorea wird durch psychische Erregung verstärkt. Es muß also affektive Energie auf die tiefere Station umschaltet werden können. Etwas Ähnliches findet statt, wenn ein bewegungsarmer Parkinsonkranker durch Affekt oder durch Fremdanregung zu lebhafter Bewegung gelangt. Dabei wird einesteils ein rein körperlicher Mangel ersetzt, aber er gewinnt andernteils auch primitive

Bewegungsantriebe, welche er sonst nicht hatte. Es wird also psychische Energie zum Teil ins Körperliche, zum Teil in ein anderes psychisches Gebiet verschoben. Anderntei1s ist es wahrscheinlich, daß die Zudringlichkeit, die Wutanfälle gewisser jugendlicher Encephalitiker darauf beruhen, daß subcorticale Bewegungsenergien auf ein anderes Gebiet verschoben werden. Das Belegmaterial im einzelnen habe ich an anderer Stelle niedergelegt und ich möchte nur die allgemeine Vorstellung darlegen, welche sich aus diesen und ähnlichen Befunden ergibt: es gibt eine psychische Energie, diese steht im Austauschverhältnis mit Energien, welche rein organisch cerebraler Natur sind. Die Energie ist an bestimmte Hirnapparate in besonderer Weise gebunden. Diese Hirnapparate sind gestaffelt und es scheint, daß nur die höheren dieser Staffeln zu psychisch faßbaren Erlebnissen in Beziehung treten. Zwischen den einzelnen Staffeln finden fortwährende Energieaustäusche statt. Von diesem Gesichtspunkt aus erscheinen die einzelnen Hirnapparate als Sammel- und Verteilungsstätten organischer und psychischer Energie. Wenn auch diese ganze Betrachtungsweise nur eine vorläufige ist, so wäre doch von ihr aus ein zukünftiger Versuch möglich, die Beziehungen der psychischen Energie und diese selbst exakter zu erfassen.

Nach dieser Vertiefung unserer Kenntnisse kehren wir zur Frage der Rolle des Gesamthirns für das psychische Erleben zurück. Es hat keinen Sinn zu sagen, eine seelische Funktion als solche sei lokalisiert. Das seelische Erleben setzt das Gesamthirn, ja den Gesamtorganismus voraus, aber die Intaktheit des Gehirns ist nötig zum Vollzug der Funktionen und lokalisierte Schädigung des Gehirns macht eine streng spezifische Störung im Funktionsablauf. Jedes der VOGTschen Rindenfelder ist für eine bestimmte Funktion notwendig, wenn wir auch noch nicht die Bedeutung aller Felder kennen. Das Zusammenwirken mehrerer Felder mag für eine Funktion nötig sein. Vielleicht kann auch der Ausfall eines Feldes durch die Funktion eines anderen gedeckt werden. Zum Vollzug der psychischen Erlebnisse sind aber nicht nur corticale Apparate notwendig, so liegen die Organe des Antriebs in wesentlichen Teilen subcortical. Wahrscheinlich gibt es neben der Funktionsgliederung in Felder noch eine Funktionsgliederung je nach den Schichten der Hirnrinde. Die einzelnen sechs Hirnschichten sind funktionell keineswegs gleichwertig. Aber der Anhänger einer strengen Lokalisation der Störungen muß keineswegs Anhänger einer Lokalisation des Psychischen sein. Psychische Akte sind und bleiben Leistungen einer Gesamtpersönlichkeit auch dann, wenn durch Hirnläsion der psychische Ablauf abgeändert ist.

Über die Bedeutung der Schichten im Hirn C. und O. VOGT. Über die Bewegungsstörungen der Geisteskranken grundlegend die Arbeiten von KLEIST Über die schizophenen Sprachstörungen PFERSDORFF. Weitere Literatur bei JASPERS und in den Psychiatrieen.

IV. Das Gedächtnis.

1. Einprägung, Erlernen, Assoziation.

Die Assoziationen teilen sich in Assoziationen nach Ähnlichkeit und in Assoziationen nach Berührung. Die Assoziation nach Ähnlichkeit kann nicht auf Berührungsassoziation reduziert werden. Die Assoziation durch ähnliche Ausgangsglieder ist von der Ähnlichkeitsassoziation zu trennen. Die Assoziation beruht auf affektiv-volitionalen Einstellungen und setzt ein Ich voraus. Die Gedächtnisforschung, das EBBINGHAUSsche Ersparnisverfahren. Die Probleme der Einprägung und des Behaltens. Das Behalten des Eingeprägten. Das Eingeprägte wird durch nachherige intensive geistige Tätigkeit geschwächt. Hemmung der Neueinprägung, wenn mit dem Ausgangsgliede eine andere Assoziation bereits verbunden ist (generative Hemmung). Neuerworbene Assoziationen hemmen die früheren (effektuelle Hemmung). Tendenz des Neuerlebten, wieder in Funktion zu treten (Perseverationstendenz). Der Assoziations- und Gedächtnismechanismus hat organische Grundlagen, tritt aber in den Dienst der Gesamtpersönlichkeit. Exkurs über die Perseveration.

Die Frage des Gedächtnisses ist eng verbunden mit der Frage der Assoziation. Wenn ich die Anfangsstrophen eines Gedichtes höre, welches ich früher immer als Ganzes gehört habe, so fällt mir ohne mein Zutun der Rest des Gedichtes ein. Wenn ich den Namen Werther höre, so taucht in unmittelbarem Zusammenhang die Erinnerung an die Szenen des Romanes auf. Höre ich den Namen des Kölner Domes, so taucht das entsprechende Vorstellungsbild mehr oder minder vollständig auf, aber nicht nur das Vorstellungsbild des Domes selbst, sondern auch das der benachbarten Häuser und die Erinnerung an dieses oder jenes Erlebnis, das ich in Köln gehabt habe. Vielleicht aber auch die Erinnerung an andere gotische Dome, und vielleicht auch im Zusammenhang damit der Unterschied zwischen dem gotischen und romanischen Stil. Es scheint dieses Wiederauftauchen gleichsam unpersönlich, ohne mein Zutun, zu erfolgen aus einer mehr mechanischen Gesetzmäßigkeit heraus, und man hat in der Tat von Assoziationsgesetzen gesprochen. EBBINGHAUS faßt diese in folgender Weise allgemein zusammen: Wenn beliebige seelische Gebilde einmal gleichzeitig oder in naher Aufeinanderfolge das Bewußtsein erfüllt haben, so ruft hinterher die Wiederkehr einiger Glieder des früheren Erlebnisses auch die übrigen Glieder hervor, ohne daß für sie die ursprünglichen Ursachen gegeben zu sein brauchen. Man hat die Assoziationen in solche eingeteilt, welche auf Ähnlichkeit, Kontrast, räumlicher und zeitlicher Berührung beruhen. Man hat jedoch diese Typen der Assoziation auf zwei reduziert, auf die Assoziation nach Ähnlichkeit und auf die Assoziation der Berührung. Ja eine Reihe der Psychologen versucht, die Assoziation nach Ähnlichkeit gleichfalls auf die Assoziation nach Berührung zurückzuführen. Neben dem Berge finde man das Tal, neben dem Hohen das Tiefe, neben dem Erhabenen das Lächerliche. Wenn die Erinnerung an den Kölner Dom die Bilder anderer gotischer Dome mit sich ziehe, so habe man eben an diese meistens gleichzeitig gedacht, man habe zu gleicher Zeit von ihnen gehört, so daß auch hier Ähnlichkeitsassoziation auf Berührungsassoziation zurückgeführt werden könne. Aber ebensowenig wie Ähnlichkeit in partielle Gleichheit aufgelöst werden kann, kann die Ähnlichkeitsassoziation als spezifische Assoziationsform geleugnet werden; allerdings wird mit der Ähnlichkeitsassoziation sehr häufig verwechselt die Reproduktion durch ähnliche Ausgangsglieder, die von Reproduktionen eines dem Ausgangsglied ähnlichen Gliedes unterschieden werden kann. So kann etwa an die Umgebung des Kölner Domes bei dem Anblick irgendeiner anderen gotischen Kirche erinnert werden und schließlich, da streng genommen ein Erlebnis niemals gleich wiederkehrt, ist ja das Ausgangsglied der Reproduktion nie vollständig gleich dem ursprünglichen Ausgangsglied, es ist entweder mit ihm partiell identisch oder ihm ähnlich.

Die ursprüngliche Vorstellung bezüglich der Assoziation war die, daß es sich um einen sozusagen seelenlosen Mechanismus handle. Das Ich sollte aus solchen Assoziationen gebildet werden. Demgegenüber ist aber immer wieder zu betonen, daß die reine Assoziation eine Abstraktion ist, die im wirklichen Seelenleben überhaupt nicht angetroffen wird. Wenn assoziiert wird, so bedient sich ein Gesamtich eines Mechanismus, und es ist in dem Gewährenlassen gegenüber dem Mechanismus immer eine psychische Haltung gegeben. Es wird ja noch später ausführlich auseinanderzusetzen sein, daß in jeder Assoziation ein affektiv-volitionales Geschehen mit enthalten ist, das unmittelbar von der Gesamtpersönlichkeit ausstrahlt.

Auch alles das, was wir als Gedächtnisgesetze bezeichnen, setzt die Gesamtpersönlichkeit voraus. Diese Gedächtnisgesetze müssen jedoch etwas eingehender dargestellt werden. Den entscheidenden Anstoß erhielt hier die Forschung durch die Untersuchungen von EBBINGHAUS, der zum erstenmal experimentelle Methoden in die Gedächtnisforschung einführte. Er wendete hierbei das Ersparnisverfahren an; man läßt eine Reihe von Gliedern (die Worte eines Gedichtes, einzelne Worte, sinnlose Silben) so oft wiederholen, bis sie fehlerlos erlernt sind, und stellt nun fest, ob die Zahl der Wiederholung bei einzelnen Individuen gleichartig ist, und man kann auch feststellen in welcher Art und Weise sich das Erlernte im Gedächtnis behauptet. Man kann etwa zeigen, daß am nächsten Tag das Erlernen eine weitaus geringere Zahl von Wiederholungen braucht, und daß etwa diese Ersparnis nach einer Woche oder nach einem Monat beträchtlich geringer geworden ist. Man kann also die Lockerung der Assoziationen in ausgezeichneter Weise exakt verfolgen. Eine Kurve nach EBBINGHAUS sei hier wiedergegeben, die in Prozenten die Ersparnis einer Erlernung in bezug auf die nach der Erlernung verstrichene Zeit zeigt (Abb. 6). Die Probleme der Einprägung sind wohl für die experimentelle Psychologie von großer Wichtigkeit, haben jedoch für uns ein geringeres Interesse. Es ist einesteils die Zahl der Wiederholungen, ihre Verteilung von Bedeutung, anderenteils aber auch die Art des Stoffes, die Gliederung des Stoffes, die Sinnhaftigkeit, oder seine Sinnlosigkeit; ebenso spielt die ökonomische Gliederung des Lehrstoffes, die Geschwindigkeit des Lernens, eine Rolle. Die individuellen Verschiedenheiten sind hierbei bedeutsam. Von der Lockerung der Assoziationen haben wir ja bereits gesprochen. Es gibt aber eine Reihe von Vorgängen, welche das Behalten des Eingeprägten stören können. Jede intensive geistige Beschäftigung nach dem Erlernen stört das Erlernte, aber es treten auch spezialisierte Hemmungen auf. Wenn ich mir bei dem Erlernen des Gedichtes eine falsche Wendung eingeprägt habe, so werde ich die richtige viel schwerer erlernen, als wenn ich vorher die falsche überhaupt nicht gelernt hätte; schematisch hemmt die Assoziation AB die Assoziation AC; ist aber andernteils die richtige Lesung AC erlernt, so kann nun die Assoziation AB schwerer reproduziert werden. Die Hemmung der früheren Eindrücke durch neu erworbene bezeichnen wir als effektuelle Hemmung, die Hemmung des Neuerwerbens als generative Hemmung. Es scheint, daß alles einmal Aufgenommene durch eine gewisse Zeit hindurch die Tendenz hat, wiederum in Funktion zu treten. Es sind dies die Perseverationstendenzen, die MÜLLER und PILZECKER beschrieben haben.

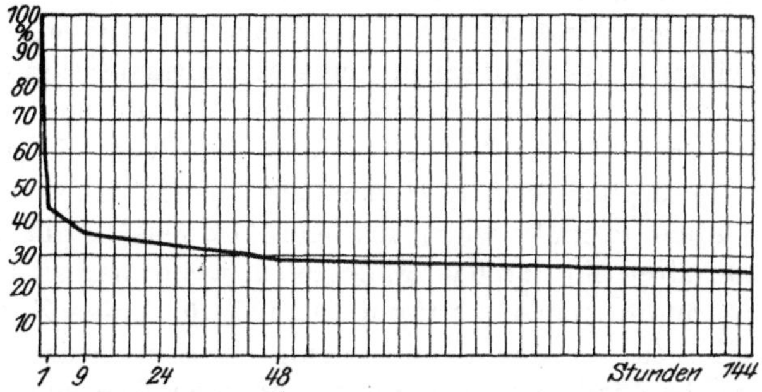

Abb. 6 (nach EBBINGHAUS). Prozente der Ersparnis einer Erlernung je nach der seither verstrichenen Zeit.

Daß einmal Gewesenes neu aufzutauchen strebt, und daß der Eindruck nach dem unmittelbaren Abklingen nicht erledigt ist, ist offenbar ein Grundgesetz unserer Organisation. Die Perseverationstendenz ist ein klarer Ausdruck hierfür. Aber selbst wenn das einmal Erlebte nicht mehr in seiner unmittelbaren Form wieder erscheint, so hat es doch eine Bedeutung für alles folgende. O. GROSS hat von einer cerebralen Sekundärfunktion gesprochen. Der Einfluß der vorangegangenen Eindrücke, die Zähigkeit ihres Haftens, ihre Nachwirkung überhaupt, sind offenbar psychophysische Grundphänome, die durch die Pathologie in immer neuer Beleuchtung auftauchen. Bei den Aphasien und Agnosien tritt die Perseverationstendenz stets stark hervor, der frühere Eindruck, das frühere Tun wird von dem invaliden Apparat besonders zähe festgehalten. Die Zuwendung zu neuen Eindrücken und zu neuem Tun ist erschwert. Die Tendenz zum psychischen Haftenbleiben ist bei der epileptischen Demenz und im epileptischen Ausnahmezustand besonders groß. Man kann annehmen, daß die Verarmung an neuem Material bei vorhandenem Zwang oder Drang zu reagieren oder aufzunehmen zur Perseveration führt. Aber ohne das Haften des Eindrucks als solchen wäre die Perseveration doch unmöglich. In letzter Zeit hat FREUD die Meinung vertreten, es bestehe im Leben jedes einzelnen ein „Wiederholungszwang", den er als Tendenz des Organischen auffaßt, seinen Zustand unverändert zu bewahren.

POPPELREUTER hat mit Recht darauf verwiesen, daß alle Phänomene des Lernens und Vergessens auf das weitgehendste durch die psychische Haltung bestimmt werden. Bei den üblichen Lernversuchen wird gar nicht die Assoziation als solche geprüft, denn es findet ein willkürliches Einprägen, eine willkürliche Reproduktion statt, dazu aber ein fortwährendes Auswählen, ein Prüfen. Dabei entgehen jeder experimentellen Psychologie eine Fülle von feinen Zwischenerlebnissen. Ja die gliedweise Kettenassoziation und Reproduktion erscheint ihm als ein Produkt willensmäßigen Ordnens. AALL hat gezeigt, daß das Behalten ein durchaus anderes ist, wenn man sich während des Lernens vornimmt, einen bestimmten Stoff für kurze Zeit oder für immer zu erlernen. So sieht man denn bei den Gedächtnisversuchen immer wieder, daß der Mechanismus höheren Zwecken dient. Ein Mechanismus ist aber zweifellos vorhanden. Die Experimentalpsychologen haben festgestellt, daß Assoziationen von völlig gleicher Reproduktionsfähigkeit um so langsamer schwinden, je älter sie sind und je häufiger sie durch neue Einprägung verstärkt wurden. Wir beobachten das bei der KORSAKOFFschen Psychose, welche ja bekanntlich bei allen möglichen groben Hirnschädigungen auftritt und ihr physiologisches Vorbild in dem Gedächtnis der Greise hat, welches Ereignisse und Erlebnisse der Jugendzeit mit zäher Treue festhält, während Jüngsterfahrenes bald verblaßt und verschwindet. Hier liegt zweifellos ein Mechanismus vor, den man organisch verfestigt denken muß. Man kann also sagen, daß uns die Assoziationsgesetze und die Gesetze des Lernens zum Teil Einblick in den Mechanismus gewähren, daß aber damit das Wesen der Gedächtniserscheinungen keineswegs geklärt ist. In den meisten Fällen handelt es sich ja gar nicht darum, daß einfache Reproduktion stattfindet, sondern es wird die Reproduktion entweder willkürlich gewollt, oder sie schließt an das Wiedererkennen an.

2. Wiedererkennen, Erinnern, Vergessen.

Bekanntheitsgefühl und Bekanntheitsqualität sind nicht einfache Gefühle, sondern das Wiedererkennen setzt ein Erinnern voraus, einen Gedankenkeim, der die Beziehung auf das frühere Erlebnis enthält. Das Wiedererinnern vergessener Namen. Das déjà vue als Deckungserscheinung zwischen den Vorstufen des Erlebens und dem Endprodukt. Das déjà raconté. Die phänomenalen Gedächtnisse und die Komplexbildung beim Lernen. Die Schemen und Diagramme. Das phänomenale Gedächtnis beruht auf der sinnvollen Gliederung des Stoffes zu Komplexen. Die Spezialgedächtnisse und nochmals die Typen. Das Vergessen bei den organischen Hirnerkrankungen als Hemmung. Das Vergessen in der Hypnose und das Vergessen in dem hysterischen Ausnahmszustand als Verdrängungssymptom, als Abwendung überhaupt. Auch im epileptischen Ausnahmszustand Erlebtes ist nicht verloren. Das Vergessen als Folge von Einstellungen und Hemmungen. Der biologische Faktor ist für das Vergessen und Erinnern maßgebend. Determination und latente Determination. Die Reichweite des Gedächtnisses.

Das Wiedererkennen wird von WUNDT auf ein Gefühl, von HÖFFDING auf eine Bekanntheitsqualität zurückgeführt, wobei beide Autoren der Meinung sind, daß ein bestimmtes Gefühlsmoment da sei, das die Bekanntheit anzeige ohne daß die Erinnerung an das frühere Erlebnis gegeben sei. Demgegenüber ist zu sagen, daß wir im Moment des Wiedererkennens nicht nur den Bekanntheitseindruck haben, sondern auch schon wissen, in welcher Region wir das frühere Erlebnis zu suchen haben. Mit anderen Worten: es ist ein Gedankenkeim gegeben. Es wird späterhin noch auszuführen sein, daß dieser Gedankenkeim aber das frühere Erlebnis enthält, allerdings in einer besonderen Form. Die alte „rationalistische" Anschauung, daß das frühere Erlebnis wiedererinnert werde, wenn Wiedererkennen erfolgt, ist richtiger. Wenn dann später die Reproduktion in einem willkürlichen Akt die frühere Szene wiedererinnert, so erfolgt im Grunde nur die Ausdifferenzierung des schon vorher im Keim Gegebenen. Offenbar ist das aber auch der Fall, wenn ich ohne vorausgegangenes Wiedererkennen mir ein Erlebnis zu vergegenwärtigen trachte. Man kann das beim Wiedererinnern vergessener Namen beobachten, bei dem wir im Grunde den inneren Rhythmus des Wortes schon haben, seinen „psychischen Ort" kennen und bei dem wir uns im Suchen nur einer Sache bemächtigen, die uns schon gehörte.

Es gibt Täuschungen des Behanntheitsgefühls. Die bekannteste ist das déjà vue. Der hiervon Betroffene glaubt alles das, was er erlebt, schon einmal erlebt zu haben; alles scheint mechanisch, wie vorherbestimmt, abzulaufen. Das Individuum fühlt sich sich selber fremd und wie entrückt. Das déjà vue ist eine Erscheinung, die zwar bei bestimmten Psychosen, besonders bei Epilepsie, in ausgeprägter Weise auftritt, aber auch beim Gesunden ist es nicht selten. Ermüdung, Alkoholwirkung begünstigen das Eintreten des déjà vue. Aber es darf angenommen werden, daß das Wiedererkennen nicht ein bloßes

Gefühl, nicht eine Täuschung ist. Jeder Gedanke, jedes Bild durchläuft vor seiner Vollendung Entwicklungsstufen, ähnlich den Entwicklungsstufen des Embryos. Fällt nun die kontinuierliche Reihe der Entwicklung aus irgendwelchen Gründen auseinander, so kommt es zur Deckung der Vorstufen mit dem Endprodukt des Denkens, Wahrnehmens und Denkens und es entsteht der Eindruck, man habe dies alles schon früher in gleicher Weise erlebt. Das déjà vue hat ein Gegenstück im déjà raconté. FREUD hat nachgewiesen, daß der Eindruck, man habe eine Sache schon erzählt, dadurch zustande kommt, daß man die Absicht hatte, die Sache zu erzählen. Auch hier kommt also die Wiedererinnerung zustande durch die Deckung mit einem früheren Erlebnis. Die Bekanntheitsqualität ist also auch in diesem Falle berechtigt. Auch hier ist das Erlebnis zweigliederig und es wird ein früheres zu einem späteren Erlebnis in Beziehung gesetzt. (Vgl. zum déjà vue HEYMANS, GRASSET, BERGSON.)

Bei der Wiedererinnerung scheint also zunächst der Umriß, die Ahnung des früheren Erlebnisses aufzutauchen, aus der sich die Einzelheiten differenzieren. Nach POPPELREUTER ist die Reproduktion überhaupt nicht ein sukzessives Gehen und Kommen, nicht ein sukzessives Weiterschreiten der Reproduktion, sondern ein anschauliches Klarerwerden einzelner Teile in einem Erlebnis, das stets in allen seinen Phasen ein einheitliches Ganzes bildet. Er spricht von einer „allmählichen Explikation der anschaulichen Teile von Totalvorstellungen".

Einen besonders klaren Einblick in die Bedingungen des Lernens und Behaltens gewinnen wir durch die Untersuchung der phänomenalen Gedächtnisse. RÜCKLE lernte eine Reihe von 204 Ziffern in sieben Minuten 27,8 Sekunden. Eine Reihe von 504 Ziffern in 39 Minuten 30 Sekunden. Dieses erstaunliche Resultat ist aber nur dadurch möglich, daß der Stoff sinnvoll gegliedert und immer wieder neu kombiniert wird. Die Eigenschaften der Zahlen sind dem Zahlenkünstler besonders vertraut. Er stellt immer wieder neue Beziehungen zwischen den Zahlen her. RÜCKLE besitzt die Fähigkeit, ungemein schnell die mathematische Eigentümlichkeit bei jedem Ziffernkomplex zu entdecken und sie sich einzuprägen. Die so gewonnenen Komplexe werden mit anderen zu Komplexen höherer Ordnung zusammengeschmiedet. Dabei überwiegen die optischen Vorstellungen. Schließlich sind die mathematisch charakterisierten Gruppen für RÜCKLE etwas Hochinteressantes. Es ist lehrreich, die Leistungen RÜCKLES, der ein Zahlenspezialist ist, zu vergleichen mit den Leistungen einer anderen Zahlenkünstlerin, des Frl. BERGH. Diese, für Zahlen wenig begabt, stellt sich Ziffern als Personen, Gegenstände, Streifen vor und bildet, indem sie das Ganze in einer vorgestellten Landschaft abspielen läßt, merkwürdige Figuren, oder Situationen und Handlungsketten. Dementsprechend waren ihre

Leistungen besonders verblüffende, wenn ihr Reihen anschaulicher Worte vorgelegt wurden.

Zur Erklärung dieser Leistungen zieht MÜLLER eine Reihe von vorteilhaften Veranlagungen heran. Geringe geistige Ermüdbarkeit, Fähigkeit der Aufmerksamkeitskonzentration, eine ausgezeichnete Fähigkeit des Behaltens und eine sehr schnelle Auffassung und Reproduktion. Außerdem werden natürliche Lernhilfen im besonderen Maße herangezogen. Hierzu kommt das besondere Interesse für ein bestimmtes Gebiet. Diese Erklärung gibt G. MÜLLER für die Leistungen RÜCKLES. Er lehnt die Annahme eines angeborenen phänomenalen Zahlengedächtnisses mit Recht ab. Frl. BERGHS kombinatorische Tätigkeit ist dagegen nach HEGGE eine bedeutende Leistung der konstruktiven visuellen Phantasie. Es zeigt sich also, daß die Gedächtnisleistungen weitgehend von kombinatorischen Prozessen abhängig sind, und daß es sich nicht um mechanische Einprägungen in einen Apparat handelt, der dann nach Art eines Phonographen das einmal Aufgenommene wiedergibt.

Beim Lernen spielen ja überhaupt die natürlichen Hilfen, das Herstellen von Beziehungen, das Einordnen in Schemen, Diagramme, eine bedeutsame Rolle. Diagramme sind entweder einfache räumliche Figuren, es kann sich aber auch um Bilder komplizierterer Art, Landkarten u. dgl. handeln. Diagramme sind räumliche Schemen, deren verschiedene Stellen mit den zu lernenden Termen fest assoziiert sind (FRÖBES). HENNINGS Hauptdiagramm umfaßte die Zahlen 1—700, eine Linie, die sich in ganz bestimmten Windungen allmählich erhebt, bei 70 einen Knick hat und wieder teilweise zurückgeht. Einzelne Stellen sind hell oder dunkel. Auf diesem Diagramm sind die Daten der Geschichte, Geldstücke, Gewichte, Berge nach ihrer Höhe usw. untergebracht. Die Diagramme gehen auf individuelle Eindrücke meist der Kindheit zurück. Die symbolisierende Phantasie spricht gleichfalls bei ihrer Bildung mit.

Die Probleme des Gedächtnisses sind damit keineswegs gelöst. Zunächst ist die Frage der spezialen Gedächtnisse zu erledigen, die sich zum Teil mit der Frage der Typen deckt. Die ältere Psychopathologie nahm an, daß lokalisierte Ausfälle in bezug auf optisches, akustisches, Wortgedächtnis usw. durch Hirnläsionen zustande kämen. Diese Fragen sind ja in den vorangehenden Abschnitten eingehend erörtert worden. Dort zeigte es sich, daß von einem Verlust der Gedächtnisbilder nicht die Rede sein konnte, sondern nur von einer Hemmung. Mit dieser Einschränkung kann man allerdings von Spezialgedächtnissen sprechen. Es ist anzunehmen, daß eine zentrale psychische Funktion, eben das Gedächtnis, gewisser Apparate bedarf, um sich durchzusetzen. Die Hirnläsion nimmt nun diese Hilfen weg. Das ist auch die Auffassung, die BERGSON von dem Wesen des Gedächtnisses entwickelt hat. Wenn nun die Typenlehre mit den oben angeführten Einschränkungen überhaupt einen Sinn haben soll, so besagt sie offenbar, daß bestimmten Individuen in besonderer Weise bestimmte Apparate zur Verfügung sind.

Nun kennen wir eine Reihe von andersartigen Gedächtnishemmungen, die uns das Wesen der Gedächtnisstörungen überhaupt näherzubringen imstande sind, nämlich die Gedächtnisausfälle der Hysterischen und die Unfähigkeit, sich an das in der tiefen Hypnose Erlebte zu erinnern. Die Gedächtnislücken der Hysterischen beruhen auf Verdrängungen. Diese Patienten wenden sich von ihren seelischen Inhalten ab, sie wollen von bestimmten Erlebnissen nichts wissen, es ist eine innere Abkehr, ein Sichwegwenden. BREUER und FREUD haben gezeigt, daß es affektiv betonte Erlebnisse unangenehmer Art sind, die verdrängt werden. Die Amnesie für die Erlebnisse der Hypnose ist gleichfalls eine solche Abwendung von dem in der Hypnose Erlebten, welche das Individuum zum Teil deswegen vollzieht, weil es dem Hypnotiseur zuliebe die besondere Eigenart des hypnotischen Zustandes ausdrücken will, zum Teil deshalb, weil es sich seiner erotisch-infantilen Einstellung zum Hypnotiseur schämt. Die Wesensgleichheit hypnotischer und hysterischer Amnesien geht schon daraus hervor, daß nicht nur die Erinnerungen des in der Hypnose Erlebten durch einen entsprechenden Befehl wieder zugänglich gemacht werden können, sondern auch die hysterischen Amnesien. Hier muß erwähnt werden, daß auch die Erinnerung an gewisse epileptische Ausnahmszustände in der Hypnose geweckt werden kann (MURALT, RICKLIN). Die Amnesie nach epileptischen Ausnahmszuständen gilt vielfach als eine absolute und man hat sich vorgestellt, daß Nichterinnertes für das Individuum endgültig verloren sei. Nun lassen sich aber teils durch die Wiedererweckung in der Hypnose, teils mittels des EBBINGHAUSschen Ersparnisverfahrens stets Spuren des im Dämmerzustand Erlebten nachweisen, gleichgültig ob es sich um einen Dämmerzustand handle, der seinem Bewußtseinszustand nach mehr dem normalen angenähert ist oder mehr dem Traume oder mehr der Verwirrtheit. So gilt denn für diese Formen des Gedächtnisverlustes, daß der Verlust an Erinnerungen nur ein scheinbarer ist. Die Erinnerungen sind unterdrückt und gehemmt, aber nicht vernichtet. Nun haben BRODMANN und GREGOR[1]) zeigen können, daß bei der KORSAKOFFschen Psychose, bei der vom rein klinischen Standpunkt aus das Neuerlebte anscheinend nicht behalten wird und verloren geht (Störung der Merkfähig-

---

[1]) GREGOR verdanken wir auch sonst eingehende Untersuchungen über die Pathologie des Gedächtnisses.

keit nach Wernicke), das Erlernte und Erlebte im Ersparnisverfahren nachweisbare Spuren hinterläßt. Wenn auch derzeit die Frage ungelöst ist, ob und wie diese Spuren psychologisch repräsentiert seien, so ist doch hiermit einwandfrei gezeigt, daß auch bei diesen schweren Störungen des Gedächtnisses Erlebtes nicht verloren geht. Es ist zu vermuten, daß der Gedächtnisverlust, der sich nach Schädeltraumen einzustellen pflegt und der die Zeit betrifft, die vor dem Trauma gelegen ist (retrograde Amnesie), und der Gedächtnisverlust, der nach dem Eintreten der Aufhellung das einmal schon Gewußte in Vergessenheit versinken läßt (anterograde Amnesie), ebenfalls kein Gedächtnisverlust ist, sondern nur eine Hemmung des Gedächtnismateriales, die man auf irgendeine Weise müßte beheben können. Wir sehen also, daß es wahrscheinlich Übergänge zwischen den organisch bedingten Hemmungen des Wiederauftauchens der Erinnerungsbilder und den psychisch bedingten Hemmungen gibt; allerdings sind die Dosierung, das Maß und die psychische Vertretung dieser Hemmungen einander nicht gleich. Immerhin kommt man zu der allgemeinen Auffassung, daß organische Bedingungen das Gedächtnismaterial nicht schlechthin zerstören, und damit wird neuerdings die Frage lebendig, ob denn normalerweise eine Zerstörung, eine Abnutzung des Gedächtnismateriales stattfinde. Die Kurven des Absinkens wurden ja bereits im vorausgehenden wiedergegeben. Aber hier handelt es sich schließlich nicht um die Frage der größeren oder geringeren Verwertbarkeit der Spur, sondern um die Existenz der Spur, und ich glaube, man wird diese wohl annehmen müssen. Wir erleben es während der Psychoanalyse beinahe alltäglich, wie scheinbar längst Vergessenes an die Oberfläche steigt, und Freud hat in einem Falle die Erinnerungen bis in das Alter von 1½ Jahren zurückverfolgen können. C. und W. Stern berichten von einem Kinde, das vor Erlangung der Sprechfähigkeit, sicherlich vor dem Alter von 1½ Jahren, Dialektworte aufgenommen haben mußte, über die es im fünften Lebensjahre verfügte. Auf die wunderbaren Leistungen des Gedächtnisses gewisser Hypnotisierter oder in der Trance befindlicher Personen sei verwiesen. So auf jenes Dienstmädchen, das das Aramäische zu sprechen begann, eine zufällige Erinnerung, die aus ihrer Jugend in dem Hause eines Predigers stammte. Auch an die Hypermnesie der Sterbenden, der Ertrinkenden sei erinnert.

Wenn nun aber behauptet wird, nichts Erlebtes gehe verloren, so ist nun die Frage zu erheben, warum denn eigentlich vergessen werde. Wenn wir uns einem Gegenstand mit Interesse zuwenden, so schieben wir damit eine Fülle von anderen beiseite. Denken heißt nicht nur, Bestimmtes erwecken, sondern auch unendlich vieles andere beiseite schieben. Ach hat gezeigt, daß jeder auftauchende Gedanke aus einer determinierenden Tendenz erfließt, aus einer Willenseinstellung. Diese Willenseinstellung bewirkt nicht nur das Auftauchen eines bestimmten Gedankens, sondern sie hemmt auch assoziatives und reproduktives Material. KOFFKA hat gezeigt, daß es auch latente Determinationen gibt. Wenn wir gewohnt sind, Aufgaben in einer bestimmten Weise zu erledigen, so prägt sich uns diese Verhaltungsweise ein, wir wenden immer wieder das gleiche Schema an. Wenn ich jemanden frage, welches die leichteste Stadt der Welt sei und darauf die Antwort Agram (gleich ein Gramm) oder Kagran (gleich kein Gran) vorschlage, und nun die Frage stelle, welches die größte Stadt der Welt sei, so wird der größte Teil der Menschen mit der Antwort zögern, obwohl es ihnen geläufig ist, daß London diese Bezeichnung verdient, weil sie eben nicht auf eine sachliche Antwort, sondern auf einen Witz eingestellt sind. Jede Situation stellt uns vor gewisse Aufgaben, gibt uns gewisse Einstellungen, die regulieren, was vom Gedächtnismaterial zuströmen soll. Ja, ist auch schon das Gedächtnismaterial aufgetaucht, so wird entsprechend dieser Einstellung aus dem Gedächtnismateriale gewählt; so taucht etwa während einer gelehrten Diskussion der Gedanke an das Mittagessen zunächst nicht auf, und wenn er schon auftaucht, so wird er wieder beiseite geschoben. So ist unser ganzes Denken und ganzes Erinnern durch Einstellungen bedingt. Diese Einstellungen folgen aber dem (biologischen) Interesse. Wir können dementsprechend sagen, das Erinnern ist abhängig von der Einstellung und vom biologischen Interesse. Bei den hysterischen Amnesien ist das biologische Interesse negativ bestimmend, es will bestimmte Dinge nicht zur Erinnerung kommen lassen. Aber der Wunsch, irgend etwas Bestimmtes zu erinnern und zu denken, drängt gleichzeitig alles Nichtzugehörige in den Erlebnishintergrund, in die Vergessenheit. Wir können also sagen, das Nichterinnern beruhe auf einem ausdrücklichen oder mitgegebenen Mangel des Interesses an dem Nichterinnerten. BERGSON unterscheidet mit Recht die Haltung, welche auf das reine Erinnern geht, und diejenige, welche eine Erinnerung beabsichtigt, welche einem bestimmten Zwecke dient. So pflege ich beim Auswendiglernen eines Gedichtes nicht die Unterschiede zwischen der Lesung zwei und Lesung acht zu behalten, weil diese für mich kein Interesse haben. Nun bezeichnen wir allerdings mit dem Ausdruck Interesse eine Verschiedenheit von psychischen Vorgängen; wir meinen damit zum Teil etwas, das man rational dirigieren kann, zum Teil jedoch auch die instinktiven Interessezuwendungen, die man überhaupt nicht willkürlich lenken kann. Ich kann mir z. B. unmöglich jetzt vornehmen, mir die psychologischen Erlebnisse zu restituieren, die ich bei den diversen Lesungen des ersten Faustmonologes durchmachte; es müßte eine bestimmte psychische Konstellation sich einstellen, damit sich dann diese Lesungen restituierten. Ich habe allerdings die Überzeugung, daß sich dann diese Erlebnisse wieder herstellen würden. Man sieht aber sofort, daß mein Begriff des biologischen Interesses in das Organische hinabreicht, und ich bin geneigt anzunehmen, daß die gesetzmäßig eintretenden Erschwerungen der Erweckbarkeit von Eindrücken nach dem Ablauf einer gewissen Zeit im Grunde nichts anderes sind, als der organische Ausdruck von eben solchen Interessen. Ich erinnere hier wiederum daran, daß die Störung der Merkfähigkeit im normalen Senium mit einem Schwinden des Interesses für Neues einhergeht.

Hat man so die Anschauung gewonnen, einmal Erlebtes könne nicht mehr aus dem Erleben verschwinden, so muß man sich die Frage vorlegen, ob dieser Satz nur von dem Erleben als solchem gelte, oder besser von den Erlebnissen schlechthin, oder ob er auch gelte von den Beziehungen der Einzelerlebnisse zueinander, und natürlich auch von den Beziehungen der Person zu ihren Erlebnissen. Ich stehe nicht an, mich zu der letzteren, weitergehenden Anschauung zu bekennen, wiewohl ich zugeben muß, daß ich bindende Beweise für sie nicht erbringen kann. Mit diesen Erörterungen haben wir uns aber dem Gebiete des Trieblebens genähert. Ein wirkliches Verständnis der Psychologie des Gedächtnisses ist nur möglich, wenn ein vertiefter Einblick in das Triebleben erfolgte.

3. Psychische Übungsphänomene.

Übung und Gewohnheit. Übung und Interesse. Einstellungen, Ermüdung, Arbeitskurve, Anregung.

Anläßlich der Besprechung der Handlung trat uns bereits das Problem der Arbeitsleistung entgegen. Es grenzt an physiologische Fragestellungen. Es gibt aber auch eine psychische Arbeit, welche beim Memorieren, beim Rechnen, Denken usw. in Erscheinung tritt. Auch hier haben wir mit den Faktoren der Übung, Gewohnheit, Ermüdung zu rechnen. Einige Daten seien den Ergebnissen der experimentellen Psychologie entnommen. Die Übungsfortschritte geschehen zunächst sehr rasch, späterhin sehr langsam. Das äußert sich bei jeder psychischen Tätigkeit, sei es nun Addieren, Auswendiglernen usw. Wird die Wiederholung der Leistung unterbrochen, so geht die durch Übung gewonnene Geschicklichkeit meist verloren. Mit der Übung einer bestimmten Funktion geht eine Mitübung ähnlicher Funktionen einher. So werden bei Raumsinnuntersuchungen mit der untersuchten Stelle die nahegelegenen und die symmetrisch gelegenen mitgeübt. Übung und Gewohnheit sind enge miteinander verwandt. Nach EBBINGHAUS ist Übung die durch häufige Wiederholung bewirkte Erleichterung des Auftretens, die Verbesserung und Beschleunigung seelischer Leistungen, Gewohnheit die eben dadurch bewirkte feste Eingliederung einer Leistung in einen bestimmten Zusammenhang. Übung ist die durch häufige

Wiederholung herbeigeführte Verbesserung der „Assoziationsgrundlagen", Gewohnheit die auf dem gleichen Wege gewonnene Festigkeit des Assoziationszusammenhangs. Aber mit der Übung geht auch einher ein immer erneutes Durchdenken eines Stoffes, er wird in immer neuen Beziehungen erfaßt. Erinnern wir uns an die Ausführungen über die phänomenalen Gedächtnisse. Es werden immer neue Seiten der Sachen erfaßt und daher die Aufgabe als Ganzes besser bewältigt. Mit der Übung ist eine vertiefte Einsicht in die Struktur einer Sache verbunden und mit vollem Rechte hat EBBINGHAUS ausgeführt, daß hiermit ein erhöhtes Interesse verbunden ist. Ist aber die erreichbare Einsicht in den Gegenstand gewonnen, so tritt an Stelle des Interesses die Abstumpfung. Erinnern wir uns aber daran, wie viele Möglichkeiten die Dinge bieten. So hat eine von MÜNSTERBERG ausgefragte Frau, welche die langweilige Beschäftigung hatte, Glühlampen in einen Reklamezettel einzuwickeln, angegeben, sie fände diese Arbeit interessant, sie sei in Spannung, wieviel Schachteln sie bis zur nächsten Pause abmachen könne. Im Laufe der Zeit setzen sich aber gewisse Haltungsweisen durch. Eine bestimmte Denkweise, eine bestimmte Handlungsweise drängt sich immer wieder auf. Wir sprechen dann von Einstellungen. Hebt man mehrmals hintereinander ein schweres Gewicht und dann ein leichtes, so fliegt dieses in auffallender Weise in die Höhe, und erscheint noch leichter, als man es erwartet hat. Die Impulse werden, ohne daß man unmittelbar wahrnimmt, im Sinne der vorausgegangenen Aufgaben eingestellt. Man sieht aber sofort, daß die Einstellungen Stellungnahmen zu Gesamtsituationen sind, latente Determinationen, und daß auch in die Problematik dieser so einfachen Funktionen das Moment des Interesses, des Willens hineinspricht.

Der Übung wirkt die Ermüdung entgegen. Bei leichten Graden kann sie sich auf bestimmte Tätigkeiten beschränken, aber höhere Grade der Ermüdung betreffen schließlich jede andere Tätigkeit mit. Die Abstumpfung im oben beschriebenen Sinne spielt jedenfalls eine große Rolle. Daneben sind aber positive Unlustgefühle und unangenehme Empfindungen vorhanden. Als Paradigma kann hier die Muskelermüdung gelten. Aber auch bei geistiger Ermüdung ist es nicht anders. Der Effekt der Ermüdung ist eine Verminderung der Arbeitsleistung. In jeder fortlaufenden Arbeitsleistung machen sich die Faktoren der Übung und Ermüdung geltend. Aber „die Arbeitskurve" (KRAEPELIN) läßt noch andere Einwirkungen erkennen. Zu Beginn einer Arbeit und gegen das Ende einer Arbeit zu pflegt sich ein besonderer Antrieb einzustellen. Andererseits fließen aus der Arbeit selbst stetige Anregungen (KRAEPELIN).

V. Das Triebleben, der Wille und das Handeln.

I. Allgemeines über Trieb und Willen.

Einteilung der Triebe, ihre Mannigfaltigkeit. Ichtriebe und Sexualtriebe. Die Ansicht FREUDS: Ichtriebe seien den Todestrieben gleichzusetzen. Der Wiederholungszwang. Die sadistischen Regungen als Bindeglied zwischen Ich- und Sexualtrieben. Trieb und Wille haben eine gemeinsame Wurzel. Die Unterschiede zwischen Trieb und Wille liegen im Gegenstand, in der Art der Motive, in der Bewußtseinshöhe und in der Qualität des Sichrichtens. Die körperliche Resonanz der Triebe im Vergleich zur körperlichen Resonanz der Willenshandlung. Die Resonanzunterschiede sind durch den Charakter der Wahrnehmung vorgezeichnet. Die starke körperliche Resonanz der Sexualwahrnehmung. Der Triebgegenstand hat die stärkere körperliche Resonanz. Die Bewußtseinshöhe des Willensgegenstandes. Der Akt des Wünschens und der Akt des Wollens. Das Motiv und der Wirkungswert der Erlebnisse. Das wahre und das vorgeschobene Motiv. Die Aktivität des Triebes. Noch einmal aktive und passive Aufmerksamkeit. Der spezifische Willensakt (ACH). Ablehnung der Gefühlstheorie des Willens.

Während bis vor kurzem die Psychologie so gut wie nichts über das Triebleben und das Handeln zu sagen wußte, kann sie jetzt dank FREUD grundlegende Belehrung bringen. Eine Darstellung des affektiven Lebens ist im Grunde nichts anderes als eine Darstellung der psychoanalytischen Lehren; es muß aber sofort hinzugefügt werden, daß ja kein Teil der Psychologie einigermaßen vollständig bearbeitet werden kann ohne Rücksicht auf die Phänomene des Triebes und des Willens. Will daher eine Psychologie an ihren Aufgaben nicht überhaupt vorbeigehen, so muß sie auf Psychoanalyse basiert sein.

Es gibt eine Fülle von Strebungen. Wir können diese Strebungen zunächst sondern, je nach dem Ziel, das sie haben. Ich kann ein Mittagessen begehren, ich kann aber auch das Ziel haben, entscheidend in die Geschicke meines Staates einzugreifen. Ich kann den Drang haben, meine Blase zu entleeren. Ich kann den Wunsch haben, ein gutes Buch zu schreiben. Ich kann mich nach der Nähe eines geliebten Wesens sehnen; ich kann das Bedürfnis nach geschlechtlicher Befriedigung haben. Man sieht, daß die Mannigfaltigkeit der Ziele, der Triebe und des Wollens eine geradezu unübersehbare ist; trotz allem hat es an Versuchen nicht gefehlt in diese Mannigfaltigkeit Ordnung zu bringen. Nach BALZAC ist es eine Dreiheit von Zielen, denen der Mensch zustrebt: er will Liebe, Geld und Befriedigung des Hungers. Schon eine oberflächliche Erwägung ergibt aber, daß mit der Erlangung des Geldes auch die Gefahr des Hungers gebannt ist, und man käme zu der einfacheren Formulierung, daß die Ziele des Menschen solche sind, die der Befriedigung des eigenen Ichs dienen, der Individualerhaltung, und solche der Arterhaltung. Man kann von der BALZACschen Formel zu dieser sehr leicht den Übergang finden. Nur freilich ist wohl die Bezeichnung Individual- und Arterhaltung nicht richtig. Wir sehen im Grunde überall, daß das Individuum mit der Erhaltung dessen, was es hat, nicht zufrieden ist. Kaum gesättigt, sehnen wir den Hunger herbei; kaum zur sexuellen Befriedigung gelangt, spüren wir den Reiz aufs neue. Der Reiche wird der Erhaltung seines Besitzes nicht froh, er will noch mehr haben; und der Ehrgeiz des Politikers strebt zur höchsten Macht. So sehen wir in allen Äußerungen des Menschen etwas sonderbar Unmäßig-Übermäßiges, ein stetes Unbefriedigtsein, ein prachtvolles Übermaß, das uns ein Grundphänomen jedes Wollens und jedes Triebes zu sein scheint. Aber es ist auch nicht korrekt, von einem Trieb der Arterhaltung zu sprechen. Denn diese ist nicht unser unmittelbares Ziel, sondern wir streben nach dem Sexualobjekt und nach der Befriedigung des Sexualtriebs. Daß mit dieser Befriedigung die Arterhaltung verbunden ist, das wissen wir zwar, aber es ist keineswegs unmittelbar Motiv unseres Tuns.

Wir unterscheiden demnach zwei Arten von Trieben, Ichtriebe und Sexualtriebe. An dieser Scheidung ist prinzipiell festzuhalten, obwohl zwischen beiden tiefe Gemeinsamkeiten bestehen, die JUNG dazu verführt haben, von einer einheitlichen psychischen Energie zu sprechen, deren psychischen Ausdruck er im Interesse schlechthin sieht. Es wird später auszuführen sein, daß Energieverschiebungen zwischen Ichtrieben und Sexualtrieben stattfinden. Doch hat die Psychoanalyse stets die Scheidung beider Triebarten betont, ohne sich jemals völlig klar darüber auszusprechen, was sie denn eigentlich unter Ichtrieben verstehe. Ursprünglich waren es die Funktionen, welche der Selbsterhaltung dienten, Nahrungsaufnahme, Behauptung im Sozialen und dergleichen mehr. Im Verlaufe der Entwicklung ist nun ein immer größerer Teil dieser Triebeinstellungen als libidinös, also als sexueller Natur aufgefaßt worden, und nach der letzten auf dieses Thema bezugnehmenden Abhandlung FREUDS würden die Ichtriebe nur bestehen in der Tendenz, nicht aus dem gegenwärtigen Zustand gerissen zu werden, in der Tendenz, den Zustand seinem natürlichen Ende, dem ihn vorbestimmten Tode, zutreiben zu lassen. Er setzt also Ichtriebe und Todestriebe einander gleich und sieht in der Tendenz zur Wiederholung des bereits einmal Erlebten, die etwa in den Träumen des Traumatikers die traumatische Szene, in den Phantasien und Träumen des Neurotikers in der analytischen Behandlung diejenige Szene wieder erstehen läßt, welche ihn in die Neurose hineintrieb, einen den Ichtrieben zugehörigen Wiederholungszwang. Ohne daß ich diese Beschreibung der Ichtriebe für richtig hielte, halte ich den Gegensatz zwischen Ichtrieben und Sexualtrieben für gegeben.

In einer kürzlich erschienenen Abhandlung FREUDS wird der Gedanke ausgeführt, die Todestriebe zeigten eine destruktive Tendenz gegen das eigene Ich. Die destruktiven Tendenzen könnten in der Form des Sadismus nach außen gewendet werden. Es wird die Frage aufgeworfen, ob die destruktive Tendenz des Sexuellen nicht den Ichtrieben zugehöre. Mit dieser Anschauung berühren sich meine späteren Ausführungen sehr enge. Denn auch mir scheint der Sadismus, der Trieb des Fassens, Haltens, Unterwerfens, das Bindeglied zwischen Ich- und Sexualtrieben zu sein.

Es war bisher nur die Rede von Trieben. Wir gingen von der Voraussetzung aus, daß das Trieb- und Willensphänomen tiefe Gemeinsamkeiten aufweist. Ja man kann sogar sagen, daß die Willenshandlung letzten Endes auf Triebeinstellungen beruhe. Die Energiequellen der Trieb- und Willenshandlung sind die gleichen, aber es bestehen qualitative Unterschiede zwischen dem Trieb und dem Willen, welche Beachtung fordern. Diese Unterschiede liegen in vierfacher Richtung. Erstens im Gegenstand, auf den sich Trieb oder Wille richten, zweitens in der Bewußtseinshöhe, drittens im Verhältnis der Motive zur Trieb- und Willenshandlung und viertens in der Qualität des Sichrichtens.

Eine Reihe von Psychologen leugnet, daß die Triebe einen Gegenstand haben, aber in jedem Trieb ist die Richtung auf etwas gegeben, dessen psychischen Ort wir einigermaßen kennen. Ja darüber hinaus liegt dieser Gegenstand, wenn auch in unbestimmten Umrissen, vor uns. Wenn wir uns auch mit der Konstitution dieser Gegenstände noch eingehender beschäftigen werden, so muß hier doch hervorgehoben werden, daß sie sehr häufig durch Symbole oder durch symbolähnliche Bilder repräsentiert sind. Auch sind sie sehr häufig auf einer niedrigeren Bewußtseinsstufe gegeben. Auch über diesen Begriff späterhin noch ausführlicher. Ein weiteres Kennzeichen triebhafter Strebungen ist in ihrer starken körperlichen Resonanz gegeben. Der Triebgegenstand ist dem Körper sozusagen nähergerückt. Das setzt einige allgemeinere Erörterungen voraus.

Als Typus einer Willenshandlung kann etwa folgender Vorgang angesehen werden. Die Vase, die vor mir auf dem Tische steht, erweckt mein Interesse, ich fasse nach ihr, um sie besser betrachten zu können. Während ich den Gegenstand betrachte, habe ich das klar umschriebene Bild des Gegenstandes, das in allen seinen Einzelheiten bestimmt ist; mein Wille, meine Zuwendung ist gleichfalls gegeben. Daneben sind eine Reihe von Empfindungen, etwa Spannungsempfindungen in der Augengegend, gegeben, welche sich von einem Komplex von Gemeinempfindungen abheben, mit anderen Worten, es besteht stets auch eine körperliche Resonanz, welche verschwistert ist mit den Gefühlen, welche in mir lebendig sind. Stumpf hat, um diese enge Verwandtschaft gewisser Empfindungen zu den Gefühlen auszudrücken, von Gefühlsempfindungen gesprochen. Das Fassen nach diesem Gegenstand ist zweifellos als Willkürhandlung anzusehen. Bei der Analyse einer Triebhandlung stößt man zwar auf die gleichen Elemente — wenn ich mich aber hungrig auf die Nahrung stürze, sie fasse und verschlinge, so treten die Qualitäten der Nahrung zurück, es kommt vielmehr auf meine Sensationen, meine Befriedigung an. Der Triebgegenstand war von vornherein dem Körper näher, er hebt sich nicht so vom Körper ab wie der Gegenstand der Willkürhandlung. Wenn der Hungrige die Nahrung sieht, so ist von vornherein seine körperliche Reaktion eine heftigere (Speichelfluß usw.), und er wird von seiner körperlichen Reaktion in ganz anderer Weise in Anspruch genommen.

Der Wahrnehmungs- und Empfindungsvorgang gibt bereits die Grundlagen für die triebhafte oder willensmäßige Zuwendung. Wenn ich mit einer Nadel gestochen werde, so nehme ich zwar wahr, daß es sich um einen stechenden Gegenstand handle, aber wichtiger ist doch meine körperliche Reaktion, meine Empfindung, mein Schmerz. Das gleiche gilt von der wohlschmeckenden Speise. Auch hier wird meine Empfindung mehr beachtet als die Speise als solche. Und nun gar bei den Gemeinempfindungen! Kälte, Hunger, Durst, Behagen, Unbehagen und dergleichen mehr! Aber in jeder Wahrnehmung gibt es einen Wahrnehmungs- und einen Empfindungsbestandteil! Auch das Unbehagen hat noch den spärlichen Rest einer Objektwahrnehmung. Es ist in ihm auch etwas, das von außen an mich herankommt. Wenn ich Gewichte auf die Hand gelegt bekomme, so kann ich mich entweder einstellen auf die Schwere des Objektes oder auf meine Druckempfindungen (vgl. hierzu FRIEDLÄNDER), beziehungsweise, wenn ich das Gewicht hebe, meine Kraftempfindungen. Aber selbst in optischen Wahrnehmungen ist außer dem bereits erwähnten Empfindungsbestandteil, den Spannungsempfindungen in der Augengegend, noch eine Sehempfindung irgendwie da. Freilich tritt sie im allgemeinen nicht zutage und wir erschließen das Empfindungsmäßige der optischen Wahrnehmung nur durch das einfache Experiment, daß die Dinge nicht mehr gesehen werden, wenn wir die Augen schließen. Aber in der Raumfarbenwahrnehmung und im Sehen der operierten Blindgeborenen (s. oben S. 29, 45) tritt dieser empfindungsmäßige Bestandteil zutage. Auch im sexuellen Erlebnis ist mit der optisch-taktil-kinästhetischen Sexualwahrnehmung die mächtige Empfindungsresonanz gegeben. Auch hier kann man mehr dem Objekt oder den eigenen Erlebnissen zugewendet sein. Aber zweifellos reicht das Objekt hier — nicht nur räumlich — an den Körper heran. Es hat Tendenz, mit der Empfindung in eins zu verfließen. Man erkennt aber leicht, daß der Triebgegenstand eine stärkere körperliche Resonanz hat als der Gegenstand des Willens, und daß er gleichsam dem Körper näher gerückt ist.

Wir sprechen im allgemeinen nur dann von Willenshandlungen, wenn der Triebgegenstand auf hoher Bewußtseinsstufe steht. Bei Triebgegenständen tieferer Bewußtseinsstufe pflegen wir von instinktiven triebhaften Einstellungen zu sprechen. Diese Scheidung ist im groben richtig. Doch berücksichtigt sie nicht die Tatsachen der Hypnose. Darüber später. Aber auch im Wachzustand können sich Triebhandlungen auf voller Bewußtseinshöhe abspielen.

Das über den Gegenstand der Triebhandlung und Willenshandlung Gesagte kann ohne Veränderung übertragen werden auf den Triebwunsch und den willensmäßigen Wunschgegenstand. Diese Gegenstände können wahrnehmungsmäßig, als Vorstellungen oder als Gedanken gegeben sein. Aber sowohl in der Trieb- als auch in der Willenshandlung tritt an Stelle des Wunsch- und Begehrungsaktes der Verwirklichungs-, der Handlungsakt. Es ist eine spezifisch andere Zuwendung zu dem Gegenstand. Erinnern wir uns gleichzeitig daran, daß im Grunde alles im Seelenleben Auftauchende, jede sogenannte Assoziation auf trieb- und willensmäßigen Einstellungen beruht. Vorstellen, Denken wären demnach als innere Trieb- und Willenseinstellungen aufzufassen.

Man hat nicht mit Unrecht hervorgehoben, daß die Stellung der Motive bei Trieb- und Willenshandlungen verschieden sei. Hier müssen aber einige Erörterungen über Wesen und Bedeutung des Motives überhaupt vorangehen. Eine Granate saust über meinen Kopf, ich ducke mich „instinktiv". Eine Frucht liegt vor mir, ich greife nach ihr. Jeder Gegenstand, jede Situation erweckt eben eine Reaktion in mir, ein Tun. Kann man hier schon von Motiven sprechen? Jeder Eindruck führt notwendigerweise eine handlungsmäßige Zuwendung mit sich. Jedes Erlebnis hat, wie wir ausführten, einen Wirkungswert und ein Teil dieses Wirkungswertes äußert sich in der darauf folgenden Handlung. Von Motiv pflegen wir aber in solchen Fällen nicht zu sprechen. Vielmehr sprechen wir erst dann von dem Erlebnis als einem Motiv zum Handeln, wenn das Erlebnis als Grund des Handelns ausdrücklich erlebt wird. So gehe ich aus dem Zimmer, weil es mir zu kalt ist, und dergleichen mehr. Aber das Erlebnis des Zusammenhanges ist sehr häufig trügerisch, wie gerade die Psychoanalyse gezeigt hat. Die unangenehme Kälte bewirkt meine Flucht. Das ist ein kausaler Zusammenhang. Ich kann ihn einsehen. Doch kann diese Einsicht auch fehlen. Wenn ich andresteils ein Erlebnis als mein Motiv anerkenne, so kann ich mich doch über den wahren Zusammenhang täuschen. Man kann aber folgendes sagen: Wenn mir ein Motiv als solches zu Bewußtsein kommt, so muß das aus einer andern psychischen Reihe heraus erfolgen. Das Motiv erscheint nur dann als solches, wenn eine andere seelische Kausalkette durchkreuzt. In diesem Beispiel etwa: ich soll ja in diesem

Zimmer warten. Viel deutlicher wird das, wenn man Handlungen analysiert, bei denen das Motiv nicht in einer Wahrnehmung, sondern in einem neuen Ziel gegeben ist. Man kann geradezu sagen, ein Motiv erscheint nur, wenn Gegenantriebe vorhanden sind. Wenn ich mich auf Grund eines Motives entscheide, so muß das erlebte Motiv, das vollbewußte Motiv wiederum nicht die wirkliche Ursache der Handlung sein. Es wird sogar sehr häufig nur vorgeschoben sein und die Handlung wird aus dem Wirkungswert anderer Erlebnisse erfließen. Bei der Willenshandlung kommt es im allgemeinen häufiger zum Bewußtsein der Motive, die instinktive Handlung, die Triebhandlung, folgt hemmungsloser dem Wirkungswert der Erlebnisse. Aber der Mann, der sich in wütender Gier auf die Frau stürzt, kann sehr wohl als Motiv irgendwelche Eigenschaften dieser Frau angeben, und trotzdem haben wir es wohl mit einer Triebhandlung zu tun. Eine Psychologie, welche nur das klar Bewußte berücksichtigt, vernachlässigt aber die komplizierten Umsetzungen der Triebenergie, welche jeder Wahrnehmung und jeder Vorstellung und Handlung zugrunde liegen. So erscheint denn, wie bereits betont, die WUNDTsche Scheidung der Handlungen je nach der Anzahl der vollbewußten Motive als schematisch. Sie wird dem Unterschied zwischen Trieb- und Willenshandlung nicht gerecht. Wenn ich auch der Ansicht bin, daß das Erlebnis des Zusammenhangs und der Zusammenhang der Erlebnisse sich decken, so gilt das nicht von den analysierten Erlebnissen, sondern nur von den Triebeinstellungen, welche durch die Analyse erscheinen. Im tiefsten Grunde erlebe ich aber doch, daß jenes das wirkliche Motiv ist, daß meine Handlung aus einem bestimmten Wunsch heraus erfließt, während ich dieses als vorgeschobenes Motiv erlebe, wobei mir gleichzeitig das Motiv irgendwie gegenwärtig ist, warum ich eine „Motiv"verschiebung erlebe.

Dem Triebe kommt, wie auch FREUD betont, der Charakter des Drängenden zu. Dem Trieb stehen wir nach Ansicht vieler passiv gegenüber. Handelnd erlebe ich mich aktiv. Es ist aber falsch zu meinen, daß ich mich in der Triebhandlung und in der triebhaften Zuwendung passiv verhalte. Vielmehr erlebe ich ein „Sichrichten". Der Eindruck der Passivität wird dadurch vorgetäuscht, daß sich dem aktiven Trieb sehr häufig eine andere Willensgruppe entgegenstellt, welche geradezu durch den Trieb überwältigt wird. Aber das Ich lebt ebenso in den Trieben, wie in denjenigen „Teilen" der Persönlichkeit, welche sich dem Trieb entgegenstellen. Wir müssen die Aufmerksamkeitseinstellungen ja gleichfalls dem Triebhaften zurechnen. In der sogenannten passiven Aufmerksamkeit wende ich mich auch „aktiv" einem Gegenstand zu, nur habe ich diese Zuwendung nicht durch Willensentschlüsse vorbereitet.

Einstellungen, erlebte Zuwendungen beherrschen das Denken. Aber die innere Willenshandlung besteht darin, daß ich ausdrücklich einen Gedanken, eine Entscheidung will. Die äußere Willenshandlung enthält ebenfalls ein ausdrückliches „ich will". ACH hat experimentell gezeigt, daß es sich um ein spezifisches Erlebnis handelt. Dieses spezifische Erlebnis fand er bereits bei den einfachen Reaktionsversuchen. Er stellte es deutlicher dar, indem er eine Reihe sinnloser Silbenpaare lernen ließ. Bei der späteren Prüfung wurde dann die erste Silbe des Paares gezeigt, mit der Aufforderung, einen Reim zu bilden oder dergleichen. Hier hat der Entschluß, die geforderte Operation auszuführen, anzukämpfen gegen die durch das Lernen geschaffenen reproduktiven Tendenzen. Hier wird das „ich will wirklich" erlebt. Spannungsempfindungen im Kopf können damit einhergehen. Die Zielvorstellungen (Reimen!) sind hierbei entweder in Worten oder unanschaulich gegenwärtig. Das Wollen wird als ein Tun des Ich erlebt. Gefühle spielen nach ACH keine wesentliche Rolle. Ähnlich gestaltete Versuche haben MICHOTTE und PRUM durchgeführt. An der Besonderheit des Willenserlebnisses ist demnach festzuhalten. Wenn auch Gefühlsverläufe die Willenshandlung begleiten können: sie sind weder wesentlich noch das tragende Moment. Die Gefühlstheorie der Willenshandlung, die WUNDT entwickelt hat, ist daher abzulehnen. Auch die Reduktion des Wollens auf intellektuelle Vorgänge ist unmöglich. In der Willenshandlung erlebe ich mich als Tuenden, als Bedingenden, ich habe das Bewußtsein der Aktivität. Dieser phänomenale durchaus eigenartige Bestand kann nicht weggeleugnet werden.

Auf Grund der gegebenen Ausführungen liegen die Hauptunterschiede der Trieb- und Willenshandlung in der Konstitution des Gegenstandes, auf den sie zielen, und in der phänomenalen Eigenart des Sich-Richtens. Die Bewußtseinshöhe und die Motivbildung weisen zwar bei beiden Handlungen Unterschiede auf. Doch sind diese nicht grundlegender Art.

Die Wirkung der Willens- und Triebeinstellung, mit einem Wort die Dynamik des Willens und des Triebes wird uns erst später eingehend beschäftigen.

Einen genauen Überblick über die neueren Arbeiten zur Willenspsychologie gibt LINDWORSKY, dem ich allerdings nicht folge, wenn er die determinierenden Tendenzen ACHS nicht anerkennen will. Die Ausführungen dieses Abschnittes und dieses Teiles überhaupt stützen sich auf die Ergebnisse der Psychoanalyse. FREUDS Vorlesungen zur Einführung in die Psychoanalyse geben einen ungefähren Einblick in die analytische Behandlung der Trieblehre. Im besonderen sei auf seinen Aufsatz über Triebe und Triebschicksale verwiesen. Wiewohl ich auf einem anderen Standpunkt als JUNG stehe, erkenne ich die Bedeutsamkeit seiner Arbeiten (Wandlungen und Symbole der Libido, sowie: Versuch einer psychoanalytischen Theorie, Psychol. der unbewußten Prozesse) voll an. Hingegen sei gleich hier vermerkt, daß die Arbeiten STECKELS, vielleicht mit Ausnahme des Buches „Über die Angstneurose", trotz mancher treffenden Bemerkungen im einzelnen, eine Verflachung psychoanalytischer Auffassungen darstellen. Sie vermitteln kein richtiges Bild der psychoanalytischen Gedankengänge und haben keinen gedanklichen und sachlichen Eigenwert.

2. Die Sexualität und Partialtriebe der Sexualität.

Visuelle, orale, anale, urethrale, Schleimhaut- und Muskelerotik. Sadismus, Masochismus, Homosexualität. Autoerotik und Objekterotik. Die Libidoentwicklung. Der Narzißmus. Die Munderotik des Säuglings. Vorläufiges über den Ödipuskomplex. Die infantile Sexualforschung. Der Kastrationskomplex und seine Quellen. Geburt- und Sexualtheorie des Kindes. Die Latenzperiode. Die Präpubertät. Die Entwicklung der vaginalen Sensibilität. Die Verwandtschaft der Schleimhautempfindungen. Die Morphologie der Ausscheidungs- und Geschlechtsorgane als Hinweis auf die Funktion. Die Ambivalenz und Ambitendenz.

Dem eigentlichen Sexualakte geht voran die Lust erweckende Betrachtung des Sexualobjektes. Es kommt ferner zum Berühren, Pressen, Küssen, Beißen, Schlagen. Sexuelle Erregung äußert sich häufig in erhöhtem Harndrang, gelegentlich in erhöhtem Stuhldrang. Es muß also wohl eine Reihe von Hilfsapparaten und Teilstücken der Sexualität geben. Freud hat von Partialtrieben der Sexualität gesprochen. Wir unterscheiden orale, anale, urethrale Partialtriebe, eine Schleimhaut-, Haut-, Muskel- und Bewegungserotik, ferner sadistische, masochistische, homosexuelle Partialtriebe. Schließlich scheiden wir den Autoerotismus von der Erotik, die sich einem andern Objekt zuwendet, der Alloerotik.

Diese ziemlich planlose Aufzählung bedarf der Ergänzung und Ordnung. Wir gewinnen sie, wenn wir die Entwicklung der Sexualität beim Einzelindividuum betrachten. Die Sexualität beginnt mit dem ersten Atemzug des Menschen und hört auf mit dem letzten, wobei allerdings gesagt werden muß, daß vielleicht auch schon der Embryo sexuelle Regungen hat. Im Momente der Geburt ist die Sexualität diffus im ganzen Körper verteilt. Der Neugeborene ist in bezug auf Sexuelles gesättigt; er bedarf keines äußeren Objektes, er hat überhaupt für die Außenwelt wenig oder gar kein Interesse. Sein Interesse erschöpft sich zum großen Teil am eigenen Körper. Wir sprechen von primärem Narzißmus, man könnte auch hierfür sagen Selbstliebe oder vielleicht noch besser selbstgesättigte Liebe. Mit der Nahrungsaufnahme, dem Saugen an der Brustwarze fließen neue erotische Erlebnisse zu. Nach der Nahrungsaufnahme sinkt das Kind in den Schlaf, ähnlich befriedigt wie der Erwachsene nach dem Sexualgenuß. Die Mimik des Kindes weist auf diese Analogie hin. Es ist Munderotik, die sich, wenn sie nicht durch Nahrungsaufnahme befriedigt wird, im Ludeln oder Lutschen an den eigenen Körperteilen neue Befriedigungen schafft. Die Ausscheidungen werden sehr bald zur Quelle neuer Sexualempfindungen. Das Kind lernt durch besondere Praktiken beim Absetzen des Stuhles den Genuß zu erhöhen. Die Säuglingsonanie ist durchaus typisch. Das Kind entdeckt an dem eigenen Genitale Lustmöglichkeiten. Freilich darf man nicht schon an ein Primat des Genitales denken, wie beim Erwachsenen.

Neuerdings lernt das Kind seinen Körper als Befriedigungsquelle schätzen und über den Autoerotismus tritt ein sekundärer Narzißmus ein. Dieser bleibt mit der dunkleren Unterlage des primären das ganze Leben hindurch erhalten. Niemals verzichten wir auf die Liebe zum eigenen Körper, aus der allerdings hervorgeht die Liebe, die nicht nur dem Körper selbst gilt, sondern dem eigenen Ich überhaupt; ja einen großen Teil dieser Liebe wenden wir einem Idealbild unser selbst zu, einem Bilde, das nicht getreu unsere Eigenschaften spiegelt, sondern uns so zeigt, wie wir sein möchten. Wir sprechen vom Idealich und Überich. Erinnern wir uns daran, daß ja, wenn wir eine Grenzlinie zwischen Objekt und Subjekt ziehen, zum Subjekt nicht nur der Körper, sondern auch die Vorstellungen, Gedanken, Gefühle und Strebungen gehören. Zwischen dem 3. und 5. Lebensjahre des Kindes setzt eine Periode besonderer Sexualität ein. Diese kindliche Sexualität hat bereits klarer umschriebene Objekte. Es mag jedoch betont werden, daß die Objektliebe des Kindes von viel stärkeren autoerotischen Anteilen durchsetzt ist als die des Erwachsenen. Als Liebesobjekte bieten sich die Pflegepersonen dar, die erste Umgebung des Kindes, die Eltern. Diese bieten dem Kind Nahrung und Kuß, sie herzen, drücken, streicheln es, sie verschaffen ihm bei der Reinigung der Genitalsphäre geschlechtliche Empfindungen.

Der Geschlechtsunterschied deutet sich bereits an, die Zuneigung zum andersgeschlechtlichen Elternteil ist die größere. Die Zuneigung ist in körperlichen Regungen begründet. Der gleichgeschlechtliche Elternteil wird früh zum lästigen, ja gefährlichen Konkurrenten. Das Kind wünscht ihn weg. Wegsein und Totsein ist für diese Denkstufe gleichbedeutend. Die Psychoanalyse spricht vom Ödipuskomplex und meint damit den Wunsch des Kindes, den andersgeschlechtlichen Elternteil zu besitzen und den gleichgeschlechtlichen zu töten. In diesem letzteren Wunsch drückt sich bereits Grausamkeit aus, eine sadistische Einstellung. Der Haß gegen den gleichgeschlechtlichen Elternteil ist Haß mit Liebe gemengt. Auf der primitivsten Stufe dieser Phase überwiegt sogar die homosexuell-sadistische Einstellung. Gleichzeitig tritt ein besonderes Interesse am Analen hervor.

Die Zeit der sexuellen Aktivität ist gleichzeitig auch die eines erhöhten Interesses, einer erhöhten Neugierde, eines erhöhten Forschungsdranges in Bezug auf Sexuelles. Das Kind interessiert sich für das Genitale des anderen Geschlechtes. Der Knabe kann sich den Geschlechtsunterschied nicht vergegenwärtigen und setzt auch bei der Frau ein männliches Genitale voraus. Überzeugt ihn die Erfahrung von der Irrigkeit dieser Annahme (häufig läßt er sich nicht darüber belehren), so kommt er zu der Auffassung, das Mädchen sei durch gewaltsamen Eingriff des Penis beraubt worden (Kastrationskomplex). Über die entsprechenden Vorgänge beim Mädchen sind wir weniger gut orientiert.

Doch empfindet dieses, wenn es des Unterschiedes gewahr wird, das Mangeln des Penis als Benachteiligung (Penisneid = weiblicher Kastrationskomplex). Freilich hat der Kastrationskomplex noch tieferliegende Wurzeln in der Ambivalenz des Sexuellen. Alles Sexuelle ist Gegenstand lebhaften Sehnens, dem sich aber ein dunkler, mächtiger Gegenantrieb entgegenstellt. Hierzu kommt, daß die inzestuösen und sadistischen Neigungen im Rahmen des Ödipuskomplexes zu einem Schuldgefühl führen, das eng verbunden ist mit der Angst vor der Rache des Vaters, welche natürlich jenen Körperteil treffen wird, welcher gesündigt hat. Im Genitale konzentriert sich der Narzißmus, die Eigenliebe zum Körper. Jede Bedrohung des Körpers weckt irgendwie den Kastrationskomplex. Aber auch die Frage nach der Herkunft der Kinder beschäftigt um diese Zeit das Kind. Es gibt eine typische infantile Geburtstheorie, die darin gipfelt, das Kind käme aus dem After und es wird im wesentlichen dem Kote gleichgesetzt. Begreiflicherweise schreibt das Kind auch dem Vater die Fähigkeit des Gebärens zu. Die späteren Geburtstheorien sind mannigfaltiger, das Kind berücksichtigt auch die Fragen der Zeugung, verteilt die Rollen zwischen den Eltern, wobei allerdings die Afterzone sehr häufig als besonders bedeutsam aufgefaßt wird. So meint nach einer Beobachtung Reitlers ein Kind, die Kinder kämen dadurch zustande, daß die Eltern ihre Hintern aneinanderlegten und dabei einen Flatus ließen.

Nach dem 5. Lebensjahre tritt eine Periode ein, in der das sexuelle Interesse und die sexuellen Regungen zurücktreten. In dieser Zeit akzeptiert das Kind das Storchmärchen der Eltern, wenn auch mit einer gewissen Ironie. Erst in der Präpubertät tritt ein neuer mächtiger Schub der Sexualität ein. Auch hier gibt es gewisse Eigentümlichkeiten, die Unsicherheit über die Geschlechtsrolle ist groß, und es ist eigentlich die Regel, daß zunächst homosexuelle Regungen hervortreten, und sei es auch in der Form schwärmerischer Mädchen- oder Knabenfreundschaften, die ja schließlich doch körperliche Erotik zur Grundlage haben. Das Primat der Genitalzone tritt hervor, die sexuellen Regungen zentrieren sich um das Genitale und das Reizbedürfnis des Genitales führt unter objektlibidinösen Bildern zur masturbatorischen Selbstbefriedigung. Die Frau hat in dieser Zeit eine besondere Leistung zu vollziehen. Beim Knaben ist von frühester Jugend auf der Penis besonders sexuell betont. Die Präpubertät ruft in dieser Hinsicht nur eine quantitative Verstärkung hervor. Bei der Frau ist jedoch zunächst die Klitoris der führende Teil des Genitales und in der Präpubertät muß die Sexualität von der Klitoris auf die Vagina übergeleitet werden. Hier ist also eine besondere Umstellung zu vollziehen, die ja bekanntlich gar nicht so selten mißglückt. Es kommt dann zum Bilde der vaginalen Anästhesie. Man kann sagen, daß in der Sexualität des normalen Erwachsenen sich, wie eingangs erwähnt, die Spuren dieser Entwicklung nachweisen lassen. Aber die erogenen Zonen, Mund, Brustwarzen, After, Urethra, sind untergeordnet der Genitalsphäre. Die Sexualität ist genital zentriert und gleichzeitig auch dem heterosexuellen Objekt zugewendet. Das gesamte Beweismaterial für diese Aufstellungen FREUDS kann erst der folgenden Darstellung entnommen werden.

Hier nur einige prinzipielle Bemerkungen. Schon rein deskriptiv sind die durch die verschiedenen Schleimhäute vermittelten Empfindungen zweifellos miteinander verwandt. Man kann eine Reihe aufstellen von den sexuellen Empfindungen zu den analen. Natürlich spielen Muskelkontraktionen, Absonderungen, Hautempfindungen gleichfalls hier hinein. Entwicklungsgeschichtlich entstammen ja Urethra, Anus und Sexualorgane verwandter Matrix; und man braucht in der Entwicklungsreihe gar nicht weit zurückzugehen, um zu einem Stadium zu kommen, in dem Kotausscheidungs- und Geschlechts- und Excretionsorgane in der Kloake eine gemeinsame Mündung haben. Es ist wichtig, daß diese entwicklungsgeschichtliche Gemeinsamkeit sich psychologisch manifestiert. Man sieht ferner eine sehr enge Beziehung zwischen Sexualerregung und Harndrang, das Wort Castus raro mingit drückt den Sachverhalt drastisch aus. Es liegt noch innerhalb des Bereiches des Normalen, wenn die Sexualerregung zur erhöhten Darmperistaltik führt. Auch wirken umgekehrt Vorgänge und Erregungen in Darm und Blase auf die Sexualorgane zurück.

Die Betrachtung der groben Morphologie der Geschlechtsorgane und Ausscheidungsorgane zeigt uns sofort, daß die räumliche Nähe und die teilweise Gemeinsamkeit der Hilfsorgane einen psychologischen Sinn haben, wie sich uns denn überhaupt die Morphologie immer wieder als ein Wegweiser für die Psychologie erweist. Es bedarf wohl keiner eingehenden Erwägungen, um zur Einsicht zu kommen, daß die Psychologie des Geschlechtstriebes uns gleichzeitig einen Einblick in dessen Biologie gewährt. Die Sexualspannung, die sich im Sexualtrieb äußert, ist etwas durchaus Organisches. Prämenstruell steigert sich die sexuelle Erregung. Wenn wir also von Libido sprechen, so meint dieser Begriff zunächst etwas Psychologisches, aber er meint auch ebenso die organisch-biologische Seite des Sexualvorganges. Und schließlich ist unsere allgemeine Erörterung über die psychologische Struktur des Trieblebens durchaus auf das Sexuelle anzuwenden. Nur ergibt sich, daß die Erregung des Körpers bei dem Sexualvorgang stets eine wesentliche Rolle spielt. Die körperliche Resonanz ist auch dann besonders mächtig, wenn sich die Libido einem Objekte zuwendet, und hier mag hinzugefügt werden, daß, je stärker die körperliche Resonanz wird, desto näher das Objekt an den Körper heranrückt.

Im Geschlechtsakt scheint der eigene Körper mit dem des Partners in eins zu verfließen, und wir können als allgemeines Ergebnis festhalten, daß das Leben in der Sexualität offenbar Körper und Welt einander näherrücken läßt. Aber immer wieder ist daran festzuhalten, das auch der dunkelste sexuelle Trieb einen Gegenstand hat und eine Zuwendung zu diesem Gegenstand.

Dem sexuellen Streben ist ein Gegenstreben beigegeben, neben den anziehenden gibt es abstoßende Kräfte, etwas treibt uns von dem sexuellen Genusse weg; wir gelangen zu diesem nur, wenn wir das Gegenstreben überwunden haben. Die zeitlichen Verhältnisse zwischen dem Streben und Gegenstreben können verschieden sein. Es kann sich das Gegenstreben vor der Erreichung des Zieles geltend machen, oder der Sexualekel kann erst nach der Erreichung des Zieles eintreten. Mit diesen Strebungen und Gegenstrebungen gehen äußerlich Gefühle einher als Indikatoren und wir können dementsprechend sagen, daß der Gefühlston der Ambivalenz dem Sexuellen in besonderem Maße anhaftet. Allerdings muß die allgemeine Trieblehre darauf verweisen, daß Ambivalenz zu den notwendigen Eigenschaften des Trieblebens überhaupt gehört. Wir werden noch ausführen müssen, daß es einsinnige Strebungen kaum gibt, und daß die Bipolarität des Trieblebens auch den Nahrungstrieben zugehört. Nach der Sättigung erweckt die heißbegehrte Speise Gleichgültigkeit, ja Ekel. Ja es ist zu fragen, ob nicht die völlige Sättigung bereits schon Ekel bedeute. Aber wie dem auch sei, die Ambitendenz und ihr folgend die Ambivalenz ist im Sexualleben besonders stark ausgesprochen. Hieraus erfolgt aber ein grundsätzlich Wichtiges: schon aus der Sexualität stammen Tendenzen, welche das Sexuelle zu unterdrücken streben. Diese Strebungen erhalten aber Verstärkung von seiten der Ichtriebe.

Das Vorausgegangene ist im wesentlichen ein Referat über FREUD: „Drei Abhandlungen zur Sexualtheorie". Man hat sich heftig gegen die weite Ausdehnung des Sexualbegriffes gesträubt (zuletzt noch KRETSCHMER). Aber die Tatsache der engen Verwandtschaft der „Partialtriebe" zu dem Sexuellen im Alltagssinn steht fest, und es besteht keine Veranlassung, die Sexualität auf das Genitale zu beschränken. Die Lehre von den Perversionen spricht eine zu eindringliche Sprache. Der Fortschritt von KRAFFT-EBBING zu FREUD ist in die Augen springend. FREUD hat das Kind als polymorph pervers bezeichnet. Auch daran hat man Anstoß genommen. Aber daß die kindliche Sexualität sich mit den Perversionen deckt, ist sichere Tatsache. Über die Zweckmäßigkeit des Ausdrucks läßt sich streiten, doch ist er einmal eingeführt. Die Psychoanalyse hat übrigens ihren ursprünglichen Standpunkt, daß die Perversion unmittelbar einem wiederbelebten oder persistierenden Partialtrieb entspreche, aufgegeben, obwohl, wie das bereits BINET bekannt war, die Perversionen meist schon in sehr früher Jugend auftreten (3.—5. Lebensjahr). Vielmehr stellt sich nach den neueren Untersuchungen die kindliche Perversion als das Resultat einer Kinderneurose dar, sie ist bereits das Ergebnis komplizierter neurotischer Umsetzungen. Ich verweise auf die späteren Ausführungen über die Homosexualität und möchte auf eine für den neueren Standpunkt der Analyse bedeutsame Arbeit von RANK verweisen, welche zeigt, wie kompliziert wir uns diese Dinge zu denken haben.

3. Die Ichtriebe.

Die physiologischen Apparate der Ichtriebe sind in den höheren Sinnesorganen gegeben. Das Greifen. Die Sonderung zwischen Körper und Welt ist bei den Ichtrieben ausgesprochener. Hunger, Durst, Fassen, Halten, Abwehren, Zurückstoßen. Das Fassen, Sich-zu-eigen-Machen als Bindeglied zwischen Ich- und Sexualtrieben. Der Narzißmus den Ichtrieben verwandt. Der Sadismus als Mittler zwischen Ich- und Sexualtrieben. Der Destruktionstrieb nach FREUD nur sekundär zum Eros in Beziehung.

Wir müssen die Ichtriebe in besonderer Verbindung mit bestimmten physiologischen Apparaten denken. Wir sehen ja auch die Sexualität in Beziehung nicht nur zu den Sexualorganen selbst, sondern auch in Beziehung zu den Gemeinempfindungen. Im Sehen, im Hören liegt ja gleichfalls triebhafte Zuwendung. Ein Gegenstand im seitlichen Gesichtsfeld erweckt die instinktive Zuwendung zu ihm oder, anders ausgedrückt, den Trieb, nach ihm zu sehen. Zweifellos ist aber der Weg vom Sehen und Hören zum Greifen nicht weit. SCHUSTER hat bei Hirnerkrankung den alten Greifreflex wieder aufleben sehen. Ich selbst habe Zeige- und Greifbewegungen zwangsmäßig an Halluzinationen angeschlossen gesehen, und bei der Apraxie entgleist die Bewegung sehr häufig in primitive Greifbewegungen. Ebenso geht es mit dem Hören. Man kommt schließlich dazu, anzunehmen, daß es auch eine Triebhaftigkeit der höheren Sinne gebe, und man wird ohne weiteres zu der Vermutung kommen, daß diese Triebhaftigkeit der höheren Sinne zu den Ichtrieben in einer engeren Beziehung stehe als zu den sexuellen Trieben. Wenn es aber auch auf diesem Gebiete instinktive Zuwendungen gibt, so treten diese doch zurück gegenüber den klarbewußten, und man hat ohne weitere Überlegungen durchaus die Einsicht, daß die instinktiven Zuwendungen auf tieferer Bewußtseinsstufe in der Sexualität eine tragendere Rolle spielen als etwa beim Sehen und Hören. Gleichzeitig muß auch gesagt werden, daß ja der gesehene Gegenstand uns besonders deutlich als Gegenstand vor Augen tritt. Hier ist die Sonderung zwischen Körper und Welt besonders klar gegeben; allerdings darf man dabei nicht übersehen, daß es auch hier eine körperliche Resonanz gibt, in den Empfindungen in den Augenmuskeln und die nie fehlenden Blutverschiebungen bei der Aufmerksamkeit. Und hier mögen wir wiederum unseren Begriff der Aufmerksamkeit vertiefen. Ein im seitlichen Gesichtsfeld auftauchendes Objekt wird sofort mit Aufmerksamkeit besetzt, es wird sozusagen mit Aufmerksamkeit geladen. Diese Ladung mit Aufmerksamkeit ist der Ausdruck einer Triebzuwendung, der schließlich die Handlung, in diesem Falle die Augenbewegung, gelegentlich auch das Greifen folgt. Wir bewegen uns wiederum an der Grenze zum Physiologischen, und nur dadurch, daß dieser Betrag an Aufmerksamkeit in Rechnung gestellt wird, kann erklärt werden, daß die Objekte während der Augenbewegung ruhig bleiben, wiewohl das Bild über die Netzhaut hinstreicht (s. oben).

Wenn wir von einer Ladung mit Aufmerksamkeit sprechen, so geht daraus ohne weiteres hervor, daß wir die Aufmerksamkeit als solche als etwas Passives ansehen, als etwas, was den Zuwendungen folgt. Sie ist in dieser Hinsicht den Gefühlen vergleichbar. Der Unterschied zwischen aktiver und passiver Aufmerksamkeit ist darin gegeben, daß in dem Falle passiver Aufmerksamkeit die Triebhaltung aufgedrängt wird, sei es von außen oder von innen, während in dem Falle aktiver Aufmerksamkeit die Triebhaltung durch den Willensentschluß bestimmt wird. Aber auch die aktive Aufmerksamkeit bedarf des Einstimmens der Triebe. Es ist also zu unterscheiden zwischen der triebhaften Aufmerksamkeitszuwendung (die bei der aktiven und bei der passiven Aufmerksamkeit ein „aktives Erleben", eben eine Zuwendung ist) und dem Aufmerksamkeitserlebnis, welches der Zuwendung folgt und ebensowenig aktiv ist wie die Wahrnehmung.

Nun meinen wir, wenn wir von Ichtrieben sprechen, ja vorwiegend alle jene, welche sich auf die Erhaltung, oder besser auf die Mehrung des Individuums beziehen. Das Individuum braucht Nahrung und Schutz vor Feinden und Gefahren. Auge und Ohr bereiten einesteils die Nahrungsaufnahme, andernteils den Kampf gegen Feinde und Widrigkeiten vor. Allerdings dienen sie auch den Zwecken der Sexualität. Den eigentlichen Ichtrieben werden wir also wohl den Hunger und den Durst zuteilen müssen. Die Nahrungsaufnahme setzt aber Fassen voraus, wobei die Hand und der Mund die Organe dieses Fassens und Einverleibens sind. (In die Hand fassen ist ja im Grunde schon einverleiben). Aber es handelt sich nicht nur um ein Fassen und Einverleiben, sondern auch um Zurückweisen und Zurückstoßen. Das, was von der Nahrungsaufnahme gilt, kann auch als Schema gelten von den Beziehungen des Besitzes und den Beziehungen zur menschlichen Umwelt. Etwas besitzen heißt, es sich einverleiben, es zur eigenen Person, es zum eigenen Körper rechnen, und soziale Macht haben heißt ja im Grunde nichts anderes, als andere Personen zu Organen des eigenen Willens zu machen, wenn man nicht etwa für die Genese sozialer Verbände wiederum den Schutz des eigenen Körpers als besonders bedeutsam ansehen will[1]). Es ergibt sich aber sofort, daß der Wunsch nach der Integrität des eigenen Körpers, der Wille, seine Integrität zu wahren, die triebhafte Liebe zum eigenen Körper voraussetzt. Mit anderen Worten, Ichtriebe und Narzißmus sind einander nahe verwandt, oder anders ausgedrückt, der Narzißmus vermittelt zwischen Ichtrieben und Sexualtrieben. Es gibt noch ein breites Gebiet, das den Ichtrieben und Sexualtrieben gemeinsam ist. Wir haben das Fassen und Halten als wesentliches Moment erkannt für die Ichtriebe, welche

---

[1]) Diese Ausführungen sind nur vorläufige.

der Befriedigung der Bedürfnisse des eigenen Körpers dienen. Aber Fassen und Halten sind ja auch wesentliche Teilkomponenten der Sexualität, und wir können hinzufügen, auch das Gefaßt- und Gehaltenwerden. Im Sadismus sehen wir als wesentlichen Grundzug, daß der Sadist sich des anderen unbedingt bemächtigen will; er will über ihn Herr sein, und er fügt ihm die Schmerzen nur deshalb zu, um der unbedingten Herrschaft über ihn versichert zu sein. Aber leugnet er nicht so die Eigenexistenz des anderen? Zerstört er ihn nicht? Hier liegt wohl auch eine Destruktionstendenz. Nach den neueren Anschauungen FREUDS tritt dieser Destruktionstrieb, der den Todestrieben zugehört, erst sekundär zum Eros in Beziehung. Umgekehrt will der Masochist mit dem Erdulden von Schmerzen nur seine unbedingte Abhängigkeit zum Ausdruck bringen. Auch hier werden wir also darauf verwiesen, daß Ich- und Sexualtriebe dem gleichen Mutterboden entspringen.

4. Die Verdrängung und die Wiederkehr des Verdrängten.

Der Begriff der Verdrängung. Die Beziehung der Verdrängung zu Ich- und Sexualtrieben. Die Verdrängung im engeren und im weiteren Sinne. Determinierende Tendenz und Verdrängung. Verdrängt wird die Triebrepräsentanz. Die Stoßkraft des Verdrängten. Die Wiederkehr des Verdrängten. Beispiele hierfür. Die Ähnlichkeit der wiederkehrenden Bilder mit den verdrängten und ihre Determination. Ähnlichkeit der Erscheinung und Ähnlichkeit des Gefühlstons. Die Zensur geht vom Ich aus. Die verdrängenden Kräfte haben eine Energiebesetzung; läßt diese nach, so erscheinen dem Verdrängten immer ähnlichere Bilder. Theorie des freien Einfalls. Die Gegenbesetzung. Das Versprechen. Ein Beispiel von Verschreiben. Das Vergessen von Namen und die Determination des Vergessens. Das Verdrängte erscheint stückweise wieder.

Aber immerhin, der Wunsch, Hunger und Durst zu befriedigen, die Tendenz, Schädigungen des Körpers von sich fernezuhalten, das Streben nach Macht und Besitz werden anerkannt, sie gehen im Tageslicht vor sich. Die Gesellschaft baut auf diese Triebe, diese Triebe sind nicht stillschweigend geduldet oder abgelehnt, ja wir dürfen vermuten, daß die Gesellschaft nur der formgewordene Ausdruck solcher Triebe ist. Aber die Sexualtriebe werden nicht von der Öffentlichkeit anerkannt, sie gelten bestenfalls als Privatangelegenheit, ja sie sind verpönt, werden als Unanständigkeit oder Sünde aufgefaßt. Mit anderen Worten, man ist bestrebt, diese Triebe aus der Reihe der Erscheinungen auszuschalten.

Hierin liegt die Begründung dafür, daß sich vorwiegend gegen die Sexualtriebe Verdrängungen richten. Der Begriff der Verdrängung stammt von BREUER und FREUD. Diese haben entdeckt, daß unangenehme Erlebnisse vom Bewußtsein ausgeschlossen werden, sie werden der Vergessenheit anheimgegeben, man wendet sich von ihnen ab. Wir sind dem Phänomen der Verdrängung schon anläßlich der Besprechung der Gedächtnisphänomene begegnet. Der ursprüngliche Freud-Breuersche Begriff weist zunächst nicht auf die Beziehung zwischen Verdrängung und Sexualität hin, erst die späteren Forschungen Freuds haben diese Beziehungen klargemacht; an und für sich ist es auch ohne weiteres denkbar, daß Nichtsexuelles verdrängt wird, aber die Erfahrung hat immer wieder entsprechend den oben angeführten Erwägungen gezeigt, daß überraschend häufig Sexuelles der Verdrängung anheimfällt. Aber Freud erkennt in seiner letzten Arbeit an, daß breite Teile des Ich, ja des Idealich „unbewußt" d h. verdrängt sein können. So gibt es „unbewußte" Schuldgefühle, welche ja den Ichtrieben und dem Idealich zuge hören. Wenn aber Verdrängungen hier möglich sind, so muß auch die verdrängte Ichtriebsenergie verschoben werden können. Die zu besprechenden Mechanismen haben also eine ganz allgemeine Bedeutung. Allerdings müssen wir zwischen der Verdrängung im ursprünglichen Sinne scheiden, als welche ist ein Zurückstoßen von Erlebnissen und Trieben, die sich immer wieder vordrängen wollen, und der Verdrängung im weiteren Sinne, welche darin besteht, daß das abseits der jeweiligen Interessen Liegende nicht auftaucht. Hier muß an das erinnert werden, was bezüglich der determinierenden Tendenzen gesagt wurde. Diese schließen ja alles Nichtzugehörige aus. Noch eine weitere Frage ist zu erledigen. Was wird eigentlich verdrängt? Zunächst doch wohl der Inhalt, die Vorstellung, der Gegenstand des Triebes, die Triebrepräsentanz, während es von vornherein fraglich sein muß, ob denn der Trieb als solcher verdrängt werde. Auch Freud spricht davon, daß nur die Triebrepräsentanzen der Verdrängung anheimfallen.

Eine weitere Frage ist die, was denn aus den verdrängten Triebrepräsentanzen werde? Nach Freud sind sie unbewußt. Alle diese Probleme werden uns noch späterhin eingehend beschäftigen, doch muß zunächst rein empirisch hervorgehoben werden, daß die verdrängten Erlebnisse, oder besser der Trieb, der in den verdrängten Erlebnissen sich manifestierte, seine Stoßkraft bewahrt. Freud spricht von einer Wiederkehr des Verdrängten, und zwar kehrt das Verdrängte nicht in seiner ursprünglichen Form wieder, sondern es kehrt in entstellter Form zurück, und diese grundsätzlich wichtige Tatsache sei zunächst an einigen einfachen Beispielen dargelegt, die uns auch sofort einen tieferen Einblick in die Art dieses Mechanismus gewähren werden. Ein Straßenbahnschaffner meiner Beobachtung hat sich fest vorgenommen, er müsse jeden Gedanken an Sexuelles unterdrücken, er will, um seine Leistungsfähigkeit zu steigern, seinen Samen für sich behalten. Während er früher Pollutionsträume gehabt hatte, in denen er mit Frauen sexuell verkehrte, stellten sich nun folgende Träume ein: Er führt einen Wagen; dieser Wagen stößt mit großer Geschwindigkeit mit einem beladenen Kohlenwagen zusammen. In dem Momente des Zusammenprallens erfolgt eine Pollution. Ohne uns auf die Details einzulassen, können wir sagen, daß uns der Samenerguß, der mit diesem Traum verbunden ist, Gewähr leistet, daß sexuelle Triebregungen diesen Traum verursachen, und wir werden nicht fehlgehen, wenn wir in dem Zusammenprallen der Wagen ein Abbild des Coitus sehen, wobei wiederum das männliche Element durch den rasch fahrenden Straßenbahnwagen, das weibliche durch den schwer beladenen Kohlenwagen dargestellt wird. Der Kampf, den unser Patient gegen seine Sexualität führt, hat ihn also nicht dazu befähigt, die sexuelle Triebenergie zu vernichten, sondern diese ersättigt sich nur an anderen Bildern. Diese Bilder sind nun nicht willkürlich gewählt, sondern sie haben mit den eigentlich gemeinten eine gewisse Ähnlichkeit, welche sie befähigt, diese anderen Bilder zu vertreten. Aber auch die Wahl eines bestimmten Bildes unter der Fülle der ähnlichen ist offenbar determiniert, wie selbst aus dieser so flüchtigen Beobachtung hervorgeht; als Straßenbahnschaffner sieht er das Zusammentreffen der Geschlechter unter dem Bilde des Zusammenstoßes zweier Wagen. Wir müssen annehmen, daß auch der Gefühlston des Erlebnisses nicht gleichgültig sei; der Zusammenstoß der Wagen ist angstvoll, schrecklich. Unter dem gleichen Gefühlston erscheint offenbar dem Patienten das Sexuelle. Wir werden annehmen müssen, daß neben der Ähnlichkeit der Erscheinung die Ähnlichkeit des Gefühlstones bestimmend ist.

Ein weiteres Beispiel: Ein junges Mädchen äußerte ihrem ersten Geliebten gegenüber Neugierde, wie das männliche Glied aussehe. Dieser erklärte ihr scherzend, es sei rot und grün getupft, was von dem naiven Mädchen vorübergehend unter großem Erstaunen geglaubt wurde. Der Traum findet einige Monate später statt, da das Mädchen, von einer großen Neugierde getrieben, sich zur Untreue mit anderen Männern versucht fühlt, gegen die sie ankämpft. Sie hatte mittlerweile bei ihrem Geliebten Gelegenheit gehabt, sich zu überzeugen, daß das Glied nicht diese Farben hat. Der Traum fällt in eine Zeit unwillig ertragener Abstinenz. Sie ist auf einer Wiese neben einem sumpfigen Wasser, es sind eine Menge Schlangen da, sie kommen aus dem Sumpf, ringeln sich um ihre Oberschenkel, es kommt immer eine nach der andern, es sind getupfte und ungetupfte. Die getupften beißen, die ungetupften nicht. Vor den getupften hat sie Angst. Hierzu fällt ihr sofort ein, daß die Tupfen jenen entsprechen, die sie sich damals vorgestellt hat. Hierzu erfolgt zu dem examinierenden Geliebten halb scherzend die Bemerkung: „Gibt es nicht vielleicht doch andere Männer, die dort so getupft sind?" Der Traum war mit Angst verbunden. Wir können den Tatbestand dieses Traumes so formulieren, daß die Träumerin den Penis anderer Männer begehrt. Gegen diesen Wunsch setzt sich das Ich zur Wehr. Freud spricht treffend von einer Zensur, welche Anstößiges nicht durchlasse. Nur Entstelltes, Verhülltes könne diese Zensur passieren. Diese Entstellung ist nur eine teilweise. Schlange und Penis sind wiederum einander ähnlich und von der gleichen ambivalenten Gefühlstönung. Ein Merkmal, die Tüpfelung, wird unverändert übernommen.

Schließlich noch ein drittes Beispiel: Ein an Angstneurose leidender Patient träumt, in seinem Zimmer stehe ein Bett, dessen Pfosten und Bretter eingebrochen sind. Die Einfälle zu diesem Traum ergeben, daß der Patient wiederholt die Vorstellung hatte, beim Geschlechtsverkehr könne das Bett einbrechen und dabei könne sein Glied beschädigt werden. Unschwer kommt man zu der Auffassung, die Triebrichtung gehe auf jene Szene, in der das Glied beschädigt wird. Hier hatte die Zensur nur einen kleinen Teil stehen lassen und das andere gestrichen.

Und schließlich das Beispiel eines Schizophrenen, der in mehrfachen Schüben Beeinflussungsideen entwickelt hatte, die er zur fraglichen Zeit voll korrigiert hatte. Er klagte, er habe am Nachmittag des Vortags den Drang verspürt, den Schnitt eines Buches abzulecken, dieser Gedanke war sehr lästig, weil er mit dem Gefühl verbunden war, er könne sich an den vorstehenden Seiten die Zunge zerschneiden. Gegen Abend trat nun ein anderer lästiger Impuls auf, mit der Zunge über das rauhe Leintuch zu fahren. Zu diesem Bericht der Einfall: Vor dem Auftreten der Zwangsantriebe besuchte ihn seine Freundin. Er verspürte den Drang, bei ihr den Cunnilingus auszuführen, unterdrückte aber diesen Gedanken. Hier ist also der ursprüngliche Impuls ein anstößiges Verlangen, dieses wird unterdrückt und an seine Stelle tritt ein minder anstößiges, wobei ein anderes Bild das ursprüngliche ersetzt. Buch und weiblicher Geschlechtsteil haben das Merkmal der Aufklappbarkeit gemeinsam, während das Leintuch dem eigentlichen Ziel beträchtlich näherliegt. Gleichzeitig hat der Patient den Gedanken, die Rauhigkeit des Buchschnitts wie des Leintuchs seien für die Zunge ebensowenig angenehm wie die des weiblichen Genitales.

Hier ist bemerkenswert, daß das ursprüngliche Ersatzbild weiter abliegt als das spätere. Und daß die ursprüngliche Tendenz offensichtlich weiter fortbesteht. Damit hängt auch die Tatsache zusammen, daß jede Schwächung der niederhaltenden Kräfte, jede Verminderung der Verdrängungsenergie, das Verdrängte wieder aufleben läßt. Diese Schwächung der verdrängenden Kräfte kann nun auf verschiedene Art und Weise erfolgen. So etwa durch das natürliche Nachlassen der Aufmerksamkeit oder durch das Nachlassen der Aufmerksamkeit im Schlaf und schließlich dadurch, daß das gerichtete Denken willkürlich unterdrückt, und an dessen Stelle der freie Einfall tritt. Diese letzte Möglichkeit ist ja die theoretische Rechtfertigung der Methode der Psychoanalyse. Wir zwingen ja in dieser den Patienten zum freien Einfall im

Vertrauen, daß das Verdrängte, das ja seine Wirksamkeit nicht verloren hat, dann wieder erscheinen muß, wenn die Gegenbesetzung aufgehoben ist. Unser sachgerichtetes Alltagsdenken mit dem Zielpunkt, sich der Gesellschaft einzuordnen, stellt aber eine solche Gegenbesetzung dar, mit der Ausschaltung derselben muß das Verdrängte wieder erscheinen. Der spontane Nachlaß der Aufmerksamkeit tritt im Versprechen, Verschreiben und in den Fehlhandlungen des Alltags hervor. Besonders deutlich lassen sich ja diese Verhältnisse beim Versprechen analysieren. Wenn jemand sagt, es sind Dinge zum Vorschwein gekommen, so bricht sich in diesem Versprechen ein zweiter Gedankenzug Bahn: es sind Schweinereien zutage getreten, der aber aus Anstandsgründen unterdrückt werden sollten. Hier gibt die Selbstbeobachtung des Redners genügende Einsicht in den Sachverhalt. Ähnliches gilt vom Verschreiben. Eine meiner Patientinnen klagt, sie verschreibe sich in der letzten Zeit auffallend oft. So sei es ihr passiert, daß sie Beethoven mit f statt mit v geschrieben hätte. Dazu als Einfall der Witz: Strauß, Rubinstein, Suppee (soupieren), Bett-offen, der kundgibt, daß die Patientin unerfüllte sinnliche Wünsche hat. Auch habe sie in der letzten Zeit statt Gräfin Gäfin, statt Baronin Baonin geschrieben, wozu ihr einfällt, daß sie als Verkäuferin wiederholt den Gedanken gehabt habe, daß die adeligen Kunden sich zuviel herausnähmen. Auch fände sie es viel richtiger, wenn man Baonin sage, das sei so weich, das r sei so hart und gehöre nicht hinein. Dazu fällt ihr ein, daß der Mann, den sie liebt, Erich heißt, und daß sie diesen Namen besonders schön fände, weil er bedeute: Er—Ich. Es ist gar keine Frage, daß in diesem Verschreiben die Patientin ausdrückt, daß sie das harte R des Geliebten, also sein Membrum, den hochfahrenden Aristokratinnen nicht gönnt, sie will nicht, daß es in deren Geschlechtsteil eingeführt werde, sie will es vielmehr für sich haben (Er—Ich).

Über das Nachlassen der Zensur im Traume werde ich ja noch im Zusammenhang sprechen, vorher sei noch hinzugefügt, daß in der Psychopathologie des Alltags nicht nur Versprechen und Verschreiben eine Rolle spielt, sondern auch das Vergessen. Schon in dem Abschnitt über das Gedächtnis wurde ja hervorgehoben, daß zu der Annahme, Erlebtes sei unauslöschlich dem Gedächtnisse eingeprägt, doch die Ergänzung gehöre, weshalb denn dieses noch Vorhandene unterdrückt sei und nicht verwertet werde. Hierzu ein Beispiel aus Freud, das einen Gesamtüberblick über diese wichtigen Probleme geben soll. Ihm fiel der Name des Meisters der Fresken von Orvieto nicht ein, vielmehr drängten sich ihm die Namen Boticelli, Boltraffio, Trafoi (ein Ort in Tirol) auf. Hierzu fiel ihm ein, daß er vor kurzem die Nachricht erhalten hatte, ein Patient, dessen Impotenz der Behandlung getrotzt hatte, habe sich aus Verzweiflung hierüber das Leben genommen, und von da glitten die Gedanken zu einem Gespräch des Vortages, das die Eigentümlichkeiten der Mohammedaner zum Inhalt hatte. Diese zeigen sich höchst gefaßt bei Unglücksfällen und Krankheiten, die sie oder ihre nächsten Angehörigen treffen. Sie sagen nur: „Herr, was ist da zu machen!" Sie geraten aber in fassungslosen Jammer, wenn sie von Impotenz betroffen werden. Herr heißt aber auf italienisch signor, und von da fiel nun endlich der gesuchte Name Signorelli ein. Wir haben uns vorzustellen, daß eine Verdrängungstendenz bestand gegenüber der unangenehmen Erinnerung des Selbstmordes eines Kranken. Das Motiv war die Impotenz gewesen, die in jenem Gespräch über die Mohammedaner das Hauptthema gewesen war. Das Gespräch war daher geeignet, jene unangenehme Erinnerung zu erwecken. Infolgedessen richtet sich auch die Verdrängungstendenz gegen jenes Gespräch, als dessen Repräsentant der Ausdruck Herr gelten kann. Mit diesem aber wird gleichzeitig alles Ähnliche, Gleichbedeutende unterdrückt, also auch das Wort Signor, das ja Herr bedeutet. Nur deshalb fällt aus dem Worte Signorelli der Bestandteil Signor aus. Bemerkenswerterweise wird also das Wort hier rein mechanisch ohne Rücksicht auf seine Sinnhaftigkeit zerlegt. Ein Teil des Wortes und zwar der harmloseste entzieht sich der Verdrängung und erscheint in dem Ersatzworte Boticelli. Von dort aus beginnt sich das Verbotene Trafoi (verboten, weil es an das unangenehme Ereignis erinnert) in den Namen Boltraffio vorzudrängen, womit der endgültige Durchbruch des Gemiedenen vorbereitet wird. Hier haben wir also ein kompliziertes System von Umsetzungen, das dahin zusammengefaßt werden kann, daß das Verdrängte stückweise wiederum im Bewußtsein erscheint, wobei gleichsam die einmal erledigten Stücke nicht wieder auftauchen. Dabei spielen Ähnlichkeiten für die Vermeidung die gleiche Rolle, die sie in früheren Beispielen für die Wahl gespielt hatten. Wir können also diese Erörterungen dahin zusammenfassen, daß das Verdrängte ein nicht erledigtes Psychisches ist. Alles Unerledigte, Triebhafte strebt eben nach Erledigung und es gibt eben im Grunde nur eine Erledigung: die Triebbefriedigung. Bevor diese eintritt ist der Prozeß nicht zum Abschluß gelangt, deshalb die Tendenz, dem Gemeinten immer ähnlichere Bilder zu produzieren. Diese Ähnlichkeit kann entweder eine rein sachliche sein oder eine solche im Gefühlston. Es kann aber auch statt des Ähnlichen ein partiell Gleiches eintreten und schließlich kann das Gemeinte durch einen Gegenstand ersetzt werden, der sich in seiner räumlichen oder zeitlichen Nähe befindet. Damit sind die wesentlichen Möglichkeiten charakterisiert, innerhalb derer ein gemeintes Bild durch andere ersetzt werden kann.

Freud nimmt eine in der Kindheit stattfindende Urverdrängung an, eine erste Phase der Verdrängung, die darin besteht, daß der Repräsentanz die Aufnahme ins Bewußtsein versagt wird. Mit dieser ist eine Fixierung gegeben. Die betreffende Repräsentanz bleibt von da an verdrängt bestehen und der Trieb an sie gebunden. Die zweite Stufe der Verdrängung betrifft psychische Abkömmlinge der verdrängten Repräsentanzen. Die eigentliche Verdrängung erscheint so als ein Nachdrängen. Neben der abstoßenden Kraft, welche vom Bewußten aus verdrängend wirkt, kommt die Anziehung in Betracht, welche das Urverdrängte auf alles ausübt, womit es in Verbindung kommt.

Zusammenfassendes über Verdrängung in dem so betitelten Aufsatz von Freud Über Versprechen und Vergessen von Namen vgl. die Psychopathol. des Alltagslebens Ranschburg hat m. E. unbegründete Einwände gegen die Lehre Freuds vom Vergessen der Namen erhoben. Die Lehre von der Verdrängung hat m. E. wesentliche Erkenntnisse der Külpeschen Schule in bezug auf Determination, Aufgaben usw. vorweggenommen.

5. Die Symbolik.

Nicht erledigtes Psychisches wird nachgeliefert. Die Traumexperimente Pötzls. Allgemeinheit dieser Gesetzmäßigkeit. In welcher Weise setzt sich das Verdrängte durch? Formales über Bilder, je nachdem sie über sich hinausweisen oder in sich ruhen. Verdichtungen, symbolähnliche Bilder, Symbole, Allegorien, Bedeutungen. Der symbolische Beigeschmack jedes Bildes.

Alles Unerledigte im Psychischen strebt also nach Erledigung, alles Unvollendete nach Vollendung und es scheint, daß es sich hier um eine allgemeine Gesetzmäßigkeit handelt, die auch für die Wahrnehmung gilt. Pötzl hat gezeigt, daß alles das, was bei kurzdauernder tachistoskopischer Exposition von Bildern sofort erfaßt wird, in den darauffolgenden Träumen nicht wieder erscheint, während diejenigen Teile des Bildes, welche bei der Exposition nicht wahrgenommen wurden, in den Träumen auftauchen, wenn auch zum Teil in entstellter und verdichteter Form. In ähnlicher Weise konnte Allers zeigen, daß nichterfaßte Teile von Bildern in nachfolgenden Assoziationsversuchen auftauchen und schließlich hat Pötzl nachgewiesen, daß dieser Mechanismus auch für Halluzinationen Geltung hat. In einem Falle von Alkoholhalluzinose wurden nur jene Teile von Bildern halluziniert, die bei der tachistoskopischen Exposition nicht aufgefaßt worden waren. Auch hier zeigten die nachgelieferten Stücke Veränderungen, so daß eine Analogie zur Verdrängung auch hier besteht. Wir müssen also sagen, daß der Wahrnehmungsvorgang offenbar in verschiedenen Stufen erfolgt, daß er auf jeder Stufe eine Unterbrechung erleiden kann, daß er aber die Tendenz hat, über diese Unterbrechung hinaus zu seinem Ziele zu gelangen.

Es ist nötig, sich über die Art wie Verdrängtes sich gegen die Verdrängung durchsetzt, eine exaktere Vorstellung zu bilden. Hierzu sind zunächst einige formale Bemerkungen notwendig. Es gibt Bilder (Vorstellungs- und Wahrnehmungsbilder) die in sich vollständig abgeschlossen sind, die nicht über sich selber hinausweisen. So ist der Schnee, den ich etwa vor dem Fenster sehe, schlechthin Schnee. Das vorgestellte Bild der Donau weist gleichfalls nicht über sich selber hinaus. Neben solchen Bildern gibt es andere, welche eine gewisse Unruhe in uns erwecken, welche gleichsam eine Tendenz haben, über sich hinaus noch andere Bilder und Gedanken zu erwecken. Hierher gehört etwa aus den früher erwähnten Beispielen die Vorstellung des Leckens an einem Buchschnitt. Betrachten wir nun die Genese einer derartigen Vorstellung, so sieht man, daß sie aus den gleichen Komponenten aufgebaut ist, in die sie zu zerfallen strebt. Wir können auf der anderen Seite sagen, dieses Bild ist entstanden dadurch, daß zwei Vorstellungskreise sich ineinander verwoben haben, wir können davon sprechen, daß eine Verdichtung stattgefunden hätte. Nur muß sofort hinzugefügt werden, das Verdichtungsresultat ist in diesem Falle eigentlich nur die Fassade; in dem endgültigen Produkt erscheint nur die eine Vorstellung, während die andere, offenbar wichtigere, nur als Tendenz gegeben ist; wir werden in einem solchen Fall von Verdichtung zweckmäßig von einem symbolähnlichen Bild sprechen und wir scheiden diese symbolähnlichen Bilder einesteils von den Verdichtungen im engeren Sinne, in denen das erscheinende Bild auch Komponenten des Verdrängten deutlich zur Schau trägt, und andresteils von den Symbolen. Beispiele für solche Verdichtungen sind uns in den häufigen Mischbildern des Traumes gegeben. Auch das Beispiel vom Versprechen (Vorschwein statt Vorschein) kann hier angeführt werden. Daraus ergibt sich aber sofort, daß die Verdichtungen dieser Art einen Schritt näher sind dem endgültigen Zerfall des Bildes als die symbolähnlichen Bilder. Auch von Symbolen sprechen wir nur, wenn das Bild als solches über sich hinausweist. Man muß scharf scheiden zwischen Symbol und Bedeutung; es ist nicht gleichbedeutend, wenn ich sage ein Bild symbolisiere einen Gedanken, oder es bedeutet dieses oder jenes. Bei dem Symbol findet ein Schweben zwischen Symbolisiertem und Symbol statt, es liegen keine eindeutigen Beziehungen vor, während das von dem Mathematiklehrer aufgezeichnete Bild eines Dreiecks den Begriff des Dreiecks bedeutet. Zwischen Symbol und Bedeutung kann man noch die Allegorie einschalten; man kann sagen, daß das Wesen der Allegorie darin gelegen ist, daß das Allegorisierte zwar eindeutig gegeben ist, daß aber das Bild noch einen Eigenwert behält. Man kann ja überhaupt sagen, daß in dieser Reihe, welche von der Wahrnehmung zum Bilde mit Bedeutung führt, das Bild immer mehr an Wert verliert, und daß in dem Falle des Dreieckes schließlich nur mehr der Begriff von Bedeutung ist, aber gar nicht mehr das Bild. Noch im Symbol ist ja das Bild das Wesentliche. Wir können also folgende Stufenleiter aufstellen: 1. Selbstgenügsames Bild, 2. symbolähnliches Bild, 3. Verdichtungsbild, 4. Symbol, 5. Allegorie und 6. Bild mit Bedeutung. Vermerken wir sofort daß, wenn einmal Verdrängung stattgefunden hat, das erscheinende Bild nicht mehr die Selbstsicherheit und Selbstgenügsamkeit hat, welche ein Bild hat, das sich nicht auf Verdrängtem aufbaut. Ja noch mehr. Man muß sagen, daß das Verdrängte in irgendeiner Form in jenem an seiner Stelle erscheinendem Bilde irgendwie gegenwärtig ist. Es wird eine wichtige Frage sein zu unterscheiden, in welcher Form. Nur ist zu diesen formalen Betrachtungen eine Einschränkung hinzuzufügen. Das festumschriebene Bild ist nur ein theoretisch postulierter Grenzfall, der in Wirklichkeit niemals realisiert sein dürfte, denn jedes Bild, auch jede Wahrnehmung, ist der Abschluß von Triebhaltungen und letzten Endes fließt in jede Wahrnehmung und Erinnerung ein Teil meiner früheren Einstellungen mit ein, ohne daß ich mir dessen voll bewußt bin. In diesem Sinne hat jedes Bild einen „symbolischen" Beigeschmack, jedes Bild hat, wie auch aus den früheren Ausführungen hervorgeht, Vorstufen, in denen Verdichtungen mannigfaltigster Art stattgefunden haben, und da ja nichts Psychisches verloren geht, wird diese Vorgeschichte das Bild als Hof umgeben. Damit hätten wir einen vorläufigen Überblick über die Lehre von der Verdrängung gewonnen.

6. Die psychische Energie und der Wirkungswert.

Die Beziehung der Triebe zur Zeit. Die Triebenergie. Die Triebbedingtheit der Assoziation. Die Unzerstörbarkeit der psychischen Energie. Die Umsetzung verdrängter psychischer Energie in körperliche Vorgänge: Konversion, Angst, Ekel. Der hysterische Anfall als Konversionsymptom. Die Eingliederung psychischer Erlebnisse in das Gesamtgeschehen. Der Wirkungswert psychischer Erlebnisse. Wirkungswert und Willensanstrengung. Der Wirkungswert und die Apparate, auf die er wirkt. Die psychische Kausalkette wird durch körperliche Einflüsse nicht durchkreuzt. Der Wirkungswert in seiner Abhängigkeit von der Vergangenheit. Das verdrängte Erlebnis, das Bild überhaupt als Gelegenheitsapparat (Bleuler) oder als Energieverteiler.

Wir wenden uns nun dem wichtigen Problem des seelischen Zusammenhanges zu, das bereits in der Einleitung gestreift wurde. Triebe verlaufen ja in der Zeit und eine Trieblehre, welche das Problem des zeitlichen Zusammenhanges nicht erörtert, müßte die wichtigsten Probleme vernachlässigen. Jeder Trieb drängt nach seiner Befriedigung, und die erste Wirkung einer anschwellenden Triebhaltung ist, daß die Triebvorstellung zu klarer Gegebenheit kommt. So wird sich die sexuelle Begierde zunächst als dumpfer Reiz mit unbekanntem Gegenstand ankündigen, bis schließlich vielleicht die Vorstellung eines nackten Frauenleibes erscheint. An diese Vorstellung wird sich eine Serie von Handlungen knüpfen können, welche zur Befriedigung des Sexualtriebes führen. Unter Umständen wird der Trieb erst durch den nackten Frauenleib geweckt werden. Wir können nun sagen, daß der Trieb eine gewisse Energie besitzt, welche durch die sexuelle Befriedigung verausgabt wird. Hindernisse, welche sich der Triebbefriedigung in den Weg stellen, vermindern diese Verausgabung; es wäre aber denkbar, daß diese so ersparte Energie nun auf andere Weise verwendet werde. Wir können im Sinne unserer früheren Ausführungen sagen, daß diese

Reihe einer kausalen Betrachtung zugänglich ist, das Einsetzen des Triebes *A* bewirkt die Vorstellung *B* und die Handlung *C*, wenn nicht irgendwelche kausale Faktoren anderer Art diese Kausalreihe unterbrechen. Es muß immer wieder betont werden, daß die sogenannte Assoziation aus triebhaften Quellen fließt, der Ablauf der Gedanken ist kausal bestimmt durch die Erlebnisse mit den ihnen anhaftenden Triebhaftigkeiten. Der posthypnotische Befehl eines Hypnotiseurs wird durchgeführt, wenn der Patient das Erlebnis der Übernahme des Befehles in der Hypnose hatte. Die Übernahme des Befehles, welche von der Triebhaftigkeit abhängt, bewirkt dessen Ausführung. Wir haben also ein streng gegliedertes kausales System. Mit diesem System ist gleichzeitig die Annahme psychischer Energie verbunden, denn man muß sagen, *A* bewirkt *B* nur dann, wenn es eine bestimmte Energie entfaltet. Die Annahme einer solchen Energie ist ebenso berechtigt, wie die Annahme von Energien in der Physik. Wenn dieser Vergleich berechtigt ist, so muß die weitere Annahme folgen, daß diese Energie nicht vernichtet werden kann. Nun sprechen alle Beobachtungen dafür, daß diese Annahme zutrifft; wenn der Sexualtrieb nicht befriedigt wird, so bleibt er eben bestehen und macht Erscheinungen, welche zum Teil auf psychischem, zum Teil auf körperlichem Gebiete liegen, Unruhe, Müdigkeit, Schlaflosigkeit und dergleichen mehr und der Unbefriedigte wird zwangsmäßig sexuelle Gedanken produzieren müssen. Was geschieht aber nun, wenn diese sexuellen Gedanken verdrängt werden. Der Trieb wird an Stelle der sexuellen Gedanken andere produzieren, welche der gleichen Sphäre entstammen. Es wird etwa an Stelle des gemeinten Bildes ein scheinbar harmloseres auftauchen, aber der nichtbefriedigte Trieb wird erst dann befriedigt sein, bis das sexuelle Bild wieder erzielt und die sexuelle Handlung erfolgt ist. BREUER und FREUD haben diesen Zusammenhang zum erstenmal erkannt. Affektbetonte, unangenehme Erlebnisse verfallen der Verdrängung, sie werden durch die Verdrängung daran gehindert sich auszuwirken und sich damit zu erledigen. Die unverbrauchte psychische Energie treibt Ersatzgebilde hervor. Hierbei stießen diese Forscher auf ein ebenso merkwürdiges als wichtiges Phänomen. Ein Teil der unverbrauchten psychischen Energie wird nicht in psychische, sondern in physische Phänomene umgesetzt, in Lähmungen, Kontrakturen, vasomotorische Erscheinungen, Anfälle. FREUD bezeichnet dieses Phänomen als Konversion. In das Gebiet der Konversion gehört auch die Umwandlung solcher verdrängter Affekte in Angst und Ekel. Eine typische Konversion ist die Darstellung des Verlangens nach dem Geschlechtsakt im hysterischen Anfall. Es ist lehrreich, sich den Mechanismus eines solchen genauer zu vergegenwärtigen. Das ursprünglich Gemeinte ist die Coitusstellung und Bewegung. Aber diese Haltung wird zensuriert, es bleibt nur das Vorrecken des Unterkörpers übrig, das in übertriebener Weise erfolgt. Kopf und Nacken werden der Ablehnung entsprechend extrem zurückgebeugt. So stellt sich das Bild des hysterischen Anfalls als das Resultat einer Verdichtung der entgegenstrebenden Wünsche dar, wobei als treibend der Coituswunsch angesehen werden muß. Dieses Bild muß aber mit einer gewissen Energie inszeniert werden und diese Energie stammt offenbar aus dem treibenden Sexualwunsch. Freilich sind damit keineswegs alle Faktoren erschöpft, es würde sich beim tieferen Eindringen wohl auch ergeben, daß infantile Bewegungskombinationen gleichfalls für die Art des Anfalles mit maßgebend sind. Hier kommt es jedoch nur auf die grundsätzliche Feststellung an, daß die psychische Energie des Coituswunsches nicht verloren geht[1]). Nun mag hier sogleich die Bemerkung hinzugefügt werden, daß die psychische Energie des Coituswunsches auf sehr greifbaren körperlichen Einflüssen beruht, und wir können sofort hinzufügen, daß das kausale Getriebe des psychischen Lebens in unmittelbarer kausaler Relation zu körperlichen Ergebnissen steht und sich hiermit der allgemeinen Naturkausalität eingliedert. Freilich muß man sich klar machen, daß der hysterische Anfall nicht Willkürlichkeit ist, sondern körperlichen Gesetzmäßigkeiten folgt. Um diesen Erörterungen aber vorläufig aus dem Wege zu gehen, sei darauf verwiesen, daß bei hierzu disponierten Individuen an Stelle der hysterischen auch epileptische Anfälle erscheinen können, deren Beziehung zum Organischen ja nicht bezweifelt werden kann. Auch muß immer wieder daran erinnert werden, daß auch das Auftauchen eines Gedankens von einer Summe körperlicher Faktoren abhängig ist, was man am besten daraus ersieht, daß ja der Berauschte hemmungslos Gedanken auftauchen läßt, die der Nichtberauschte unterdrückt. Der Berauschte reagiert anders auf ein gleich erfaßtes Erlebnis als der Nüchterne. Die Ausführung des Racheplans kann durch eine plötzlich hereinbrechende Müdigkeit hintangehalten werden. Nun muß man sich darüber klar sein, welche ungeheure Rolle fortwährend hereinbrechende körperliche Veränderungen für den Wirkungswert von Erlebnissen haben müssen. Verdauung, Schlaf, die Drüsen mit innerer Sekretion spielen hier hinein, wobei wiederum die einzelne körperliche Änderung mit der Gesamtkörperkonstitution auf das innigste verflochten und verwoben ist. Jede sogenannte Assoziation ist von dem Wirkungswert der vorangehenden bestimmt. Nun ist der Begriff des Wirkungswertes ein solcher, der nur auf die theoretische Ordnung der Erlebniszusammenhänge hinweist. Er setzt sich vollständig darüber hinweg, ob das, was diesen Erlebnisverlauf dynamisch

---

[1]) Energie, welche den Sexualtrieben zugehört, bezeichnen wir als libidinöse. Doch meint die Psychoanalyse mit dem Ausdruck Libido nicht nur die Energie, sondern auch das Erlebnis.

regelt, ob das was nach Analogie naturwissenschaftlichen Begriffes der Energie den Ablauf bestimmt, auch der inneren Wahrnehmung zugänglich sei. Man muß wohl sagen, daß sich aber doch vermutlich der Wirkungswert in den Erlebnissen spiegelt in der Art der Zuwendungen, in der Art der qualitativen Färbung des Akterlebens. So müßte ein Ereignis, das eine tiefe langedauernde Trauer auslöst, schon während des Erlebens selbst das Bewußtsein erwecken, daß es sich um ein das spätere Leben beeinflussendes Ereignis handelt. Die Art des Erlebnisses der Trauer müßte das schon beinhalten. Ein Willensentschluß müßte schon die Möglichkeit seiner Verwirklichung in sich tragen. Hierbei darf man nicht in den Fehler verfallen anzunehmen, daß derjenige Willensentschluß, der besonders schwer falle, einen besonderen Wirkungswert haben müsse. Starkes Wollen ist vielmehr jenes, bei dem ein einmal gesetzter Entschluß die Handlung in fortwährendem Flusse erhält, ohne Anstrengung und ohne Erneuerung der Willensentschlüsse. Der Wille muß vielmehr einen gut funktionierenden Mechanismus zur Verfügung haben und das führt zu der wichtigen Erkenntnis, daß wir an dem Wirkungswert im strengen Sinne zwei Komponenten unterscheiden müssen. Einesteils den Wirkungswert selbst, andernteils aber den Apparat, auf den der Wirkungswert Einfluß nimmt, und während wir annehmen können, daß der Wirkungswert selbst sich psychologisch spiegle, stößt die gleiche Annahme in bezug auf den Zustand des Apparates auf viel größere Schwierigkeiten. Man muß jedenfalls daran festhalten, daß der Begriff des Wirkungswertes nicht auf die Deskription zielt.

Wir kommen also zu der Anschauung, daß alle Triebe, sowohl Ichtriebe als auch Sexualtriebe eine Energie haben, daß diese Energie zur Körperlichkeit Beziehung hat und daß die Triebkausalketten in die biologischen Reihen eingreifen und auf der anderen Seite von körperlichen Bedingungen abhängig sind. Das psychische Erleben kann demnach als kausale Folge betrachtet werden. Aus dem Erlebnis geht triebhaft das Erlebnis hervor. Es muß noch einmal daran erinnert werden, daß die psychische Kausalkette allerdings Eigentümlichkeiten aufweist. Denn was immer geschähe, das jeweilige, gegenwärtige Erlebnis ist kausale Folge der vorangegangenen Erlebnisse oder anders ausgedrückt, jedes psychische Erlebnis wirkt sich kausal aus, die körperlichen Bedingungen können nur die Art der Auswirkung verändern, nicht aber die psychische Kausalität durchtrennen. So wird der Feindselige im nüchternen Zustand nur Gedanken bilden, in der Trunkenheit die Worte ausstoßen, in beiden Fällen ist aber die an früheren Eindrücken haftende Feindseligkeit die Ursache des späteren psychischen Geschehens. Wir können sagen, die Triebhaftigkeit ist allein kausal bestimmend im Seelenleben. Wir müssen uns aber fragen, wie wir uns etwa in dem erwähnten Falle die Kausalreihe zu denken haben. Wir müssen jedenfalls sagen, nicht der Trieb als solcher kann als das verursachende *A* angesehen werden, ebenso wenig wie es korrekt wäre zu sagen, die Schwerkraft verursache das Fallen des Steines. Der Stein fällt vielmehr deshalb, weil er losgelassen wurde. So ist hier ein bestimmtes Erlebnis, das Feindseligkeit erweckte, die Ursache, daß der feindselige Gedanke oder Ausspruch erfolgte.

Jedes Erlebnis hat einen bestimmten Wirkungswert. Dieser Wirkungswert hängt einerseits ab von dem Erlebnis selbst, denn jedes Erlebnis ruft ja Triebregungen hervor, welche sich zum Teil nach der Art des Erlebnisses richten. Aber jedes Erlebnis passiert auch, wie späterhin noch eingehend wird besprochen werden, Schichten der Vergangenheit und erweckt dort wiederum neue Triebkräfte, die an den früheren Erlebnissen verankert lagen. Der Wirkungswert ist also von der gesamten Vergangenheit abhängig, die wir mittels des analytischen Verfahrens feststellen können. Aber vor aller Erfahrung liegt ja die Triebkonstitution des Menschen. Der Wirkungswert eines Erlebnisses ist demnach stets auch von konstitutionellen Faktoren mit abhängig. Auch dieser Faktor ist durchaus psychophysisch. Er äußert sich in einem bestimmten Körperbau und auch in einer bestimmten Drüsenformel, in einer bestimmten Hirnartung und schließlich auch in einem bestimmten Temperament. KRETSCHMER hat ja auf sehr enge Beziehungen hingewiesen, welche zwischen den psychischen Temperamenten und dem Körperbau bestehen. Neben diesen konstitutionellen Faktoren, welche den Wirkungswert bestimmen, gibt es noch körperliche Einflüsse anderer Art. So erscheint denn die Annahme einer psychischen Energie als heuristisch wertvoll, allerdings ergeben sich von hier aus eine Reihe von Fragen, die zurzeit noch nicht lösbar sind. Ist die psychische Energie eines jeden Menschen eine Konstante? Ändert sie sich im Verlaufe des Lebens? Diese Fragen bedürfen einer genaueren Durcharbeitung.

Aber entlädt sich denn nicht im hysterischen Anfall gleichfalls Energie? Ist es nicht falsch, wenn wir annehmen, ein psychisches Erlebnis wirke sich dauernd in solchen Anfällen aus? Woher stammt diese in den Anfällen zutage tretende Energie? Warum wirkt die Energie anders, die im Anfall und die, die in der wirklichen Befriedigung entladen wird? Diese wichtige Fragestellung hat auch BLEULER beschäftigt; er meinte, man könne nicht von Abreagierem sprechen, sondern von Gelegenheitsapparaten, die zusammengestellt und wieder aufgebaut würden. Aber was ist mit der psychischen Energie, sind die Vorstellungen falsch, die wir oben entwickelt haben? Es muß angenommen werden, daß das psychische Bild als Energieauffänger wirkt. Es lenkt und leitet die psychische Energie in einer bestimmten Richtung, der des

Anfalls. Hat es seine Energie verausgabt, so zieht es doch wieder aus dem Gesamtorganismus Energie an sich. Es füllt seine Energiebesetzung wieder auf. Das Verdrängte ist also ein Sammelapparat für psychische Energien. Eben deshalb behält es so lange seinen Wirkungswert, bis es abgebaut ist. Diese Vorstellung ist aber wichtig. Wir kommen zu der Annahme vieler kleiner Energiereservoire. Aber ähnlich ist es mit den corticalen und subcorticalen grob organischen Apparaten. Der Sprechdrang des Sensorisch-aphasischen muß fortwährend neue Energien an sich ziehen, ebenso wie der Bewegungsdrang der durch subcorticale Läsion entstandenen Hyperkinese. Es wird also bei jedem Erlebnis zu fragen sein, nicht nur nach seinem Wirkungswert, sondern auch darnach, ob es fortdauernd als Energieauffänger wirkt. Das kann es aber nur, wenn es zu bestimmten Trieben in Verbindung steht, welche die Energien immer neu auffüllen; offenbar wirken Erlebnisse, Bilder als Energieverteiler, ja man kann sogar die Gesamtfunktion des Gehirnes unter diesem Gesichtswinkel begreifen.

Die im vorangehenden entwickelten Gedanken habe ich in einer Reihe von Arbeiten ausführlicher begründet. Besonders in den Aufsätzen: Über das Unbewußte und: Die kausale Bedeutung psychoanalytisch gewonnenen Materials; vgl. auch Seele und Leben. Zuletzt: Über die psychische Energie und ihre Quellgebiete, im Archiv für Psychiatrie Bd. 70. 1923. Die hier vorgetragene Lehre ist durchaus „voluntaristisch" im engen Anschluß an die Psychoanalyse. Eine voluntaristische Anschauung vom seelischen Zusammenhang vertritt auch Specht, dessen Referat über das pathologische Verhalten der Aufmerksamkeit auch sonst lesenswert ist.

7. Umsetzungen der Triebenergien.

Libido und Ichtriebenergie. Die Verdrängung setzt eine Gegenbesetzung voraus. Die Verwandlung der Vorstellung in die Wahrnehmung durch Energiezuschuß. Die Umwandlung verdrängter Energie in eine Zwangsbesetzung. Der unterdrückte Impuls verwandelt sich in eine Zwangsbesetzung. Die Sublimierung. Die Sublimierung als Verwendung verdrängter Triebkräfte im Dienste des Ichideals. Fließende Grenzen zwischen Neurose und Sublimierung. Die Verschiebungen der Energie innerhalb der Sexualtriebe. Verwendung der Libido für Ichtriebe und umgekehrt. Hinweis auf die Bedeutsamkeit der Sublimierung. Psychogenetische und phänomenologische Struktur. Psychogenetische Forschung bedeutet nicht Entwertung.

Die Energie, welche den Sexualtrieben zu eigen ist, bezeichnen wir als Libido und stellen sie der Ichtriebsenergie gegenüber. Wir haben anzunehmen, daß Ichtriebe und Sexualtriebe einander widerstreiten. Die ursprüngliche Annahme Freuds ging auch dahin, daß die Ichtriebe die Verdrängung leisten und diese Anschauung wurde zunächst auch der obigen Darstellung zugrunde gelegt. Mittlerweile wurde aber der Begriff des Narzißmus geschaffen, der sehr vieles von dem, was man sonst den Ichtrieben zuschreibt, umfaßt. Nach der Darstellung, die ich oben gegeben habe, ist freilich die Grenze zwischen Ichtrieben und Sexualtrieben nicht scharf zu ziehen und wir müssen besonders das Ideal-Ich, an das sich eine Fülle von Energien ansetzt, nicht nur zu den

Sexualtrieben in Beziehung setzen. Jedenfalls geht aber die Verdrängung vom Ideal-Ich aus und wir haben nun zu fragen, welche Energieverhältnisse zwischen Verdrängung und Verdrängtem bestehen. Offenbar ist Energie notwendig, um eine Verdrängung aufrecht zu erhalten, und wenn wir nun sehen, daß die Verdrängung aufrecht erhalten wird, so muß die Verdrängung offenbar die verpönte Triebregung kompensieren. Analytisch sprechen wir von Besetzung und Gegenbesetzung.

Die Verdrängung hält also zwar einen bestimmten Inhalt zurück, aber die Energie des Verdrängten ist damit keineswegs vernichtet, ja sie hat sogar keinerlei Änderung erfahren, sie erscheint nun an den Ersatzgebilden. Wenn im allgemeinen der Sozietät nicht genehme Regungen verdrängt werden, so muß offenbar Energie frei werden, welche nun auf andere Gebilde verschoben werden kann. Wir haben ein derartiges Beispiel im hysterischen Anfall kennen gelernt, der als Ersatz des Coitus erscheint. Damit ist die Verschiebung auf ein Gebiet geglückt, das von der Gesellschaft zwar nicht geschätzt, aber als notwendiges Übel ertragen wird. Es muß nun natürlich die Umsetzung in Krankhaftes nicht auf körperlichem Gebiet erfolgen. Es kann auch die unverwendete, nicht abgeführte Energie in Psychisches anderer Art umgesetzt werden. So kann durch nicht befriedigte Sexualität die Vorstellung zur halluzinatorischen Wahrnehmung gesteigert werden, was ja im hysterischen und hysteriformen Wunschdelirium stattfindet, in dem wir etwa ein junges Mädchen ein Stück Holz als das ersehnte Kind wiegen sehen. Die unverwendete Energie kann aber auch zu einer Zwangsbesetzung verwendet werden. Zwangsgedanken sind bekanntlich solche, welche sich dem Individuum gegen seinen Willen fortwährend aufdrängen. Woher erhält nun dieser Gedanke seine Energie? Wiederum aus verdrängten Regungen, aus verdrängten Trieben.

Hier führt also die Verdrängung zur Krankheit. Die Energie des Verdrängten wird in Krankheitserscheinungen umgesetzt. In allen diesen Fällen kann die verdrängte Energie nicht dem Idealich nutzbar gemacht werden und entzieht sich gleichzeitig damit auch den positiven Forderungen der Gesellschaft. Alle diese krankhaften Erscheinungen beziehen ihre Kraft aus Triebenergien. Wenn der Zwangsneurotische von Zwangsgedanken und Zwangsvorstellungen spricht, so täuscht er sich und andere darüber, daß diese Vorstellungen und Gedanken triebhaft Erstrebtes zum Inhalt haben, das allerdings mehr oder weniger entstellt sein kann. Die Verdrängung bewirkt die formale Abänderung, daß das Gewünschte als bloße Vorstellung erscheint. Man kann das in einzelnen Fällen sehr gut nachweisen. In zweien meiner Beobachtungen verspürten die Patienten den Drang obszöne Worte auszusprechen. Sie unterdrückten diesen Antrieb und wurden hinterher den Zwangsgedanken nicht los, sie hätten diesen Gedanken doch ausgesprochen. Hier sieht man also ohne weiteres wie der Impuls in die Zwangsbesetzung umgewandelt wird. Ähnlich läßt es sich leicht bei der Hysterie nachweisen, daß der triebhafte Wunsch die Vorstellung zur Wahrnehmung macht. Man darf nicht vergessen, daß neben dieser formalen Veränderung des Triebes auch inhaltliche Veränderungen im Sinne der Verdrängung stattfinden. Auch sind die Möglichkeiten dieser formalen Veränderung mit dem bisher angedeuteten nicht erschöpft.

Aber die verdrängte Triebenergie hat nicht nur den Ausweg ins Krankhafte. Sie kann ja auch im Dienste des Idealichs sozial nützlichen Zielen zugewendet werden. Wir sprechen dann von Sublimierung und meinen damit eine Verwendung sexueller Triebenergien im Dienste des Idealichs. Als Sublimierung kann etwa angesehen werden, wenn der sadistische Partialtrieb gehemmt wird und dessen Energie nun den Träger zu einem Chirurgen, einem Vivisektor oder zu einem tüchtigen Metzger macht. Wir sprechen aber auch von Sublimierung, wenn der homosexuelle Partialtrieb unterdrückt wird und nun erscheint in der Neigung zur sozialen Betätigung im Verein mit Gleichgeschlechtlichen. Man sieht aber sofort, daß die Grenze zwischen Neurose und Sublimierung eine durchaus fließende ist. Würde etwa so viel von einem sadistischen Partialtrieb in Berufseifer sublimiert, daß für andere erotische Befriedigung kein Raum bliebe, so hätten wir das Bild einer Neurose vor uns. Ein zweites Moment, das die Neurose von der Sublimierung scheidet, ist darin gegeben, daß die Placierung der Libido bei der Neurose zwangsmäßiger erfolgt. Der Sublimierende kann von der an der Sublimierung haftenden Libido leichter einen Teil wieder zurückziehen und der unmittelbaren Triebbefriedigung widmen. Eines haben aber neurotische Verschiebung und Sublimierung gemeinsam. Das neue Ziel ist verwandt oder partiell identisch mit dem alten. Es gehört der gleichen Sphäre an; es ist entstanden aus der Interferenz zweier Triebregungen, befriedigt beide zugleich. So befriedigt der Homosexuelle den sublimierten Partialtrieb in der sozialen Betätigung, die ihn mit Männern zusammenführt, aber er befriedigt gleichzeitig auch das Streben seines Idealichs. Man könnte auch sagen, das neue Ziel sei ein Kompromiß zwischen den beiden Triebregungen. Das gilt aber in gleicher Weise für die Sublimierung wie für die Neurose. Liegt eine einheitlich gebaute Triebregung vor, so wird diese Triebregung eine entsprechende Vorstellung mit sich bringen und nicht über sich hinausweisen. So wird etwa der sexuell Erregte den nackten Körper des gegengeschlechtlichen Partners sich vorstellen oder träumen, anderenteils wird jede Vielheit von Triebregungen Bilder erzeugen, welche in der oben beschriebenen Weise die Tendenz zum Zerfall in sich tragen. So wird in dem oben berichteten Beispiel an Stelle des weiblichen Genitales das Buch gedacht, in welcher Vorstellung Idealich und sexuelle Triebregungen in gleicher Weise befriedigt werden. Hier handelt es sich aber um eine symbolähnliche Vorstellung und wir können wieder sagen, daß solche symbolähnliche Vorstellungen Kompromißbildungen sind. Wird aber aus der symbolähnlichen Vorstellung ein Bild mit Bedeutung, so hat sich ja der Trieb wiederum restlos durchgesetzt. In unserem Beispiel wird sich ja der Patient schließlich seiner Regung bewußt. Ist die Regung und das eigentliche Triebziel bereits bewußt, so können die symbolähnlichen Bilder doch noch das eindeutige Bild umspielen als lebendiger Rest der früheren Hemmung. Man sieht, daß die formalen Ausführungen, die ich früher gegeben habe, einen guten Sinn haben für die Erkenntnis der Triebvorgänge.

Welche Triebe verfallen nun der Verdrängung, was wird denn umgesetzt und sublimiert? Die Verschiebung der Energien erfolgt also unter der Leitung der Bilder. Sie erfolgt auf verwandte Bilder. Die Energie, welche dem Sexuellen anhaftet, kann leicht innerhalb der Partialtriebe verschoben werden. Verdrängte Genitallibido kann als anale oder urethrale Libido erscheinen. So äußert sich sexuelle Erregung als Harndrang und Harnverhaltung kann als Konversionssymptom bei der Hysterie auftreten. Das hysterische Erbrechen ist eine Konversion in orales Gebiet. Demnach ist eine Umsetzung der Energie innerhalb der Sexualtriebe etwas häufiges. Neben dieser Umsetzung innerhalb der Sexualtriebe findet aber auch eine Umsetzung der Energie zwischen Sexual- und Ichtrieben statt. Sublimierung ist ja Verwendung der Sexualenergie im Dienste der Ichtriebe und des Ich ideales. Ichtriebe und narzißtische Libido verdrängen also genitale Sexualität und Partialtriebe und jeder Partialtrieb verdrängt die anderen, wenn er sich der Unterstützung der Ichtriebe und des Ichideals versichert hat. Die narzißtische Libido gibt also Verdrängungsenergie her gegen die Objektivlibido. So wissen wir, daß der manifeste Homosexuelle seine Heterosexualität verdrängt.

Aber ebenso wie eine Verdrängung der Sexualtriebe durch das Ich stattfinden kann und eine Verwendung der ungenutzten Energien im Dienste der Ichtriebe, so kann auch Ichtriebsenergie verdrängt und für die Sexualität verwertet werden. Dann wird also Ichtriebsenergie in Libido umgewandelt. So ist etwa im Orgasmus die Gesamtenergie in sexuelle konvertiert, die Welt versinkt und die Energie, die wir sonst der Welt zuwenden, ist nun dem Sexualobjekt zugewendet.

Ein Hinweis auf die unendlich wichtige Bedeutung der Sublimierung sei noch hinzugefügt. Während das Kind in seinen Partialtrieben, in seiner Sexualität lebt, haben wir auf die restlose Befriedigung der Partialtriebe verzichten gelernt. Erst durch diesen Verzicht wurden wir kulturfähig. Das Kind muß seine Freude am

Kot, am Urin aufgeben, seine Lust an der Grausamkeit eindämmen, es darf seine Homosexualität nicht frei entfalten. Aber die hierdurch gewonnene Kraft wird eben für kulturelle Zwecke frei. So haben homosexuelle Antriebe an der Bildung der Männerbünde entscheidenden Anteil. Von diesen geht aber nach SCHURTZ die Staatenbildung aus. Man wird auch die energische Abwehr eindringender Feinde und die Angriffslust mit sadistischen Regungen in Zusammenhang bringen müssen. Welch großen Anteil verdrängte Partialtriebe an Kunst und Wissenschaft haben, wird ja später noch ausführlicher auseinander zu setzen sein. Nur eine allgemeine Bemerkung sei angefügt: staatliche Gebilde haben ebenso wie die der Kunst und Wissenschaft eine komplizierte Struktur, wir haben das Wesen einer solchen Struktur noch keineswegs erschöpft, wenn wir die Energiequellen aufgedeckt haben, welche an ihrer Schöpfung beteiligt sind. Dies ist leichter einzusehen bei jenen objektivierten Gebilden als bei den seelischen Erscheinungen, für die das gleiche gilt. Wenn uns etwa der Nachweis geglückt ist, die Heiligkeit und das Gefühl der Seligkeit des Ruhens in Gott beruhe auf den Energien verdrängter Sexualität, so haben wir mit diesem Nachweis die Phänomenologie dieser Erlebnisse noch nicht begründet. Auch über die Werthöhe solcher Erlebnisse erfahren wir aus der Psychogenese nichts Entscheidendes.

Über Sublimierung vgl. den Aufsatz von BERNFELD.

8. Die Regression.

Begriff der Regression. Die Sexualität und die Partialtriebe sind organisch-biologisch fundiert, doch darf die Bedeutsamkeit der Erlebnisse nicht unterschätzt werden. Die Regression als Erweckung von Triebhaltungen und als Wiedererweckung früherer Erlebnisse. Die formale Regression. Die Regression gilt für Ichtriebe und für Sexualtriebe. Das biogenetische Grundgesetz.

Wir sind bei unseren bisherigen Ausführungen auf ein außerordentlich wichtiges Prinzip übergegangen. Bei der Verlegung des Hauptbettes der Sexualität werden die Partialtriebe, die verlassenen Nebenläufe neu aufgefüllt. Wenn der Neurotische in seinem Liebesleben eine Enttäuschung erfahren hat, wenn also die vollentwickelte Sexualität keinen Abfluß hat, dann kommt es zu einer Rückstauung der Libido und es werden infantile Partialtriebe und damit eine infantile Vorstellungswelt neu belebt. So kann etwa der Mund wiederum als Pforte für die sexuelle Erregung gelten und erlebt werden.

So kann im Hintergrund hysterischer Leibschmerzen die Phantasie stecken, es sei durch einen Kuß eine Schwängerung eingetreten. Wir müssen uns also vorstellen, daß jede Hemmung der Libido eine Wiederbelebung der verlassenen Strombetten mit sich bringe, und daß damit auch gleichzeitig eine Rückkehr zu einer früheren Stufe der Sexualität gegeben sei. Wir sprechen von Regression. Daß die Regression der Libido Partialtriebe belebt, hängt damit zusammen, daß, wie aus den früheren Ausführungen hervorgeht, die Partialtriebe der genital zentrierten Sexualität vorausgehen, daß sie eine primitive Stufe der Sexualität darstellen. Nun wird sich stets die Frage ergeben, warum denn bei jeder Regression ein bestimmter Partialtrieb belebt werde und es muß die Frage aufgeworfen werden, welche Momente dafür bestimmend seien, daß ein bestimmter Trieb wieder belebt werde. Wir müssen uns ja vorstellen, daß die Partialtriebe organische Grundlagen haben. Die Erblichkeitsforschung hat ja gezeigt, daß gerade bei der Homosexualität Erblichkeit eine gewisse Rolle spielt, so daß sie als etwas biologisch fundiertes angesehen werden kann. In ähnlicher Weise müssen wir für sämtliche Partialtriebe einen organisch-biologischen Faktor, die Sexualkonstitution heranziehen. Wir können annehmen, daß die konstitutionelle Ausbildung eines Triebes dafür maßgebend sein muß, ob und in welcher Weise die Regression stattfindet. Aber die biologische Artung ist für uns kein abstrakter Begriff. Wir müssen fordern, daß sie sich in einer bestimmten Weise in den Erlebnissen manifestiere und wir können in der Tat nachweisen, daß in der so wichtigen Epoche sexueller Aktivität zwischen dem 3. und 5. Lebensjahre die sexuellen Erlebnisse in bezug auf die Partialtriebe außerordentlich verschieden sind. Wir haben aber allen Grund anzunehmen, daß nicht nur die Konstitution für diese Erlebnisse maßgebend ist, sondern daß die in diesem Lebensalter so bildsame Sexualkonstitution durch konkrete Ereignisse entscheidend beeinflußt werden kann. So ist es nicht gleichgültig, ob bei einem Kinde durch Prügeln sadistische oder masochistische Regungen verstärkt werden und es kann auch nicht gleichgültig sein, ob das Kind übermäßige sexuelle Reizungen durch allzugroße Zärtlichkeit der Eltern erfährt oder nicht. Wir können also das Erlebnis als gleichwertigen Faktor neben die Sexualkonstitution stellen. Es wurde nun immer wieder betont, daß jeder Trieb einen Triebgegenstand hat und wir dürfen nicht meinen, daß diese Wiederbelebung der infantilen Partialtriebe abstrakt erfolge, sondern die Wiederbelebung der Partialtriebe schließt das Auftauchen der infantilen Triebgegenstände mit ein. Es werden also gleichzeitig auch kindliche Einzelerlebnisse wieder lebendig. Der Begriff der Regression bezeichnet also zweierlei, 1. das Auftauchen einer früheren Triebeinstellung, 2. das Auftauchen des früheren Triebgegenstandes.

Mit dieser Regression in bezug auf die Triebe und Triebziele ist aber meist auch eine formale Regression verbunden. In der Konstitution des Triebgegenstandes treten Symbole und symbolähnliche Gebilde stärker hervor. Man darf den Begriff der Regression nicht auf Sexuelles beschränken, wenn auch auf diesem Gebiete die Regression am einleuchtendsten dargestellt werden kann. Es gibt auch eine Regression auf dem Gebiete der Verstandesentwicklung über die noch später zu sprechen sein wird. Die Regression kann auch Teilgebiete betreffen. Es muß die Regression zu einer früheren Stufe keineswegs diese Stufe als Ganzes erreichen. Schließlich muß man eingedenk sein, daß eine völlige Identität des Regressionsproduktes mit der früheren Entwicklungsstufe theoretisch nicht erwartet werden darf und auch in Wirklichkeit nicht vorgefunden wird. Denn es ist ja keineswegs gleichgültig, welche sonstigen Funktionszusammenhänge und Anschauungen bestehen. Ich erinnere an die Ausführungen HEADS über den Empfindungsvorgang und seine Apparate. Aber der Stufenbau, den wir psychologisch exakt nachweisen können, ist zweifellos nicht nur im Psychologischen, sondern auch im rein Organischen gegeben. Man wird sich aber darüber klar sein müssen, daß alle jene Einwendungen und Einschränkungen, welche das HAECKELsche biogenetische Grundgesetz erfahren hat, berücksichtigt werden müssen, wenn man den Begriff der Regression voll verstehen will.

9. Der Traum.

a) Traumreize, Halluzination, Projektion.

Der Einfluß äußerer Reize auf den Traum. Die Reize können nicht den bestimmten Trauminhalt erklären. Die psychoanalytische Methode. Die Bedeutung der Einstellungen. Der Widerstand. Komplexe. Tatbestands-Diagnostik. Das Halluzinationsproblem. Unschärfe der Grenze zwischen Vorstellung und Wahrnehmung auf tieferen Stufen. Die optischen Anschauungsbilder sind bei Jugendlichen häufiger. Triebhaftigkeit und Wahrnehmungswelt. Die Wunschträume und Bequemlichkeitsträume. Die Abhängigkeit des Vorstellungs- und Wahrnehmungscharakters von der Libidobesetzung. Die Einstellung bewirkt nicht nur Verschiedenheiten der erscheinenden Inhalte sondern auch der Form. Die Projektion. Beispiele der Projektion in Träumen und Halluzinationen. Umbildung des projizierten Materiales. Beispiel. Übergänge zur Projektion: Zwangsgedanken, gemachte Gedanken. Die Verwandtschaft aller affektiver Mechanismen.

Diese Dinge sollen uns erst das Verständnis eines Hauptgebietes psychoanalytischer Forschung ermöglichen, des Traumes. Vor FREUD hat man die Bilder des Traumes als sinnlose Aneinanderreihung angesehen und noch die Arbeit von HACKER, welche sich mit den formalen Erscheinungen des Traumes beschäftigt, sieht im Traum nur Mangel an Determination und ähnliches mehr. Eine Reihe von Autoren hat sich mit dem Einfluß von äußeren Reizen auf das Traumproblem beschäftigt, so vor allen MOURLY VOLD. Dort kann man etwa lesen, daß Reize an den Beinen angebracht, Träume erwecken, in denen Gehen, Laufen, Tanzen und dergleichen mehr eine Rolle spielt. Ein berühmtes Beispiel stammt von MAURY. Er war leidend und lag in seinem Zimmer zu Bett. Seine Mutter saß neben ihm. Er träumte nun von der

Schreckensherrschaft zur Zeit der Revolution, machte gräuliche Mordszenen mit und wurde dann endlich selbst vor den Gerichtshof zitiert. Dort sah er Robespierre, Marat, Fouquier-Tinville und alle die traurigen Helden jener schrecklichen Epoche, stand ihnen Rede, wurde nach allerlei Zwischenfällen, die sich in seinen Erinnerungen nicht fixierten, verurteilt und dann von einer unübersehbaren Menge begleitet, auf den Richtplatz geführt. Er steigt aufs Schafott, der Scharfrichter bindet ihn aufs Brett, es kippt um, das Messer der Guillotine fällt herab, er fühlt, wie sein Haupt vom Rumpfe getrennt wird, wacht in der entsetzlichsten Angst auf und findet, daß der Bettaufsatz herabgefallen war und seine Halswirbel wirklich ähnlich wie das Messer einer Guillotine getroffen hatte. Erinnern wir uns an die Ausführungen, die im Vorangehenden gegeben wurden, so kann man eigentlich sagen, daß der Reiz, der auf den Schlafenden einwirkt, im Traume symbolähnlich aufgefaßt wird. Der Schlafende hat also auf der einen Seite offenbar die Tendenz zur Auffassung der Wahrnehmung, aber es müssen hier andere Tendenzen hindernd in den Weg treten. Tendenzen, welche uns die formale Betrachtung des Trauminhaltes offenbar nicht kennen lehrt. Andernteils muß gesagt werden, daß uns diese auch im Stiche läßt bei der Frage, weshalb denn unter den vielen möglichen symbolähnlichen Bildern gerade ein bestimmtes gewählt werde.

Wir kennen nun bereits den Weg, auf dem es möglich ist, zu den anderen Tendenzen vorzudringen. Wir müssen den Patienten zum freien Einfall nötigen. Die Methode der Psychoanalyse besteht darin, daß von dem Analysanden gefordert wird, er solle sich nur ohne Rücksicht auf den Sinn auf eine Einzelheit des zu analysierenden Stückes einstellen und solle seine Einfälle frei walten lassen. Unser Denken ist ja durch eine Fülle von Determinationen gebunden. Es ist an die Untersuchungen Messers zu erinnern, der gezeigt hat, daß die Versuchspersonen, wenn sie assoziieren, sich selbst ganz detaillierte Aufgaben stellen. So ist unser ganzes Dasein von Aufgaben, Einstellungen gerichtet und durchsetzt, Aufgaben, welche uns durch die Gesellschaft, durch unsere Ideale gestellt werden. Wir können gar nicht ziellos sein.

Zu diesen Aufgaben gehört ja auch die, logisch und sachlich zu denken und sich nicht einem triebhaften Hindämmern zu überlassen. Mit dem freien Einfall heben wir diesen Zwang des Idealichs auf; wir befreien die Triebhaftigkeit. Die Methode der Psychoanalyse hat die Resultate der denkpsychologischen Schule von Külpe vorweggenommen. Diese Autoren haben uns in tiefdringender Weise gezeigt, daß Aufgaben, Einstellungen für den Gedankenablauf maßgebend sind. In der Methode des freien Einfalls wird diese theoretische Anschauung praktisch erhärtet. Es ist jedoch sofort auf ein sehr bedeutsames

Moment hinzuweisen. Es ist nicht anzunehmen, daß eine Einstellung, welche sich auf die Unterdrückung bestimmter Triebregungen und Erlebnisse richtet, mit einem Schlage verschwinde. Vielmehr wird sie fortdauernd das Auftauchen des Verdrängten zu verhindern trachten und ist das Verdrängte einmal aufgetaucht, so wird die Äußerung desselben nicht ohne weiteres erfolgen; wir bezeichnen diesen hartnäckigen Wunsch, das Verdrängte in der Verdrängung zu belassen, als Widerstand und wir erkennen den Widerstand daran, daß die Einfälle ausbleiben und daß sie, wenn sie schon kommen, nicht preisgegeben werden. Bestünde kein Widerstand oder würde dieser aufgehoben, so müßte das Verdrängte, das ja Energie behalten hat, sich durchsetzen und an die Oberfläche kommen. Der Widerstand kann sich eben unter Umständen auch darin äußern, daß an Stelle des Verdrängten irgend etwas erscheint, was dem Verdrängten nur nahe oder ähnlich ist. Da es sich um ein kompliziertes Widerspiel von Trieb und Gegentrieb handelt, so werden diese Umsetzungen eine relativ lange Zeit in Anspruch nehmen. Diese Schlußfolgerungen werden nicht nur durch die tägliche analytische Erfahrung, sondern auch durch das Experiment bestätigt. JUNG hat zeigen können, daß im Assoziationsexperiment alle jene Worte, welche auf verdrängte affektbesetzte Erlebnisse hinweisen, nicht in gleicher Weise Assoziationen hervorrufen wie andere. Die Assoziation erfolgt verlangsamt, bleibt gelegentlich ganz aus; ist sonderbar. Gelegentlich tritt Lachen auf. JUNG bezeichnet verdrängte affektbesetzte Erlebnisse als Komplexe und spricht von Komplexreaktionen, ja man kann, wenn man den Versuchspersonen eine genügend große und entsprechend ausgewählte Reihe von Worten vorlegt, aus den Assoziationen die Komplexe ablesen. Man hat sogar daran gedacht, dieses Verfahren kriminalistisch zu verwerten, und hat gemeint, daß wenn man Tätern Assoziationsworte vorlegt, welche Beziehungen zu ihrer Tat haben, dann Komplexreaktionen auftreten müßten, welche den Täter verraten (Tatbestandsdiagnostik nach WERTHEIMER). So interessant und theoretisch richtig dieses Verfahren sein mag, so scheitert es doch daran, daß der Komplex etwas rein Psychisches ist und nicht eine vorausgegangene Handlung zur Voraussetzung hat. Es genügt unter Umständen eine lebhafte psychische Beschäftigung mit einem Verbrechen, um im Assoziationsversuch Komplexreaktionen hervortreten zu lassen.

So ergeben sich auch für den, der die psychoanalytische Methode selbst nicht anwendet und sich damit der unmittelbaren Einsicht in den Wert der Methode beraubt, zwingende Beweismomente für die Richtigkeit der Methode. Mit dieser Methode gehen wir nun an das Studium des Traumes heran.

Eine Vorbemerkung ist notwendig. Wir sehen uns im Traume

einer neuen Wahrnehmungswelt gegenüber. Die Traumbilder sind trotz des Widerspruches, den einzelne erhoben haben, Halluzinationen und es muß zunächst diese Grundfrage erledigt werden, wie es denn überhaupt zur Halluzination kommen könne. Für uns ist die Antwort auf diese Frage erleichtert, da wir ja einen grundsätzlichen Unterschied zwischen Vorstellung und Wahrnehmung nicht anerkennen. Doch sind immerhin einige Bemerkungen notwendig. Der Unterschied zwischen Vorstellung und Wahrnehmung ist darin gegeben, daß wir zwar Herr über unsere Vorstellungen (wenigstens bis zu einem gewissen Grade) sind, während die Wahrnehmung, wiederum innerhalb gewisser Grenzen, außerhalb unserer Willkür steht. Allerdings können wir uns den Bedrohungen der Wahrnehmungswelt gegenüber zur Wehr setzen. Wir können kämpfen oder flüchten. Die Vorstellung aber gehört zum Körper, gehört zum Subjekt. Ich kann sie auf der einen Seite mit dem Willen dirigieren, kann mich ihr aber schwerer entziehen. Wir haben allen Grund anzunehmen, daß die Grenze zwischen Vorstellen und Wahrnehmen auf tiefen Stufen eine weniger scharfe ist. Das hungrige Kind ist schon befriedigt, wenn man ihm den Schnuller in den Mund steckt, die Milch halluziniert es offenbar hinzu.

Das Kind spielt mit Gegenständen, die mit den wirklichen, die es meint, nur die Konturen gemeinsam haben, und illusioniert das Fehlende. Wirklichkeit und Phantasie fließen ineinander. Jaensch und Kroh haben nachgewiesen, daß die den Wahrnehmungen verwandteren Vorstellungstypen — sie bezeichnen sie als optische Anschauungsbilder — bei Jugendlichen stärker ausgeprägt sind. Die reinliche Scheidung zwischen Phantasie und Wirklichkeit ist nicht nur ontogenetisch später Erwerb, sondern sie gelingt auch dem Menschen primitiver Kulturstufen nicht oder ungenügend. Wir haben allen Grund anzunehmen, daß der psychische Urzustand Vorstellung und Wahrnehmung nicht voneinander trennt. Für ein Wesen, das nicht genötigt ist, sich durch zweckentsprechendes Handeln zu erhalten, ist letzten Endes die Unterscheidung auch belanglos. Wir können vermuten, daß es einen Zustand gebe, in dem Körper und Welt nicht scharf voneinander geschieden sind. Darauf wurde ja schon bei der Besprechung des Trieblebens verwiesen, daß, je triebhafter das Individuum ist, je mehr es von der Sexualität erfüllt ist, desto mehr die Welt an Selbständigkeit einbüßt und mit dem Körper in eins zu verschmelzen droht. Wir haben im Sinne dieser Scheidung nur das eine hinzuzufügen, daß die Vorstellung ja auch zum Körper gehört. Wir müssen nun annehmen, daß aus dieser Gemeinsamkeit von Körper und Welt Ausfällungen vorgenommen werden, und wir haben allen Grund, anzunehmen, daß die Art, wie die Wahrnehmungswelt erscheint, von unserer Triebhaftigkeit abhängt, wobei wir uns freilich im Sinne der vorangehenden Ausführungen klarmachen müssen, daß ja ein Teil dieser Triebhaftigkeit bereits in der Organisation erstarrt ist. Immerhin werden wir annehmen dürfen, daß Abänderungen der Triebhaftigkeit Körper und Welt einander näherrücken lassen, so daß eine neuerliche Ausfällung möglich wird.

Mit anderen Worten: In Änderung der Triebhaltung liegt die Vorbedingung für die Verwandlung der Vorstellung zur Wahrnehmung. Welche Faktoren die Vorstellung zur Wahrnehmung machen, können wir zunächst an gewissen Träumen und Halluzinationen studieren. Es gibt einen Typus von Träumen, die ganz klare Wunscherfüllungen sind. Derart sind die Kinderträume. So träumt nach FREUD ein Kind, das wegen Erbrechens tagsüber fasten mußte: Anna F..eud, E(r)dbeer, Hochbeer, Eierpeis, Papp, welche Worte die zweijährige Träumerin im Schlafe ausspricht. Eine ganz ähnliche Struktur haben die Bequemlichkeitsträume. Bekannt ist der Traum des Studenten, der in dem Moment, wo er geweckt wird, träumt, er sei bereits im Hörsaal, oder jene Träume, in denen man, durch ein Bedürfnis im Schlafe bedroht, träumt, man habe dieses Bedürfnis (Hunger, Durst, Harn- oder Stuhldrang) bereits befriedigt. Hier wird also eine Wunschvorstellung zur Wirklichkeit. Ganz Analoges sehen wir bei den hysterischen Wunschdelirien, in denen das Gewünschte, etwa eine Heirat oder ein Kind, als Wirklichkeit erscheint, als tatsächlich halluziniert wird. Wünsche sind also nicht nur imstande, bestimmte Vorstellungen und Gedanken hervorzurufen, sondern ihnen auch Wirklichkeitswert und Wahrnehmungscharakter zu geben. Sie setzen sich über entgegenstehende Hindernisse hinweg. Dynamisch erscheint die Verwandlung der Vorstellung in die Wahrnehmung als Folge einer stärkeren affektiven Libidobesetzung. Offenbar handelt es sich um ein sehr allgemeines Problem, das wir ja auch schon vorher antrafen, daß die Einstellung sowohl Veränderungen des Inhalts als auch der Form hervorzurufen imstande ist. Ich habe oben ausdrücklich vom Wirklichkeitswert gesprochen, weil ich eben meine, daß der Affekt ja auch in der Art und Weise wirken kann, daß er einen auftauchenden Einfall als richtig, das in ihm Enthaltene als wirklich erscheinen läßt.

Rechnet man die Vorstellung zum Bestande des Subjekts, und ich glaube nicht, daß es anders möglich ist, so ist die Verwandlung einer Vorstellung in eine Wahrnehmung ein Ausstoßen eines Teiles des Subjekts ins Objekt. Wir haben es im Grunde mit einer Projektion zu tun; von einer Projektion im engeren Sinne sprechen wir jedoch dann, wenn diese Ausstoßung subjektiven Besitzes ins Objektive erfolgt, ohne daß tiefgreifende inhaltliche oder formale Veränderungen gleichzeitig damit verbunden sind. Dieser Projektionsmechanismus spielt in Träumen eine sehr große Rolle. FRANKL-HOCHWARTH träumte, er solle einem Soldaten die Zähne ziehen und erwacht mit Zahnschmerzen. Ein andermal träumte er, er werde zu einer Ileusoperation gerufen, und erwacht mit Bauchschmerzen. Hier werden also Erlebnisse, die man von sich selbst möglichst fernhalten möchte, in andere verlegt. FREUD erzählt von einer Patientin, welche im Schlafe den Kühlapparat, den sie wegen eines Kieferleidens ständig tragen sollte, fortschleudert. Zur Rede gestellt, verantwortet sie sich dahin, sie hätte geträumt, sie säße schmerzfrei in einer Opernloge, während ein Herr Karl Meyer fürchterliche Kopfschmerzen hatte. Auch hier ist das Motiv durchsichtig. Man projiziert, was man von sich fortwünscht. Auch dieser Projektionsmechanismus hat nicht nur für den Traum Bedeutung. Einer meiner Patienten machte im Anschluß an eine schwere Schußverletzung des rechten Armes, die zu einer Versteifung des Armes führte, ein septisches Delirium durch. In diesem sah er sämtliche Personen mit verkrüppeltem Arm und Bein, und zwar war diese Verkrüppelung links, wenn sie auf ihn zukamen, und rechts, wenn sie ihm den Rücken kehrten. Er verlegte seinen Defekt also auf dem kürzesten Wege nach außen. Auch sonst habe ich die Projektion eigener Körperdefekte in Trugwahrnehmungen wiederholt angetroffen. Man sieht zugleich auch, daß in allen diesen Fällen während der Projektion Umbildungen vorgenommen werden. Die Träumerin, die Zahnschmerzen hat, träumt von Kopfschmerzen des Herrn Meyer. Der eben erwähnte Patient, der selbst nur einen verkrüppelten Arm hat, sieht die ihm entgegenkommenden Personen mit verkrüppeltem Arm und Bein. Wir müssen annehmen, daß diese Abänderungen während der Projektion einen guten Sinn haben. Sie drücken wiederum affektive Einstellungen anderer Art aus. Daß sich diese durchsetzten, verweist auf eine besondere Bildsamkeit des projizierten Materials. Man kann überhaupt sowohl bei den Umbildungen dieser Projektionsträume als auch bei den einfachen Wunschträumen, also bei der Umwandlung der Vorstellung zur Wahrnehmung, sehr gut das Spiel der verschiedenen Antriebe studieren. Wenn FREUD am Abend scharf gesalzene Speisen nahm, so pflegte er in der Nacht mit Durst zu erwachen. Meistens erfolgte dann ein Traum des Inhalts, er trinke Wasser in vollen Zügen; erst nach diesem Traum erwachte er. Einmal hatte er aber in der Nacht bereits sein Glas mit Wasser ausgetrunken und bekam einen neuen Durstanfall; er hätte aber, um sich Wasser zu verschaffen, aufstehen und das Glas vom Nachtkästchen seiner Frau holen müssen. Er träumte dementsprechend, seine Frau gebe ihm aus einem etruskischen Aschenkrug, den er von einer Reise heimgebracht und seither verschenkt hatte, zu trinken. Das Wasser in ihm schmeckte offenbar von der Asche so salzig, daß er erwachte. Man sieht, wie sich das wirkliche Durstbedürfnis gegen die halluzinatorische Befriedigung durchsetzt, und man sieht, wie der salzige Trunk die Vereinigung beider Strebungen darstellt, bis schließlich das stärkere Durstempfinden den Schlafwunsch besiegt und das Erwachen erzwingt. Eine Patientin mit Zwangsneurose träumt: sie fleht mich um Hilfe an, dann wird sie irrsinnig, plötzlich bin ich es, der irrsinnig ist. Sie will zu mir eilen und den Arm um mich legen. Die Pflegerin hält sie zurück und sagt, es ginge nicht, daß sie den Arm um mich lege. Hierzu ist zu bemerken, daß die Patientin in den ersten Zeit der Behandlung den Zwangsantrieb spürte, ihren Arm um mich zu legen. Die Angst, wahnsinnig zu werden, spielt in ihrem Denken eine große Rolle. Hier wird also der eigene gefürchtete Wahnsinn erlebt, aber sofort wegprojiziert in den Referenten. Hieraus hat die Patientin den Gewinn, daß sie den Wunsch, den Arm um den Referenten zu legen, haben darf. Trotzdem verkörpern sich ihre eigenen Bedenken in dem Ausspruch der Pflegerin, das ginge nicht. Es erübrigt sich zu bemerken, daß jedes Erlebnis, das dem Subjekt zugehört, sei es nun eine Empfindung, sei es eine Wahrnehmung am eigenen Körper, sei es eine Vorstellung oder ein Gedanke, projiziert werden kann. Dabei können während der Projektion nicht nur im Sinne dazwischentretender Triebregungen inhaltliche Abänderungen vorkommen, sondern es können alle jene formalen Änderungen zustande kommen, welche durch Veränderung der Affektbesetzung zutage treten können; so können Zwangsgedanken, gemachte Gedanken und dergleichen in andere verlegt werden.

Einen recht interessanten Übergang zur Projekton stellen jene Fälle dar, in denen körperliche Schmerzen als Resultat äußerer Einwirkung aufgefaßt werden. So klagte eine Patientin, welche zufolge eines entzündlichen Adnextumors an heftigen Schmerzen litt, in einem kurzdauernden Verwirrtheitszustand, Leute prügelten sie am Rücken und zerrten sie an den Haaren. Hier wird also eine quälende und beschämende körperliche Empfindung auf eine äußere Einwirkung bezogen. Es gehört schließlich in die gleiche Kategorie, wenn eine Senil-Demente, die unrein ist, erzählt, es sei ein Mann bei ihr im Bett gewesen; dieser habe das Bett verunreinigt, sie werde ihm dafür eine herunterhauen. Hier ist also ein Projektionsmechanismus maßgebend für eine Konfabulation. Man kann aus diesen wenigen Beispielen bereits ermessen, welch ungeheure Bedeutung die Projektion im Seelenleben haben muß. Sie bestimmt ja, was dem Subjekt und was dem Objekt zugehörig ist, und wir sehen, daß die Triebhaftigkeit für die Art der Scheidung maßgebend ist.

Es gibt aber noch andere Vorstufen der Projektion, welche Beachtung verdienen. Wenn ich einen Gedanken denke, eine Vorstellung habe, so ist es immer mein Gedanke und meine Vorstellung, und ich erlebe auch meine Aktivität in diesem Denken. Sträube ich mich aber gegen diesen Gedanken, der sich mir aber trotzdem aufdrängt, liegt ein Zwangsgedanke vor, dann erscheint dieser Gedanke als fremd. Es ist das die erste Stufe der Projektion, der Versuch, den eigenen Gedanken aus sich hinauszustoßen. Eine weitere Annäherung zur Projektion ist gegeben bei den sogenannten gemachten Gedanken der Schizophrenen. Hier wird der eigene Gedanke als Produkt fremder Einwirkung bezeichnet. Wenn der Neurastheniker sich müde und verdrossen fühlt, keine Lust hat, irgend etwas zu tun, so erscheint dieser mangelhafte Impuls als Schwere in den Gliedern, es ist sozusagen der Körper der Außenwelt näher als die Seele, und wir haben in der Verkörperlichung seelischer Konflikte (wir haben sie als Konversion bezeichnet) die Vorstufe zu einer Projektion zu sehen. Trotz dieser Beziehungen wird man doch den Begriff der Projektion zweckmäßig auf den Hauptfall einschränken müssen. Wir werden aber schon hier daran gemahnt, daß eine tiefe Verwandtschaft zwischen allen affektiven Mechanismen besteht. Schließlich mag erwähnt werden, daß die Erkrankungen innerer Organe nach HEAD Schmerzen und Überempfindlichkeit an der Hautoberfläche setzen. Man könnte meinen, daß es sich auch hier im Organischen um ein Analogon zur Projektion handle[1]).

Zu diesem Absatz vgl. meine Arbeit über Halluzinationen und Seele und Leben. Ein gutes Sammelreferat über das Halluzinationsproblem gibt JASPERS.

b) Die Identifizierung und Appersonierung. Der latente Traumgedanke.

Die Appersonierung von Werkzeugen und Kleidern. Die Identifizierung. Aus der Analyse eines Homosexuellen. Die Bedeutung der Identifizierung im Liebesleben und im Sozialen. Das Ichideal ist der Niederschlag von Identifizierungen. Identifizierung ist nicht das Spielen einer Rolle. Die Persönlichkeitsprojektion. Identifizierung im Traum. Identifizierung und Erkennung fremden Seelenlebens. Begreifen und Nacherleben. Die Einfühlung. Der manifeste Trauminhalt und der latende Traumgedanke. Das Wesen des Traumgedankens.

Neben dem Mechanismus der Projektion treffen wir im Traume noch einen zweiten, gegensätzlichen an, nämlich den der Identifizierung. Von Identifizierung sprechen wir dann, wenn wir ein Stück fremden Erlebens als eigenes in Anspruch nehmen und damit ausdrücken, daß wir an Stelle jener anderen Person zu treten wünschen. Neben dieser Identifizierung kennen wir den Vorgang der Appersonierung. Etwas, das der Außenwelt zugehört, wird dem eigenen Ich und dem eigenen Körper zugerechnet. Das primitivste Beispiel der Appersonierung ist wohl, daß wir, wenn wir einen Stock zur Hand nehmen und mit ihm gegen den

[1]) Nach einer Diskussionsbemerkung FEDERNS.

Fußboden stoßen, eine Empfindung der Härte und des Widerstandes haben, welche in das Ende des Stockes verlegt wird. Schmuck, Kleidung, Werkzeuge werden in diesem Sinne mehr oder minder ausdrücklich appersoniert. Deutlicher sieht man den gleichen Vorgang bei Psychotischen, wenn etwa Kranke behaupten, das Leiden, das ihr Bettnachbar hätte, eine Verstümmelung und dergleichen, sei ihr Leiden, oder wenn ein Kranker eine Veränderung, die in der Außenwelt vor sich geht, als eine Veränderung seines eigenen Körpers empfindet.

In der Appersonierung reißt der Appersonierende Stücke der Außenwelt an sich heran, gleichgültig, ob es sich um Dinge der Außenwelt oder um fremde Erlebnisse handelt. Besonders bedeutsam ist jedoch der Vorgang der Identifizierung, den ich zunächst an einem Beispiel darstelle, das der Neurosenlehre entnommen ist.

Es handelt sich um einen Homosexuellen, der zur Zeit der Behandlung etwa 37 Jahre alt war; dieser konzentrierte seine Neigung auf Knaben im Alter von 13—14 Jahren. Diese pflegte er auf der Straße anzusprechen und er ließ sich von ihnen erzählen, was sie in der Schule erlebt hätten. Besondere Freude machte es ihm, wenn sie ihm erzählten, sie seien vom Lehrer geschlagen worden, oder man habe sie vor die Bank gestellt. Der Patient bekam dann Erektionen, gelegentlich empfand er auch den Trieb, die Knaben zu schlagen oder sie an den Ohren zu ziehen. Einen Trieb, dem er im allgemeinen nicht nachgab. Auch empfand er den Knaben gegenüber ein Gefühl mütterlicher Zärtlichkeit, er bemühte sich um einzelne derselben, nahm sich ihrer an, hätte sie am liebsten zu sich genommen und erzogen. Gelegentlich hat er wirklich für die Erziehung solcher Knaben gesorgt. Die Analyse ergab nun, daß der Patient seine ersten Erektionen im Alter von 9 Jahren gehabt hatte im Anschluß an eine Züchtigung, die er von seiner Mutter empfing. Er selbst war sich der sexuellen Bedeutung der Erektion weder damals bewußt, noch hat er, obwohl Züchter und Besitzer eines Landgutes, diese Lücke seines Wissens bis zum Zeitpunkte seiner Behandlung ausgefüllt. Er hielt noch immer die Erektion für ein Zeichen der Beschämung und es stellte sich heraus, daß er annahm, die geschlagenen Knaben seien beschämt auch dann, wenn sie davon erzählten, und hätten eine Erektion. Mit anderen Worten, der Patient schrieb den Knaben die gleiche Rolle zu, die er selbst in seiner Kindheit gehabt hatte, er selbst übernimmt den Knaben gegenüber die Rolle der Mutter. Nur aus dieser Annahme heraus werden die einander scheinbar widersprechenden Züge seines Liebeslebens verständlich. Nun muß gefragt werden: welche Motive bringen denn unseren Patienten dazu, sich selbst an die Stelle der Mutter zu setzen. Auch hierfür ergab sich eine Erklärung. Er war von seinen Eltern stets sehr kühl behandelt worden und seine Mutter entzog ihm das geringe Maß von Zärtlichkeit, als sein älterer Bruder an einer Schizophrenie erkrankte. Der Patient war damals etwa 12—13 Jahre alt, damals muß der Entschluß in ihm wach geworden sein, sich dadurch unabhängig von der Mutter zu machen, daß er selbst die Rolle der Mutter übernimmt und nun als Mutter alle jene Zärtlichkeiten empfängt, die er selbst als Geprügelter, Beschämter der Mutter gegenüber empfunden hatte. Wir können also die Motivbildung, die zur Identifizierung führt, sehr gut übersehen und können sagen, daß auch hier Bedürfnisse maßgebend sind. Wir sehen, daß hier die Identifizierung mit einem Liebesobjekt erfolgt. Er identifiziert sich mit seiner Mutter, der nach der berichteten Szene offenkundig seine sexuellen Regungen gegolten haben. Man sieht aber auch sofort, daß die Liebe in demjenigen Moment verschwunden ist, in dem die Identifizierung erfolgte. Die völlige Identifizierung vernichtet das Liebesobjekt. Man braucht es nicht mehr, da man es selber ist. Bei der Identifizierung handelt es sich um einen Vorgang von so grundsätzlicher Wichtigkeit, daß weitere Ausführungen notwendig sind. Jeder Liebende identifiziert sich mit seiner Geliebten. Zunächst häuft er auf diese alle Vorzüge, während er sich auf das tiefste erniedrigt. Er kommt sich klein und gering vor. Er verarmt an Ichlibido, weil er seine Libido an das Objekt verschwendet. Aber es scheint, daß dieser Verlust an Ichlibido dadurch wettgemacht wird, daß der Liebende sich nun mit der Geliebten identifiziert. Er bringt diese Identifizierung etwa dadurch zum Ausdruck, daß er sich die Gewohnheiten seiner Geliebten aneignet. Er wird gleiche Redewendungen gebrauchen, gleiche Liebhabereien treiben und mit diesen kleinen Zügen drückt er, ohne sich dessen klarzuwerden, aus, daß er an diesem überirdischen Wesen Anteil hat. Es gehört aber zur Liebe, daß die Identifizierung nicht zu einer vollständigen wird, denn in diesem Moment wäre das Liebesobjekt überflüssig geworden. Das gleiche Verhältnis treffen wir aber auch auf anderen Gebieten seelischen Lebens an. Wir identifizieren uns mit allen jenen Personen, die uns Achtung einflößen. Der Wachtmeister in Wallensteins Lager identifiziert sich mit seinem Feldherrn und bringt diese Gemeinsamkeit in dem Räuspern und Spucken zum Ausdruck. Der Geführte identifiziert sich mit seinem Führer, der Hypnotisierte mit dem Hypnotiseur, der Gläubige mit seinem Gotte.

Dieses Beispiel ist von einer besonderen Bedeutung, weil wir auch hier sehen, daß die Identifizierung, bis zum Ende geführt, das Liebesobjekt vernichtet. Hat sich der Gläubige mit Gott identifiziert, so ist er selber zu Gott geworden, und so kommt es, daß die Mystik von der Häresie nicht allzu weit entfernt ist, daß die Kirche den Mystiker stets mit Mißtrauen betrachtet hat. Ich führe nur den Vers des Angelus Silesius an:

„Ich weiß, daß ohne mich Gott nicht ein Nu kann leben,
Werd' ich zu nicht, er muß von Not den Geist aufgeben."

Man sieht, welch weite Gebiete des Lebens durch die Identifizierung beherrscht werden, ja es muß gesagt werden, daß die Identifizierung noch einen weiteren Bereich hat. Wir müssen annehmen, daß das heranwachsende Kind sich immer wieder mit seinen Erziehungspersonen identifiziert; und wir dürfen das Idealich geradezu als Niederschlag der Identifizierung mit den Erziehungspersonen auffassen. Man sieht aber sofort, daß dieses Idealich bis zu einem gewissen Grade innerhalb des Ich seine Selbständigkeit bewahrt.

Wir werden aber aufmerksam gemacht, daß es formale Besonderheiten in bezug auf die Identifizierung geben könne. Wir haben uns auch zu fragen, ob sich denn Identifizierung mit dem Erlebnis des Eine-Rolle-Spielens decke.

Aber bei diesem weiß der Spielende, daß er die Rolle übernommen hat. Bei der Identifizierung geschieht die Übernahme ohne den ausdrücklichen Wunsch. Damit steht aber in Verbindung, daß die Identifizierung nach andern formalen Gesetzmäßigkeiten abläuft. Wer sich identifiziert, muß von seinem sonstigen Ich vieles verleugnen, er muß vieles verdrängen und es ist uns nun bereits klargeworden, daß auch die Projektion nur eine Form der Verdrängung ist. Quälendes und Unangenehmes, Nichterwünschtes ist nun nicht mehr der eigenen Person zugehörig, sondern es erscheint als Stück der Außenwelt; auch das ist eine Wiederkehr des Verdrängten in entstellter Form, nur daß sich hier die Entstellung sozusagen in formaler Weise äußert. Wir sehen nun bei unserem Patienten, daß er eine ganze Reihe eigener Eigenschaften aus sich ausstößt und in die Knaben verlegt. In diesen ist nun die Beschämung, diese werden geschlagen. Sie teilen auch das Alter, in dem er die starke Zuneigung zur Mutter (zur Frau) hatte. Er hat also sämtliche Eigenschaften einer bestimmten Entwicklungsstufe in die Knaben hineinverlegt. Diese sind geradezu Projektionen einer früheren Stufe der eigenen Entwicklung. Wir können von Persönlichkeits- oder Ichprojektionen sprechen.

Es ist nur noch ergänzend hinzuzufügen, daß der Patient mit seiner Erektion den Knaben gegenüber ja offenbar zum Ausdruck bringt, daß er eine solche zärtlich-sexuelle Erregung bei der prügelnden Mutter vorausgesetzt hat.

Die Identifizierung spielt auch in den Träumen eine sehr große Rolle, sie ist allerdings sehr häufig nur schwer nachzuweisen. FREUD berichtet von folgendem Traum: „Sie sagen immer, der Traum ist ein erfüllter Wunsch", beginnt eine witzige Patientin. „Nun will ich Ihnen einen Traum erzählen, dessen Inhalt ganz im Gegenteil dahin geht, daß mir ein Wunsch nicht erfüllt wird. Wie vereinen Sie das mit Ihrer Theorie? Der Traum lautet wie folgt:

Ich will ein Souper geben, habe aber nichts vorrätig als etwas geräucherten Lachs. Ich denke daran, einkaufen zu gehen, erinnere mich aber, daß es Sonntagnachmittag ist, wo alle Läden gesperrt sind. Ich will nun einigen Lieferanten telephonieren, aber das Telephon ist gestört. So muß ich auf den Wunsch, ein Souper zu geben, verzichten."

Die Analyse dieses Traumes ergibt folgende Einfälle. Die Patientin hat einen Mann, der fürchtet, allzu dick zu werden, und deshalb den Entschluß gefaßt hat, keine Einladungen zu Soupers anzunehmen. Dieser Mann schätzt eine Freundin der Träumerin sehr, die er seiner Frau immer als Muster vorhält, glücklicherweise ist sie dürr und mager, während der Mann der Träumerin volle Körperformen liebt. Am Vortag war nun die Träumerin bei dieser Freundin zu Besuch, die davon sprach, daß sie dicker werden möchte. Durch diese Einfälle erhält der Traum eine Lösung dahin, daß die Träumerin ja das Souper gar nicht will durch das ja ihre Freundin dicker werden könnte, so daß sie dem Mann noch besser gefallen würde, und diese Deutung erfuhr eine überraschende Bestätigung durch folgenden Einfall. Die Lieblingsspeise der Freundin sei geräucherter Lachs. Die Träumerin, der in dieser Weise der Traum einen Wunsch zu versagen scheint, versagt sich auch sonst harmlose Genüsse, so den Kaviar, den sie gerne essen möchte. Sie hat also nicht nur im Traume, sondern auch in der Wirklichkeit die Tendenz, sich etwas zu versagen. Im Grunde meint sie gar nicht sich selber, sondern ihre Freundin, der sie die Körperfülle nicht gönnt. Sie identifiziert sich also mit ihrer Freundin. Freilich ist in diesem Traum nicht aufgeklärt, aus welchem Grunde die Identifizierung erfolgt. Die Identifizierung muß ja eine tiefe Gemeinsamkeit ausdrücken. Wenn eine Hysterische den Anfall einer anderen imitiert, so liegt nicht einfache Nachahmung vor, sondern die Patienten nehmen an, daß sie ebenso wie die vom Anfall Betroffenen „Liebeskummer" hätten, und leiten daraus das Recht ab, solche Anfälle zu bekommen. Nach Freud ist die Identifizierung „Aneignung auf Grund des gleichen ätiologischen Anspruches". Sie drückt ein Gleichwie aus und bezieht sich auf ein im Unbewußten verbleibendes Gemeinsames. Wenn auch die Identifizierung meist auf sexuellem Boden erfolgt, so ist das doch nicht die einzige Möglichkeit.

Die Deutung des Traumes vom nichtabgehaltenen Souper ergänzt Freud noch in folgender Weise: Die Träumerin setzt sich an die Stelle der Freundin im Traum, weil diese sich bei ihrem Mann an ihre Stelle setzt, weil sie deren Platz in der Wertschätzung ihres Mannes einnehmen möchte. Jedenfalls ermöglicht es die Identifizierung, gleichzeitig die Erlebnisse einer Fülle von Personen sich anzueignen. Man wird auf diesem Wege zu den Personen der Umgebung und gerade das Nichtwissen von der Identifizierung ermöglicht es, gleichzeitig eine Fülle derartiger Erlebnisse in sich aufzuspeichern.

Hier erhebt sich sofort die wichtige Frage, ob wir hiermit nicht dem Wesen des Erkennens fremder seelischer Erlebnisse nähergekommen sind. Wir nehmen ja in der Identifizierung fremde Erlebnisstücke in uns hinein. Aber dieses Hineinnehmen setzt ja bereits ein Erkennen fremden Ichs und fremder Erlebnisse voraus. Man kann also auf diesem Wege nicht das Erfassen fremder Individualitäten erklären. Nur wurde im obigen auseinandergesetzt, daß der Identifizierung eine Projektion parallel geht, die darin besteht, daß eigene Erlebnisse in die anderen Personen hineinverlegt werden, aber es erhellt hieraus sofort, daß auf diesem Wege eine Erkenntnis fremden Seelenlebens nicht zustande kommen kann, denn gerade diese Projektion würde uns in dem anderen nur das sehen lassen, was wir in ihm brauchen. Ein wirkliches Erkennen fremden Seelenlebens wäre auf diesem Wege nicht möglich. Es muß vielmehr angenommen werden, daß, ebenso wie es eine Wahrnehmung gibt, welche jenseits meiner Wünsche liegt, welche selbständig ist, daß es auch eine solche Wahrnehmung fremden Seelenlebens gebe, welche jenseits aller Affektivität ist. Selbst wenn man sich stammesgeschichtlichen psychologischen Spekulationen überläßt, kommt man immer wieder zu einem Punkte, wo ein Dasein fremder seelischer Regungen und ihre unmittelbare Erfassung angenommen werden muß. Freilich werden Projektion und Identifizierung in diesen Erfassungsakt immer wieder eingreifen. Aber eine Erweiterung des Wissens wird nur dann zustandekommen, wenn die Projektion den Zügen des Wirklichen folgt, dann erschöpft aber der Begriff der Projektion nicht mehr das Erlebnis. Die Annahme wird notwendig, daß es uns möglich sei, fremde seelische Strukturen zu begreifen und begreifend nachzuerleben.

Aber das Begreifen und das Nacherleben sind voneinander scharf zu trennen. Das eigene Erleben ist nicht die Voraussetzung für das Erfassen des Fremden, sondern umgekehrt, das Erfassen des Fremden ermöglicht erst das Nacherleben, mit anderen Worten die Appersonierung oder Identifizierung. Damit haben wir auch zu dem wichtigen Problem der Einfühlung Stellung genommen. Der Begriff der Einfühlung stammt von Lipps. Er bringt zum Ausdruck, daß fremdes Seelenleben dadurch erfaßt werde, daß man Eigenes in es hineinverlege. Aber schon die einfache Deskription ergibt, daß ich, wenn ich einen Zorn im Menschen sehe, nicht selbst Zorn empfinde, sondern eher Angst oder Furcht. Ja sogar, wenn ich einen Freund über ein ihm zugefügtes Unrecht ergrimmt sehe, so hat mein Mitergrimmen mit meinem Wissen um den Seelenzustand des Freundes nur sehr indirekt zu tun. Es gibt ein unmittelbares Verständnis fremder Gebärden und Haltungen, an dem zwar die Erfahrung beteiligt ist, das aber letzten Endes eine primäre Erfassung vor aller Erfahrung voraussetzt. Wir werden diesen Problemen bei der Besprechung der Ichpsychologie noch einmal begegnen.

Der zuletzt besprochene Traum ist gleichzeitig auch ein Beispiel dafür, daß wir mit der Rede, der Traum sei eine Wunscherfüllung, nicht den manifesten Trauminhalt, sondern den latenten Traumgedanken meinen. Wir können diesen in dem vorliegenden Falle dahin formulieren: „Ich will nicht, daß meine Freundin dicker wird und meinem Manne noch besser gefällt." Nun wäre es falsch, sich vorzustellen, dieser latente Gedanke werde irgendwie oder irgendwo in dieser vollständigen Form gedacht, es ist vielmehr ein Gedankenkeim, über dessen formale Gegebenheit später noch ausführlich gesprochen werden muß. Da es sich hier nur um eine unvollständige Traumanalyse handelt, tritt nicht hervor, daß dieser Gedankenkeim zu anderen aus der Kindheit stammenden in enger Beziehung steht; er erscheint einfacher, als er in Wirklichkeit ist. Ein solcher Gedankenkeim ist aber nach unseren vorangehenden Ausführungen ein Triebgegenstand, der ziemlich nahe an den Körper gerückt und symbolähnlich ist. Gerade hierdurch wird aber die Umsetzung in scheinbar so verschiedene Bilder ermöglicht, welche nicht nur diese Triebrichtung, sondern auch die entgegenstehenden zum Ausdrucke bringen. Immerhin muß man sagen, man kann bei derartigen Gebilden so gut wie immer entscheiden, welcher Wunsch der treibende und welche Einstellung die bremsende ist.

Das vom Traum Gesagte gilt aber ebenso für die neurotischen Symptome; auch diese sind Ausdruck von Wünschen, welche von andersartigen Einstellungen gebremst werden. Ja diese Formulierung gilt nicht nur von Traumgebilden, von den Fehlleistungen des Alltags, von neurotischen und psychotischen Symptomen, sondern sie gilt auch von jeder auftauchenden Vorstellung und von jedem auftauchenden Gedanken, womit wiederum der Anschluß an die Lehre von Ach und Külpe erreicht ist.

Über Identifizierung vgl. meine gleichlautende Arbeit und vor allem Freuds „Massenpsychologie und Ichanalyse".

c) Traummechanismen. Die Bedeutung der Kindheitserlebnisse für den Traum.

Die Verdichtung der Inhalte. Die Entstellung der Gefühle. Beispiele für die Bedeutung infantiler Erlebnisse für den Traum. Die Infantilwünsche. Verhältnis der rezenten Anlässe zu den infantilen. Körperreize und Tagesrest. Die Verschiebung. Das Unwesentliche tritt in den Vordergrund. Die Auslassungen. Der Ausdruck logischer Funktionen im Traum. Die Form des Traumes stellt oft Inhaltliches dar. Verdichtung und Symbolik. Die Typik der Symbole. Penis- und Vaginasymbole. Andere typische Symbole. Der gemeinsame Ursprung des Seelischen. Marbes Gleichförmigkeit im psychischen Geschehen. Typische Träume. Verworrene und vernünftige Träume. Die sekundäre Bearbeitung. Die Darstellung durch das Gegenteil. Die Reihenfolge des manifesten Inhalts.

Wir werden aber durch die Lehre vom Traum nun viel tiefer in seelische Schichten hineingeführt. Hier sei wiederum ein Traum aus der Freudschen Traumdeutung mitgeteilt.

Dieser lautet: „Erstens: Freund R. ist mein Onkel, ich empfinde große Zärtlichkeit für ihn. Zweitens: ich sehe sein Gesicht etwas verändert vor mir, es ist wie in die Länge gezogen, ein gelber Bart, der es umrahmt, ist besonders deutlich hervorgehoben." Die Einfälle zu diesem Traum führen zu einem Onkel, der wegen einer in gewinnsüchtiger Absicht erfolgten Handlung vom Gesetz bestraft wurde. Der Vater des Träumers hatte von ihm gesagt, er sei nie schlecht gewesen, wohl aber ein Schwachkopf. Der Traum bezeichnet also mit dieser Gleichsetzung Freund R. als Schwachkopf. Und es kommt nun auch der Einfall, dieser habe zwar im Gegensatz zum Onkel einen schwarzen Bart, der beginne aber jetzt mehr rotbraun zu werden. Die weiteren Einfälle führen dahin, daß der Träumer vor einigen Tagen mit einem anderen Kollegen N. ein Gespräch darüber hatte, daß er zum Professor vorgeschlagen sei. N. gratuliert. F. lehnt aber deshalb ab, weil auch N. zwar vorgeschlagen, aber nicht ernannt worden sei und deshalb wissen müsse, daß der Vorschlag keine Bedeutung habe. Die Konfession sei ein zu gewichtiges Hindernismoment. Aber N. erzählt hierauf, daß gegen ihn einmal eine Frau eine gerichtliche Anzeige erstattet hätte, und daß man das vielleicht im Ministerium gegen ihn eingewendet habe. So stellt also der Onkel Josef die beiden nicht zu Professoren ernannten Kollegen dar und stellt den einen als Schwachkopf, den anderen als Verbrecher hin. Der Träumer aber ist weder das eine noch das andere und darf hoffen, Professor zu werden, da die beiden anderen nicht aus konfessionellen Gründen auf die Ernennung zum Professor warten mußten. Man kann in diesem Traum sehr gut das Walten der Zensur studieren; sie läßt eigennützige Gedanken nicht zum Vorschein kommen. Nicht nur die Bilder selbst sind das Produkt der Verdrängung, sondern auch das Gefühl, das im Traum erscheint, ist unecht und ist nur eine Überkompensation der feindseligen und herabsetzenden Gedanken gegen diese beiden Kollegen. Wir werden also darauf aufmerksam gemacht, daß sich Verdrängung und Entstellung nicht nur auf intellektuelle Inhalte beziehen, sondern auch auf die Gefühle, in denen wir ja die verläßlichsten Indikatoren der Triebeinstellungen zu sehen gewohnt sind. Hier wird Haß in Liebe verkehrt. Aber dieser Fall ist der seltenere; wir sehen als Folge der Triebsverdrängung viel häufiger die Verkehrung von Liebe in Haß; und schließlich mag der Vollständigkeit halber die häufigste Lösung der Triebverdrängung erwähnt werden, welche sich schon aus den vorangehenden Ausführungen ergibt: der Trieb wird einem anderen Objekt zugewendet. Daß Liebe und Haß einander vertreten können, rührt aus der Ambivalenz der Sexualität, von der gleichfalls schon gesprochen wurde. Aber dieser Traum enthält noch eine zweite wesentliche Komponente. Der Träumer urteilt ja über die beiden befreundeten

Professursanwärter, als ob er selber der Minister wäre, und von hier aus kommt man in der Tat zu infantilen Wunschphantasien des Träumers, der sich als Kind in die Rolle des Ministers hineindachte, wenn ihm der Vater von den bürgerlichen Ministern der damaligen Zeit erzählte. Hier taucht also ein infantiler Größentraum auf, der auf Erlebnisse aus dem 11.—12. Lebensjahre hinweist. Der Träumer identifiziert sich mit dem Minister. Hiermit haben wir aber die Möglichkeit zu einem vertieften Eindringen in die Struktur des Traumes erhalten. Dieser Traum hat einen rezenten Anlaß, nämlich das Gespräch über die Möglichkeit zur Ernennung zum Professor. Aber dieser rezente Anlaß allein genügt nicht, um den Traum zu wecken, sondern die sich fortspielenden Gedanken des Ehrgeizes erwecken infantile Einstellungen, welche erst dem Wunsche die genügende Energie geben, um sich im Traume durchzusetzen. Hier liegt ein durchaus typisches Vorkommen vor, das sich durch jede gründliche Traumanalyse bestätigen läßt. Wir müssen annehmen, daß eine Reihe von Wünschen aus der Kindheit, tief verdrängt, nur der Gelegenheit harren, sich durchzusetzen. Wird nun durch ein rezentes Erlebnis ein Wunsch wachgerufen, so versichert er sich der Unterstützung jener tiefverdrängten Wünsche, welche sich dann im Traum durchzusetzen streben, in dem sie freilich, wiederum durch die Zensur gehemmt, in einer entstellten Form erscheinen.

Ein Traum, der von einem Angstneurotiker stammt, möge dieses Verhältnis noch einmal veranschaulichen.

„Ich sehe einen von einem grauen Tuch bedeckten Wagen. Unter diesem Tuch zappelt etwas; es sind Tiere von exotischem Typus, Schafen ähnlich. Diese Tiere haben auf dem Rücken, gegen das Ende des Rückens zu, eine Wunde. Ich denke, diese Tiere möchte ich nicht essen." Dazu die Einfälle: Das Tuch über dem Wagen erinnert an das graue Tuch der Mutter. „Es hat aber gar keinen Zusammenhang damit." Er denkt, daß man den Tieren etwas abgeschnitten hat. Die Ränder sind sehr rot. Es erinnert an eine Wunde. Dazu der Einfall, er habe als 7jähriger das Genitale seiner Schwester gesehen; es war wie ein roter Blutfleck. Später hatte er immer gedacht, Frauen hätten ein männliches Genitale. Er hat auch von weiblichen Figuren geträumt, die nur einen Penis hatten. Auch von seiner Mutter hat er derartiges geträumt. Der rezente Anlaß dieses Traumes ist darin gelegen, daß der Patient vor einem hochbeladenen Wagen auf der Straße lebhafte Angst empfand, er könne stürzen und ihn bedecken. Es ist anzunehmen, daß diese Angst sein infantiles Interesse am Mutterleib wieder aufleben ließ, das auch sonst in seinen Träumen und Phantasien sehr deutlich zutage trat. Gleichzeitig wird aber auch seine starkausgeprägte Schaulust geweckt, welche sich zunächst auf das Genitale der Schwester bezogen hatte. Aus früheren Einfällen ist ohne weiteres zu entnehmen, daß die gleiche Neugierde auch dem Genitale der Mutter gegolten hat.

Bei alldem handelt es sich um tiefverdrängte Wünsche. Aber es spielen in diesen Traum noch eine Reihe von anderen Motiven mithinein. Die ungünstige Lage des weiblichen Genitales hat ihn wiederholt beschäftigt; er fürchtete, daß er beim Geschlechtsverkehr sein Glied verletzen könne und er hat sich wiederholt mit der Frage beschäftigt, um wieviel besser es wäre, wenn das Genitale an einer anderen Stelle läge. Auch hier bringt der Traum eine Wunscherfüllung. Dieser Traum befriedigt also seine Inzestwünsche und seine Schaulust und er bringt auch die Erledigung seiner Kastrationsangst, indem er die Kastration nur an Frauen vollzogen denkt. Natürlich ist der Traum mit diesen Bemerkungen nicht zu Ende gedeutet, eine vollständige Traumdeutung setzt einen Einblick in die Struktur der Neurose voraus. Auch sind wir über den rezenten Traumanlaß nicht ausreichend orientiert. Hier muß noch hinzugefügt werden, daß er sich mit Liebeshoffnungen trägt, aber an dem Erfolge seiner Werbungen zweifelt. Offenbar liegt hierin eine Quelle des Traumes und von dort aus sind seine wilden Infantilwünsche wiederbelebt worden.

Wir können bei jeder gründlichen Traumanalyse auf diese unbeherrschten Infantilwünsche stoßen. Wünsche, deren Inhalt wir zum wesentlichen Teil bereits kennen. Haben wir ja doch in diesem Traum kindliche Schaulust und Inzestwünsche vor uns, die wir im Rahmen der kindlichen Sexualität bereits kennengelernt haben. Wir dürfen vermuten, daß sich der Kernkomplex des Lebens, der Ödipuskomplex, in immer neuen Varianten darstelle. So gibt es also im Traume ein Rückschreiten zu früheren Triebstufen, eine Regression, und wir vermerken wiederum, daß der Übergang der Vorstellung zur Wahrnehmung im Grunde genommen nichts anderes ist als Regression, Rückkehr zu einer früheren Stufe. Die Beispiele könnten leicht gehäuft werden, ich führe nur kurz einen Traum aus eigener Beobachtung kurz an, der leicht zu durchschauen ist.

Die Patientin, eine etwa 35jährige Virgo, träumt immer wieder den gleichen Traum. Sie ist in ihrer Wohnung im Vorzimmer. Zwei Einbrecher wollen durch die Tür hinein, sie drängen sich durch den Türspalt, mit Mühe verhindert die Träumerin das Eindringen; es sind zwei Personen, eine untersetztere und eine schlanke. Die Einfälle der Träumerin ergeben hierzu folgendes: Als sie etwa 13 oder 14 Jahre alt war, fand in ihrer Wohnung ein Einbruch statt, bei dem wertvolle Silbersachen entwendet wurden. Der Sohn des Hausbesorgers war dringend verdächtig, an dem Einbruch beteiligt zu sein. Einer der beiden Einbrecher, der Schlankere, erinnerte auch in seiner Figur an diesen Mann, gleichzeitig allerdings auch an den Bruder der Träumerin.

Weiteres Material kam erst in der nächsten Sitzung zutage, in der die Patientin gestand, es habe sie schon am Vortage eine Vision gequält, sie habe nämlich eine kleine nackte Figur vor sich gesehen, sie lag auf dem Bauche; und nun kommt nach heftigem Widerstand das Geständnis, der Sohn des Hausbesorgers habe ein Sittlichkeitsattentat an ihr verübt, als sie etwa 8 Jahre alt war; er habe ihr den Rock in die Höhe gehoben und habe versucht, von hinten sein Glied einzuführen, das sei ihm aber nicht gelungen. „Es ist nichts geschehen", sagte die Träumerin, und damit kommt sie auf ihre späteren Liebesbeziehungen, bei denen auch nichts geschehen ist. Die Patientin unterhält seit längerer Zeit Beziehungen zu einem Zahnarzt, die, trotzdem es zu sehr weitgehenden Zärtlichkeiten gekommen ist, nicht zur sexuellen Vereinigung führten. Während dieser Erzählung hat die Patientin ein Gefühl, als ob sie am Arme angespuckt würde, und man kann unschwer erraten, daß es sowohl bei jenem Attentat als auch bei den späteren Beziehungen zu einem Samenerguß des Mannes gekommen ist. Schließlich ist noch zu erwähnen, daß die spätere Analyse deutliche Hinweise darauf ergeben hat, daß erotische Infantilregungen dem Bruder gegolten haben, und daß es zwischen den Geschwistern zu Sexualhandlungen gekommen ist. Der rezente Anlaß des Traumes ist in den immer wiederholten Versuchen des Zahnarztes zu sehen, die Virginität der Träumerin zu durchbrechen, und hier setzt der Einfall der Patientin ein, der untersetztere Mann habe sie an den Zahnarzt erinnert. Man sieht, daß der Traum geradezu das gesamte Liebesleben der Patientin darstellt, und man sieht auch, wie der rezente Anlaß verdrängte Infantilerlebnisse wachruft, welche nach dem Ausdrucke FREUDS mit den Kapitalisten verglichen werden können, welche das Kapital für ein Unternehmen liefern, während die rezenten Anlässe mit dem Unternehmer in Parallele gesetzt werden können, welcher eben kapitalistischer Unterstützung bedarf.

Und hier kann auch eingefügt werden, daß die Bedeutung von Körperreizen für die Traumbildung keineswegs über die des Tagesrestes hinausgeht. Körperreize können Infantilregungen erwecken, aber in der Mehrzahl der Fälle werden sie ja nur Material sein, das mit verwertet wird für die Darstellung der durch die Tagesreste angeregten Infantilwünsche.

Zur Deutung des vorangegangenen Traumes muß also gesagt werden, daß er jene Szene darstellt, welche für das Liebesleben der Träumerin charakteristisch ist. Da sie die Wiederholung jener Szenen immer wünscht, aber andernteils der doch ersehnte Abschluß nicht eintritt, so kommt es zur Entwicklung von Angst. Die Männer stellen einesteils die Liebesobjekte der Patientin dar, andernteils aber auch deren Geschlechtsteil, das Vorzimmer ist als das Genitale der Träumerin anzusehen.

Ein hervorstechendes Merkmal der Träume ist, daß sie unendlich vieles in wenigen Bildern darstellen. In einem Bilde kommt eine Fülle von Materialien zum Ausdruck. Im Onkeltraum hebt sich als verstärkter Zug aus dem zwei Personen gehörigen und darum verschwommenen Mischbild der blonde Bart hervor, der überdies eine Anspielung auf den Vater und den Träumer selbst enthält, der zu ergrauen beginnt. In dem hier berichteten Traum fließt die Figur des Bruders und die des Hausbesorgersohnes in eine zusammen. Man sieht, wie häufig die Verdichtung in Mischpersonen ist. Gar nicht selten sind Wortneubildungen im Traum, welche gleichfalls nach ähnlichen Prinzipien zustande kommen. Diese Wortneubildungen haben auch formalistisch orientierte Forscher wie KRAEPELIN gesehen, haben aber verkannt, daß diese Wortneubildungen einen ganz bestimmten Sinn haben. Die Verdichtungsvorgänge spielen, wie bereits hervorgehoben, nicht nur im Traum eine Rolle, sie sind maßgebend für das Versprechen; wir treffen sie aber auch in den Wortneubildungen der Dementia praecox an, wie wir aus den Untersuchungen STRANSKYS, der von Kontaminationen spricht, wissen. Dieser Autor hat einen interessanten Beitrag zu der Theorie dieser Erscheinungen geliefert. Wenn er Versuchspersonen mit entspannter Aufmerksamkeit möglichst rasch in ein Grammophon sprechen ließ, traten gleichfalls solche Kontaminationen hervor. Die Entspannung der Aufmerksamkeit kann also derartige Mischgebilde hervorbringen.

Neben der Verdichtung spielt die Verschiebung im Traum eine wesentliche Rolle. Das, was in dem latenten Traumgedanken wichtig ist, braucht im manifesten Inhalt gar nicht zu erscheinen. Ich erinnere an den Traum vom zerbrochenen Bett. Nicht das Bett ist ja das Wichtige. Trotzdem erschöpft sich der manifeste Trauminhalt in dessen Darstellung. Das eigentlich gemeinte, der Geschlechtsakt, ist weggelassen. Wir lernen hier die Auslassung als ein wichtiges Mittel der Traumdarstellung kennen. Aber auch sonst sehen wir in den Träumen deutlich die Verschiebung. Bei den Einbruchsträumen handelt es sich ja für die Träumerin gar nicht um den Einbruch als solchen; trotzdem erscheint er fast isoliert im Traume. Auch hier muß hervorgehoben werden, daß die Auslassungs- und die Verschiebungstechnik, ebenso wie sie für den Traum gilt, auch Geltung hat für die Erscheinungen des Wachdenkens sowie für die Symptombildung der Neurosen und Psychosen. Wir müssen ja annehmen, daß die komplizierten Relationen der latenten Traumgedanken nicht als solche im Traume dargestellt werden. Der Traum hat nur die Möglichkeit einer optisch-bildmäßigen, aber nicht die einer gedanklichen Formulierung. So drückt der Einbruchstraum den Gedanken: der Hausbesorgersohn benimmt sich ebenso wie mein Bruder, dadurch aus, daß eine Figur beide meint; ähnliches gilt von der Mischfigur des Onkeltraumes. Ebenso wie die Relation des Gleichwie werden auch die übrigen logischen Relationen in der Form von Bildern dargestellt. So kann die Kausalbeziehung in der Form zum Ausdruck kommen, daß die Bedingung in der bildhaften Folge vorangeht. Besonders wichtig ist es, daß formale Eigentümlichkeiten des Trauminhaltes, etwa Undeutlichkeit, sehr häufig zu beziehen sind auf den latenten Traumgedanken. Die Form des Traumes oder Träumens wird in ganz überraschender Häufigkeit zur Darstellung des verdeckten Inhaltes verwendet, so verweist eine dunkle Stelle des Traumes in einem Beispiel FREUDS auf das weibliche Genitale. Wenn im Traume das Bewußtsein auftaucht, es handle sich ja nur um einen Traum, so steckt dahinter eine Entwertungstendenz gegenüber den Trieben, die im Traum in Erscheinung treten. Sehr häufig drückt Sinnlosigkeit des Traumes Hohn aus. Auch die Urteile, die nach dem Erwachen über den Traum geäußert werden, gehören noch zu dem manifesten Inhalt des Traumes und müssen dementsprechend behandelt werden. Alles, was sich als scheinbare Bestätigung der Urteilsfunktion in den Träumen vorfindet, ist nicht als Denkleistung der Traumarbeit aufzufassen, sondern gehört dem Material der Traumgedanken an und ist von dorther als fertiges Gebilde in den manifesten Trauminhalt gelangt. Es muß auch immer wieder betont werden, daß die Affekte im Traum einer Änderung unterliegen können, sie können gehemmt werden, sie können, wie erwähnt, in ihr Gegenteil verkehrt werden, oder sie können verschoben werden; auch hier handelt es sich um Mechanismen, die nicht auf den Traum beschränkt sind, sondern eine sehr allgemeine Bedeutung haben.

Es geht aus den früheren Ausführungen hervor, daß die Verdichtung der Symbolbildung außerordentlich nahe verwandt ist. Man könnte beinahe sagen, daß man sehr häufig im Zweifel ist, ob es sich um eine Verdichtung oder um ein Symbol handelt; nur tritt uns bei den Symbolen eine besondere Eigentümlichkeit entgegen, sie scheinen nämlich eine Typik aufzuweisen. So gibt es einen typischen Traum junger Mädchen, daß sie von Männern mit Messern, Stöcken und dergleichen verfolgt werden. Es handelt sich um ein typisches Penissymbol. Die Fülle der Symbole für die Geschlechtsorgane ist eine fast unübersehbare. Schachtel, Zimmer, Büchse sind Symbole für das weibliche Genitale. Der Fisch, die Schnecke, die Katze, die Maus (der Genitalbehaarung wegen), vor allem aber die Schlange sind Genitalsymbole, ebenso die Krawatte, das Luftschiff. Holz ist sehr häufig ein Symbol für das weibliche, Hüte sind häufig Symbole für das männliche Genitale, ebenso Schlüssel. Man kann sagen, daß diese Symbole nicht nur für den Traum, sondern auch für die Psychose,

Neurose und für den Mythus gelten. Bepackte Wagen, Tunnels sind häufig Symbole für den Mutterleib, der in den Träumen eine sehr große Rolle spielt. Auch Geburtssymbole sind häufig. Körperteile werden häufig symbolisiert, so werden im Traum die Brüste als Schwestern, die Nates als Brüder dargestellt.

Nichts hat so viel Widerspruch erfahren, als die Lehre von der Symbolik, wiewohl sie als absolut gesichert gelten kann. Auch die Typik der Symbole ist unbestreitbar, dafür spricht einesteils die durchgängige Erfahrung der Analyse, andernteils haben wir auch allen Grund anzunehmen, daß breite Schichten seelischen Lebens allen Menschen gemeinsam sind. Ebenso wie es einen typischen Körperbau gibt und typische Körperfunktionen, so gibt es auch seelische Funktionen, die allen Menschen zugehören; gerade diese müßten stammesgeschichtlich alter Besitz sein und es ist kein Zufall, daß die Symbolik für den regressiven Anteil des Seelenlebens von besonderer Bedeutung ist. Auch im Traum wird ja, wie es schon NIETZSCHE bekannt war, der Urmensch lebendig und wir müssen ganz allgemein erwarten, daß um so mehr allen Menschen gemeinsames Seelisches zum Vorschein kommt, je tiefer die Regression ist. Übrigens kann man auch mit den Methoden der experimentellen Psychologie auf ganz Ähnliches stoßen. MARBE hat von einem Gesetz der Gleichförmigkeit des psychischen Geschehens gesprochen. Gibt man einer Anzahl von Menschen den Auftrag, eine Farbe zu nennen, so wird eine unverhältnismäßig große Anzahl Rot nennen. Von Zahlen werden in gleicher Weise bestimmte bevorzugt, wir haben also allen Grund zur Annahme, daß es ein allen Menschen gemeinsames Psychisches gibt. Wenn E. STERN zu dem Resultate kommt, die Gleichförmigkeit des psychischen Geschehens beruhe auf affektiven Einstellungen, so kann ich ihm auf Grund der hier entwickelten Lehre von der Symbolik und der Typik der Symbole nur beistimmen.

Von hier aus können wir uns den typischen Träumen zuwenden. Der Nacktheitstraum ist eine Darstellung kindlicher Exhibitionslust. Fliege- und Fallträume drücken erotische Bedürfnisse aus. Träume, in denen Wasser vorkommt, sind Geburtsträume, sofern sie nicht Harnträume sind, die sich zum Teil der gleichen Symbolik wie die Geburtsträume bedienen. Die Fliegeträume bedürfen einer etwas näheren Besprechung, da gerade diese eine Zurückführung auf den Körperreiz möglich erscheinen lassen. Es ist sicher, daß vestibuläre und cerebellare Affektionen sehr häufig Fliegeträume mit sich bringen; gleichwohl spricht diese Erfahrung nicht gegen die oben berichtete Anschauung. Wir wissen nämlich anderseits, daß der Schwindel ein häufiges Konversionssymptom ist. Gebremste Erregungen, und zwar wohl vorwiegend Sexualerregungen werden in Schwindel konvertiert. Wir haben allen Grund, uns diese Konversion organisch vorzustellen. Wie BAUER und ich und LEIDLER und LÖWY nachgewiesen haben, ist der vestibulocerebellare Gleichgewichtsapparat auf psychischem Wege beeinflußbar. So kann sexueller Reiz, der gehemmt wird, sowohl Schwindel- als auch Fliegeträume verursachen. Prüfungsträume, in denen meist eine in früherer Zeit trotz großer Angst glücklich überstandene Prüfung sich darstellt, sollen besonders vor zu bewältigenden Sexualaufgaben Trost spenden. Zahnträume sind Onanie- und Geburtsträume. Natürlich können diese Dinge hier nicht im einzelnen besprochen werden.

Wir wenden uns nun einigen formalen Fragen zu. Wir müssen uns klarmachen, daß, wie erwähnt, die formale Änderung eines Trauminhaltes, etwa Dunkelheit, sehr häufig einen materialen Sinn hat. Auch die Zweifel, ob eine gegebene Traumdarstellung richtig sei oder nicht, entpuppen sich bei der Analyse als unsachlich. Hier handelt es sich um das Walten der verdrängenden Kräfte, und wenn wir eine Traumdeutung beginnen, müssen wir uns völlig davon unabhängig machen, ob der Träumende das Geträumte mit dem Gefühl der Sicherheit oder Unsicherheit vorbringt. Daß Urteile über den Traum zu dem manifesten Trauminhalt gehören, habe ich ja bereits hervorgehoben.

Es gibt nun zweierlei Arten von Träumen, solche, die einen verworrenen Eindruck machen, und solche, die einen logisch geordnetvernünftigen Eindruck hervorrufen. Wir haben allen Grund anzunehmen, daß uns die verworrenen Träume das richtigere Abbild des Geträumten vermitteln. Die sekundäre Bearbeitung des Traums bewirkt, daß die logischen Sprünge und Lücken den Bedürfnissen des logischen Denkens entsprechend verkittet werden, und diesen Vorgang bezeichnen wir eben mit dem Begriff der sekundären Bearbeitung, wobei diese sehr häufig noch in den Dienst der Zensur tritt. Der Traum wird hierdurch schwerer durchschaubar, das Verdrängte schwerer zugänglich.

Einige wichtige Traummechanismen bedürfen noch einer ergänzenden Darstellung. Wir haben von der Verwandtschaft des Gegensätzlichen gesprochen. Wir finden dementsprechend im Traum häufig einen Gegenstand durch sein Gegenteil dargestellt. Wir bezeichnen das als Darstellung durch das Gegenteil. So wird überaus häufig Geheimnis in Träumen durch eine große Zahl von Menschen dargestellt. Auch die Reihenfolge des manifesten Trauminhaltes beweist nichts für die Reihenfolge innerhalb der latenten Traumgedanken. Im Traume wie in der Hysterie kann es zu einer Umkehrung kommen. So berichtet FREUD von einem Mädchen, dessen hysterischer Anfall darin bestand, daß nach einer pathetischen Andeutung von Liebesszenen die Patientin damit endigte, daß sie eifrig ihre Fußspitze betrachtete, damit eine Liebesszene darstellend, welche in der Stadtbahn damit begann, daß der Mann die Spitze des gekreuzten Fußes betrachtet hatte. Schließlich müssen wir sagen, daß die Deutungsarbeit jedes Traumes die Frage zu erledigen hat, ob ein Element im Traume als historische Reminiszenz oder als symbolisch aufzufassen sei.

d) Der Schlaf.

Der Schlafwunsch. Die Ichspaltung im Schlaf. Das Schlafich und die Schlafwache. Der Schlafapparat. Das Verhalten Geweckter. Der Traum als Wahrer des Schlafs.

Eine Psychologie des Traumes setzt eine Psychologie des Schlafes voraus. Diese ist begründet durch die Forschungen von LIEBAULT, BERNHEIM und FOREL. Diese Autoren haben mit Entschiedenheit darauf verwiesen, daß es zum Einschlafen des Schlafwunsches bedarf, ohne diesen kommt das Einschlafen nicht zustande. Der Neurotiker versagt sich diesen Schlafwunsch aus triebhaften Gründen und wir sehen gleichzeitig, daß der Wunsch zu schlafen, das willkürliche Schlafenwollen, nicht gleichbedeutend ist mit dem instinktiven, dem triebhaften Schlafwunsch, der allein maßgebend ist. Es verlohnt bei dieser Gelegenheit, noch auf einige weitere Momente einzugehen, die für die Psychologie und Physiologie des Schlafes bedeutsam sind. In dem Moment des Einschlafens findet eine Ichspaltung statt; das Ich wendet sich mit einem Teil seiner Persönlichkeit von der Außenwelt ab, aber ein anderer Teil der Persönlichkeit bleibt als Wache gegen die Außenwelt zurück. Dieses wachende Ich, die Schlafwache LANDAUERS, waltet darüber, daß dem Schlafenden nichts geschehe. Es rüttelt das Schlafich aus dem Schlafe, wenn eine Bedrohung stattfindet. Es ist aktiv aufmerksam auf die Umgebung eingestellt. Der Schmerz wirkt etwa nicht nur als bloßer Reiz, sondern er wirkt als Bedrohung. Die Mutter erwacht nur dann, wenn sie ihr Kind schreien hört, aber nicht bei einem anderen, lauteren Lärm. Der Müller dann, wenn die Mühle stehen bleibt. Man könnte sagen, es werde nur die Reizänderung wahrgenommen. Aber auch das ist nicht richtig, denn man wachte in der Front etwa bei Kanonenschüssen nicht auf, wohl aber, wenn man eine Maus rascheln hörte. Es handelt sich also um eine besondere Verteilung der Aufmerksamkeit. Der instinktive Schlafwunsch muß aber offenbar einen intakten Schlafapparat zur Verfügung haben, um sich durchsetzen zu können. Wir wissen, daß die Morphiumabstinenz mit einer tiefgreifenden Schlaflosigkeit einhergeht, und wir wissen andernteils besonders aus den Erfahrungen bei der Encephalitis epidemica, daß Läsionen in der Umgebung des dritten Ventrikels schwere Schlafstörungen machen (ECONOMO). MAUTHNER hatte bereits das Höhlengrau des dritten und vierten Ventrikels als für den Schlaf wesentlich bezeichnet. TRÖMNER schreibt dem Thalamus opticus eine besondere Bedeutung zu. Besonders beweisend ist, daß wir bei der mit Veränderung in der genannten Gegend einhergehenden Encephalitis epidemica nicht nur einen Schlafzustand finden, sondern auch hartnäckigste Schlaflosigkeit. Gelegentlich sieht man einen Phasenwechsel derart, daß solche Patienten tagsüber schlafen und in der Nacht lebendig werden. Es ist natürlich derzeit im Einzelfalle unmöglich, Schlafwunsch und Schlafapparat auseinanderzuhalten, denn auch der Schlafwunsch hat ja neben der psychologischen eine organische Seite, und es bedürfte noch einer eingehenden Untersuchung festzustellen, in welcher Weise die verschiedenen Schlafmittel wirken. Es ist zumindest wahrscheinlich, daß das Brom, wofern man es überhaupt als Schlafmittel ansehen will, durch die Abschaltung der Hemmnisse gegen den Schlafwunsch wirkt.

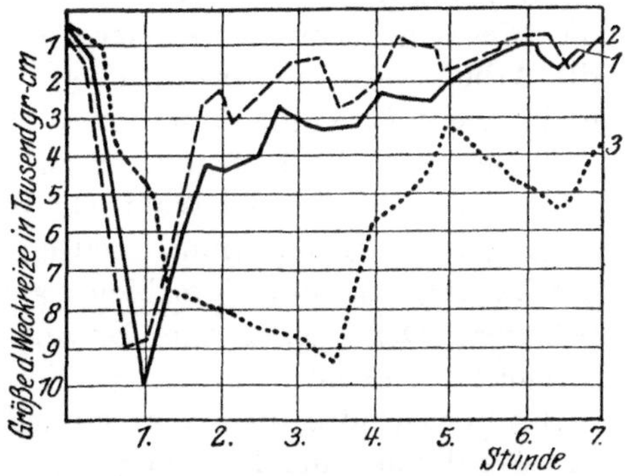

Abb. 7. Normale Schlaftiefenkurve nach MICHELSOHN.

Eine neurotische Schlaflosigkeit ist ja zweifellos etwas anderes als die Schlaflosigkeit nach Encephalitis epidemica, wenn sich auch schließlich wegen des gemeinsamen Endorganes gewisse Ähnlichkeiten ergeben. Die Analyse zeigt jedenfalls, von einer anderen Seite her, das Walten des Schlafwunsches. Die Bequemlichkeitsträume werden nur unter der Annahme eines solchen verständlich; schließlich lehrt ja das Verhalten der Menschen, die geweckt werden, unwiderleglich, daß man ihnen keinen Gefallen damit erweist, daß man sie weckt. Sie schlagen um sich und wehren unter allen Zeichen des Unwillens den Weckenden ab. Man darf nun nicht glauben, daß der Traum ein Störer des Schlafes sei; gerade an den Bequemlichkeitsträumen sieht man, daß er, indem er den drängenden Wunsch als erfüllt darstellt, den Schlaf zu verlängern trachtet. Wir haben uns ja vorzustellen, daß vom Tage her eine Reihe von unerledigten Materialien übrig bleiben, und daß diese, vom infantil Verdrängten her verstärkt, das Individuum gar nicht zur Ruhe kommen ließen, wenn sie nicht im Traume als erfüllt dargestellt würden. Der Traum ist also der Wahrer des Schlafes und man sieht ja auch, daß, wenn schließlich die Wünsche und Bedürfnisse gar zu dringend werden, der Träumer aus seinem Schlafe erwacht. Gerade am Schlafe kann man übrigens wieder sehen, daß es ganz ungerechtfertigt wäre, Organisches und Psychologisches voneinander zu trennen, denn es ist ja der physiologischen Chemie gelungen, einige körperliche Determinanten des Schlafes ausfindig zu machen. Auch muß ja daran erinnert werden, daß das Studium der Schlafkurve, der Schlaftiefe, gemessen an der Intensität des Reizes, der zum Erwecken notwendig ist, Ergebnisse gezeitigt hat, deren psychologische Begründung nicht ohne weiteres möglich ist (Abb. 7). Allerdings ergeben sich auch hier gewisse Perspektiven, wenn wir uns daran erinnern, daß bestimmte Tiere, etwa der Hund, einen besonders leisen Schlaf haben. So wird es vielleicht möglich sein, auch die Schlafkurve von biologischen Bedürfnissen abzuleiten.

e) Die Traumtheorie FREUDS.

Das W-System und das E-System. Das Vorbewußte und die Zensuren. Die Bildmäßigkeit des Traumes. Topische und zeitliche Regression. Die besondere Arbeitsweise des Traumes. Der Primärvorgang. Das Vergessen der Träume.

Wir sind nun so weit gerüstet, daß wir die FREUDsche Theorie über das Wesen des Traumes wiedergeben können. FREUD nimmt an, daß die Arbeitsweise der psychischen Systeme derart sei, daß im allgemeinen die Erregung von der Wahrnehmung W zum Motorium M abfließe. Allmählich komme es zu der Ausbildung von Erinnerungssystemen E, welche, der Wahrnehmung vorgeschaltet. erst dann einen Zugang zu dem Motorium erhalten, wenn sie bewußt werden, und der Zugang zum Motorium bleibt ausschließlich dem Bewußtsein vorbehalten. Der Zugang zum Bewußten ist nun durch zwei Zensuren geschützt. Die eine verhindert das Vordringen von unbewußtem Material in das Vorbewußte, die andere schließt das Vorbewußte vom Bewußten ab. Wird nun eine Erregung daran gehindert, sich ins Bewußtsein zu drängen und sich damit motorisch zu entladen, so findet eine Rückstauung statt zu dem andern Ende des psychischen Systems, und die Erinnerungen werden regressiv zu Wahrnehmungen umgestaltet. Daher das Bildmäßige im Traum. Da im Traum keine Gedanken, sondern nur Bilder zur Verfügung stehen, muß jeder Gedanke nach Art eines Bilderrebus bildlich dargestellt werden. Einige Beispiele seien sofort eingefügt. FREUD berichtet, daß eine Träumerin den Begriff „überflüssig" in der Art und Weise darstellt, daß sie sich in einem Zimmer sieht, in dem alles von Wasser trieft. PÖTZL erzählt von einem Traum, in dem der Träumer das Antlitz eines Bekannten sieht, dessen Mund zerrissen ist. Der zugrunde liegende Gedanke ist: er hat sich das Maul zerrissen. Einer meiner Patienten, unzufrieden mit der Schüchternheit, welche er einer Dame gegenüber bewiesen hat, träumt von einem Hasen, der zu Füßen jener Dame sitzt: Hasenfuß. Auf dem Wege der Regression wird also der gedankliche Inhalt nach Art eines Rebus in Einzelbilder aufgelöst. Gleichzeitig mit dieser Regression, die FREUD als topische bezeichnet, findet eine andere statt, welche darin besteht, daß Materialien der Kindheit entnommen werden: zeitliche Regression. Zwischen topischer und zeitlicher Regression besteht, wie das schon früher angedeutet wurde, ein sachlicher Zusammenhang. Wir haben uns nun die Genese eines Traumes in der Art und Weise vorzustellen, daß durch die Tagesereignisse eine Reihe von Gedanken, Strebungen angeregt wird, die ihre Erledigung nicht finden. Sie bleiben im Vorbewußten und werden nicht im Handeln verwertet. Ein Teil dieser versandet und gibt die in ihm enthaltene Energie diffus ab. Ein anderer Teil wird vor diesem Schicksal dadurch bewahrt, daß er die Unterstützung aus dem Unbewußten findet. Man muß sich vorstellen, daß die Triebhaftigkeit, zurückgedrängt, doch immer wieder auf die Gelegenheit lauert hervorzubrechen. Der aus dem Unbewußten stammende Wunsch wird aber an der Grenze zwischen Unbewußtem und Vorbewußtem zurückgehalten, er gelangt nur entstellt, zensuriert ins Vorbewußte und von dort ins Bewußtsein. Es ist gar keine Frage, daß die besonderen Eigentümlichkeiten des Traumes auf besondere Eigenschaften und Arbeitsweisen zurückgehen: die leichte Verschiebungsmöglichkeit der Energie von einem Bild zum andern, also die Beweglichkeit der Besetzungen, die besondere Kraft dieser Energien, da sie ja nicht durch Handlungen erledigt werden, und ihre Unzerstörbarkeit und Zeitlosigkeit. Freud spricht auch von einem Primärvorgang. Das Vorbewußte hat diese besonderen Eigentümlichkeiten nicht mehr. Dessen Arbeitsweise entspricht weitgehend der Arbeitsweise des Bewußten. Die Regression im Traum führt nicht nur in das infantile Urerleben zurück, sondern sie belebt auch die stammesgeschichtliche Vorzeit, und es ergibt sich vom Traum aus ein Weg in die Urgeschichte des Menschen und seiner seelischen Regungen.

Die Träume werden, wie bekannt, auffallend rasch vergessen, und man pflegt dieses Vergessen der Träume mit dem Mangel an Ordnung, mit der Verworrenheit des Traumes in Zusammenhang zu bringen. Es muß ja auch zugegeben werden, daß der Bewußtheitszustand des Träumers ein eigenartiger ist. Bei der Rückerinnerung erscheinen die Träume blasser, das Erleben weniger voll, als das Erleben in der Wirklichkeit. Andernteils hat Bühler bewiesen, daß die Erinnerung an Gedanken eine unendlich viel bessere ist als die an Bilder. Man kann also sagen, daß die Blässe der Traumerinnerung mit den organisch bedingten wesentlichen Eigentümlichkeiten des menschlichen Denkens in einem sehr engen Zusammenhang stehen muß. Das widerspricht aber keineswegs der analytischen Theorie, welche die Verdrängung beschuldigt, sie verursache das Vergessen der Träume, denn jene einzelnen Bilder des Traumes entsprechen ja unvereinheitlichten Triebregungen, und ein chaotisches, infantiles Durcheinander der Triebe entspricht einem nicht gedanklich konzentrierten Denken. Wir können also annehmen, daß das Tagesdenken sowohl Stellung nimmt gegen das chaotische Durcheinander als auch gegen die Triebe, die sich in diesem ausdrücken.

f) Die infantile Amnesie und Grundsätzliches über die Genese von Neurose und Perversion.

Die infantile Amnesie als Folge der Verdrängung. Die Deckerinnerungen. Die Erinnerung als Fassade. Noch einmal die Bedeutung des Infantilen. Noch einmal die Regression. Tagesrest und Infantilwunsch im Traum. Aktueller Anlaß der Neurose. Die Urszene. Die frühere Lehre von den Infantiltraumen der Hysterie. Die sexuellen Kindheitstraumen als Phantasien und als Resultat kindlicher Verführungsversuche. Abschließendes über die Regression. Das Regressionsprinzip bei den Hirnfunktionsstörungen und bei der Regeneration. Die gleichen Gesetzmäßigkeiten äußern sich in der organischen Form, in der organischen Funktion und in den psychischen Abläufen.

Wir haben also einen wichtigen neuen Einblick in die Lehre vom Vergessen bekommen und müssen versuchen, den so gewonnenen Erkenntnissen gemäß die Lücken auszufüllen, welche die bisherige Darstellung gelassen hat. Die geschlossene Erinnerung des Menschen pflegt im allgemeinen etwa in dem fünften Lebensjahr zu beginnen. Aus der Zeit vorher sind meist nur einzelne Bruchstücke der Erinnerung zugänglich. Im allgemeinen erklären die Forscher diese infantile Amnesie damit, daß sie die Verschiedenheit des kindlichen Denkens gegenüber dem des Erwachsenen hervorheben. FREUD erklärt auch die infantile Amnesie als Produkt der Verdrängung. In dem Alter zwischen dem dritten und fünften Lebensjahr sehen wir ja die Periode stärkster sexueller Aktivität, welche erst durch das Einsetzen der Latenzperiode ihr Ende findet.

Auch diese beiden Erklärungen schließen einander nicht aus. Jedenfalls spielt in das Vergessen dieser Zeit die Abkehr von jenen verpönten Regungen mit hinein. Aber aus jener Zeit der Vergessenheit heben sich einzelne Inseln ab, welche anscheinend Belangloses betreffen. Es läßt sich aber mittels der psychoanalytischen Methode nachweisen, daß diese belanglosen Erinnerungen etwas verbergen, was belangvoller ist und was verdrängt wurde. Wir sprechen von Deckerinnerungen und betonen, daß diese nicht nur auf die Kinderzeit beschränkt sind, wenn auch die der Kinderzeit das größte Interesse beanspruchen dürfen. Besonders die ersten Erinnerungen, die jeder Mensch hat, sind bedeutsam. Ein Angstneurotiker meiner Beobachtung produziert als erste Erinnerung, daß er, auf dem Boden liegend, seiner Kinderfrau unter die Röcke zu sehen trachtete. Es handelt sich um einen Menschen mit mächtig entwickeltem Schautrieb. Er verlegt diese Erinnerung in das Alter von $1\frac{1}{2}$ Jahren. Es wäre nun denkbar, daß diese Erinnerung treu reproduziert sei, aber ebensogut denkbar wäre es, daß die Erinnerung erst später unter dem Einflusse der wieder erwachten

Sexualität geformt sei; allerdings muß sozusagen ein Kern vorhanden gewesen sein, um den sich dann die Erinnerung in der angegebenen Form kristallisieren konnte, so daß die in dem Bilde zutage getretene Triebhaftigkeit als erwiesen gelten kann, während bezüglich des Bildinhaltes eine sichere Entscheidung nicht möglich ist. Ein anderer meiner Patienten bewahrte als früheste Erinnerung, daß die Mutter sich zu erstechen drohte, als ihr der Vater betrunken ein Ständchen brachte; er verlegt diese Erinnerung in das Alter von drei Jahren. Aber aus der Analyse des Falles ergab sich, daß dieser frühesten Erinnerung eine Identifizierung zugrunde liegt, eine feminine Einstellung dem Vater gegenüber, so daß diese Szene die wesentlichen Triebeinstellungen des Patienten deckt. FREUD hat eine Kindheitserinnerung des LEONARDO DA VINCI analysiert: ein Geierschwanz stoße dem $1\,^1/_2$ jährigen Kinde wiederholt in den Mund. FREUD hat gezeigt, daß der Geierschwanz das männliche Glied darstelle, und daß sich hinter diesem Bilde Phantasien von Fellatio verstecken. Hier hat also eine symbolische Entstellung stattgefunden. Und mit diesen drei Beispielen hätten wir die Hauptfälle von Deckerinnerung umschrieben. Man muß ganz allgemein jede auftauchende Erinnerung daraufhin prüfen, ob sie nicht nur Fassade sei, ob sie nicht eine tiefgegliederte Schichtung habe, und man kann, was aus den späteren Ausführungen noch deutlich hervorgehen wird, im Grunde annehmen, daß jedes Erinnerungsbild eine solche Schichtung aufweise. Aber das Verhältnis der einzelnen Schichten zueinander ist ein verschiedenes. Schichtenbildung und Erinnerungsmöglichkeit hängen im tiefsten Grunde zusammen. Ich brauche darüber im einzelnen nichts mehr zu sagen. Aber nur vom Triebleben hängt es ab, was Fassade, was Hintergrund der Erinnerung bleibt. Im Grunde ist die Lehre von der Erinnerung ein Stück Trieblehre.

Bei der Besprechung der Traumerlebnisse wurde den Erlebnissen der frühen Kindheit eine besondere Bedeutsamkeit zugeschrieben. Dieser Standpunkt bedarf einer besonderen Begründung. Ebenso wie der gleiche Eingriff im Achtzellenstadium der Teilung der befruchteten Zelle eine viel tiefergreifende Wirkung hat [1]) als in einem späteren Stadium der Embryonalentwicklung, so werden wohl auch Eingriffe und Erlebnisse in einer früheren, plastischeren Zeit des Erlebens von einer ganz anderen Bedeutung sein müssen als solche, welche ein befestigtes psychisches System treffen. Schließlich wird ja diese Vermutung damit anerkannt, daß man zugibt, daß die Erziehung beim jugendlichen Individuum einsetzen muß. Wir können

[1]) Allerdings kann gerade in frühen Stadien eine Schädigung unter Umständen auch leichter ausgeglichen werden.

demnach Jugenderlebnissen und insbesondere Infantilerlebnissen eine viel größere Bedeutung zuschreiben als Erlebnissen des späteren Lebensalters. Triebeinstellungen des Kindes den Eltern gegenüber sind für dessen spätere Entwicklung ausschlaggebend. Die Umwelt des Kindes besteht ja aus Eltern, Geschwistern, Pflegepersonen und Gespielen. Die Reaktion auf diese Umwelt ist einesteils von dieser selbst, andernteils von der überkommenen organischen Erbschaft des Kindes abhängig. Es wird also ein Erlebnis bestimmter Art die Triebhaftigkeit dieser Stufe sehr wohl beeinflussen können. Wir müssen Erlebnis und angeborene Triebhaftigkeit als gleichberechtigte Faktoren werten. Daß gerade die Zeit lebhaftester Triebhaftigkeit für die Erlebniseinwirkung besonders günstig sein muß, liegt auf der Hand. Wir müssen also wiederum der Zeit vom dritten bis fünften Lebensjahr die größte Bedeutung zuschreiben. Darüber hinaus muß aber folgendes gesagt werden. Triebhaftigkeit muß sich ja im Erleben äußern und wir müssen annehmen, daß in den Infantilerlebnissen dieser Stufe die Art der Triebhaftigkeit zum erstenmal klar in Erscheinung tritt. Aber diese Triebhaftigkeit muß ja gleichzeitig auch für das spätere Leben bedeutsam sein, so daß sich die Erforschung gerade dieser Periode als dringendes Erfordernis darstellt. Man kann annehmen, daß mit dem Einsetzen der Latenzperiode das bereits in Erscheinung Getretene der Verdrängung verfällt und wiederum in Vergessenheit gerät. Es ist jedoch ausdrücklich zu betonen, daß das Vergessene ja seinen Wirkungswert beibehält und wir können eigentlich schon daraus ersehen, daß die Triebhaftigkeit dieser Stufe darauf warten wird, neuerdings in Erscheinung zu treten. Die verdrängte Energie strebt nach dem Durchbruch, nach einer Gesetzmäßigkeit die ja bereits wiederholt erörtert wurde. Ergibt sich nun im Laufe der späteren Sexualentwicklung eine Hemmung, kommt es zu einem ungenügenden Abfluß, so können die verdrängten Energien, verstärkt durch die nicht verwendeten übrigen, neuerdings an einer Fixierungsstelle — so bezeichnen wir jene Stellen der Sexualentwicklung, welche konstitutionell oder durch Erlebnisse besondere Bedeutung erlangten — zum Durchbruche gelangen, und es wird dann eine Perversion erscheinen. Wir kommen also zu einer Vertiefung des Regressionsbegriffes; es wurde bereits ausgeführt, daß psychische Energie zurückgestaut werden kann, und sie wird nun in jene Bahnen umgestaut werden, welche früher am meisten durch Erlebnisse vertieft waren.

Es muß also unter solchen Umständen zu einer Wiederbelebung jener Partialtriebe kommen, die schon durch die Erlebnisse des dritten bis fünften Lebensjahres als die wesentlichsten bezeichnet sind. Man sieht, das Verhältnis ist ein sehr ähnliches wie zwischen den Tagesresten und dem latenten Traumgedanken, der ja gleichfalls aus der

Kindheit stammend im Traume nach Befriedigung sucht. Diese Dinge sind deswegen so wichtig, weil wir von ihnen ausgehend in das psychologische Verständnis der Neurosen und Psychosen eindringen können und darüber hinaus in das Liebesleben des Menschen überhaupt. Betrachtet man die Genese einer Neurose, so sieht man, daß sie an einen aktuellen Konflikt anschließt und zwar meist an einen solchen, der irgendwie zum Erotischen hinführt. Die Patienten fühlen sich außerstande, ein bestimmtes Erlebnis zu erledigen. Von hier aus kommt es zu einer Wiederbelebung von früheren Eindrücken, welche Lust gebracht haben. Da die ganze Vergangenheit sich nicht im Handeln erledigen kann, bekommt sie wieder Eigenwert, und wenn schon die auf hoher Stufe befindliche Handlung nicht möglich ist, so wird wenigstens die auf tiefer Stufe liegende durchgeführt; so sieht man gar nicht selten, daß Homosexualität in Erscheinung tritt bei solchen, die bereits ein normales Sexualleben geführt hatten, wenn etwa eine Infektion eintritt oder ein Liebesobjekt entzogen wird. Es könnte aber auch so sein, daß der Betreffende, der sich vorher zu Frauen hingezogen gefühlt hat, bei einer Frau versagt und erst im Anschluß daran eine homosexuelle Betätigung aufnimmt. Nun könnte auf diesem Wege nur Perversion entstehen, nicht aber Neurose. Die Neurose entsteht erst dann, wenn der wiederbelebte primitive Trieb nun gleichfalls an seiner Auswirkung gehindert wird und sich symbolische Ersatzbefriedigung schaffen muß. Ob der Ausgang in die Perversion oder in die Neurose eintritt, hängt im wesentlichen davon ab, ob die Gesamtpersönlichkeit, das Ichideal, die infantile Sexualität mit hinreichender Energie verdränge. Der Satz von FREUD: die Neurose ist das Negativ der Perversion, beleuchtet diese Verhältnisse. Es hat nun JUNG das Hauptgewicht auf den aktuellen Konflikt gelegt und hat betont, daß die Regression ja erst auf das Versagen aktueller Anforderung gegenüber erfolge; das entspricht vollkommen den Anschauungen FREUDS, nur daß dieser, und wir müssen ihm hierin folgen, die Phantasien, die im Anschluß an den Konflikt erfolgen, nicht als Zufall ansehen kann, sondern als determiniert ansieht durch die früheren Erlebnisse.

Wir unterscheiden mit ihm eine Reihe von Erkrankungsanlässen bei Neurosen und Psychosen. Der häufigste Anlaß ist die Versagung. Das Individuum wird neurotisch, sobald ihm die Liebesbetätigung entzogen wird. Das Individuum muß aber nicht zufolge einer Veränderung der Außenwelt erkranken, sondern kann auch erkranken zufolge einer inneren Bemühung, sich die in der Realität zugängliche Befriedigung zu holen. Es erkrankt an dem Versuch, sich der Realität anzupassen. Es gibt mit diesem Versuch eine seinen Ansprüchen nicht mehr genügende Triebbefriedigung auf, ohne sich die tiefere Triebbefriedigung verschaffen zu können. Es gibt aber auch Personen, welche ihre infantilen Beziehungen niemals verlassen haben, und die bei dem Versuch, die Kindheitsfixierungen zu überwinden, in die Neurose hineingeraten. Wir sehen aber auch Individuen erkranken, die bisher gesund waren, an die kein neues Erlebnis herangetreten ist, bei denen im Anschluß an gesetzmäßige, biologische Vorgänge die Quantität der Libido in ihrem seelischen Haushalt eine Steigerung erfahren hat. Solche plötzliche Libidosteigerungen sind etwa mit der Pubertät, mit der Menopause verbunden. Die unbefriedigte und gestaute Libido kann wieder die Wege zur Regression eröffnen und dieselben Konflikte anfachen, die wir im Fall der absoluten äußeren Versagung antreffen. Gar nicht selten sehen wir, daß die Neurose dann einsetzt, wenn ein lange erstrebter Erfolg eingetreten ist.

Das Maß des aktuellen Konfliktes, das zur Regression zwingt, ist für die einzelnen Menschen durchaus verschieden, und wir kennen alle Abstufungen von solchen, welche auf einen geringfügigen Konflikt hin regredieren, zu jenen, bei denen die Regression nur nach den schwersten seelischen Erschütterungen auftritt. Man kann also sagen, daß im allgemeinen die Neurose eines aktuellen Anlasses der Rückstauung bedarf, und daß auf der anderen Seite die früheren, besonders die infantilen Erlebnisse die Art der Rückstauung bedingen. Im Grunde ist also, wenn man das so ausdrücken will, ein doppeltes Trauma notwendig. Nur daß wir uns sagen müssen, daß das infantile Trauma ja auch der Ausdruck einer bestimmten Konstitution sein kann. Allerdings neigt die Psychoanalyse neuerdings dazu, eine bestimmte einzelne Szene, eine Urszene, als wesentlich bestimmend anzusehen.

In einer bestimmten Phase der Entwicklung der Psychoanalyse wurde die Anschauung vertreten, die Hysterie sei auf bestimmte sexuelle Traumen der Kinderzeit, und zwar der späteren (nach dem sechsten Lebensjahre) zu beziehen. Es hat sich aber sehr bald herausgestellt, daß ein Teil dieser traumatischen Erlebnisse (Verführungen durch Pflegepersonen und dergleichen) nur Phantasieprodukte waren, daß andernteils Menschen, welche solche traumatische Erlebnisse wirklich gehabt hatten, keineswegs notwendigerweise an Hysterie erkranken. Man muß sich eben klarwerden, daß Phantasien die gleiche Bedeutung haben können wie Erlebnisse. Jedenfalls zeigen sie eine bestimmte Sexualrichtung an. Auch muß betont werden, daß ein Teil der sexuellen Kindertraumen nicht dadurch zustande kommt, daß die Kinder verführt oder vergewaltigt werden, sondern dadurch, daß sie selbst verführen. ABRAHAM hat durchaus zutreffend die Behauptung aufgestellt, das Erleiden von Sexualtraumen sei eine spezifische Form kindlicher Sexualbetätigung. Wie dem auch sei, wir können weder in den Phantasien noch in den Traumen des späteren Kindesalters das Maßgebende für die spätere Neurose sehen, wenn auch die Triebstrebungen in ihnen zu klarer Gegebenheit kommen können. Diese sind aber schon in viel früherer Zeit in Erscheinung getreten und wir sprechen von Fixierungsstellen, um jene Erlebnisgruppe anzudeuten, in der sich, sei es aus konstitutionellen Gründen, sei es durch ein bestimmtes Erlebnis, die Sexualität in bestimmter Weise festgelegt hat. Es wird späterhin noch auszuführen sein, daß diese Fixierungsstellen ganz bestimmten Punkten der Sexualentwicklung entsprechen, und der Ausdruck bezeichnet im Grunde auch, daß eine bestimmte Stelle der Sexualentwicklung besonders betont, besonders aufnahmefähig für die Libidorückstauung ist. Wir können jetzt sagen, bei einer Rückstauung der Libido erfolgt der Durchbruch der Libido an den Fixierungsstellen, und da wir ja den Trieb nicht trennen können von den Erlebnissen, an denen er sich manifestiert, so werden gleichzeitig hiermit die zugehörigen Erlebnisse wiederbelebt.

Damit ist ein Bild der psychoanalytischen Lehre der Regression gegeben und es muß hinzugefügt werden, daß auch die Regression organische Korrelate hat. Es wurde ja bereits darauf verwiesen, daß nach Hirnzerstörung onto- und phylogenetische Vorstufen der entsprechenden Funktion wiederbelebt werden. Hier sei nur daran erinnert, daß nach FÖRSTER und GIERLICH in der Hemiplegie phylogenetisch alte Tätigkeiten wieder aufleben. Wenn auch zwischen beiden Forschern im einzelnen Meinungsverschiedenheiten bestehen (s. oben) — FÖRSTER sieht in der Hemiplegie ein Wiederaufleben des Klettervorganges, GIERLICH ein Wiederaufleben eines Abstoß- und Sprungmechanismus — das Prinzip kann als gesichert gelten. Daß zwischen Kindersprache und Aphasie Beziehungen bestehen, wurde gleichfalls erwähnt. Es ist eine auf MEYNERT zurückgehende Vorstellung, daß die choreatische Bewegung den Bewegungen des Säuglings entspreche, also als Rückschlag aufzufassen sei, und ANTON hat hierfür nähere Belege gebracht. WAGNER-JAUREGG hat gezeigt, daß ein primitiver Freßakt, der Atzreflex oder Säuglingsreflex, bei hochgradiger organischer Verblödung erscheint, interessanterweise trat auch bei einem Fall von Mundapraxie der Atzreflex in Erscheinung (BETTELHEIM). Schließlich gilt das, was für die Hirnfunktion gilt, auch für die organische Form. Wird einer fünfzehigen Eidechsenart die Extremität amputiert, so regeneriert das Tier eine vierzehige, phylogenetisch ältere Form. Die Gesetzmäßigkeiten, die für die Psyche, für die Hirnfunktion und für die organische Form gelten, sind demnach die gleichen. Offenbar ist in den höheren Mechanismus der niedere mit eingeschlossen, geht aber in dem höheren auf, solange dieser nicht gehemmt oder zerstört ist.

Die Entwicklung der psychoanalytischen Lehre von den Sexualtraumen ist in den Schriften FREUDS nachzulesen. Über die Urszene einige Worte. (Ausführlicher in FREUDS Arbeit über eine Kindheitsneurose.) Nach FREUD handelt es sich um eine

bestimmte einmalige Szene, welche in früher Kindheit stattfindet. In der erwähnten Arbeit wird ein 1½jähriges Kind beschrieben, das den Coitus der Eltern (coitus a tergo) beobachtete. Diese Urszene kann nicht zur unmittelbaren Erinnerung gebracht werden. Aber sie erscheint in immer mehr sich häufenden Träumen und Einfällen in mehr oder minder starker Verhüllung und Entstellung. Diese Urszene erscheint erst nach langer Analyse. Mir scheinen die Akten über diesen Punkt noch nicht geschlossen zu sein. Nach FREUD wird diese Urszene von der Urverdrängung betroffen und dieses Urverdrängte zieht das Neuverdrängte an. Natürlich ist die dynamische Bedeutung der Urszene auch von der Konstitution abhängig.

10. Das Denken.

Anschauliche und unanschauliche Elemente des Denkens. Bewußtheiten, Gedanken. Die Verbindung des anschaulichen mit dem unanschaulichen Material. Die begleitenden symbolischen Bilder. Die autosymbolischen Phänomene SILBERERS. Beispiele. Teilinhaltliche Mischwirkungen. Affektive Umbildungen des Vorstellungsmateriales. Die den Begriff begleitenden Vorstellungsbilder. Die Funktion des Begriffes. Der Begriff als Grundlage möglicher Handlungen. Bedeutung und Willensakt. Die logischen Kategorien. Die Beziehungserkenntnis. Vorstellung, Wahrnehmung in ihrer Beziehung zum Handeln. Das Lustprinzip. Die Erkenntnis als Folge verzögerter Triebbefriedigung. Die zwei Erinnerungssysteme, das individuelle und das logisch-sachliche. Das Handeln als Vereinheitlichung von Erinnerungen. Antriebe und Gegenantriebe im Denken. Die Sphäre als die Summe der auf den Gegenstand bezüglichen Erinnerungen. Das Sphärenbewußtsein. Die Vorgänge bei der Wiedererinnerung vergessener Namen. Schema des Denkverlaufes. Über die Hemmungen des Denkverlaufes in der Sphäre. Symbolähnliche Gebilde liegen im Kreuzungspunkt zweier Sphären. Die Sphäre als der Ort, in dem Triebumsetzungen stattfinden. Die Bremsung der Antriebe als Quelle des Reichtums des Denkens. Organisch-morphologische Parallelen hierzu. Die Darstellung eines Begriffes in einem Bildstreifen. Fringes und Sphäre. Hyperlogisches und hypologisches Denken. Sphäre und logisches Denken. Schemen. Cönästhesie und Sphäre. Der Wirkungswert sphärischer Erlebnisse. Sphäre und Organismus. Über Denkapparate. Die Wissensaktualisierung. Die Berichtigung. Die Wirkung der Aufgabe im Denken. Sphärische Vorstufen des Denkens. Es wird an Stelle des einzelnen das Ganze erreicht, oder aus einem ganzen Komplex ist für das Handeln nur eine Einzelheit maßgebend. Die Beziehungen zur Tierpsychologie. Die VOLKELTsche Spinne. Die Ameise. Beziehungen zur Traumpsychologie. Die Identität der Vorstufen des normalen Denkens mit den schizophrenen Denkprodukten, mit dem Denken der Primitiven und mit dem Denken des Kindes. Der Denkprozeß rekapituliert die phylo- und ontogenetischen Vorstufen des Denkens. Charakteristik der Vorstufen des Denkens. Allmacht der Gedanken, Zauberglaube. Die Projektions- und Identifizierungsmechanismen. Die Aufhebung des Gegensatzes von Aktiv und Passiv. Charakteristik einzelner besonders wichtiger Sphären. Gott—Vater—Macht. Das Plus an Bedeutung in der Welt Primitiver. Die Vereinheitlichung der Tendenzen im abgeschlossenen Denkakt (LIPPS). Grade der Vereinheitlichung. Das evidente Urteil als Vereinheitlichung der sachgerichteten Tendenzen. Ablehnung einer Gefühlstheorie der Evidenz. Die Annahmen. Die seelische Mannigfaltigkeit. Die Abstraktion als Folge von Einstellungen. Abschließendes über die Struktur der Begriffe. Die Vergangenheit in den Begriffen Liebesleben, Kastration als Beispiele für den Begriffsaufbau. Verschiedene Formen unabgeschlossener Begriffe, Phantasie und produktives Geistesleben.

Erst jetzt können wir hoffen, tiefer in den Mechanismus des Denkens einzudringen. Wenn wir auch das Denken unter der Trieblehre abhandeln, so müssen wir uns doch bewußt sein, daß es Strukturen gibt, welche auf das Denken Bezug haben, und welche durch genetische Konstruktionen nicht erklärt werden können. Hierher gehört die Tatsache, daß es Vorstellungen, Gedanken, Urteile überhaupt gibt. Schließlich muß ja hervorgehoben werden, daß auch in der Psychologie der Wahrnehmung affektiv Triebhaftes eine höchst bedeutsame Rolle spielt. Gleichwohl gibt es auch in der Wahrnehmung einen Bestand, der von allem Triebhaften unabhängig ist. Wir können im Grunde bei jedem psychischen Geschehen einen affektiven Anteil der Zuwendung und einen intellektuellen unterscheiden, dieser ist eben dasjenige, dem man sich zuwendet. Mit andern Worten, wir kommen auf Umwegen zu unserer grundlegenden Scheidung: Akt und Gegenstand zurück. Während wir nun in der Wahrnehmungspsychologie die körperlichen Bedingungen für den Aufbau des Gegenstandes verfolgt haben, wollen wir uns jetzt mit dessen psychischem Aufbau beschäftigen.

Daß es neben anschaulichen auch unanschauliche Elemente des Denkens gibt, muß mit aller Schärfe betont werden. Wir verdanken diese Erkenntnis ACH, der von Bewußtheiten, und BÜHLER, der von Gedanken gesprochen hat. Man darf nicht vergessen, daß sowohl Bewußtheiten als auch Gedanken auf der Gegenstandsseite stehen. Es sind Mittel zur Erfassung von Gegenständen. Eine Vorstufe zu diesen Begriffen gaben die Untersuchungen von MARBE und ORTH, welche von Bewußtseinslagen gesprochen haben. Es kann nun nicht bestritten werden, daß es schwer ist, Bewußtheiten isoliert nachzuweisen, und auch F. E. O. SCHULTZE hat die Seltenheit reiner Bewußtheiten betont, immer kann man ein Stück, einen Fetzen von Vorstellungselementen nachweisen, und wären es auch nur die blassen farblosen Wortvorstellungen. Aber gegenüber der Inkonstanz, der Unzuverlässigkeit, der Blässe dieser Vorstellungen steht die Klarheit des Gedankens, der eben etwas ganz Bestimmtes meint. Schon die oberflächliche Betrachtung ergibt, daß Gefühlserlebnisse an diesem klaren Bewußthaben gleichfalls nicht wesentlich beteiligt sein können. Wenn es, im Sinne von H. GOMPERZ, eine Totalimpression gibt, welche die Festigkeit des Gemeinten vermittelt, und ich bin von der Richtigkeit dieser Annahme überzeugt, so ist diese Totalimpression nicht auf Gefühlsmäßiges zurückführbar.

Es erhebt sich nun die Frage, in welcher Weise das anschauliche mit dem unanschaulichen Material verbunden sei. Eine völlige Unabhängigkeit beider besteht keineswegs und es muß betont werden, daß das Bild oder die Wortvorstellung sehr häufig als ein Symbol des Gedachten erscheint. Namentlich G. E. MÜLLER hat darauf hingewiesen, daß im Denkverlauf sehr häufig Vorstellungen erscheinen, teils vor, teils neben dem eigentlich Gesuchten, welche das Gesuchte symbolisch repräsentieren. So taucht etwa, wenn bei den Lernversuchen ein Zahlenkomplex erscheinen soll, dessen mittlere Zahl größer ist, das Bild eines spitzwinkeligen Dreiecks auf mit der Spitze nach oben. Zwischen den Bildern und dem eigentlich Gemeinten besteht also ein sehr enger Zusammenhang. Sehr deutlich zeigt sich dieser Zusammenhang bei den autosymbolischen Phänomenen von SILBERER. Wenn er sich schlaftrunken um einen bestimmten Gedanken bemühte, so erschien ein Bild, welches diesen Gedanken symbolisch darstellte. Beispiel Nr. 1: Ich denke daran, daß ich vorhabe, in einem Aufsatze eine holprige Stelle auszubessern. Symbol: Ich sehe mich ein Stück Holz glatthobeln. Beispiel Nr. 5: Ich suche mir den Zweck gewisser metaphysischer Studien, die ich eben zu betreiben vorhabe, zu vergegenwärtigen. Dieser Zweck besteht darin, so denke ich mir, daß man sich auf der Suche nach den Daseinsgründen zu immer höheren Bewußtseinsformen oder Daseinsschichten durcharbeitet. Symbol: Ich fahre mit einem langen Messer über eine Torte, wie um ein Stück davon zu nehmen. Deutung: Meine Bewegung mit dem Messer bedeutet das Durcharbeiten, von dem die Rede ist. Die Erklärung der Durcharbeitung ist die folgende. Es fällt mir bei Tisch hier und da das Zerschneiden und Vorlegen einer Torte zu, ein Geschäft, welches ich mit einem langen biegsamen Messer verrichte, was einige Sorgfalt erheischt. Insbesondere ist das reinliche Herausheben der geschnittenen Tortenteile mit gewissen Schwierigkeiten verbunden. Das Messer muß behutsam unter die betreffenden Stücke geschoben werden (das langsame Durcharbeiten, um zu den Gründen zu gelangen). Es liegt aber noch mehr Symbolik in dem Bild: die Torte des Symbols war auch eine Dobostorte, also eine Torte, bei welcher das schneidende Messer durch verschiedene Schichten zu dringen hat (die Schichten des Bewußtseins und Denkens).

Nicht immer kommt es beim Denken zu einer Symbolik der Bilder, sondern es gibt auch bei diesen das Denken begleitenden Vorstellungsbildern teilinhaltliche Mischwirkungen nach G. E. MÜLLER. So kann etwa ein begleitendes Bild in einer fremden Farbe erscheinen. G. E. MÜLLER spricht auch noch von affektiven Umbildungen des Vorstellungsmaterials, welche darin bestehen, daß etwa der Beginn einer herzusagenden Ziffernreihe mit größeren Vorstellungsbildern einhergeht. Man darf durchaus nicht diese Umbildungen von Vorstellungsmaterial als belanglose Seltenheit auffassen, vielmehr haben sämtliche Forscher, welche sich mit Denkpsychologie beschäftigt haben (MICHOTTE und RANSY, LINDWORSKY, SELZ) derartiges angetroffen; man darf auch nicht wie ALLERS meinen, der Gedanke stünde außer jedem Zusammenhang mit diesem symbolischen Bilde.

Vom formalen Gesichtspunkte aus kann man den Begriff als das primitivste Element für das Denken auffassen und wir haben uns nun zu fragen, wie wir den Begriff verstehen könnten. Das logische Wesen des Begriffes ist gegeben in Konstanz und Unveränderlichkeit, sowie in der Allgemeingültigkeit. Darüber habe ich ja schon einige Bemerkungen gemacht. Psychologisch repräsentiert sich der Begriff entweder in einem besonders bedeutsamen Exemplar, das dann sehr häufig auch nur unvollständig vorgestellt wird, etwa so, daß nur die Farbe und einzelne Züge der Konturen innerlich gesehen werden, oder auch nur eine bestimmte Haltung oder er kann durch eine Serie solcher mehr oder minder lückenhafter Einzelbilder vertreten sein. Schließlich ist es auch möglich, daß an Stelle dieser Einzelbilder Mischgebilde auftreten, etwa ein Pferdebild, das aus der Zusammensetzung mehrerer Pferdebilder entstanden ist. Es müssen nicht Vorstellungen von wirklichen Pferden sein, sondern es kann die Erinnerung von Abbildungen genügen. Wie immer dem auch sei, niemals erschöpft das Bild den Begriff. Der Begriff selbst hat zum Kerne immer etwas unanschaulich Gegenständliches. Man kann die formalen Eigentümlichkeiten der Begriffe nicht verstehen, wenn man sich nicht klar macht, wozu man Begriffe braucht. Mit dem Begriff Pferd habe ich in der Außenwelt etwas ganz Bestimmtes bezeichnet, mir liegt ein Teil der Objektwelt vor und zwar ein ganz klar umgrenzter. Hier ist eine Handhabe für mein Tun und für mein Handeln gegeben, welche ebenso zuverlässig ist, wie die Wahrnehmung selbst. Begriffe sind ideelle Haftpunkte für das Handeln. Man kann das Wesen des Begriffes nicht verstehen, wenn man sich nicht klar macht, daß sie die Grundlage für mögliche Handlungen abgeben. Man sieht aber sogleich, daß gerade das Bedeutungserlebnis zum Handeln besonders enge Beziehungen haben muß. Handeln setzt etwas Umschriebenes, Klares, Straffes voraus. Das Erlebnis der Bedeutung ist eine Vorstufe zum Erlebnis des Wollens und Tuns, mit welcher Betrachtung natürlich die phänomenologische Selbständigkeit dieser Erlebnisformen nicht angetastet wird. Im wesentlichen kann das von den Begriffen Behauptete auf die Sätze übertragen werden. Ich habe mich schon im Vorangehenden zu der Anschauung bekannt, der Satz habe eine prädikative Beziehung zum Inhalte. Er gibt etwas von der Struktur wieder, von den Beziehungen, welche zwischen den Dingen bestehen. Wie denn überhaupt die logischen Kategorien durchaus auf die reale Außenwelt zielen. Sowohl in der Kategorie des Seins und Dinges, als auch in der Kategorie des Tuns und Wirkens wird etwas Daseiendes erfaßt. In der Kategorie der Inhärenz erfasse ich, daß einem Dinge diese oder jene Eigenschaft zugehört. In dem Urteil drücke ich eben eine prädikative Beziehung aus. Die Wahrnehmung: der blaue Himmel, ist etwas anderes als das Urteil auf Grund dieser Wahrnehmung: der Himmel ist blau. Durch dieses wird etwas über jene Hinausgehendes festgestellt und das Beisammensein zweier Vorstellungen und das Zugleichvorstellen von Himmel und Blau kann niemals die prädikative Beziehung erklären.

Auch die prädikative Beziehung geht einher mit Bildern oder Bildfetzen, aber beide erklären nicht das Wesen derselben. Auch mit dem Urteil ist eine Vorbereitung zur Handlung gegeben. Urteile stellen immer nur wieder fest, daß Beziehungen existieren und die Fülle der Beziehungen soll uns eben durch das Urteil klar werden, in den Schlüssen haben wir nur ein fortgesetztes in Beziehung setzen zu sehen, wie das LINDWORSKY in eingehenden experimentellen Untersuchungen feststellen konnte. Wir können demnach von formalen Gesichtspunkten aus sagen, daß wir neben den Begriffen Beziehungserkenntnisse anzunehmen haben, und daß diese im Urteil ausgesagt werden. Da aber der Kern des Urteils die prädikative Beziehung ist, so ist das Ziel unseres Denkens doch nur immer festzustellen, welche Eigenschaften den Gegenständen zukommen und damit zu ermöglichen, daß wir den Gegenständen handelnd gerecht werden. Allerdings darf man nicht vergessen, daß der Begriff Eigenschaft hier außerordentlich weit gefaßt ist. Die Gegenstände haben ja auch sachliche Relationen zueinander, Beziehungen, die wir hier der Übersichtlichkeit halber unter dem Begriffe der Eigenschaften des Gegenstandes subsumiert haben.

Nach diesen Vorbemerkungen müssen wir uns nun fragen, welches denn die Genese der Begriffe und Urteile sei und hier muß daran erinnert werden, daß wir annehmen mußten, daß sich das Individuum triebhaft zur Wahrnehmungswelt stellt. Sehen ist die Folge des Sehenwollens, der Zuwendung zu einem Gegenstand und wir haben ja gesehen, daß in jeder Wahrnehmung schon der Keim einer Handlung liegt.

Ich sehe, um Objekte für Nahrung und Sexualtriebe zu erlangen, es gibt keine leidenschaftslose Wahrnehmung. Ich wende mich der Wahrnehmung zu, wenn ich sie brauche, und kaum ist der Akt der Wahrnehmung erfolgt, so wird die Wahrnehmung Motiv zum weiteren Handeln. Der Akt der Wahrnehmung selbst, dessen Besonderheit festzuhalten ist, liegt nur an der Grenzscheide zweier Triebeinstellungen. Die Vorstellung erfolgt nun immer aus einer triebhaften Einstellung heraus. Der Mann stellt sich nackte Frauen vor, wenn er sexuell erregt ist. Der Trauernde den geliebten Toten, den er herbeiwünscht. Vorstellungen sind der Ausdruck von Triebhaltungen. Ich kann nur das vorstellen, was ich triebhaft wünsche. Es zeigt sich aber, daß das Vorgestellte nicht die gleiche Triebbefriedigung schafft, wie das Wahrgenommene. Wir haben mit FREUD allen Grund anzunehmen, daß auf primitiven Stufen das Vorstellen halluzinatorisch erfolgt. Der hungrige Säugling halluziniert die Milch. FREUD spricht vom Lustprinzip, das bei diesen ungehemmten Vorstellungen in Halluzinationen zum Ausdruck kommt, wobei wir allerdings betonen müssen, daß der Trieb gar nicht auf die Lust als solche gerichtet ist, sondern auf den lustbringenden Gegenstand. Richtet sich der Trieb nicht auf eine Vorstellung, sondern auf eine

Handlung, so wird die Handlung zu einer Triebbefriedigung führen. Wir hätten als das einfachste Schema vor uns: das Bedürfnis führt zum Suchen und Finden des Triebgegenstandes (Wahrnehmung) und zur Befriedigung durch den gefundenen Gegenstand. Ist dieser Verlauf nicht möglich, weil der reale Gegenstand nicht gefunden wird, so wird die Vorstellung, welche Motiv zum Suchen war, wenn nur genügende psychische Energie vorhanden ist, halluzinatorisch verstärkt, oder sie wird fallen gelassen und die so erübrigte Energie wird anderen Zielen zugewendet. Die Ziele können immer nur solche sein, welche der realen Außenwelt zugehören. Sie müssen schließlich die Erlangung des Triebgegenstandes zum Inhalt haben. Hierzu ist aber ein Einblick in die Struktur der Außenwelt notwendig. Zu diesem Einblick kann es nur dann kommen, wenn eine Nötigung vorhanden ist.

Würde die Triebbefriedigung ohne Erkenntnis erfolgen können, so würde die Erkenntnis gar nicht erst ausgebildet werden. Es würde nicht genügend Energie für diese zur Verfügung sein. Es gibt durch den Mangel an Triebbefriedigung hervorgerufen eine Fülle erkenntnismäßiger Eindrücke; es wird uns ein immer größerer Teil der Außenwelt zugänglich. Wir müssen nun annehmen, daß uns diese Dinge nach zwei Systemen geordnet zur Verfügung stehen. Zunächst nach der Reihenfolge, in der diese Erlebnisse erfolgten. Unser Gedächtnis liefert uns nicht nur die Tatsachen, sondern auch die Reihenfolge, in der die einzelnen Begebnisse aufeinanderfolgen und die Art wie sie nebeneinandergereiht sind; wir können von einem individuellen System der Erinnerung sprechen. Neben diesem individuellen System der Erinnerungen gibt es aber auch noch ein anderes, nämlich ein sachliches System. Darüber wurde ja schon in bezug auf die sogenannte Assoziation gesprochen. In diesem sachlichen System sind die Erinnerungen und Erlebnisse nebeneinander gereiht nach den logischen Beziehungen der Ähnlichkeit, der Verschiedenheit, des Kontrastes, der Ober- und Unterordnung, oder besser, es handelt sich um eine hierarchisch strenge, sachliche architektonische Gliederung. Fragen wir uns nun, wie es aus diesem Erinnerungsmaterial zur Bildung von Begriffen kommen könne, so muß offenbar hervorgehoben werden, daß ja die Möglichkeit eines Pferdes Herr zu werden nur auf Grund früherer Erfahrungen gegeben ist; wenn ein Pferd eingefangen werden soll, so ruft dieser Wunsch alle jene Vorstellungen hervor, welche einmal mit Pferden erworben wurden. Es tauchen nun in diesem Entschluß die früheren Erlebnisse mit auf. Es wird alles geweckt, was sachlich und individuell zu diesem früheren Ziel Beziehung hatte. Es ist so, als ob dieser neue Entschluß das frühere Erleben wieder lebendig machen würde, als ob die Gegenwart sich auf der gesamten Vergangenheit aufbauen würde. Es taucht all dieses nicht im einzelnen voll auf aber es geht im Moment des Handelns in dieses mit ein. Das Handeln ist also eine ungeheuerliche Vereinheitlichung von Erinnerungen.

Auch in dieser Hinsicht ist das Bedeutungserlebnis als Vorstufe des Handelns anzusehen. Es wurde bisher nur jener einfache Fall betrachtet, daß die Richtung auf eine Vorstellung, einen Gegenstand ungehemmt sich unmittelbar durchsetzte. Aber dieser Fall ist in Wirklichkeit kaum jemals realisiert. Vielleicht nur in jenen primitivsten Handlungen, welche reflektorischen Regulationen nahestehen. Wir haben vielmehr stets eine Fülle von Antrieben mannigfachster Art vor uns. Das gilt schon für das Gebiet der Wahrnehmung; der Gegenstand, den ich vor mir sehe, fordert auf, daß ich bei ihm als Ganzem verweile. Aber von den Stücken und Teilen des Gegenstandes gehen wiederum Anforderungen an mich, ich möge gerade sie beachten. Außerdem fordern so und soviel äußere Eindrücke, von mir beachtet zu werden, so daß wir geradezu ein Chaos von einzelnen Antrieben annehmen müssen. Wenn ich mich nun auf eine Vorstellung oder einen Gedanken richte, so stehen dem auch eine Fülle von Gegenantrieben entgegen. Und wir können diese Gegenantriebe am besten an den symbolischen und symbolähnlichen Gebilden studieren. Bezeichnen wir die beiden Systeme, in denen das seelische Erleben in bezug auf jeden Gegenstand geordnet ist, als die Sphäre dieses Gegenstandes, so können wir uns jede Vorstellung, jeden Gedanken, jede Wahrnehmung in eine solche Sphäre eingebettet denken. Mit dem Auftauchen der Vorstellung Pferd klingt also gleichzeitig die Gesamtsphäre an. Wir haben nämlich in den Untersuchungen Bühlers Anhaltspunkte, daß es ein Sphärenbewußtsein gebe, daß also das über die Sphäre Gesagte nicht etwas Abstraktes, nicht etwas logisch Erschlossenes sei, sondern wirkliche seelische Gegebenheiten darstelle. Mit anderen Worten, mit jedem Erlebnis ist gleichzeitig sein logischer und individueller Ort gegeben. Ja, wenn wir uns an die Vorgänge erinnern, welche wir antreffen bei dem Wiedererinnern eines vergessenen Namens, so müssen wir sagen, daß dieser Ort nicht nur als Leere gegeben sei, sondern daß es sich um die Ahnung des wirklich Gesuchten handle. Wir wissen dann etwa, der Name beginne mit einem R, er sei irgendeinem anderen Namen ähnlich, er unterscheide sich von ihm durch dieses oder jenes Merkmal. (S. im Vorangehenden Seite 200.) Überhaupt bei dem Auftauchen eines Begriffes, eines Gedankens, eines Satzes, eines Urteils taucht zunächst dessen Sphäre, oder um das anders auszudrücken, es taucht zunächst das logisch Übergeordnete auf, das Denken beginnt mit allgemeinen „Begriffen". Innerhalb dieses weiten Gebietes finden nun Umsetzungen statt, welche wir bereits kennen. Durch die Gegenantriebe kommt es innerhalb der Sphäre zu Verschmelzungen (Verdichtungen, Kontaminationen), zu symbolähnlichen Bildern, insbesondere dann, wenn sich

Hemmnisse irgendwelcher Art gegen die Erreichung des Zieles geltend machen. Wir können aber auch annehmen, daß der eigentlich gewünschte Begriff zufolge einer affektiven Ablenkung nicht erreicht werde, der Denkprozeß überhaupt nicht über die Sphäre, über den allgemeinen Begriff hinausgehe. So etwa, wenn der geprüfte Kandidat um die Einordnung einer bestimmten Tierspezies gefragt, nicht darüber hinauskommt, daß es sich um einen Kaltblüter oder dergleichen handle. Er wird also nur den übergeordneten Begriff erreichen. Es kann ihm aber auch passieren, daß er zwei Ordnungen miteinander vertauscht und etwa ein Raubtier den Nagetieren zuteilt und dergleichen mehr. Wir können das so ausdrücken, daß bei Ablenkung innerhalb der Sphäre an Stelle des gemeinten ein beigeordneter Begriff stehen kann. Gerade der Prüfling wird aber in der Verwirrung auch die verschiedensten Gedankengänge miteinander vermischen können, besonders dann, wenn das Gedächtnismaterial nicht besonders haftet. Man sehe sich unter diesem Gesichtspunkt die Antworten an, die RODENWALD von geistesgesunden Rekruten erhielt. So sagten diese aus: Luther habe die Bibel erfunden, wollte das Christentum umstürzen, glaubte nicht an Christentum. Oder: 1870 habe der Große Kurfürst gegen Napoleon Krieg geführt, Kaiser Friedrich der Große mit Rußland. Ein Katholik bezeichnete Luther als den Papst u. dgl. mehr. Hier ersetzt die Nötigung eine Antwort zu geben, den spontanen Antrieb zu denken und unter dieser Nötigung kommen jene Verschmelzungen zustande.

Das gleiche Abirren kann aber innerhalb des persönlichen Erlebnismateriales stattfinden und es kann in eine solche Antwort etwas hineinrutschen, das in der gleichen Stunde gehört wurde, aber sachlich keine Beziehung zum Thema hat. Jeder Denkakt würde unbeeinflußt nur unseren Wünschen entsprechen; er würde ebensowenig an die Wirklichkeit herankommen, wie das hysterische Wunschdelir oder wie der Wahn. Machen sich im Denken andersartige Antriebe, welche sich nicht nach der Struktur der Wirklichkeit richten, etwa eine übermäßige Verdrängung geltend, so wird der Denkakt zwar genötigt, Andersartiges in sich aufzunehmen, er wird reicher sein, aber doch sein eigentliches Ziel verfehlen. Jeder Gegenstand liegt im Zentrum einer Sphäre, er ist das Zentrum einer Triebeinstellung, Gegenstände sind Einstellungen zugeordnet. Auch die Begriffe entsprechen einer solchen bestimmten Einstellung. Aber es gibt eine Fülle von Triebeinstellungen, und wenn in einem schematisch vereinfachten Fall nur zwei Triebeinstellungen vorhanden sind, so wird nur jener Punkt erreicht werden, der beiden Sphären zugehört. Anders ausgedrückt: symbolähnliche Gebilde, Verdichtungen, Verschmelzungen liegen an dem Kreuzungspunkt zweier Sphären, an dem Kreuzungspunkt zweier Triebeinstellungen. Niemals gibt uns ja das Bild selbst die Triebeinstellung vollständig wieder. Der endgültige Erfolg einer Triebeinstellung ist ja die Handlung und wir können es besonders schön beim Geschlechtstrieb studieren, daß die Masse der Bilder um so stärker hervortritt, je weniger der Trieb Befriedigung findet. Dementsprechend müssen wir die Bilder im Denken schon als den Ausdruck einer Hemmung ansehen und in der Tat zeigt sich auch bei experimentellen Untersuchungen, zum Beispiel in jenen von MARTIN, daß wenn Schwierigkeiten auftauchen, das Bildhafte im Denken zunimmt; wiederum muß daran erinnert werden, daß die Wortvorstellungen, welche sich für das Denken am geeignetsten erweisen, einen relativ unsinnlichen Charakter haben und es mag hier wiederum hervorgehoben werden, daß, wie schon STRICKER wußte, die Wortvorstellungen eine außerordentlich enge Beziehung zu motorischen haben, so daß jedes vorgestellte Wort im Grunde schon die entsprechende Innervation mit sich führt. Keine Psychologie des Denkens ist möglich, wenn man sich nicht klar macht, daß es reale Sachstrukturen gibt, daß es eine Wirklichkeit gibt, die wir im Denken erfassen. Diese Wirklichkeit umfaßt einesteils die Dinge, andernteils aber auch die Beziehungen der Dinge zueinander und schließlich (worüber noch zu sprechen sein wird) die Werte. Es hängt von unserer Organisation ab, wieviel von diesen sachlichen Strukturen uns zugänglich wird. Wir müssen andernteils die Triebe als den noch flüssigen Anteil unserer Organisation betrachten, wie andernteils der Organismus eine formgewordene Triebhaftigkeit ist. Die Dinge stellen nun Forderungen an uns, sie ihrem wirklichen Sein, ihrem wirklichen Werte nach zu beachten. Die Dinge fordern unsere Anerkennung. Dadurch wird unser triebhaftes Streben fortwährend durchkreuzt und andernteils wird durch die Triebhaftigkeit, welche ja selbst wieder irgendwie nach Gegenständen strebt, immer Neues von Dingen und Gegenständen in den Kreis der Betrachtung einbezogen. Eben dadurch, daß eine solche Fülle von Teilantrieben vorhanden ist, werden breite Teile der Wirklichkeit zueinander in Beziehung gesetzt und die Sphäre ist der Ort, in dem diese Umsetzungen stattfinden. Wir müssen ja, wie hervorgehoben, annehmen, daß im Denken ein fortwährendes Inbeziehungsetzen der eigentlich tragende Keim ist. Die einzelnen Teile der Sphäre werden nun fortwährend zueinander in Beziehung gesetzt und es wird immer wieder von neuem geprüft, ob diese neu hergestellte Beziehung den Anforderungen der Dinge entspreche. Die Sphäre ist also auch der Ort, in dem immer wieder neue Beziehungserlebnisse auftauchen, in der Sphäre wird also das triebhafte Streben zu den Gegenständen immer wieder durch Gegenantriebe gebremst; es kommen immer wieder neue Bilder zutage und jedes dieser Bilder wird zu den anderen in Beziehung gesetzt. Erst die Bremsung ermöglicht den Reichtum des Denkens. Ein psychologischer Satz, der durch die Betrachtung der Entwicklung des Nervensystems eine gute Unterstützung erfährt. Man kann ja das Gehirn ohne weiteres als jenes Organ auffassen, welches es ermöglicht, daß die Antwort auf einen Reiz hinausgeschoben werde und man kann als eine der Charakteristika des Menschen gegenüber dem Tier anführen, daß er imstande ist, seine Triebbefriedigung länger hinauszuschieben. Hier wie immer muß die Betrachtung der organischen Entwicklung zu den gleichen Gesetzmäßigkeiten hinführen, wie die Betrachtung psychologischer Strukturen.

Wir verstehen nun, weshalb so häufig ein Begriff sich in einer Reihe, in einem Bildstreifen einzelner Vorstellungen darstellt. Es sind immer wieder erneute Vorstöße einer bestimmten Einstellung, von denen jeder einzelne in verschiedener Weise gebremst werden mag. Die Einzelbilder sind je nach den verschiedenen Arten der anderen Einstellungen voneinander verschieden. Wir verstehen nun auch die symbolischen Bilder, welche gleichsam als Schlacken der Entwicklung des Denkens auftreten und zurückbleiben können. Wir verstehen auch, warum so häufig teils zu enge, teils zu weite, teils beigeordnete Begriffe an Stelle der gesuchten auftauchen.

Es gibt ein Gebiet seelischen Erlebens, in dem man diese Vorstufen des Denkens ausgezeichnet studieren kann. Es ist das die Schizophrenie. Für diese ist es charakteristisch, daß Vorstufen des Denkens als Denkresultat erscheinen und hier sieht man nun in der Tat immer wieder Vertauschungen innerhalb des Begriffumfanges, Verschiebungen und Verdichtungen. Hier tritt die Symbolik, die Allegorik in immer wieder neuen Bildern hervor. Man darf nicht vergessen, daß erst durch die Psychoanalyse ein tieferer Einblick in diese Probleme möglich wurde. Zwar hat JAMES in genialer Weise gezeigt, daß man bei jedem seelischen Erlebnis neben einem scharf umschriebenen Kern einen unscharfen Rand, einen Fransensaum unterscheiden müsse (fringes) und er hat mit vollem Rechte diesem Fransensaum eine entscheidende Rolle im seelischen Leben zugeteilt, aber alle Ermittlungen von JAMES haben ebenso wie die der experimentellen Psychologie uns die Struktur dieses Fransensaumes nicht kennen gelehrt. Das Schema, das uns jene Untersuchungen gegeben haben, ist erst von der Psychoanalyse mit Leben erfüllt worden.

Jeder Gedanke beginnt in der Sphäre im Allgemeinen, wie denn auch ERDMANN betont, daß die allgemeinen Begriffe den Einzelbegriffen vorangehen und wie auch BÜHLER bei der Beobachtung des Kindes feststellen konnte. Allerdings bedarf es eines Einzelanstoßes, um zu jenem Allgemeinen zu kommen, aber damit werden wir erinnert an das Verhältnis des Tagesrestes zum Traume und an das des aktuellen Konfliktes zu der Neurose. Jeder Gedanke beginnt also in der Sphäre; dort finden also jene Umsetzungen statt zu anderen Einstellungen, welche für ein fruchtbares Denken unerläßlich sind, je größer die Fülle der Einstellungen, die Fülle der Umsetzungen, der Antriebe ein desto größerer Anteil der Wirklichkeit wird in der Sphäre erscheinen. Die Umsetzungen in der Sphäre sind also die Vorbedingungen für wertvolles Denken; nur im sphärischen Denken ist es möglich wortlos die Gesamtwelt zu überschauen. Die Sphäre ist der Ort des hyperlogischen Denkens von ERDMANN, das nicht in Worte gekleidet wertvolleres liefert als das in Worten formulierbare Denken. Nur so ist es denkbar, daß SCHOPENHAUER sagen konnte, die „Welt als Wille und Vorstellung" sei als ein Gedanke in ihm aufgetaucht. Hier liegen die Vorbedingungen für jedes künstlerische Schaffen, für jede schöpferische Tätigkeit überhaupt; allerdings muß diese Fülle durch die Berührung mit der Tatsächlichkeit schließlich gebändigt und in eine Form gebracht werden, welche ein Handeln in der Außenwelt ermöglicht, es müssen Vereinheitlichungen stattfinden, ohne welche das Denken in der Sphäre wertlos bleibt, das hyperlogische Denken ist dem hypologischen Denken auf das engste verwandt. Das hyperlogische Denken wird zu einem hypologischen, wenn es sich nicht schließlich aus der Sphäre herausdifferenziert. Andernteils ist die Sphäre die Matrix, das eigentlich Lebendige im Denken, das Nicht-erstarrte, Entwicklungsfähige und das tiefe Schaudern der Ehrfurcht, das der nicht Voreingenommene gewissen Äußerungen der Geisteskrankheit gegenüber empfindet, rührt daher, daß in ihr die Sphäre gleichsam bloßgelegt, der Urgrund unseres seelischen Lebens entschleiert erscheint. So weit entfernt die Erlebnisse der Sphäre von dem streng logischen Denken zu sein scheinen, so ist doch auch hier eine tiefe Gemeinsamkeit vorhanden, auch das logische Denken beruht letzten Endes auf Beziehungserkenntnissen und gerade in einem Fortwährend-in-Beziehung-setzen sehen wir das Charakteristische der Sphäre. Wir haben uns noch einmal mit der Frage zu beschäftigen, wie denn die Sphäre psychisch repräsentiert sei; sie fällt zusammen mit dem, was BÜHLER als Gedankenkeim, als Sphärenbewußtsein bezeichnet hat und wir treffen hier neben anschaulichen auch unanschauliche Elemente. Anschauliche Elemente einer besonderen Art müssen hervorgehoben werden, es scheint nämlich, daß es Schemen gibt, welche besonders geeignet sind, ganz weite Gebiete seelischen Seins anschaulich zu repräsentieren. Wir müssen annehmen, daß es eine ganze Fülle, ganze Systeme solcher schematischer Anschauungsbilder gebe, und daß sich jeder Gedanke dieses Systems von Anschauungen bediene. So daß wir in diesen Schemen geradezu das technische Hilfsmittel sehen müssen, mittels dessen es möglich ist, binnen kurzer Zeit ein großes Material zu durcheilen (vergleiche hierzu LINDWORSKY und G. E. MÜLLER). Es kommen also der Sphäre im Grunde die gleichen Elemente zu wie dem vollentwickelten Denken. Auch

Gefühle treffen wir in der Sphäre an. Wir haben uns ja gewöhnt, in den Gefühlen den Abglanz, die Widerspiegelung von Zuwendungen zu sehen. Wir müssen annehmen, daß in der Sphäre eine außerordentlich große Anzahl von coenästhetischen Elementen vorhanden ist. Ich habe ja immer wieder betont, daß der Anteil an Körperlichkeit ein um so größerer ist, je weniger die Erledigung im Handeln möglich ist. Sphärisch bleibt ja ein Erlebnis so lange, als es nicht zu klar umschriebenen Begriffen führt, die selbst wieder Vorbereitungen zum Handeln sind. Sphärische Erlebnisse in dieser Hinsicht sind solche, welche gestaut sind, die dem Körper näher sind, einen größeren Zusatz von Gemeinempfindungen (und Gefühlen) haben. Sphärisches gehört weniger zur Außenwelt, ist körpernäher als Klarbewußtes. Man darf sich aber nicht damit begnügen, die Sphäre mit den Gemeinempfindungen zu identifizieren, weil man hierbei die Gleichheit der Struktur der Sphäre vollständig übersehen würde. Der Wirkungswert der Erlebnisse in der Sphäre muß ein außerordentlich großer sein, da ja die sphärischen Erlebnisse keinen Abfluß haben, da sie, wie hervorgehoben, Resultate von Stauungen sind. Nur darf man wiederum nicht den Fehler begehen nur den Erlebnissen der Sphäre Wirkungswert zuzuschreiben. Denn jedes Seelische ruht ja auf der Sphäre, diese selbst auf der Triebhaftigkeit, auf dem Organischen. Letzten Endes sind ja doch nur wirksam die Triebe, welche vom Organischen her gespeist werden und den seelischen Erlebnissen aller Art aus den Tiefen des Organismus Energie geben.

Man darf nicht vergessen, daß es neben den Schemen noch andere Apparate des Denkens gibt, deren Konstitution als etwas Gegebenes angesehen werden muß und nicht auf die Affektivität als solche bezogen werden kann. So wird auch eine komplizierte Antwort unter Umständen durch die Aktualisierung des Wissens gegeben. Es tritt ein Wissenskomplex unvermittelt als Ganzes ins Bewußtsein. Einzelstücke eines Gesamtkomplexes rufen diesen als ein Ganzes hervor. (Komplexergänzungen.) Schließlich finden fortwährende Berichtigungen statt (Selz). Daß es sich so verhält, ist eine Tatsache, welche als gegeben vorausgesetzt werden muß und die eine weitere Ableitung nicht zuläßt. Man sieht aber, daß die Aufgabe im gerichteten Denkprozeß immer wieder da ist, immer wieder rege eingreift. Dabei kann die Wirkung der Aufgabe darin bestehen, daß die Mittel zur Erreichung eines Denkzieles, die bereits bekannt sind, verwendet werden. Sind die Mittel noch nicht bekannt, so ist die Aufgabe zunächst, das Mittel zu suchen. Je weniger naheliegend die Verwendung eines Mittels für den betreffenden Zweck ist, desto ingeniöser erscheint ein solcher Einfall. Läßt sich das Mittel durch Reproduktion nicht finden, so muß man einen günstigen Zufall abwarten, der den Erfolg herbeiführt. Aber die bewußten

Zielsetzungen sind immer da, sie lauern in uns und wenn sich ein Mittel darbietet, das in einem Zusammenhang verwendet werden kann, so wird es ergriffen. Das gefundene Mittel wird nun in einem neuen Zusammenhang verwendet. Es kann aber bei der Einstellung auf ein Ziel sich ein Mittel darbieten, das sich als geeignet erweist im Sinne von anderen Aufgaben, welche sich das Individuum bereits gestellt hatte. So weit die Resultate von SELZ, welche durch Introspektion gewonnen wurden. Man sieht wiederum, daß sie erst durch die analytische Betrachtung volles Leben gewinnen.

Und nun können wir das bisher Ermittelte im allgemeinen folgenderweise formulieren: Die Triebhaftigkeit und das Denken richten sich in den Vorstufen auf die Sphäre und hier sind zwei Hauptfälle zu unterscheiden: Erstens die Richtung geht auf etwas Allgemeineres, es wird nur der allgemeine Umriß des Gesuchten erreicht, oder aber es wird nur ein Teil des Zieles erreicht und dieser Teil tritt für das Ganze ein. Beide Fälle geben einen Einblick in die Gebilde der Neurose, des kindlichen Denkens, des Denkens der Naturvölker und in die Tierpsychologie. Man kann nämlich sagen, daß die Gebilde der Sphäre in ausgesprochener Weise ähnlich jenen der entwicklungsgeschichtlichen Vorstufen des Denkens sind. Dies sei an Beispielen dargelegt. VOLKELT berichtet von Spinnen, daß sie, wenn sich in der Situation auch nur das Geringste verändert, sich nicht mehr auf die Fliege stürzen, es genügt eine geringe Veränderung im Gesamtkomplex um eine völlig andere Handlung hervorzurufen. Auf der anderen Seite genügt es nach HENNING, eine Ameise mit einem ihren Stammesgenossen fremden Geruch zu versehen, um sie sofort den Angriffen ihrer Stammesgenossen auszusetzen. Sie wird mitleidslos getötet. Ein Merkmal entscheidet also, ohne Rücksicht auf die anderen, die Handlung. Alle übrigen Sachmomente bleiben unterdrückt. UEXKÜLL berichtet: „Ich habe an hungernden Exemplaren von *Eledone moschata* (einem Cephalopoden) gefunden, daß sie sich gerne auf Einsiedlerkrebse stürzen. Trägt aber das Gehäuse des Krebses eine Aktinie, an der sich die Eledone verbrennt, so gibt sie die vergeblichen Versuche bald auf. Sie hört aber dann überhaupt zu fressen auf und nimmt auch die beliebten Krabben nicht mehr an, sondern geht elend zugrunde. Dieser Versuch lehrt, daß die sogenannte Plastizität des Gehirnes von Eledone eine geringe ist. Denn die neue Erfahrung erzeugt keine neue Gewohnheit, sondern zerreißt die Gegenwelt." Wir müssen sagen, daß die durch Erfahrung begründete Ablehnung von dem Einzelerlebnis in unberechtigter Weise auf die Gesamthaltung übergreift, eine Verhaltungsweise, welche gewiß an die des unentwickelten Denkens erinnert. Ähnlich der primitive Mensch, der seiner eigenen Umwelt gut angepaßt, sofort versagt, wenn nur ein Faktor dieser Umwelt verändert wurde. Wir können also sagen, daß nur die Situation als Ganzes auf primitiven Stufen die entsprechende Einstellung hervorruft und daß andernteils nur ein einzelnes Merkmal ohne Rücksicht auf das übrige für das Handeln maßgebend ist. Andernteils wird eine Haltung ohne tatsächliche Berechtigung auf andere Gegenstände verschoben. Ich erinnere daran, daß im Traume ja auch breite Teile des Materiales überhaupt nicht beachtet werden, so im Traum vom Onkel, wo ja von allen übrigen Eigenschaften des Freundes R. abstrahiert wird und nur das beachtet ist, was ihn zum Dummkopf stempeln könnte. Der Traum braucht offenbar nur ein Einzelnes und kümmert sich um alles Übrige nicht. Andernteils sehen wir in der Neurose, daß nur dann, wenn eine komplizierte infantile Gesamtsituation wiedergegeben ist, Liebesmöglichkeit vorhanden ist. Wir haben allen Grund, eine Gleichheit der Bedingungen in Traum und Neurose und in den primitiven Entwicklungsstufen anzunehmen. Die gleichen symbolischen und symbolähnlichen Gebilde, welche den Traum bevölkern, treffen wir auch in dem Seelenleben der Primitiven an. Die gleichen Bilder sind aber auch im Mythos und in allen diesen Erscheinungen äußert sich wiederum eine primitive Sexualität. So etwa, wenn bei gewissen Pubertätsriten der Häuptling den zu weihenden Knaben in den Mund uriniert. Hier liegt zweifellos die Idee der Befruchtung zugrunde, wobei der Urin die Stelle des Spermas vertritt und der Mund die Stelle der Geschlechtsöffnung. Die ganze Handlung weist aber darauf hin, daß der zu Weihende durch eine Befruchtung wieder geboren wird und nun erst zu einem vollen Manne wird. (Ausführlicheres über die Pubertätsriten vom psychoanalytischen Standpunkt bei REIK). Man kann auch leicht nachweisen, daß das magische Erleben, die magische Weltanschauung damit im Zusammenhange steht, daß die Grenze zwischen Körper und Welt nicht scharf gezogen ist, daß die Vorstellungen in Wahrnehmung übergehen. Nun gibt es keinen Zweifel, daß die Magie die primitivste und ursprünglichste Religion darstellt. Es ist Zauberglaube, wie PREUSS und VIERKANT überzeugend dargetan haben. Es ist nun in den Untersuchungen von FREUD, JUNG, vom Referenten, von STORCH und anderen unwiderleglich dargetan, daß diese Erscheinungen bei der Schizophrenie sich decken mit den Erscheinungen des primitiven Erlebens. In beiden Fällen handelt es sich aber um Vorstufen des Denkens, die nun an Stelle des endgültigen Abschlusses auftreten. Wenn auch der Beweis vorläufig noch nicht lückenlos geführt werden kann, so läßt sich doch aus der nachgewiesenen Identität einiger Stufen mit hoher Wahrscheinlichkeit folgern, daß der Denkprozeß die phylo- und ontogenetische Entwicklung des Denkens rekapituliere. Jeder einzelne Gedanke wird zunächst nach Urväterweise gedacht und aus dem Gedankenkeim entwickelt sich das klare Urteil in ähnlicher Weise, wie sich in der Stammesgeschichte das Einzellige zum Vielzelligen entwickelt hat und wie sich aus der befruchteten Eizelle der Mensch entwickelt. Jeder einzelne Denkakt hat nach dieser Auffassung eine ausgedehnte Vorgeschichte, welche zum Teil auf der individuellen Vergangenheit beruht, zum Teil aber in der Artung des Organismus (organische Reaktionsbasis nach DRIESCH). Wenn wir uns nun fragen, wodurch sich die Vorstufen von der endgültigen Formung unterscheiden, so finden wir folgende Hauptcharaktere: den Vorstufen mangelt die volle Richtung auf die Wirklichkeit, das Denken erhält seinen Tatsachensinn in der letzten Phase seiner Entwicklung. Das Stadium der affektiven Umbildung und Symbolisierung geht voran; gestaltet sich das Erkennen nach diesem, so muß es aussehen, als sei die Welt dem Wunsche untertan (Allmacht der Gedanken, FREUD). Wenn aber der Wunsch unmittelbar wirkt, so wird es nahe liegen anzunehmen, daß Wirken überhaupt ein Wirken durch den Wunsch sei (Zauberglaube) und dieser Gedanke, daß wirkende Kräfte psychischer Art seien, wird dadurch eine Unterstützung empfangen, daß ja Welt und Körper einander näher gerückt sind. Die Vorherrschaft des Trieblebens wird Aneignungs- und Abstoßungsmechanismen (Projektion, Identifizierung, Appersonierung) an dem unentwickelten Gedankenmaterial zur Geltung bringen und der Besitzstand zwischen Subjekt und Objekt, zwischen Körper und Welt, wird affektiv begründete Schwankungen aufweisen. Persönlichkeit und Welt werden einander ganz anders gegenüberstehen.

Da die eigene Persönlichkeit von der fremden zufolge der Mechanismen der Projektion und der Identifizierung nicht mehr scharf geschieden wird, wird Aktiv und Passiv kein Gegensatz mehr sein. Tun und Leiden werden als gleichbedeutend empfunden werden. Da die Gesamtsituation durch jedes einzelne Teilstück vertreten werden kann, wird der Begriff der Wirksamkeit dem Ganzen und dem Teil in gleicher Weise zukommen und körperliche und psychische Wirkung wird der magischen Anschauung entsprechend nach Art des psychischen Wollens gedacht werden. Wenn die Entwicklung vom Schema zum Einzelnen geht, so muß es eine Phase geben, wo nur das Allgemeine von Belang ist, und die Differenzierung innerhalb der Sphäre zurücktritt. Die Sphäre Gott—Vater—Macht—Autorität wird nicht differenziert werden. Es ist ein affektiv gegründeter allgemeiner Begriff. Wirken—Natur—Sexualität—Wollen wird gleichfalls eine Sphäre bilden. Die Ambivalenz der vorherrschenden Affekte im Verein mit dem Überwiegen des Schemas wird die Begriffe in Gegensatzpaare anordnen. Sie werden in die großen Bereiche des Gut und Böse geschieden. Die räumlichen Beziehungen, das Rechts—Links, Nahe—Ferne, Oben—Unten, werden bei der z. B. auch von LINDWORSKY und SELZ betonten Neigung zu räumlichen Symbolisierungen sich diesen großen Kreisen des

Gut und Böse einordnen. Schließlich wird bei der Neigung zu Vertauschung von Begriffen aus einem sphärischen Bereich männlich für gut oder rechts, weiblich für schlecht oder links stehen können. Diese Anschauungen sind durch die ausgedehnten Erfahrungen der Psychoanalyse an Normalen und Neurotischen, sowie durch die unmittelbare Beobachtung an Schizophrener hinlänglich gesichert.

Beachtet man die Welt der Primitiven, so scheint sie bedeutungsreicher und beziehungsvoller zu sein, als die Welt des höher Entwickelten; auch bei der Psychose tritt uns zunächst ein überraschendes Mehr an Bildern vor Augen. Der unentwickelte Gedanke scheint reicher, vielfältiger als sein Abschluß. Der endgültige Gedanke ist einfacher als es seine Vorstufen waren. Wir müssen annehmen, daß im Laufe des Denkaktes eine Vereinheitlichung einander entgegenstehender Tendenzen stattfindet. Die Einsicht in diese Vereinheitlichungen verdanken wir den Forschungen Lipps'. Dieser hat am Willensentschluß gezeigt, daß er durch die Vereinheitlichung einander entgegenstehender Tendenzen zustande kommt; sie werden im Entschluß wie in der Tat vereinheitlicht und wir verstehen die Gedankenentwicklung nicht, wenn wir vernachlässigen, daß in jeder Entwicklung auch die endgültige Vereinheitlichung gegeben ist, die Fülle von Teilantrieben wird geordnet, gebändigt und geht in den endgültigen Entschluß oder Gedanken mit ein. Die Lehre von der Psychologie der Persönlichkeit muß auf diese Vereinheitlichungen Rücksicht nehmen. Es gibt Grade der Vereinheitlichung und es gibt Typen, bei denen die Vereinheitlichung im Entschluß niemals zu einer vollständigen wird. Aber jede Wahrnehmung, jede Vorstellung, jeder Gedanke, jeder Entschluß entwickelt sich aus der Vielheit sphärischer Antriebe. Diese werden schließlich zu den Fringes, zum Erlebnisrand, zum Erlebnishintergrund, sie gehen niemals vollständig verloren, aber sie werden in größerem oder geringerem Maße vereinheitlicht.

Und jetzt kommen wir zu dem Problem der formalen Gegebenheit von Gedanken und Urteilen. Hier sind zwei Faktoren zu berücksichtigen. Wenn alle mir zugänglichen Sachtendenzen in einem Urteil befriedigt sind, wenn alles das, was an dem Gegenstand Anerkennung verdient in die Gedankenentwicklung einbezogen wurde, so kommt ein evidentes Urteil zustande. Beziehen wir ein derartiges Urteil auf einen biologisch Vollwertigen, so sprechen wir von einer Evidenz im allgemeinen Sinne. Evidenz hat also gar nichts mit Gefühlserlebnissen zu tun, die sich vielmehr erst an den Akt des Einsehens anschließen. Evidenz ist Einsehen in den Sachverhalt auf Grund der Berücksichtigung der Forderung der Dinge. Haben wir nicht die völlige Sicherheit, dieser Forderung genug getan zu haben, so kommt es zu einem mehr oder minder unsicheren Urteil. Viele qualitative Färbungen des Sicherheitsgrades von Urteilen können erlebt werden. Es schließt das Meinen, das Glauben, das Vermuten an. Wir haben allen Grund, die verschiedenen Grade der Vereinheitlichung zur Erklärung dieser qualitativen Verschiedenheiten der Akte heranzuziehen. Dabei mag nicht nur der Grad der Vereinheitlichung, sondern auch die Art der zugrunde liegenden Triebstrebungen maßgebend sein. An der Besonderheit der Zuwendungen je nach dem Grade der Sicherheit und Evidenz kann gar nicht gezweifelt werden. Als eine besonders wichtige Abart dieser Akte sei nur die Annahme erwähnt, die von MEINONG besonders eingehend studiert wurde. Hier wird ein Sachverhalt versehen mit dem Zeichen, er bleibe dahingestellt. Es wird über seine Richtigkeit nichts ausgesagt, es handelt sich um einen Akt besonderer Art. Wir müssen scheiden zwischen der Erkenntnis, daß eine Annahme zustande kommt aus widerstreitenden Triebstrebungen und der Frage nach dem psychologischen Bestand einer solchen Annahme. Wie man sich überhaupt durch psychologisch genetische Studien nicht dazu verleiten lassen darf, die unendliche qualitative Mannigfaltigkeit seelischer Formen zu übersehen. Wir verdanken insbesondere SCHELER außerordentlich feine Beschreibungen und Darstellungen solcher Mannigfaltigkeiten. Wenn wir genetische Psychologie treiben, so reduzieren wir diese Mannigfaltigkeiten, um in die Dynamik einen besseren Einblick zu bekommen; das darf uns jedoch nicht dazu führen, die bestehende Mannigfaltigkeit hinweg zu deuten.

Noch ein weiteres Gebiet formaler Gegebenheiten bedarf der Aufklärung: das Gebiet der Abstraktion. Abstrahieren heißt absehen und Abstraktion ist zunächst negative Abstraktion, das heißt mehr oder minder klar bewußtes Vernachlässigen vorhandener Teile und damit auch von Teilantrieben, über die man sich hinwegsetzt. Es ist im wesentlichen gleichgültig, ob man von ganzen Einheiten oder nur von Teilen solcher abstrahiert. Neben der negativen Abstraktion ist immer eine positive vorhanden. Ein Moment wird besonders hervorgehoben. Es wird auf Grund der früheren Ausführungen nicht schwer fallen zu erkennen, daß die positive Abstraktion aus Bedürfnissen erfolgt, und daß die negative Abstraktion nur ein Spezialfall der Verdrängung ist. Die Abstraktion erfolgt unter dem Zwange, von der Mannigfaltigkeit des Gegebenen die Teile wegzustreichen, welche nicht zum jeweiligen Handeln nötig sind. Es handelt sich zunächst nur immer wieder darum festzustellen, was ähnlich und was gleich ist und was verschieden ist. (Zur Frage der Abstraktion vergleiche die Arbeit von SEIFERT; daselbst Literatur).

Erst jetzt ist es möglich, sich die psychologische Struktur der Begriffe endgültig klar zu machen. Sie ruhen in der Sphäre und gehen aus dieser hervor. In der Sphäre ist aber die gesamte Vergangenheit des Menschen mit enthalten, alle jene Einzelerlebnisse, an denen sich eine bestimmte Triebhaltung jemals ersättigt hat. Jeder Begriff ruht also auf sämtlichen zugehörigen Erlebnissen, vom ersten Augenaufschlag des Kindes an, die Vergangenheit gehört also zu den Fringes eines jeden Erlebnisses. Dies sei an einem bestimmten Begriff etwas ausführlicher dargetan. Die Psychoanalyse, insbesondere FREUD und JUNG, haben gezeigt, was der Vater im Schicksal eines jeden Menschen bedeutet. Die Einstellungen des Kindes dem Vater gegenüber sind maßgebend dafür, wie sich der Entwickelte Personen gegenüber stellt, welchen er Achtung, Unterordnung und Liebe schuldet. Für den Mann lebt in jedem Vorgesetzten der Vater wieder auf und seine Stellung zur Autorität überhaupt, die weit hineinreicht in die Frage, wie er sich zum Leben als solchen stelle, ist durch Infantilerlebnisse vorgezeichnet. Infantil-homosexuelle Bindungen spielen hier mit hinein. Handelt es sich um die Frau, so wird ihr späteres Liebesleben immer wieder ihre Liebe zum Vater aufleben lassen, sie wird im Geliebten den Vater oder doch das Vaterideal suchen. Diese Dinge entschleiern sich beim Neurotiker und beim Normalen in langgestreckten Analysen. Bei Schizophrenen liegen sie sehr häufig auf der Hand und man sieht sehr häufig, daß die Figur des Vaters dargestellt wird in der Gestalt Gottes. Eine meiner Patientinnen wird Himmelsmutter werden, den Erlöser, dann aber auch Gottvater heiraten. Der Heilige Geist hat sie befruchtet und sie hat eine Taube geboren unter großen Schmerzen. Die Himmelsmutter zieht aber aus dem Himmel weg in einen anderen Himmel. In einem anderen Fall meiner Beobachtung würgt ein sonst klarer Patient seinen Bureauvorstand, den er von dem Vater aufgehetzt glaubt, daß er ihn drücke. Nirgends hält er es aus, weil er glaubt, der Vater arbeite gegen ihn, er sträubt sich dagegen, daß der Vater von der Mutter zu einer anderen weggezogen sei, und daß er nun den Vater bei der Mutter vertreten solle. Andernteils kränkt es ihn, daß die Familie ihm nicht zutraue, daß er den Vater ersetzen könne. Viktor Adler sei auch durch Friedrich Adler beseitigt und ersetzt worden. Der Vater ist ihm auch derjenige, der ihm den Liebesgenuß störte, der ihn von seinem ersten Verhältnis wegdrängte. Damit sind aber durchaus typische Linien gezeichnet für den Begriff des Vaters und wir können in diesem Begriff geradezu die Verhaltungsregel dafür sehen, wie man sich der geliebten oder gehaßten Autorität gegenüber verhalten soll. In ihm ist die Stellung zu Gott, zum Kaiser, zum Vorgesetzten, zur Autorität überhaupt vorgezeichnet. FREUD hat auch zeigen können, daß die Typen der Liebeswahl zusammenhängen mit der Stellung des Kindes zu seinen Eltern. So gibt es Männer, welche nur an einem erniedrigten Liebesobjekt Gefallen finden, weil sie im Sexualverkehr mit geschätzten Frauen den Inzest aufleben fühlen, den sie vermeiden wollen.

Jede körperliche Verletzung erweckt die Angst um das Genitale, den Kastrationskomplex, die Angst um die Integrität des eigenen Körpers weckt uralte Befürchtungen, welche z. B. vor jeder Operation aufsteigen. Der Begriff Operation trägt einen Stimmungsgehalt mit sich, der nachweislich jene ersten Bedrohungen des kindlichen Körpers in sich schließt.

Der Begriff des Geldes reicht bis in jene Tiefen, in denen Gold und Kot einander gleichgesetzt werden, und Kot als ein mit magischer Wirkung ausgestattetes Stück des eigenen Körpers angesehen wird. Allerdings muß wiederum betont werden, daß der Begriff, eine Summe, aus dieser Fülle nur das herausschneidet, was er zu einem bestimmten Handeln notwendig hat. Das Gleiche gilt natürlich auch von den Sätzen und hier mag eine abschließende formale Bemerkung ausgesprochen werden.

Es gibt zwei Arten unentwickelter Begriffe, die einen sind auch formal unabgeschlossen. Die Fülle der einzelnen Bedeutungserlebnisse bleibt nebeneinander stehen, bald flattert hier bald dort ein wieder fallen gelassenes Bedeutungserlebnis auf, diese Unabgeschlossenheit sehen wir während des Denkaktes des Normalen, bevor er sein Ziel erreicht hat und besonders klar in den akuten Phasen schizophrener Attacken. Der andere Typus ist formal abgeschlossen, aber er ist inhaltlich gekennzeichnet durch das Überwiegen der Symbolähnlichkeit, durch das Ausbleiben der Richtung auf die Wirklichkeit. Derartiges sehen wir bei den Irrtümern und Vorurteilen des Gesunden und wiederum besonders klar bei dem konsolidierten Wahn der Schizophrenen und Paraphrenen. Wir können für die Begriffsbildung zwei Phasen annehmen, deren eine in der Bearbeitung der Begriffsgrundlage, deren andere in der Vereinheitlichung der Bedeutung gegeben ist. In der Begriffsgrundlage wird derjenige Teil der Welt dargestellt, der für das jeweilige Handeln notwendig ist, in der endgültigen Bedeutung eine weitere Vorbereitung zu dieser Handlung geschaffen.

In den chronischen Fällen sehen wir, daß die Begriffsgrundlage ihre feste Abgrenzung verliert und die gesamte Welt zu umfassen droht. Diese geht chaotisch ungegliedert in die Begriffsgrundlage ein. In den akuten Fällen stehen wir gleichfalls vor einer chaotischen Fülle von Bedeutungserlebnissen, während beim sachlich richtigen Begriff die Begriffsgrundlage eingeengt, die Bedeutung vereinheitlicht ist. Allerdings beruht jeder Begriff auf Gesamterfahrung und wir hätten zu sagen, daß schließlich auch das sachlich Richtige alles anklingen läßt, aber schließlich dem Ziele einheitlich unterordnet. Damit hätten wir einen Abschluß der Lehre vom begrifflichen Denken und vom Denken überhaupt erzielt.

Einige Fragen erledigen sich für uns hiermit sehr einfach. Die produktive Geistestätigkeit und die schöpferische Phantasie sind ja nur Teile dieses dargestellten Ganzen. Wenn wir Phantasie formal definieren, so liegt jedem Phantasieprodukt die Haltung zugrunde: es ist gleichgültig, ob das Phantasierte wirklich ist oder nicht. Allerdings baut sich dieser Akt auf auf einem anderen triebhaften, der das Phantasierte als Wirkliches meint oder wünscht. Dementsprechend ist offenbar jene Haltung die ursprünglichere, welche das Phantasierte der Wirklichkeit einordnet. Wir kennen die Phantasie des Kindes und wir wissen, daß das Kind Phantasie und Wirklichkeit vermengt; in den Tagträumereien der Hysterischen leben diese Phantasien wiederum auf und auch diese Tagträumereien stehen an der Grenze zur Halluzination. Die Phantasiegebilde sind im allgemeinen dadurch charakterisiert, daß sie in der Struktur von der Wirklichkeit nicht allzu weit entfernt sind, sie zeigen, dem analytischen Ausdruck nach, die Struktur des Vorbewußten. Jede andere Formulierung des Begriffes Phantasie führt zu Widersprüchen. Wenn man etwa die Phantasie als Vorbedingung schöpferischer Geistestätigkeit bezeichnet, so verwechselt man die relativ hochdifferenzierten Gebilde der Phantasie mit den primitiveren der Sphäre, innerhalb derer die eigentlichen zur schöpferischen Synthese führenden Umsetzungen stattfinden. Nur ein Moment verdient noch eine Erwähnung: die ursprüngliche Haltung der Phantasie geht dahin, das Phantasierte als wirklich zu nehmen; erst allmählich wird das Phantasieren dieses Charakters beraubt. Das Märchen verlegt die Produkte der Phantasie in ein fernes Land und in eine ferne Zeit und wird in dieser Form noch lange vom Kinde geglaubt, welches schon darauf verzichtet hat, diese Gebilde in der gegenwärtigen Wirklichkeit anzutreffen.

Die schöpferische Geistestätigkeit ist nach den vorangehenden Ausführungen nur ein Sonderfall wirklichkeitsangepaßten Denkens; sie hängt letzten Endes mit Zielsetzungen der Gesamtpersönlichkeit zusammen, welche wir erst im späteren werden erfassen können, wenn wir uns die Struktur dieser vor Augen gestellt haben.

Die hier gegebene Darstellung beruht auf Arbeiten der KÜLPEschen Schule. Doch erhalten diese erst durch die Psychoanalyse ihren vollen Sinn. Ich habe das in einer Arbeit über Gedankenentwicklung und in einem Buche „Seele und Leben“ zu zeigen versucht.

Über das Denken der Primitiven unterrichten die Werke von LEVY BRÜHL und FRAZER. Über die Kinderpsychologie STERN und BÜHLER. Die Beziehungen des Denkens der Primitiven zu der Schizophrenie behandelt STORCH. Aus der psychoanalytischen Literatur: JUNG: Wandlungen und Symbole der Libido. FREUD: Totem und Tabu. RANK: Der Mythus von der Geburt des Helden. Im einzelnen kann ich auf diese Dinge nicht eingehen (Beziehungen des archaischen Gutes zu Traum, Neurose, Schizophrenie).

11. Die Hypnose.

Die körperliche Wirkung der Hypnose. Hypnose und Affekt. Die durch Hypnose beeinflußten körperlichen Apparate. Der Bewußtseinszustand der Hypnose. Die Schlafwache in der Hypnose. Hypnose und Hysterie. Die infantil-erotische Einstellung in der Hypnose. Die Hypnose als masochistische Einstellung. Die magische Weltanschauung. Die Umbildung der magischen Weltanschauung. Die Hypnose als Leistung des Hypnotisierten. Die Vorbehalte des Hypnotisierten. Das Spielerische der Hypnose. Hypnose und Verbrechen. Die Abkehr des Hypnotisierten von der Außenwelt und von seinen Erinnerungen. Die posthypnotische Amnesie. Der posthypnotische Auftrag. Die Amnesie ist nur in einzelnen Fällen die Vorbedingung für die Durchführung des posthypnotischen Befehles. Hypnose und Suggestion. Der hypnotische Schlaf als Suggestionsfolge. Suggestion als zwischenmenschliche Beziehung. Gegenteilige Anschauungen.

Wir können uns jetzt einer besonderen Form des Erlebnisses und der Triebeinstellungen zuwenden, der Hypnose. Es ist charakteristisch für den Hypnotisierten, daß er eine veränderte Wahrnehmungswelt vor sich hat. Er sieht Dinge, welche andere nicht sehen, und er sieht Dinge nicht, welche andere wahrnehmen. Auf das Geheiß des Hypnotiseurs hin ersteht vor ihm eine neue bunte Welt. Darüber hinaus kommt es auch zu Veränderungen am Körper, auf die Suggestion des Hypnotiseurs hin. Der Hypnotiseur ist sogar imstande, das Individuum durch seinen Befehl zu veranlassen, körperliche Funktionen abzuändern, welche es sonst durch seinen Willen nicht abzuändern imstande ist. Wir sprechen hier als von dem theoretisch bedeutsamsten Falle von der Somnambulhypnose. Die Zahl der Menschen, welche in die Somnambulhypnose kommen, ist allerdings keine sehr große. Trömner gibt an, daß die Zahl der Menschen, welche in Somnambulhypnose kommen, etwa 25% beträgt. Ich beginne mit einer Besprechung der körperlichen Wirkungen der Hypnose. Wir können zunächst in der Hypnose selbst einen Schlafzustand sehen. Diese Ansicht wird zwar von einer Reihe von Autoren bestritten, doch entspricht das Verhalten des Tiefhypnotisierten in allen Details dem des Schlafenden. Er zuckt beim Einschlafen zusammen und reibt sich nach dem Erwachen die Augen und zeigt ähnlich wie der aus dem Tiefschlafe Erwachende ein kurzes Stadium von Unbesinnlichkeit. Der Puls zeigt gelegentlich Änderungen. Doch sind die Autoren nicht darüber einig, ob es sich um Pulsbeschleunigung oder Pulsverlangsamung handele. Wichtig sind die körperlichen Veränderungen, die man in der Hypnose erzielen kann. Man kann kurz zusammenfassend sagen, daß das gesamte vasovegetative System der Beeinflussung zugänglich ist. Die Beeinflussung des Körpers durch die Hypnose und die körperliche Wirkung der Affekte sind identisch und es kann gesagt werden, daß alle Affekte mit einer Veränderung der Blutverteilung, der Herzaktion, der Magen- und Darmsekretion und Bewegung einhergehen. (Vergleiche hierüber später.)

Alles das, was durch Affekte zustandekommen kann, bewirkt die Hypnose gleichfalls. Über die Wirkung heftiger Affekte auf den Körper muß erst später eingehender gesprochen werden. Entsprechende Beobachtungen kann man in der Hypnose aus leicht begreiflichen Gründen nicht ohne weiteres machen, doch ist es einwandfrei gelungen, in der Hypnose Brandblasen auf suggestivem Weg zu erzielen (FOREL, SCHULTZ und HELLER, ALRUTZ), die Menstruation zu beeinflussen und am Magen-Darmtrakt weitgehende Veränderung hervorzurufen. Doch sind zweifellos Wirkungen vorhanden, welche über das vasovegetative System beträchtlich hinausgehen. Hierher gehört zunächst die Beeinflussung der Muskulatur. Schon die Hypnose als solche ohne weitere Suggestion ruft entweder Muskelstarre oder Muskelschlaffheit hervor. Die Muskelschlaffheit kann durch entsprechende Suggestion sehr leicht in die Muskelstarre umgewandelt werden und umgekehrt. Die Halluzinationsfähigkeit des Hypnotisierten weist auf corticale Apparate hin. Versuche von BAUER und mir zeigen eine Beeinflußbarkeit instinktiver Reaktionsbewegungen (cerebellarer?).

Man wird nicht umhin können, die körperlichen Wirkungen der Hypnose auf bestimmte Hirnapparate zu beziehen. Den Schlaf der Hypnose muß man ebenso wie den natürlichen zu dem Schlafapparat in der Umgebung des dritten Ventrikels in Beziehung setzen. In der Umgebung dieses sind ja auch wichtige vasovegetative Zentren. Ich erinnere nur an das Sympathicuszentrum von KARPLUS und KREIDL, das im Corpus Luysi zu suchen ist, und an die Dystrophia adiposogenitalis, welche man mit einer Läsion am Boden des dritten Ventrikels in Zusammenhang bringt. In dem nahe gelegenen Linsenkern-Streifenhügelsystem sind auch Zentren für die Muskelinnervation zu suchen, und zwar handelt es sich um eine primitive Motilität, welche vorwiegend statischen Zwecken dient. Die Katalepsie und Starre der Hypnose erinnert an motorische Störungen, welche bei der Läsion dieser Apparate auftreten. Wir können annehmen, daß diese verschiedenen Hirnapparate verschieden ansprechbar sind, und bei gleicher psychischer Stellung zum Hypnotiseur kommt der eine nicht zum Schlaf, weil sein Schlafapparat schwerer anspricht, der andere nicht bis zur Blasenbildung, weil sein Blutgefäßapparat weniger labil ist. Auch der primäre Unterschied in dem Verhalten der Muskulatur weist wohl auf organische Verschiedenheit zurück. Die Beeinflußbarkeit der körperlichen Zustände in der Hypnose hängt also von der Art der Einzelapparate ab und die Beeinflußbarkeit der Einzelapparate ist weitgehend voneinander unabhängig. Allerdings können sich die durch die Hypnose beeinflußten Apparate sekundär gegenseitig beeinflussen. So wissen wir, daß durch den Schlaf die Erregbarkeit vasovegetativer Apparate abgeändert wird, und daß ein verschiedener Bewußtseinszustand mit dem Schlaf eintritt. Im ganzen muß betont werden, daß schon der körperliche Wirkungsbereich der Hypnose zeigt, daß Hypnose und Affektivität auf das engste miteinander verschwistert sind. Beide haben Beziehungen zu Apparaten in phylogenetisch alten Hirnteilen, welche in die Tiefe des Gehirns versenkt sind. Die erhöhte Halluzinationsfähigkeit bezieht sich zwar auf die Hirnrinde, zeigt aber diese in einer primitiven Tätigkeitsweise (s. oben).

Der Bewußtseinszustand des Hypnotisierten schwankt innerhalb weiter Grenzen; besonders die guten Medien, welche widerspruchslos alle Befehle des Hypnotiseurs durchführen und auch kompliziertere Anordnungen gut verstehen, sind in einem Bewußtseinszustand, der von dem des Wachens nicht allzusehr verschieden ist. Aber schon bei diesen fällt das traumhaft Verlorene gelegentlich auf. Bei weniger geübten und dressierten Medien ist die Traumhaftigkeit des Erlebens hervorstehend und man kann auch die gleichen Verdichtungen nachweisen wie beim Traume. Es gibt fast alle Übergänge vom Traum zum Wachbewußtsein. Formal ist ja der Bewußtseinszustand des Hypnotisierten von dem des Schlafenden dadurch geschieden, daß der Hypnotisierte den Kontakt mit dem Hypnotiseur aufrechterhält, im hypnotischen Rapport steht. Aber schließlich handelt es sich nur um eine besondere Stellung der Schlafwachen. Auch der Abgrenzung gegenüber der Hysterie und dem hysterischen Ausnahmszustand stehen keine Schwierigkeiten im Wege. Im hysterischen Ausnahmszustand, in dem das Individuum seine Phantasien in Wirklichkeit umsetzt, werden die eigenen Wünsche gesättigt, während bei der Hypnose die Beziehung des Hypnotisierten zum Hypnotiseur das Bild beherrscht. Im übrigen bestehen zweifellos tiefe Gemeinsamkeiten. Denn auch in der Hypnose leben infantil-erotische Einstellungen auf. Der Hypnotiseur wird zum Urbild des Vaters; er erweckt gleichzeitig Liebe und fordert unbedingte Unterwerfung, gerade diese Haltung ist aber die Haltung des Vaters dem Kinde gegenüber. Wenn nun Hysterie in einem Hervorbrechen infantil-erotischer Einstellungen besteht, so kann die Grenze zwischen Hysterie und Hypnose keine scharfe sein, und wir sehen auch nicht allzu selten, daß die Somnambulhypnose in den hysterischen Dämmerzustand umschlägt, oder daß hysterische Symptome anderer Art, wie etwa ein hysterischer Anfall, in der Hypnose auftauchen. Der Übergang der normalen Somnambulhypnose, in der die Beziehung des Hypnotisierten zum Hypnotiseur das Bild beherrscht, zu der pathologischen ist ein durchaus fließender. Es bedeutet bereits eine Lossagung vom Hypnotiseur, wenn das Individuum auf den hypnotischen Schlaf mit seinen Annehmlichkeiten nicht verzichten will und dem Hypnotiseur zum Trotze im Schlafe beharrt. Meist genügt aber eine erneute energische Aufforderung des Hypnotiseurs, um den Hypnotisierten zum Erwachen aus dem Schlaf zu veranlassen. Die pathologischen Hypnosen kommen offenbar in der Weise zustande, daß die Triebschichten, an die sich die Hypnose wendet, die gleichen sind, welche der Hysterie zugrunde liegen. Sie werden durch die Hypnose zwar geweckt, aber nicht beherrscht. Besonders lehrreich ist in dieser Hinsicht folgende Beobachtung: Ein junger Mensch wurde der Klinik eingeliefert, weil er in der Hypnose plötzlich zu toben begonnen und den Hypnotiseur verprügelt hatte. In einer neuerlichen Hypnose in der Klinik ergab sich: der junge Mann war von Laienhypnotiseuren wiederholt hypnotisiert worden. Er hatte von einzelnen von diesen gelegentlich den Auftrag erhalten, wahnsinnig zu sein. Eine Fliege komme immer näher und näher, werde größer und dergleichen mehr. In der Hypnose, welche zu Tobsucht führte, erschien dem Hypnotisierten plötzlich jener andere Hypnotiseur und gab ihm den Auftrag, wahnsinnig zu sein. Dieser Auftrag wurde von dem Hypnotiserten ausgeführt; natürlich wußte der gegenwärtige Hypnotiseur nichts von diesen Vorgängen und war dem Hypnotisierten gegenüber machtlos. Das, was in diesem Falle die frühere Hypnose und der frühere Befehl des anderen Hypnotiseurs leistet, ist in der Hysterie durch den „Befehl" der eigenen Wünsche gegeben. Es ist gleichzeitig außerordentlich lehrreich zu sehen, wie die gegenwärtige Hypnose die Erinnerung an die frühere weckte. Erlebnisse erwecken also ganz im Sinne unserer Gesamtauffassungen zunächst Erlebnisse der gleichen Schichten, der gleichen Triebeinstellungen.

Die Beweise für die infantil-erotische Natur der Hypnose (Ferenczi) sind zahlreich. Für den geschulten Beobachter sind Gestik, Mimik der in die Hypnose eintretenden und aus ihr erwachenden Frau unzweifelhaft erotisch. Analysiert man hypnotisierte Patienten, so ergeben sich ganz klare und deutliche Angaben, daß sexuelle Erregung während der Hypnose bestand. Diese Erregung verdichtet sich häufig in die Beschuldigung, der Hypnotiseur habe sich an seinem Medium sexuell vergriffen.

Bemerkenswerterweise spiegelt sich in der Beziehung zum Hypnotiseur die sexuelle Konstitution der Hypnotisierten. Die Hysterischen mit ihrer großen Tendenz zur Hingabe, zur Objektbesetzung, kommen am leichtesten in die Somnambulhypnose. Bei den Zwangsneurotikern herrscht Trotz vor, außer dem gleichzeitigen Einbruch sadistischer und analer Phantasien. Die Hypnose ist lustvolles Sich-Unterwerfen, sie trägt in dieser Hinsicht infantile Züge. Man kann die Hypnose nicht verstehen ohne einen Einblick in die Psychologie des Masochismus und Sadismus. Wir finden bei jedem Sadisten masochistische, bei jedem Masochisten sadistische Züge. Ich möchte nur ganz kurz an die Analyse jenes Homosexuellen erinnern, die uns das Verständnis der Identifizierung erleichtern sollte. Er hatte sadistische Antriebe, aber diese entsprangen aus der Identifizierung mit seiner Mutter, während die ursprüngliche Haltung gegenüber der Mutter eine masochistische gewesen war. Es entspricht der Vollständigkeit der Identifizierung in diesem Falle, daß die eigene masochistische Rolle scheinbar voll den Knaben zugeteilt wird. Allerdings muß hervorgehoben werden, daß ja diese Knaben doch schließlich sein früheres eigenes Ich repräsentieren. In andern Fällen ist aber die Identifizierung eine weniger vollständige, so daß wir dann mit größerer Bestimmtheit das gleichzeitige Vorhandensein sadistischer und masochistischer Einstellung nachweisen können. Ich erinnere daran, daß auch hier wieder Tun und Leiden nicht als Gegensätze erscheinen. Nun ist die Grundhaltung des Sadisten offenbar nicht die, daß er dem andern Schmerzen zufügen will um der Schmerzen willen, sondern die, daß er dem andern die Schmerzen zufügt, um sich seiner unbedingten Macht über ihn zu vergewissern. Ebenso empfängt der Masochist die Schmerzen als den höchsten Ausdruck seiner Unterwerfung. Der Sadist genießt die Unterwerfung des andern, der Masochist die Größe seines Peinigers mit. Auch der Hypnotisierte hat an der Größe des Hypnotiseurs Anteil, der Hypnotiseur hat für ihn Schöpferkraft, er kann ja durch sein Wort in der Umwelt Neues schaffen. Man kann nun sagen, daß der Glaube an die Schöpferkraft des Wortes, der ja in den Anfangsworten des Johannesevangeliums: „Im Anfang war das Wort" den klarsten Ausdruck findet, den Kern einer jeden primitiv magischen Weltanschauung bildet. Hier ist das Wort gleichbedeutend mit dem Wunsch, mit den Zauberwünschen. Der Zauberwunsch wird der Tat gleichgestellt. Alle magischen Prozeduren beruhen auf dem Übergang der Vorstellung in die Wahrnehmung, des Gedachten und Gewünschten in die Wirklichkeit. Auf der Verwischung der Grenze zwischen Subjekt und Objekt. Mit anderen Worten, es ist das jene Weltanschauung, welche mit den primitivsten Sexualeinstellungen in Zusammenhang steht. Es ist jene Stufe, die FREUD als Stufe der Allmacht des Gedankens bezeichnet hat. Jene Stufe, in der der Wirklichkeitssinn noch nicht korrigierend eingegriffen hat. Man mag mit FERENCZI eine Reihe solcher Stufen unterscheiden, etwa die der absoluten Allmacht, wie man sie dem wunschlos befriedigten Embryo zuschreiben dürfte, der alle seine Wünsche von vornherein befriedigt sieht; und von ihr trennen jene Stufe, in der der Säugling sich halluzinatorisch alles das schafft, was er wünscht; und schließlich jene, in welcher erst durch das Schreien die Wunschbefriedigung erzwungen wird. Aber im wesentlichen sind doch alle Stufen dadurch gekennzeichnet, daß nur durch den Wunsch, ohne Tat, in der Außenwelt eine Änderung entsteht, daß Wunsch und Gedanke der Handlung gleichwertig sind. Das Kind muß allmählich lernen, daß es diese Allmacht doch nicht hat, aber wenn es schon für sich darauf verzichtet, so schreibt es diese Allmacht doch wenigstens den Personen seiner Umgebung zu, wobei auch hier bereits der Identifizierungsmechanismus eingreift. Eine weitere Stufe ist darin gegeben, daß nicht mehr die Eltern selbst, sondern die Imagines der Eltern, also Gott, König mit dieser Macht bekleidet werden. Schließlich wird auch dieser letzte Glaube, nachdem man ihn durch eine Projektion in die Vergangenheit zu retten versucht hat, aufgegeben, und es bleibt nur der Glaube an den allgewaltigen, aber nicht mehr menschengleichen Gott. Wir haben aber den Wunsch nach solcher Schöpferkraft niemals vollständig aufgegeben, er ist in uns allen lebendig, wir wollen auf irgendeinem Wege der rauhen Wirklichkeit entfliehen. In der Hypnose bricht nun dieser Infantilwunsch durch; aber der Hypnotisierte, zu feig, um sich selber jene Schöpferkraft zuzuschreiben, schreibt sie jenem andern zu. Wir müßten also die Haltung des Hypnotisierten mit der eines Kindes vergleichen, das den Eltern noch Schöpferkraft zuschreibt. Aber auf dem Wege der Identifizierung hat es und der Hypnotisierte an der Schöpferkraft Anteil. Damit hätten wir die Wurzeln bloßgelegt, welche für die Einstellung des Hypnotisierten zum Hypnotiseur gültig sind. Man sieht, daß die Hypnose nur die Erfüllung der Eigenwünsche des Hypnotisierten bedeutet, daß die Persönlichkeit des Hypnotiseurs bei der Hypnose keine bedeutende Rolle spielt. In der Tat sieht man auch, daß jeder, wenn er nur das entsprechende Selbstvertrauen zeigt, imstande ist zu hypnotisieren.

Man muß nun allerdings sagen, daß der Hypnotisierte sich nicht völlig dem Willen des Hypnotiseurs hingibt; er behält immer einen Teil seines Verfügungsrechtes für sich zurück. Er hört mit der Hypnose auf, wenn er aufhören will. Verlangt man von dem Hypnotisierten in der Hypnose Unbilliges, so wird dieses unbillige Verlangen entweder in der Hypnose abgelehnt, oder das Individuum erwacht aus der Hypnose. Dies der tiefe Grund, weshalb die Hypnose doch immer wieder einen spielerischen Zug trägt, welcher sie so sehr von den Äußerungen der wirklichen Hingabe, der großen Liebe, der tiefen Ekstase unterscheidet. In vieler Hinsicht verhält sich der Hypnotisierte sehr ähnlich wie der Träumer, der sich ja auch, wenn ihm der Traum unangenehm zu werden beginnt, zu sagen pflegt: es ist nur ein Traum, und sogar gegebenenfalls aus dem Schlafe erwacht. Offenbar liegt in der Hypnose als solcher bereits ein solcher Vorbehalt, ähnlich wie der Schauspieler, der den König Lear spielt, immer festhält, auch in dem Moment der tiefsten Versenkung in die Rolle, daß er nur spielt, daß er der N. N. ist, eine Rolle aufsagt und dergleichen mehr. Man nehme das nicht als einen Widerspruch zu den Ausführungen über die körperlichen Wirkungen der Hypnose, denn auch der Spielende vergießt echte Tränen; er würde, untersucht, Pulsveränderungen zeigen und würde plethysmographische

Volumschwankungen der Glieder erkennen lassen. Die Schichtung der Erlebnisse in der Hypnose ist demnach eine komplizierte. Wir haben einen Anteil der Persönlichkeit, der schläft, beziehungsweise träumt, ein zweiter Anteil der Persönlichkeit ist entsprechend der Schlafwache dem Hypnotiseur zugewendet; und ein dritter Anteil der Persönlichkeit wacht darüber, daß das Individuum nicht dem Hypnotiseur zuliebe etwas unternehme, was seinen Gesamtinteressen widerstreitet. Nun ist es durchaus denkbar, daß der Hypnotiseur das Gesamtindividuum überzeuge, daß es sich ihm ganz hingeben müsse. Dann wird aber aus der Hypnose Hörigkeit oder Hingabe, die als solche nicht unmittelbar mit der Hypnose zu tun hat. Damit erledigt sich auch die viel diskutierte Frage, ob es möglich sei, einen Menschen durch die Hypnose gegen seinen Willen zum Verbrecher zu machen. Sie ist dahin zu beantworten, daß das nur dann der Fall sein wird, falls die Gesamtpersönlichkeit doch irgendwie zum Einverständnis gebracht werden kann. Ohne die Einwilligung der Gesamtperson, ohne eine Neigung dieser, kommt es demnach überhaupt nicht zu verbecherischen Handlungen der Hypnotisierten. Und diese theoretische Annahme wird durchaus durch die Erfahrung bestätigt. Es gibt keine einwandfreien Fälle, in denen Verbrechen, die in der Hypnose suggeriert wurden, auch ausgeführt wurden. Laboratoriumsversuche sind von vornherein zur Entscheidung dieser Frage nicht geeignet, weil ja der Hypnotisierte nach der bisherigen Ausführung das Bewußtsein der Gesamtsituation nicht verliert. Er weiß, was mit ihm geschehen ist, und er darf ohne weiteres annehmen, daß ihn dieser oder jener Professor nicht werde zu einem Mord verleiten wollen. Interessanterweise begehen die Versuchspersonen auch die Scheinverbrechen mit Vorliebe an jenen Versuchspersonen, welche ihnen auch sonst unsympathisch sind.

Damit kehren wir wieder zu der Frage des Bewußtseinszustandes der Hypnotisierten zurück. Versetze ich durch die Hypnose ein Medium aus dem Hörsaal in eine Waldlandschaft und lasse ich es in dieser Waldlandschaft Blumen pflücken, so eilt es sicher über die Treppen des ansteigenden Hörsaals hinauf, stößt sich nicht an den Bänken, so daß man annehmen muß, daß es den Hörsaal und die Personen doch irgendwie wahrgenommen haben muß. Es ist bemerkenswert, daß Tiefhypnotisierte, wenn man sie dazu bringt, einzelne Personen, die im Zimmer sind, nicht zu sehen, es vermeiden, auf diese „negativ halluzinierten" Personen zu blicken. Die Hypnotisierten müssen das, was sie nicht wahrzunehmen angeben, in irgendeiner Weise doch wahrgenommen haben. Man kann das auch sehr einfach nachweisen. Suggeriert man ihnen Anästhesie, so spüren sie Nadelstiche und Berührungen und dergleichen nicht. Sie sind aber bei einer neuerlichen Hypnose und bei entsprechenden Fragen ohne weiteres imstande anzugeben, welche Punkte berührt wurden. Es muß also eine Wahrnehmung in irgendeiner Form da sein. Diese Wahrnehmung wird offenbar von jenem Teile der Persönlichkeit verleugnet, welcher über der ganzen Situation steht. Wir sagen, das Individuum kehrt sich dem Hypnotiseur zuliebe von der Außenwelt, die es doch wahrnimmt, ab, es verdrängt sie. In ähnlicher Weise kann man den Hypnotisierten dazu bringen, auf eine Reihe von Erinnerungen zu verzichten. Er vergißt auf Befehl seinen Namen, die Erlebnisse seiner Jugend und dergleichen mehr. Das in der Hypnose Erlebte verfällt nach dem Erwachen der Vergessenheit. Es bedarf keiner weiten Ausführungen, um zu zeigen, daß dieses Vergessen nur ein scheinbares ist, es handelt sich um eine Verdrängung. Durch eine neuerliche Hypnose kann das Vergessene dem Bewußtsein wiedergegeben werden. Es kann aber auch auf leichte suggestive Handgriffe, ja auch ohne solche spontan einfallen, im nächsten Traum erscheinen, in einem vorgehaltenen Spiegel gesehen werden. Man kann auch nachweisen, daß affektiv betonte Erlebnisse aus der Hypnose, die beim Erwachen scheinbar vergessen sind, sich doch durch Komplexreaktionen beim Assoziationsversuch verraten. Es erhebt sich um so dringender die Frage, weshalb denn nach der Tiefhypnose Amnesie eintrete. Man kann zunächst vermuten, daß das Medium die Ähnlichkeit mit dem traumlosen Schlafe dem Hypnotiseur zuliebe darstellen will. Wahrscheinlich schämt es sich aber auch der infantil-erotischen Einstellung, der Unterwerfung, welche es dem Hypnotiseur gegenüber gezeigt hat. Daß wir die formale Verschiedenheit der Erlebnisse in der Hypnose von denen des Wachzustandes mitverwerten können, sei zugegeben. Doch ist ja diese formale Verschiedenheit nur der Ausdruck von veränderten Triebhaltungen.

Man kann ja in der Hypnose Aufträge geben, welche von dem Individuum, trotz der Amnesie, sklavisch befolgt werden. Gelegentlich kann man folgendes sehen: Beseitigt man die Amnesie, so wird damit die Wirksamkeit des posthypnotischen Auftrages aufgehoben. Gebe ich etwa den Befehl, der Hypnotisierte solle nach dem Erwachen auf eine bestimmte Frage mit einem In-die-Hände-Klatschen antworten, so führt er diesen Befehl so lange durch, bis ich die Amnesie behoben habe, durch eine neuerliche Hypnose oder auf irgendeine andere Art. Dieses Faktum ist die Grundlage der ursprünglichen Lehre von BREUER und FREUD; ein posthypnotischer Befehl sei nur so lange wirksam, als er hinter der Amnesie versteckt der Kritik des wachen Bewußtseins unzugänglich sei; ihm sei das Individuum dann hilflos preisgegeben. Ähnlich wirke das verdrängte unangenehme Erlebnis, das nur so lange pathogen sei, als es nicht erinnert werde. Ja die ursprüngliche Fassung BREUERS nahm sogar an, daß nur jene Erlebnisse Hysterie bewirken, welche aus einem hypnoiden Zustand herrührten. Man kann nun aber gar nicht selten Fälle beobachten, in denen auch nach tiefster Hypnose keine Amnesie eintritt, und trotz des Mangels dieser werden posthypnotische Befehle prompt durchgeführt; es kann also die Amnesie nicht das entscheidende Moment für die Wirksamkeit der Erlebnisse in der Hypnose sein, vielmehr müssen wohl die Einstellungen des Hypnotisierten dem Hypnotiseur gegenüber maßgebend sein, Einstellungen, die ich im vorangehenden gekennzeichnet habe. Dementsprechend muß auch die Entstehungsgeschichte der Hysterie eine andere sein, als sie sich ursprünglich BREUER und FREUD darstellte. Es wurde ja vom Wirkungswert der Erlebnisse gesprochen und gezeigt, wie enge dieser Wirkungswert mit der Triebkonstitution und den früheren Trieberlebnissen verbunden ist, und damit sind wir an jenen Punkt gelangt, wo Hypnose und Suggestion ineinander übergehen, und es liegt durchaus im Sinne dieser Ausführungen, daß alle Phänomene, welche die Hypnose erzielen kann, auch ohne den Schlaf, durch die bloße Suggestion allein erzielt werden können. Ja, im Grunde ist der hypnotische Schlaf nur die Wirkung der Suggestion, eine Auffassung, welche von fast allen Autoren geteilt wird. So z. B. von BERNHEIM, LEHMANN, WUNDT. Damit wird aber die Hypnose und die Suggestion zu einem der Grundprobleme für das Verhalten der Menschen zueinander und diese Probleme gehen durchaus über in jene der geistigen Nachfolge, des Sich-überreden-Lassens und der Überzeugungen, die wir von anderen übernehmen. Das Charakteristische der Suggestion liegt ja offenbar darin, daß wir ohne genügende sachliche Kriterien durch sie zum Glauben, Tun, ja auch zum Wahrnehmen verleitet werden. Auch hierin gleicht der Suggerierte durchaus dem Kinde, wie denn die Haltung des Hypnotisierten und des Suggerierten in kürzester Weise dahin beschrieben werden kann, daß er in eine infantile Triebhaltung regrediere, mit welcher Anschauung ja, wie oben ausgeführt, die physiologischen Tatsachen auf das beste übereinstimmen. Man muß allerdings immer wieder auf den spielerischen Charakter der Suggestions- und Hypnoseexperimente hinweisen, wodurch sich diese von der Suggestibilität des Alltages unterscheiden, welche ja im allgemeinen doch Wirklichkeitsmotive nicht so völlig außer acht läßt und nur ausnahmsweise bis zur Halluzination zurückschreitet.

Wir führen also die Wirkungen der Hypnose und Suggestibilität übereinstimmend mit BERNHEIM, JANET und übereinstimmend mit der herrschenden Anschauung auf psychische Vorgänge zwischen dem Hypnotiseur und dem Hypnotisierten zurück. In letzter Zeit hat jedoch die alte Anschauung eines vom Hypnotiseur ausstrahlenden Fluidums in ALRUTZ einen Verfechter gefunden. Er stützt sich auf von ihm beobachtete Wirkungen der in einiger Entfernung über den Körper des Hypnotisierten hingleitenden Hand, welche Änderungen in der Sensibilität hervorrufen, je nach der Verschiedenheit der Strichrichtung, deren Auffassung durch gewöhnliche sinnliche Wahrnehmung der Versuchsperson unmöglich gemacht wurde. Wäre diese Anschauung richtig, so müßte ein Teil der Phänomene der Hypnose auf nichtpsychischem Wege erklärt werden, doch ist es mir, trotzdem ich mangels entsprechender eigener Versuche kein endgültiges Urteil habe, nicht wahrscheinlich, daß die Annahmen von ALRUTZ richtig sind.

Von der Hypnose aus wird es also möglich sein, tiefer in die psychische Struktur der Haltungen der Menschen zueinander einzudringen. FREUD hat sich hierüber eingehend geäußert, doch wird diese Fragestellung erst dann eingehend erörtert werden können, wenn wir uns über den Aufbau der Persönlichkeit klargeworden sind.

Über die Hypnose orientiert am besten FORELS bekanntes Buch. Von den älteren Schriften ist die JANETS: L'automatisme psychologique am bemerkenswertesten. Die psychoanalytische Auffassung der Hypnose, der ich hier folge, beruht auf einer Arbeit FERENCZIS. Über die körperlichen Wirkungen der Hypnose vgl. u. a. meine Schrift über das Wesen der Hypnose. Über Hypnose und Verbrechen zusammenfassend KOGERER.

12. Das Unbewußte.

Unbewußte Schlüsse nach HELMHOLTZ. Unbewußtes und Akterleben. Die Gegenstandsfunktion ist außerbewußt. Verdrängungen bei der Sinneswahrnehmung. Eine synthetische Funktion in der Wahrnehmung, erschlossen aus den Agnosien. Der Akt als Erleben. Der Wirkungswert. Die Hypnonarkose. Die Bewußtseinsstufen. Der Automatismus. Gegenwärtighaben und Konstatieren. Die formelhafte Verkürzung in ihrer Beziehung zum Bewußtsein. Die Hypnose und das Unbewußte. Das System Ubw. und die sphärischen Erlebnisse. Das systematisch Verdrängte und das System Ubw. Unterschied zwischen sphärischer Entwicklungshemmung und der Verdrängung. Beziehungen zwischen den verschiedenen Erscheinungen, die als unbewußt bezeichnet werden. Wirkungswert und System Ubw. Die doppelte Gegebenheit des vergangenen Erlebens. Die Beziehungen der synthetischen Funktion zu sphärischen Erlebnissen. Das Bewußtsein als Wahrnehmungsorgan. Das Unbewußte und das Psychisch-Reale.

Von den verschiedensten Punkten her werden wir auf ein Problem von großer Bedeutsamkeit hingewiesen, auf die Frage nach dem Unbewußten. Sie soll zusammenfassend dargestellt werden. HELMHOLTZ hat den Simultankontrast als ein Ergebnis unbewußter Schlüsse aufgefaßt, aber es hat sich gezeigt, daß wir es nur mit einem Vorgang im Sehorgan zu tun haben, der zu Schlüssen irgendwelcher Art, ja zum Psychischen überhaupt keine Beziehung hat. Ähnlich ist das Anklingen der optischen Erregung zu werten.

Bei der Wahrnehmung von Gegenständen sehen wir den Gegenstand als solchen, der sich aus einer Fülle von einander widersprechenden Einzelheiten aufbaut. Durch die Empfindungen hindurch zeigt eine Funktion den Gegenstand. Wir müssen diese Funktion als außerbewußt bezeichnen; man kann auch von einer Gegenstandsfunktion sprechen. Bei diesem Punkte muß etwas verweilt werden. Wir haben uns ja zu einer Aktpsychologie bekannt und sehen als das Wesentliche dieser an, daß zwischen den Inhalten, welche einen Gegenstand aufbauen, und diesem selbst unterschieden wird. Den Gegenständen wenden wir uns zu, sie erscheinen, und dieser Gegenstand ist nicht etwa die Summe meiner Empfindungen, sondern er ist eben Gegenstand, der vor mir steht, und mein Wahrnehmen, mein Vorstellen eines Gegenstandes ist nicht etwa psychische Arbeit, nicht Resultat einer psychischen Tätigkeit, sondern es handelt sich um einen völlig außerbewußten Mechanismus, den wir vielleicht auf Grund von phylogenetischen Erwägungen oder auf Grund von genetischen Erwägungen überhaupt zur psychischen Tätigkeit in Beziehung bringen können, im Erleben selbst ist jedoch, selbst wenn wir die Erlebnisse des Erlebnishintergrundes mit in Betracht ziehen, nichts derartiges vorhanden. Die Gegenstandsfunktion ist außerbewußt. Wenn wir aber Teile einer Landschaft beachten und wahrnehmen, so wird gleichzeitig eine Reihe von Empfindungen unterdrückt, wie Nachbilder, Kontrasterscheinungen, Erscheinungen, welche dem ungeübten Beobachter überhaupt nie voll zum Bewußtsein kommen. Diese Tatsache hängt offenbar damit zusammen, daß ja diese vernachlässigten Empfindungen für die Handlung belanglos sind. Diese Vernachlässigung entspringt also offenbar biologischen Tendenzen, Zielsetzungen, welche denen entsprechen, die wir bei dem Verdrängungsvorgang angetroffen haben. Am klarsten tritt diese Einstellung hervor, wenn durch Augenmuskellähmungen Doppelbilder entstehen; eines dieser wird ja unterdrückt, so daß bei älteren Augenmuskellähmungen Doppelbilder nicht mehr nachgewiesen werden können. Wir haben keinen Grund, vernachlässigte Sinnesempfindungen als unbewußte zu bezeichnen.

Bei den Agnosien zeigen sich eigenartige Abbauerscheinungen der Wahrnehmung. Der optisch Agnostische nimmt zwar Einzelteile der Wahrnehmung auf, er ist aber nicht fähig, aus diesen Einzelteilen ein Ganzes zu machen. Die unvereinigten Stücke werden räumlich verschoben und gehen Verschmelzungen (Verdichtungen) ein. Von dieser synthetischen Funktion der Wahrnehmungen ist im Bewußtsein nichts nachweisbar; sie ist unzweifelhaft körperlicher Art, geht wahrscheinlich in mehreren Stufen vor sich und hat wohl eine noch nicht näher charakterisierte Verwandtschaft zu der Gegenstandsfunktion. Das gilt selbstverständlich für alle Sinnesgebiete. Wenn auch eine tiefe Wesensgemeinschaft formaler Art zwischen dem Aufbau der Wahrnehmung und dem Aufbau der Begriffe besteht, und wenn wir auch den Aufbau der Begriffe psychologisch fassen können, so kann man doch die synthetische Funktion nicht als psychisch bezeichnen.

Auch sonst wird in der Wahrnehmung sehr vieles nicht unmittelbar erfaßt, das aber doch der Psyche in irgendeiner Form gegenwärtig ist. Ich erinnere wieder an die wiederholt erwähnten Traumversuche von Pötzl. Das nicht unmittelbar Aufgefaßte ist aber zweifellos irgendwie psychisch gegeben, es kann aus diesem Grunde nicht als unbewußt angesehen werden. Wir unterscheiden zwischen den Gegenständen, welche erscheinen, und den Akten, welche erlebt werden. Eine Reihe von Psychologen erkennt jedoch dieses Gerichtetsein im Erlebnis nicht an. Für uns ist aber der Akt Erlebnis, dieses Gerichtetsein wird erlebt, und eigenes Erleben kann ich ja jederzeit objektivieren, vor mich hinstellen und konstatieren. Jeder Trieb muß also schon als Trieb dem Bewußtsein zugänglich sein, ganz abgesehen davon, wie es sich mit den Triebrepräsentanzen verhält.

Man könnte nun sagen, nicht das Erlebnis des Gerichtetseins, sondern die Wirkung des Gerichtetseins sei das eigentlich Wesentliche. Von dem Wirkungswert psychischen Erlebens habe ich bereits gesprochen, wir haben bereits erkannt, daß wir ja damit gar nichts Psychisches meinen, sondern etwas Physisches, das sich in unsere kausalen Formeln des Naturgeschehens einfügt. So ist der Wirkungswert eines hypnotischen Befehles, etwa zu schlafen, wie erwähnt, ja auch von dem physischen Zustand des Schlafapparates abhängig, und ich wüßte dieses ganze Problem nicht besser zu charakterisieren als mit dem Hinweis darauf, daß nach FRIEDLÄNDER eine vorausgegangene Hypnose eine Narkose mit viel geringeren Mengen des Narkoticums ermöglicht, als sie sonst benötigt werden (Hypnonarkose). Bei diesem Verfahren wird also Chloroform erspart. Man kann also sagen, die psychische Wirkung der Hypnose kann der Wirkung eines gewissen Quantums Chloroform gleichgesetzt werden. Nun wird sich ein Teil des Wirkungswertes psychisch in der Tiefe der Hypnose spiegeln können. Ein anderer Teil stellt sich aber überhaupt nicht psychisch dar, nämlich jener, der sich auf den Zustand des Schlafapparates bezieht. Besonders klar kann man diesen Gedankengang an der Apraxie darstellen; hier ist, trotz erhaltener Teilzielvorstellungen und erhaltener Intention, die Einkleidung dieser Teilzielvorstellungen in die Innervation abgeändert, wobei wir, um bei unserer früheren Bezeichnung zu bleiben, sagen können, hier sei eine synthetische Funktion ausgefallen. Es gibt aber neben den motorischen auch Denkapparate. Wir haben kein Recht, die außerpsychischen Faktoren des Wirkungswertes einer Intention als unbewußt Psychisches zu bezeichnen, wir müssen sie vielmehr als Apsychisches ansehen. Die Intention hingegen, die ja den Wirkungswert zum Teil spiegelt, ist dem Bewußtsein zugänglich. Das Problem des Wirkungswertes von Erlebnissen hat mit dem Problem des Unbewußten nur indirekt zu tun. Von dem ungenügend aufgefaßten Problem des Wirkungswertes her scheinen ja einige Forscher zu der Anschauung gekommen zu sein, das Unbewußte sei das psychisch Reale. Das Problem des Psychisch-Realen wird uns ja noch später beschäftigen.

An der Schwelle zu jenen Erscheinungen, welche im allgemeinen als unbewußte aufgefaßt werden, muß ich noch das Problem der Bewußtseinsstufen und des Automatismus einer Untersuchung unterziehen. Während das Kind die einzelnen Innervationen, welche zum Gehen notwendig sind, erst lernen muß, jeden Teilakt vollbewußt und einzeln durchzuführen hat, genügt beim Erwachsenen, daß er den Anstoß zum Gehen gibt, und die Teilakte spielen sich gleichsam automatisch ab. Immerhin, wenn ich beim Gehen den Fuß vorsetze, auch wenn ich mir nicht klar vergegenwärtige, was ich tue: ich gebe doch eine mehr oder minder bewußte Intention ab. Der ganze Gehakt bleibt im Ichfeld, im Bewußtseinsfeld, es sind Intentionen von geringerer Bewußtseinsstufe, die abgegeben werden. Ähnliches spielt ja in unserem Seelenleben eine bedeutsame Rolle, ich erinnere an das Schreiben. Einzelne Teilakte, die vorher klar bewußt waren, sind jetzt auf einer niedrigeren Bewußtseinsstufe, andere scheinen überhaupt ausgefallen zu sein. KRETSCHMER spricht treffend von einem Gesetz der formelhaften Verkürzung (s. auch den Absatz über die Handlung). Was ist aus diesen ausgefallenen Teilstücken geworden, woferne sie nicht doch auf niedrigerer Bewußtseinsstufe erhalten bleiben? Sie sind offenbar ins Körperliche abgestiegen, sie sind Form geworden. Der Biceps des Athleten wird mächtiger. Wir haben guten Grund anzunehmen, daß nicht nur der Biceps, sondern auch der Hirnapparat solche dauernde Umgestaltung erfährt. Aber was im Verlaufe einer formelhaften Verkürzung zum Organischen wird, ist außerpsychisch geworden und scheint auch nicht mehr ein psychisches Reversibel zu sein. Ich kann aus dem Biceps nichts Psychisches mehr herausdestillieren. Sehr wahrscheinlich gibt es auch auf dem Gebiete des Denkens im engeren Sinne solche Verkürzungsformeln, solche organische Umsetzungen. Die Untersuchungen von SELZ verweisen darauf. Wir sehen also, daß es verschiedene Bewußtseinsstufen gibt, ein Problem, das WESTPHAL ausführlich bearbeitet hat. Es gibt auch Erlebnisse, die von vornherein auf tieferer Bewußtseinsstufe stehen. Wenn ich ein Buch lese, so beachte ich die Hauptgedanken, die ich suche, während mir vieles Detail nie recht lebendig wird. Wenn ich vortrage, erscheinen mir bestimmte Formulierungen schwieriger und ich vergegenwärtige sie mir deutlicher, und andere bleiben, auch während des Aussprechens, auf niedrigerer Bewußtseinsstufe. Vom dunkeln Gegenwärtighaben bis zum klaren Konstatieren ist ein weiter Weg und nicht nur Vorstellungen, Wahrnehmungen und Gedanken liegen auf verschiedenen Bewußtseinsstufen, sondern auch Gefühle, Triebe, Willensakte und Handlungen; letztere können allerdings auf jeder beliebigen Bewußtseinsstufe nur durch einen Akt innerer Wahrnehmung konstatiert werden. Die Bewußtseinsstufen haben nichts Unmittelbares zu tun mit dem Vorsichhinstellen eines abgelaufenen Erlebnisses. Bei jedem Denken und Handeln spielen sich Detailphasen in sehr verschiedenen Höhen des Bewußtseins ab, wobei man sich klarzumachen hat, daß die Bewußtseinshöhe durchaus kein Kriterium für den Wert des Denkens ist. Denkakte, bei welchen alle Details auf voller Bewußtseinshöhe sind, sind sicherlich unökonomisch und es ist ja bekannt, daß eingeübte Folgen, die ja zum Teil auf geringerer Bewußtseinsstufe stehen, zerfallen, wenn Allzuvieles auf eine hohe Bewußtseinsstufe gebracht wird. Auf der anderen Seite kann auch das auf niedrigerer Bewußtseinsstufe stehende Denken unzweckmäßig sein, so etwa wenn bei einem Denkakt automatisch frühere Irrtümer wiederholt werden. Es kann zwischen Erlebnissen geschieden werden, welche von vornherein auf niedrigerer Bewußtseinsstufe stehen und dort belassen werden, und solchen, die im Verlauf der formelhaften Verkürzung dahin gelangen. Es muß dahingestellt bleiben, ob zwischen diesen beiden genetisch verschiedenen Formen deskriptive Unterschiede bestehen.

Aber im allgemeinen spielen die hier vorgebrachten Dinge in den Diskussionen über die Frage des Unbewußten keine Rolle, vielmehr stützt man die Annahme des unbewußten Seelenlebens mit dem Hinweis auf Hypnose und Psychoanalyse. Nach Freud haben die hypnotischen Experimente, insbesondere die posthypnotische Suggestion, Existenz und Wirkungsweise des seelisch Unbewußten bereits vor der Zeit der Psychoanalyse sinnfällig demonstriert. Ich habe aber im vorangehenden gezeigt, daß das durch die Hypnose Verdrängte doch in irgendeiner Form psychisch gegeben sein muß. Das gilt für die Wahrnehmungen, welche durch die Hypnose unterdrückt werden, und es gilt auch für die aus der Hypnose stammenden Erinnerungen, welche nach dem Erwachen aus der Hypnose scheinbar nicht erinnert werden. Mache ich durch einen posthypnotischen Befehl aus einem Dienstmädchen eine große Dame, so wird das Bewußtsein des Nicht-Dame-Seins im Hintergrund nicht verstummen. Nur blickt die Hypnotisierte von diesem Erlebnis absichtlich weg. Wir sprechen von Verdrängung im engeren Sinne. Es ist jedoch zu betonen, daß diese Hintergrundserlebnisse in der Hypnose sich in ihrer Struktur von den Tageserlebnissen gar nicht wesentlich unterscheiden. Nur gelegentlich sieht man allerdings in der Hypnose Verschmelzungen und Verdichtungen, welche den ausführlich beschriebenen Verdichtungen des Traumes entsprechen. Von diesen haben wir ja bereits schon eingehend gesprochen und wir haben, auf die Untersuchungen der Psychoanalyse gestützt, im Denkverlauf nach solchen gesucht und haben sie dort vorgefunden. Auf die Besonderheit der psychischen Arbeitsweise bei diesen Vorstufen des Denkens ist ja bereits eindringlich verwiesen worden. Freud hat diese besondere Arbeitsweise entdeckt und hat sie als die Arbeitsweise des Systems Ubw. gekennzeichnet. Er schreibt nun diesem, um das nochmals zu rekapitulieren, folgende Eigentümlichkeiten zu: Wiederspruchslosigkeit, Primärvorgang, Beweglichkeit der Besetzungen,

Zeitlosigkeit und Ersetzung der äußeren Realität durch die psychische. Oder breiter ausgeführt: die Triebregungen des Unbewußten stehen nebeneinander und widersprechen einander nicht; es gibt in diesem Sinne keine Relation, keinen Zweifel, keinen Grad von Sicherheit. Durch den Prozeß der Verschiebung kann eine Vorstellung den ganzen Betrag ihrer Besetzung an andere abgeben, durch den der Verdichtung mehrere anderer an sich ziehen.

Die Vorgänge sind weder zeitlich geordnet, noch werden sie durch die verlaufende Zeit abgeändert. Auch nach FREUD sind Affekte und Gefühle nicht im gleichen Sinne unbewußt wie die Vorstellungen. Das eigentlich Unbewußte sind Triebrepräsentanzen. Diese Behauptung ist empirisch gerechtfertigt. Die Gefühle und Affekte haben eine viel deutlichere Tendenz, aus der Sphäre hervorzubrechen, als die der Sphäre zugehörigen Bilder und Gedanken. Aber auf dem Gebiete der Affekte kann es zu ähnlichen Verschiebungen kommen wie auf dem der Bilder. FREUD hat auf die Verkehrung von Liebe in Haß hingewiesen. Es ist aber sicher, daß ein Affekt in viel dringenderer Form verlangt, beachtet zu werden, als die ihm zugehörigen Bildelemente. Mit den Affekten sind ja körperliche Wirkungen verbunden, welche um so nachhaltiger sein müssen, als ja diese Affekte nicht wie die mit klarbewußten Bildern verbundenen zu Triebbefriedigungen in Handlungen führen. Da die Ausdrucksbewegungen der Affekte vorhanden, ja gesteigert sind, da diese Ausdrucksbewegungen dem sphärischen Erlebnis zugehören, so wird das Sphärische im Verkehr mit anderen Menschen erfaßt werden können. Es gibt einen unmittelbaren Verkehr des „Unbewußten" zwischen Menschen ohne Zuhilfenahme des Bewußten. Die körperliche Wirkung der Affekte muß aber nicht vorübergehend sein, sie kann dauernd sein und ist dann imstande, den Körper zu gestalten. Die Eigenschaft, im Laufe der Zeiten doch zu dauern, haben sowohl die klarbewußten als auch die sphärischen Erlebnisse. Wir haben ja eine Unzerstörbarkeit seelischer Erlebnisse überhaupt angenommen. Aber es ist zuzugeben, daß die unvereinheitlichten Triebstrebungen im allgemeinen den dynamischen Wert besser behalten als die vereinheitlichten, welche ja in der Handlung die Erfüllung finden. Wir können sagen, im System Ubw., in der Sphäre unserer Nomenklatur bleiben alle jene Gedanken und Triebregungen auf geringerer Entwicklungsstufe. So hat das Denken der Kinder und der Primitiven (wahrscheinlich auch der Tiere) sphärische Bestandteile in größerer Anzahl aufzuweisen. Aber auch beim Erwachsenen kann der Denkakt in der Sphäre bleiben. Wir haben die Denkfähigkeit durchaus als lebendige Funktion aufgefaßt. Die Schizophrenie bringt eine Hemmung des Werdens des Gedankens, bei der Hysterie und im Traum können wir, wenn auch nicht im gleichen Ausmaß, gelegentlich etwas Ähnliches sehen. Die Gegenantriebe setzen hier während des Werdeprozesses des Gedankens an. Auch die Akte des Hinwegsehens, die wir bei der Hypnose und bei der Verdrängung im engeren Sinne kennengelernt haben, entsprechen biologischen Einstellungen, sie setzen aber gegenüber dem bereits voll entwickelten Gedanken an. Ich habe ja auch betont, daß die Erlebnisse in der Hypnose denen des Wachens gleichwertig sind. Das systematisch Verdrängte fällt in das Bereich des FREUDschen Vorbewußten (Vbw.). Das sind Gedankengänge, welche den Gedankengängen des Alltags sehr ähnlich sind. Sie entsprechen den Tagesresten. Die Tagesreste des Traumes gehören ja auch dem System des Vorbewußten an. Es ist von grundlegender Wichtigkeit, daß man Verdrängtes und Sphärisches nicht gleichsetzt. Man kann gelegentlich am Einzelfalle den Wesensunterschied zwischen systematischer Verdrängung und sphärischer Entwicklungshemmung studieren.

Eine Schizophrene leistete zu einer Zeit, da sie zu einer konkreten Zielsetzung noch fähig war, eine vollständige Verdrängung ihrer vorpsychotischen Persönlichkeit. Sie behauptete, ein Frl. Pol (ihr eigener Name) mache ihr Konkurrenz, wolle sie verdrängen, sei eine liederliche und gefährliche Person. Herr Pol, deren Vater, wolle Fräulein Pol an ihre, der Patientin, Stelle bringen. Die Patientin selbst erging sich in üppigen Phantasien, sie sei Fürstin, Kaiserin, Detektiv und dergleichen mehr. Von ihrem Vater, den sie als solchen nicht anerkannte, behauptete sie, er käme nachts zu ihr und verkehre mit ihr geschlechtlich. Mit dem Vorschreiten der Schizophrenie zerfiel die systematische Verdrängung. Dafür traten immer mehr sphärische Produkte in den Vordergrund des klinischen Bildes. FREUD selbst hat betont, daß nicht immer dann, wenn die Arbeitsweise Ubw. in Kraft trete, auch die Bewußtseinsqualität fehlen müsse. Es gibt den Rat, man solle dem Symptom „Bewußtheit" keine allzu große Bedeutung beimessen. Nun, nach den Ausführungen, die ich gegeben habe, gibt es ein schlechthin unbewußtes Seelisches überhaupt nicht; alles Seelische ist im Erlebnishintergrund gegeben.

Es ist nun zu untersuchen, ob zwischen jenen verschiedenen Erlebnisformen, die man mit dem Begriff des Unbewußten deckt, nicht doch Beziehungen bestehen. Das Hinwegsehen hat unmittelbar nichts mit der Sphäre zu tun, allerdings begünstigt es gelegentlich sphärische Verschmelzungen. Die Verdrängung hat auch nicht Unmittelbares zu tun mit den Erlebnissen auf geringer Bewußtseinstufe. Obzwar zwischen diesen beiden Phänomenen gewisse Beziehungen bestehen.

Es gibt Übergänge zwischen Nichtbemerken, Vernachlässigen und Hinwegsehen. Aber auch die Bewußtseinsstufen stehen in keiner gesetzmäßigen Beziehung zur sphärischen Verschmelzung. Das auf niedriger Bewußtseinsstufe Erlebte muß nicht sphärisch verschmolzen werden. Wie etwa diejenigen Teile eines Buches, die uns weniger interessieren, nicht immer sphärische Verdichtungen eingehen müssen. Hierbei ist es gleichgültig, ob es sich um Erlebnisse handelt, die primär auf niedriger Bewußtseinsstufe stehen, oder um solche, die im Laufe einer Verkürzung dorthin gelangt sind. Es scheint sogar eine weitgehende Schematisierung der sphärischen Verschmelzung besonders hinderlich zu sein. Daß die niedrige Bewußtseinsstufe gelegentlich ein günstiges Moment für sphärische Verschmelzungen darstellen kann, habe ich erwähnt. Jeder Entschluß, jeder Gedanke muß die Fringes passieren. Er entwickelt sich durch die Sphäre hindurch, welche die individuelle Vergangenheit enthält. Es ist klar, daß der Wirkungswert jedes Erlebens durch die Vergangenheit mitbestimmt ist. Die Vergangenheit bezieht ebenso wie das gegenwärtige Erleben ihren Wirkungswert aus der biologisch begründeten Triebrichtung. In jedem klarbewußten Entschluß ist noch ein Rest von Fringes enthalten, er ist ja schließlich aus dem Hintergrund heraus geboren worden. Man würde die Einheit des Erlebens künstlich zerreißen, würde man den Wirkungswert nur der Sphäre zuschreiben, die freilich auch an dem klarsten Erleben mitbeteiligt ist. Jedenfalls ist das Ausreifen eines Entschlusses keineswegs gleichbedeutend mit der Wirkungslosigkeit des Entschlusses. Es wäre falsch, nur denjenigen Erlebnissen Wirkungswert zuzuschreiben, die in der Sphäre verbleiben. Dabei muß im engeren Anschluß an FREUD betont werden, daß jede Verdichtung und Verschiebung mit ungemein wichtigen Abänderungen der dynamischen Werte einhergeht. Ich betone aber nochmals, auch der bewußte Entschluß geht durch die Sphäre hindurch und ist in seinem dynamischen Werte durch seine Entwicklung bestimmt. Ich erinnere an die vorangehenden Ausführungen. Erst jetzt können wir uns dem Problem des Gedächtnisses zuwenden. Wir müssen betonen, daß ja vergangene Erlebnisse in ursprünglicher, in unveränderter Form da sein müssen. Daß sie da sind, geht aus den Ergebnissen der Analyse hervor, aus dem überraschenden Auftauchen scheinbar längst vergessener Erlebnisse. Es fragt sich nur, ob dieses Vergangene nicht nur als Disposition gegeben sei. Dagegen spricht das Bewußtsein, das jeder von uns hat, seine Vergangenheit sei doch wie unmittelbar da. Die Erlebnisse treten ja nicht in einem bestimmten Zeitpunkt aus dem Bewußtsein heraus, und wenn etwas derartiges geschieht, wie bei der Verdrängung, so erleben wir diesen Akt als ein Zurückstoßen von Dingen, die eben doch da sind. Ich glaube also, daß niemals Erlebtes aus dem Bewußtsein hinaustritt, und glaube, daß alles Vergangene auf tieferer Bewußtseinsstufe doch da ist. Allerdings auch gleichzeitig in einer Form, die spezifisch ist, eben als Vergangenheit. Alle Erlebnisse sind unzerstörbar, sie sind in nicht sphärischer Form (also wohl im Vbw.) gegeben und gleichwohl wird dieses

Gedächtnismaterial zu immer neuen Verdichtungen und Verschiebungen benützt, so daß jede Erinnerung doppelt repräsentiert ist, einmal als solche auf geringerer Bewußtseinsstufe (im Vbw.), das andere Mal in sphärischer Verschmelzung (im Ubw.). Man kann also zwischen einem Vordergrund und einem Hintergrund des Erlebens scheiden. Im Hintergrund des Erlebens finden sich einesteils die Erlebnisse auf einer niederen Bewußtseinsstufe, andernteils die systematisch verdrängten Erlebnisse und die sphärischen Gebilde, wobei man sich allerdings klarzumachen hat, daß die sphärischen Gebilde auch aus dem Hintergrund hervortreten können. An Stelle des Ausdruckes Hintergrunderlebnis kann man auch den Ausdruck Randerlebnis, Fringe gebrauchen. Bei diesen Hintergrunderlebnissen handelt es sich um Bewußtes, das allerdings in eigenartiger qualitativer Weise gegeben ist. Die Dynamik der Erlebnisse ist außerbewußt, soweit sie sich nicht in dem Akt spiegelt, dessen Bewußtheit für mich außer Frage steht.

Wir haben also das Unbewußt-Psychische vergebens gesucht:

1. in der Funktion der Sinnesorgane,
2. in der Gegenstandsfunktion,
3. in der synthetischen Funktion,
4. im Wirkungswert der Erlebnisse,
5. in dem körperliche Form gewordenen Automatismus.

Wir kommen zu der Erkenntnis, daß hier überall Körperliches, nicht Psychisches vorliegt, das auch nicht zum Psychischen werden kann.

Wir haben das Unbewußte ferner gesucht:

1. im Akterleben,
2. in den Erlebnissen niederen Bewußtseins (seien sie primär oder sekundär dorthin gelangt),
3. in den systematisch verdrängten Erlebnissen,
4. in der Sphäre, dem Freudschen Ubw.,
5. in der vergessenen Vergangenheit.

Das sind wohl alles psychische Erlebnisse, aber sie sind nicht unbewußt, sondern bewußt. Ein Unbewußt-Psychisches fand sich nicht.

Gerade wenn man sich an der Hand der Frage nach dem Unbewußt-Psychischen noch einmal das gesamte Tatsachenmaterial vor Augen führt, muß es auffallen, wie ähnlich die Abbauerscheinungen bei corticalen Läsionen, soweit sie in Aphasien und Agnosien zutagetreten, denen sind, welche wir bei Hemmungen innerhalb der Sphäre antreffen. Hier wie dort Verschmelzungen und Verdichtungen. Bei den Agnosien tritt eine Hemmung in Erscheinung, welche die letzte Vereinheitlichung der Bilder verhindert. Eine Hemmung, welche man sehr wohl mit der neurotischen Hemmung vergleichen kann. Das alles läßt zu dem Schluß kommen, daß wir das organische Geschehen mit den Triebmechanismen als wesensgleich ansehen können.

Wir kommen wiederum zu der Anschauung, der Körper sei ein Form gewordener psychischer Vorgang, der in seiner Struktur innere Verwandtschaft zur Psyche zum Ausdruck bringt. In der Hirnorganisation tritt diese Verwandtschaft am klarsten hervor.

Es gibt eine weitverbreitete psychologische Anschauung, das Bewußtsein sei nur ein Wahrnehmungsorgan, das uns gewisse Teile des eigentlich Seelischen zugänglich mache. NIETZSCHE hat meines Wissens diese Anschauung zuerst vertreten. FREUD hat nun gemeint, das Bewußtsein sei das Wahrnehmungsorgan, während das Unbewußte das reale Seelische darstelle. Der unbewußte Vorgang sei das Objekt der Bewußtseinswahrnehmung. Wenn wir nun im Sinne von FREUD die Triebrepräsentanzen als den Kern des Ubw. ansehen, so ist es klar, daß auch diese Triebrepräsentanzen Inhalte sind, die wir gegenständlich fassen. Sie gehören also in das Bereich der inneren Wahrnehmung, die uns ebenso wenig ein „Ding an sich" vermittelt wie die äußere Wahrnehmung. Die psychische Energie (Libido usw.), die ja den Wirkungswert der Erlebnisse ausmacht, ist aber ein rein naturwissenschaftlicher Begriff, welcher die Einordnung der psychologischen Kenntnisse in das Geschehen der unbelebten Natur vermittelt. Sie ist durchaus den körperlichen Energien gleichzusetzen. Diese Begriffe haben aber keinen erkenntnistheoretischen Wert. Unsere deskriptiven Erkenntnisse belehren uns also keineswegs über die Erkenntnistheorie. Auch LIPPS hat in dem Unbewußten das eigentlich Psychisch-Reale gesehen. Auch die Formulierungen von LIPPS beruhen meines Erachtens auf einer ungenügenden Erfassung des Tatbestandes.

Das Problem des Psychisch-Unbewußten steht nach den Arbeiten von LIPPS und FREUD im Vordergrunde des Interesses. Den hier eingenommenen Standpunkt habe ich in einer kleinen Arbeit dargelegt. Die Literatur über die Frage ist außerordentlich groß. Lehrreich ist die Polemik BLEULER-KRETSCHMER-BUMKE. Auch wenn ich das Psychisch-Unbewußte leugne, sehe ich in der Entdeckung des Systems Ubw. durch FREUD einen großen psychologischen Fortschritt.

13. *Zur* Pathologie des Denkvorganges.

Die Ideenflucht als Störung relativ entwickelter Denkgebilde. Der entwickelte Gedanke muß in architektonische Ordnungen eingegliedert werden. Die Obervorstellung LIEPMANNS. Strukturen des Denkens. Affektivität und Denken. Assoziationsversuch bei der Manie. Reichtum des Denkens bei der Manie. Die melancholische Denkhemmung. Die Demenz. Erworbene und angeborene Demenzformen. Ansatz zu einer Theorie der Demenz. Die Demenz als Behinderung des Geistes.

Die grundlegende Scheidung zwischen unentwickeltem und entwickeltem Denken erlaubt uns auch ein tieferes Eindringen in die Pathologie der Denkvorgänge. Die Schizophrenie ist jene Erkrankung, in der wir unfertiges Denken das Bild beherrschen sehen. Wenn auch bei Hysterie und Zwangsneurose ähnliche Gebilde auftauchen, so wehrt sich doch bei der Zwangsneurose die Gesamtpersönlichkeit gegen diese Gebilde, während bei der Hysterie ein gewaltiger Teil des Denkens vollentwickelt ist und gleichsam nur in den Hintergrund tritt. Ich erinnere an die Ausführungen, die ich über das Ich des Schlafenden und des Hypnotisierten gegeben habe. Wir werden schon hier darauf aufmerksam gemacht, daß wir die Psychologie des Denkens ohne eine Psychologie der Gesamtpersönlichkeit nicht abschließen können, und daß es keineswegs gleichgültig ist, welcher Anteil der Persönlichkeit im unentwickelten Denken festgelegt ist.

Es gibt aber auch Störungen des Denkens, welche am entwickelten Denken ansetzen, zu diesen gehört ja zunächst die Verdrängung. Gedankenteile, welche zur Sache gehören, tauchen überhaupt nicht auf, weil sie unterdrückt werden; das ist ein Mechanismus, den wir im Alltagsleben gar nicht selten antreffen. Ein erhaltenes Denkresultat kann ich sachlich weiterentwickeln, oder ich kann es fallen lassen und mich neuen Zielen zuwenden. In der Ideenflucht sehen wir, daß ein erreichtes Denkresultat sofort fallen gelassen wird, zugunsten irgendeines neu auftauchenden Gedankens, einer neuen Vorstellung oder eines neuen Eindruckes. Die besondere Zuwendung zu neuen Reizen der Außenwelt bezeichnet man als Hyperprosexie, aber die Zuwendung zu neuen Gedanken erfolgt erst, nachdem der alte Gedanke ausgereift war, es handelt sich nicht um Gedankenvorstufen. Es ist erstaunlich, wieviel von Materialien der Außenwelt ein derartig Manischer aufnimmt. Und man muß auf dieses gierige Zuwenden zu allem Neuen, auf dieses ungeheure Interesse bei der Deskription der Ideenflucht das Hauptgewicht legen; aber der Ideenflüchtige verharrt nicht bei dem einmal Erreichten, sein Interesse ist ein flüchtiges, er wechselt sehr rasch seine Ziele; seine Ziele zeigen keine Organisation, es ist das Interesse und die Zielsetzung nivelliert. Wir werden darauf aufmerksam gemacht, daß der geordnete Denkverlauf die vollentwickelten Teilstücke des Denkens zu Gesamtstrukturen ordnet, und wir haben allen Grund anzunehmen, daß diese Gesamtstruktur ein gegliedertes Interesse an der Außenwelt voraussetzt. Jedenfalls zeigt es sich, daß wir in der Denkentwicklung Stufen annehmen müssen, und daß jeder entwickelte Gedanke dann erst noch in ein weiteres System von Anpassungen hineingehört. LIEPMANN hat bei der Manie von einem Verlust von Obervorstellungen gesprochen. Wir ziehen unter der vollen Anerkennung des sachlichen Gehalts von LIEPMANNS Untersuchung vor, von dem Verlust von Strukturen des Denkens zu sprechen. Die Ideenflucht ist ja typischerweise mit Heiterkeit verbunden und es ist sehr wahrscheinlich, daß unsere Stellung zur Außenwelt auf das engste mit dem Affektleben verbunden ist. Wir finden bei der Manie ein Überwiegen der äußeren Assoziation und der Klangassoziation, während die inneren Assoziationen zurücktreten. Merkwürdigerweise finden wir teilweise ähnliche Reaktionen auch bei Menschen, die anderen Erlebnissen zugewendet sind, so daß sehr häufig die äußeren Assoziationen den Überbau bilden über andere Erlebnisse, welche das Individuum tiefer beschäftigen; und es mag in diesem Zusammenhang erwähnt werden, daß wir allen Grund haben, anzunehmen, die Manie sei eine Überwindung unangenehmer Erlebnisse. Aber auf der andern Seite muß der Zusammenhang zwischen Heiterkeit und reicherem Zustrom von Gedanken doch als eine nicht weiter zerlegbare angesehen werden. Es ist übrigens sicher, daß, obwohl der Assoziationsversuch keine beschleunigte Assoziation ergibt (Aschaffenburg), in der Manie ein besonderer Reichtum der Gedanken und Erlebnisse vorhanden ist. Der Assoziationsversuch stellt eine bestimmte Aufgabe dar, der gegenüber der Manische relativ insuffizient ist.

Bei der Melancholie sehen wir, daß das Individuum von traurigen Gedanken gefesselt wird, von denen es nicht loskommt; gleichzeitig wird der Inhalt der Gedanken ein einförmiger, der seelische Ablauf und insbesondere der Ablauf des Denkens ein langsamer. Wir sprechen von Hemmung. Die Patienten sind auf das Traurige eingestellt, bringen für alles übrige kein Interesse mehr auf, wollen sich von ihrer Trauer nicht loslösen. Es ist bemerkenswert, daß wir auch bei solchen Traurigen als Resultat der Überwindung gelegentlich äußere flüchtige Assoziationen sehen. Man spricht vielleicht nicht ganz mit Recht von ideenflüchtigen Denkhemmungen (Schröder). Trauer und Angst sind aber gelegentlich verbunden und es gibt eine Angstform, die zu heftigen motorischen Entladungen drängt und mit einem zum Teil ideenflüchtigen Sprechdrang verbunden ist. Aber bei allen diesen Abänderungen im Denkverlauf handelt es sich um Störungen, welche den relativ abgeschlossenen Denkakt treffen.

Besondere Bedeutung haben jene Störungen des Denkens, welche in dem Begriffe der Demenz zusammengefaßt werden. Das Hervorstechendste am Dementen ist, daß er Teile der Wirklichkeit, deren Berücksichtigung notwendig wäre, nicht berücksichtigt. So geht ein Paralytiker, der jenseits des Flusses einen Bekannten sieht, ohne zu überlegen, in den Fluß, um jenen zu treffen, oder er springt kurz entschlossen einem Gegenstand, der ihm vom Fenster hinunterfiel, nach. Es gibt eine Fülle von Sachstrukturen, welche Berücksichtigung fordern. So ist es ja notwendig, daß man sich, ins Krankenhaus eingeliefert, die Gründe der Einlieferung klarmache. Der Paralytiker, der sich gesund fühlt, protestiert trotzdem nicht gegen seine Einlieferung und wenn er es tut, ist er sich nicht klar, in welcher Weise er seinem Protest Geltung verschaffen kann. Er rechnet schlecht, weil er die Eigenschaften der Zahlen oder Zahlenreihen nicht mehr zu erfassen imstande ist. Die erworbenen Formen der Demenz zeichnen sich dadurch aus, daß die Mißachtung der Sachstruktur auf einzelne Gebiete ungleichmäßig verteilt ist. Man sieht neben schwersten Fehlreaktionen Berücksichtigungen von Sachstrukturen, deren Bewältigung eine bedeutende psychische Arbeit fordert. Bei den angeborenen Demenzformen ist jedoch die Bewältigung von Sachstrukturen von vornherein eine ungenügende und abgesehen davon, daß einzelne Sachstrukturgebiete besser erfaßt werden können als andere (Idioten mit sehr gutem Gedächtnis, andere mit sehr guter Rechenfähigkeit), ist der Defekt ein gleichmäßiger. Aber das Denken der Imbezillen und Idioten ist ein abgeschlossenes, ihre Begriffe sind durchaus scharf, nur sind sie merkmalsarm. Ihre Begriffsgrundlage ist dürftig. Das Problem der Demenz muß heute noch als völlig ungelöst gelten, es wird vielleicht von folgenden Gesichtspunkten aus einer Lösung zugänglich werden. Es hat sich gezeigt, daß bei der Schizophrenie zumindest in der Mehrzahl der Fälle die scheinbare Verblödung in dem oben ausgeführten Sinne eine affektive Sperrung ist, ein Sichabkehren, ein Sichabwenden, daß also die schizophrene Demenz gar nicht unähnlich ist jenen Dämmerzuständen der Hysterischen, in denen unsinnige Antworten erfolgen in einer Weise, die gemacht und gekünstelt aussieht (GANSERscher Symptomenkomplex), und derartige Antworten kann man in der Tat auch von Geisteskrankheit mehr oder minder bewußt simulierenden Sträflingen erhalten. Nur die Motive zu diesem Vorbeireden sind in diesen Fällen verschieden, aber allem liegt eine affektive Abwendung von der Frage zugrunde. Auf der andern Seite wissen wir, daß eine organische Läsion bestimmte Hirnpartien ähnlich wirkt wie eine psychische Hemmung; ich erinnere an die Ausführungen über die Seelenblindheit. Man könnte annehmen, daß das Interesse an den Teilstrukturen gehemmt ist, daß eine Gesamtauffassung nicht zustandekommt. Man sieht aber sofort, daß diese Hemmung wiederum an einem vollentwickelten Gedanken ansetzen muß. Die erworbenen Demenzformen sind übrigens außerordentlich häufig mit mehr oder weniger ausgeprägten Störungen des Gedächtnisses verbunden und auch diese Gedächtnisstörung haben wir ja als Hemmung aufgefaßt. Für alle Demenzformen ist es charakteristisch, daß sie mit der Entwertung und ungenügenden Berücksichtigung der Sachstrukturen eine erhöhte Schätzung der eigenen Person verbinden, sie sind narzißtisch eingestellt. Auch ihre Sexualität ist häufig, allerdings nicht regelmäßig, auf einer primitiveren Stufe.

Nur der epileptischen Demenz seien noch einige Worte gewidmet. Der epileptische Gedankengang ist klebrig, schwerfällig und zäh haftend; er kommt von dem einmal gewählten Ziel nicht weg. Wir treffen starke perseveratorische Neigungen und sind wiederum vor die Frage gestellt, ob hier nicht ein Faktor unterstrichen sei, der auch im normalen Denken eine Bedeutung hat. Nun kennen wir diesen Faktor schon. Es ist das die Perseverationstendenz von MÜLLER und PILZECKER, der Wiederholungszwang von FREUD[1]). Über den psychologischen Wert dieser Faktoren sind wir noch ungenügend orientiert, aber es scheint, daß von einer Vertiefung in das Problem der Demenz die nächsten Fortschritte für die Denkpsychologie zu erwarten wären.

Man nimmt im allgemeinen an, daß die Demenz im unmittelbaren Zusammenhang stehe mit den bei ihren verschiedenen Formen meist deutlich nachweisbaren hirnanatomischen Veränderungen. Und man denkt vielfach, die Demenz sei ein einfacher Ausfall von Fähigkeiten und Kenntnissen, die unmittelbar an das Hirnsubstrat gebunden seien. Demgegenüber muß auf die Ausführungen des ersten Teiles verwiesen werden, welche uns gezeigt haben, daß auch die Störungen bei groben Hirnläsionen nicht Ausfälle sind, sondern Funktionsabänderungen. Die Hirnläsion wirkt wie eine Hemmung, wie eine Verhinderung, und ich glaube, daß sich dieser Standpunkt auch für das Problem der Demenz bewähren wird. Auch die Demenz ist nach meiner Auffassung keine Zerstörung, sondern nur eine Behinderung des Ich, der Persönlichkeit, des Geistes.

Eine „funktionelle" Auffassung der Demenz findet sich bei ELIASBERG und FEUCHTWANGER.

14. Die Gefühle.

a) Phänomenologie.

Die Gefühlsmannigfaltigkeit. Die WUNDTsche Teilung. Die Polarität der Gefühle. Unterschied des Gefühls- und Empfindungsaktes. Ablehnung der JAMES-LANGEschen Gefühlstheorie. Der gegenständliche Anteil des Gefühles. Die Gefühle sind nicht der Kern des Ich. Der körpernahe Anteil der Gefühle. Der Objekt- und der Subjektanteil der Gefühle. Die Tiefendimension der Gefühle. Die Gesinnungen.

In unsern gesamten Ausführungen haben wir nur wenig von den Gefühlen gesprochen. Nach den Anschauungen von WUNDT und seiner Schule sind die Gefühle das beherrschende Element des Seelenlebens. Aber diese Anschauung konnte nur dadurch entstehen, daß WUNDT weder Akte, noch Gedanken, noch sphärische Inhalte kennt und jedes schwer analysierbare Psychische als Gefühl bezeichnet. Er scheidet auch nicht zwischen dem inhaltlichen Anteil des Gefühles und der Gefühlsintention, dem Gefühlsakt. Eine Dynamik seelischer Vorgänge läßt sich auf einer derartigen vagen Gefühlspsychologie überhaupt nicht aufbauen. WUNDT und LIPPS haben aber das große Verdienst, erkannt zu haben, daß die alte schematische Teilung der Gefühle in Lust- und Unlustgefühle eine ungenügende ist. Sie betonen mit Recht die fast unübersehbar große Gefühlsmannigfaltigkeit und die Fülle der qualitativen Abstufungen. WUNDT teilte die Gefühle in drei Hauptgruppen:

[1]) O. GROSS zielt zum Teil auf ähnliche Sachverhalte, wenn er die Nachwirkung von Erlebnissen, die Sekundärfunktion, besonders beachtet.

Lust — Unlust, Erregung — Beruhigung, Spannung — Lösung. Den Gefühlen kommt Polarität zu. Jedem positiven Gefühl steht ein negatives gegenüber, ähnlich wie die Temperaturempfindungen sich in warme und kalte gliedern. Die Gefühle zeigen in ihren Inhaltsbestandteilen eine außerordentlich enge Verwandtschaft zu gewissen Empfindungen, und STUMPF bringt diese psychologische Verwandtschaft sehr gut zum Ausdruck, wenn er von Gefühlsempfindungen spricht. Aber man darf nicht verkennen, daß es ja Zuwendungen zu den Gefühlsinhalten gibt, und daß die fühlende und empfindende Zuwendung voneinander geschieden werden muß. Anderenteils sprechen auch Experimente von SHERRINGTON gegen die völlige Gleichsetzung von Gefühlen und Gemeinempfindungen, eine Gleichsetzung, welche JAMES und LANGE vorgenommen haben. SHERRINGTON durchschnitt bei einem Hunde das Rückenmark knapp hinter dem Ursprung des Nervus phrenicus. In einer weiteren Operation wurde der Vagus beiderseits durchschnitten. Die beiliegende Zeichnung orientiert darüber, welche Teile des Organismus noch Empfindung besaßen. Die gestrichelten Teile sind empfindungslos, die ausgezogene Linie zeigt die Grenze, von welcher an die Empfindungslosigkeit vorhanden ist. Das Diaphragma hat als der einzige Muskel hinter der Schulter seine afferenten Nerven bewahrt. (Abb. 8.)

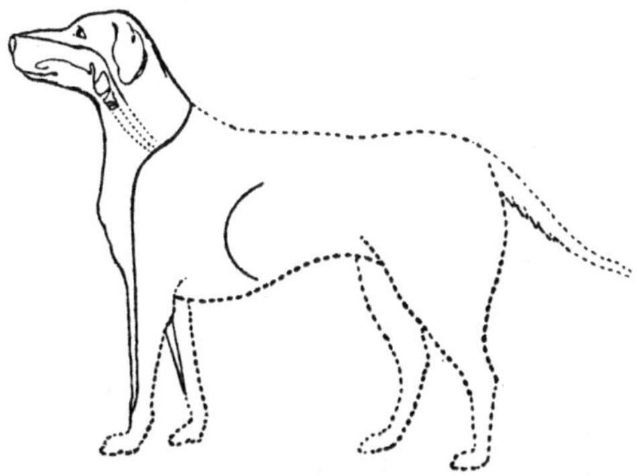

Abb. 8. Die gestrichelten Partien sind durch die Operationen der Empfindlichkeit beraubt. Die Kurve versinnbildlicht das Zwerchfell, das seine Empfindlichkeit bewahrt hat (nach SHERRINGTON).

Dieses Tier hatte trotz der Ausschaltung einer so gewaltigen Menge von Gemeinempfindungen normale affektive Reaktionen. Ein derartiges Resultat muß uns trotz der zweifellos zwischen ihnen bestehenden engen Beziehungen davor zurückhalten, Gefühle und Gemeinempfindungen schlechthin zu identifizieren. In den Gefühlen haben wir es offenbar mit einer viel zentraleren Reaktion zu tun, mit einer Reaktion auf die Stellungnahmen und Haltungen der Persönlichkeit. Sie sind der Spiegel der Zuwendungen zu den Gegenständen und auch ihre Polarität ist nur das Korrelat, der Abglanz der Polarität der Triebstrebungen. Die Triebstrebungen gehen aber auf Gegenstände und das Gefühl erscheint mit wesentlichem Anteil am Gegenstand. Wir sprechen von einer traurigen Landschaft, von einem fröhlichen Sonnenschein, von einer heiteren Farbe. Wenn ich ärgerlich bin, so haftet mein Ärger an einem Gegenstand und strahlt von dort aus auf die anderen Gegenstände, mit denen ich mich beschäftige. Wenn ich wehmütig bin, so hängt diese Wehmut an Wehmut erregenden Gegenständen. Man kann ganz allgemein sagen, daß jedes Gefühl einen gegenständlichen Anteil hat.

Wir haben die Gefühle zu den Gemeinempfindungen in psychologische Beziehung gebracht, damit ist aber auch gegeben, daß das Gefühl ebenso wie die Empfindung auch körperliche Resonanz haben muß. Es ist auch im Körper drinnen und diese Beziehung zum eigenen Körper ist unmittelbarer als die Beziehung der optischen Wahrnehmung und etwa ebenso unmittelbar wie die der Schmerzempfindung und wie die der Sexualempfindung. LIPPS hat gemeint, die Gefühle seien der Kern des Ich. Hieran ist aber nur soviel richtig, daß die Gefühlsresonanzen in den Ich-nahen Körper hineinverwoben sind. Sie sind nicht Ich-näher oder -ferner, als es der Körper ist. Ebenso wie die Empfindung ist das Gefühl zum Teil meine Reaktion auf Gegenstände. Trotz allem sind die Gefühle nicht der Kern des Ich. Dieser, im Grunde irreduzibel, ist die Gesamtpersönlichkeit mit ihren Strebungen.

Eine Einteilung der Gefühle hätte das Verhältnis des Objektanteils zum Subjektanteil des Gefühles zu berücksichtigen. Gefühle, die sich an die Nahrungsaufnahme knüpfen, an die Wahrnehmung optischer Gegenstände usw., sind entschieden mehr auf den Objektanteil eingestellt als das Gefühl der Seligkeit, des Glückes und dergleichen mehr. Man muß auch noch die Tiefendimension der Gefühle, wie KRÜGER mit Recht betont, berücksichtigen; denn es ist zweifellos auch für das Gefühl nicht gleichgültig, mit welchen Anteilen der Persönlichkeit ich in einer bestimmten Strebung enthalten bin. Auch die Gefühle sind geschichtet, ebenso wie die Triebregungen, doch erscheint eine eingehendere Darstellung dieses Gebietes nicht notwendig, da sich das über die Gefühle zu Sagende im wesentlichen decken muß mit den Ausführungen über das Triebleben.

PFÄNDER trennt die Gesinnungen von den Gefühlen ab, aber meines Erachtens bestehen doch tiefe Gemeinsamkeiten und in der Gesinnung kann man ebenso wie in den Gefühlen den Widerschein von Haltungen sehen, welche sich allerdings auf komplexere Dinge beziehen. Aber immerhin ist es wesentlich, mit PFÄNDER daran festzuhalten, daß ich in den Gesinnungen hinaufblicken oder hinabblicken kann, und daß wir in dem Hinauf- und Hinabblicken ganz bestimmte Haltungen zu sehen haben.

Machen wir uns noch einmal die Phänomenologie des Gefühles klar, so haben wir festzuhalten, daß sich erst an die Zuwendung zu einem Gegenstand die Gefühlsreaktion anschließt. In der Gefühlsreaktion unterscheiden wir wiederum den Inhalt und die fühlende Zuwendung und innerhalb des Inhalts unterscheiden wir den Objekt- und Subjektanteil. Neben der qualitativen Abstufung der Gefühle in der Fläche anerkennen wir eine Tiefendimension der Gefühle.

b) Der körperliche Ausdruck der Gefühle.

Die Wirkung der Gefühle ist im Grunde Wirkung der Triebhaltungen. Wirkung der Lust und Unlust auf Puls, Atmung und Blutfülle der Organe. Die Untersuchungen Webers. Die Spannungserscheinungen an der plethysmographischeu Kurve. Die Umkehr der plethysmographischen Kurve. Die Änderungen der Magensaftsekretion und das psychogalvanische Phänomen. Die unwillkürlichen Bewegungen. Atmungssymptome der Lüge.

Mit der nahen Verbindung der Gefühle mit dem Körper hängt es zusammen, daß wir mit den Gefühlen eine Reihe von Veränderungen am Körper einhergehen sehen. Allerdings könnten wir, da wir ja die Gefühle als unselbständig auffassen, mit dem gleichen Recht von den körperlichen Äußerungen der Triebeinstellungen sprechen. Die Veränderungen am Körper, welche mit den Gefühlen einhergehen, beziehen sich auf Puls und Atmung, auf Speicheldrüsen, Schweißdrüsen, Verdauungsdrüsen, auf die Motilität des Magen-Darmtrakts, ja auf das Gesamtgebiet des Vasovegetativen.

Nun steht ja der Gesamtorganismus in unmittelbarer Abhängigkeit vom vasovegetativen System. Aber nicht nur Vasovegetatives wird beeinflußt. Es gibt auch eine unmittelbare Beeinflussung der Muskulatur durch die Haltungen und Affekte (vergleiche den Abschnitt über die Hypnose). Schließlich sind ja die Ausdrucksbewegungen, wenn auch in etwas übertragenem Sinne, Wirkungen der Haltungen und der ihnen folgenden Gefühle auf den Körper. In jeder Ausdrucksbewegung gibt sich gleichzeitig ein Gefühl kund. Der ganze Körper erscheint schließlich nur als Instrument der Gesamthaltung, die sowohl in den rein willkürlichen Bewegungen als auch in den vasovegetativen Vorgängen sich ausdrückt. Ich erinnere nur daran, daß in einer so rein willkürlichen Handlung, wie der Schrift, die wesentlichen Züge der Gesamtpersönlichkeit zum Ausdruck kommen können (vgl. hierzu Klages).

Doch kehren wir zu den körperlichen Wirkungen der Gefühle im engeren Sinne zurück.

Besonders gut studiert ist die Wirkung der Lust und Unlust auf den Körper. Nach Lehmann stockt bei unlustvollen Eindrücken die Atmung vorübergehend, zeigt dann einige besonders tiefe Züge und bleibt eine Zeitlang mehr oder minder unregelmäßig. Die Blutfüllung des Armes sinkt ziemlich erheblich unter die Norm, der Puls wird kleiner und zugleich etwas schneller. Mit dem Schwinden der Unlust tritt bisweilen eine Art Reaktion gegen diese Veränderungen ein, indem Armvolumen und Höhe der Pulsschläge nicht nur wieder zur Norm zurückkehren, sondern auch diese etwas überschreiten. Bei lustvollen Eindrücken sind die körperlichen Äußerungen schwieriger nachzuweisen und weniger gleichmäßig. Erstens vermögen die zu Laboratoriumsversuchen geeigneten Lustreize im ganzen nur Gefühle von geringer Stärke hervorzubringen. Zweitens erweisen sich gerade hier die Begleiterscheinungen der bloßen Weckung der Aufmerksamkeit als störend, da sie den Wirkungen einer schwachen Unlust ähnlich sind und also die Lustwirkung leicht verdecken. So haben denn viele Beobachter die besondere Lustreaktion überhaupt nicht auffinden können. Nach LEHMANN sind sie im wesentlichen direkt entgegengesetzt den Unlustreaktionen: Pulsschläge erhöhen und verlangsamen sich, die Blutfülle des Armes sinkt ganz vorübergehend am Anfang der Reizung, um dann rasch über das ursprüngliche Niveau hinaufzusteigen. Nur treten diese Veränderungen selten oder nie zusammen auf: der eine oder andere Zug, also ent-

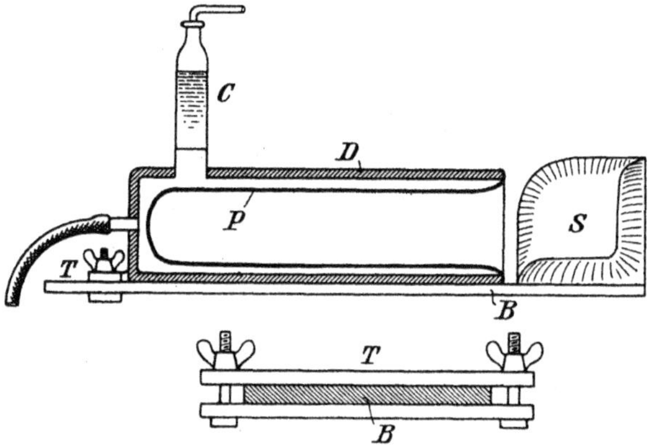

Abb. 9. Mossos Arm-Plethysmograph, verbessert nach A. LEHMANN. (Aus LEHMANN, Körperliche Äußerungen psychischer Zustände, Bd. I.)

weder die Pulserhöhung oder die Pulsverlangsamung oder die Volumzunahme, pflegt zu fehlen. (Der ganze Absatz stammt aus EBBINGHAUS-DÜRR: 1. Band, S. 565—566.)

Besonders eingehende Untersuchungen über die Blutverschiebung bei psychischen Vorgängen hat ERNST WEBER mitgeteilt. Er bediente sich vorwiegend des Plethysmographen nach MOSSO-LEHMANN, mittels dessen das Volumen des Armes gemessen wird (vgl. Abb 9). Der Arm wird in einen Gummisack *P* eingestülpt, der in der Röhre *D* liegt. Der Raum zwischen Röhre und Gummisack wird durch Wasser ausgefüllt (*C* dessen Volumschwankungen mittels einer MAREYschen Kapsel registriert werden). Der Arm wird durch eine Ellbogenstütze *S* in seiner Lage fixiert. WEBER bestimmte aber auch gleichzeitig Hirnvolumen und Ohrvolumen durch einfache luftdicht aufgesetzte Kapseln und das Bauchvolumen durch die Mossosche Wage und durch in den Mastdarm eingeführte Gummiballons. Die Mossosche Wage hält den Menschen zunächst im Gleichgewicht; bei Affekten hebt oder senkt sich infolge der Blutverschiebung das Kopf- oder Fußende der Wage. Die folgende Tabelle gibt die Resultate WEBERS wieder.

+ bedeutet Zunahme, — Abnahme der Blutfülle des betreffenden Körperteiles.

	Gehirn	Äußere Kopfteile	Bauchorgane	Glieder und äußere Teile des Rumpfes
Bei Entstehung von Bewegungsvorstellung mit oder ohne Ausführung der Bewegung	+	—	—	+
Bei geistiger Arbeit . . .	+	—	+	—
Bei Schreck	+	—	+	—
Bei Unlustgefühlen . . .	—	—	+	—
Im Schlaf	+		—	+

Von besonderem Interesse ist in dieser Tabelle, daß schon die Intention zur Bewegung (nach WEBER Vorstellung) genügt, um den Gliedern eine erhöhte Blutmenge zukommen zu lassen. Allerdings ist dieses Resultat WEBERS nicht unbestritten geblieben. Von dem physiologischen Resultat WEBERS ist das Wichtigste, daß die Gefäßnerven für das Gehirn eine Ausnahmsstellung unter den Gefäßnerven des Körpers einnehmen, indem sie allein nicht von den Vasomotorenzentrum der Medulla abhängen, sondern einem besonderen Vasomotorenzentrum unterstellt sind, das hirnwärts von der Medulla oblongata gelegen ist.

Diese Untersuchungen WEBERS werden jedoch von neueren Untersuchern bestritten. Nach DE JONG würde das Plethysmogramm nur immer eine und die gleiche Reaktion auf psychische Reize zeigen. Sie wird von jeder psychischen Tätigkeit ausgelöst, gleichgültig ob es sich um Lust, Unlust, psychische Arbeit, Erregung und Spannung handelt. In dieser Normalkurve auf psychische Reize erfolgt auf eine kurz dauernde Volumsteigerung (den Vorschlag) eine Volumsenkung. DE JONG bezieht die erstere auf gesteigerte Herzaktion, die Volumsenkung faßt er als Gefäßreaktion auf. Auch KÜPPERS und BICKEL nehmen an, daß auf alle psychischen Reize nur eine Reaktion erfolge. Nach KÜPPERS ist es die Aufmerksamkeit, welche eine Senkung der Volumkurve bewirkt, nach DE JONG die psychische Tätigkeit als solche.

Die Normalkurve kann aber dann nicht in Erscheinung treten, wenn eine zu starke Spannung des Gefäßrohres vorhanden ist. LEHMANN hatte bereits betont, daß einzelne Versuchspersonen zur Spannung neigen. KÜPPERS hat sehr eindringlich auf diese durch Spannung bewirkte Verengerung der Gefäße hingewiesen, welche eine weitere Kontraktion auf psychische Reize unmöglich macht. Die Spannung kann aber durch Ablenkung zum Verschwinden gebracht werden. Bei der Katatonie finden sich nun gar nicht selten volumstarre Gefäße, welche auch durch Ablenkung der Aufmerksamkeit nicht entspannt werden können. DE JONG schließt daraus, daß hier ein organischer Spannungszustand der Gefäße vorliege. Er scheidet Kurven, welche hypospastisch sind, die große Pulshöhe und stark ausgeprägte Normalreaktion auf Reize zeigen, die Normalkurve, die semispastische Kurve, bei welcher durch die Spannung der Vorschlag in den Vordergrund, die Gefäßreaktion in den Hintergrund gerückt wird, die spastische Kurve, bei welcher gar keine Reaktion auf Reize eintritt, und die hyperspastische Kurve, bei welcher die Spannung so intensiv ist, daß gar keine Pulsausschläge mehr entstehen können.

WEBER und BICKEL haben bei Ermüdeten eine Umkehr der normalen Reaktionen beschrieben. BICKEL spricht von einer psychasthenischen Reaktion. DE JONG stellt aber das Vorkommen dieser Reaktion in Abrede. Sie würde durch die semispastische Kurve vorgetäuscht.

Überblickt man diese Ausführungen, so muß gesagt werden, daß sich ja offenbar doch auch die psychische Spannung in der plethysmographischen Kurve äußert. Nur diese und die psychische Tätigkeit als solche können von der Kurve abgelesen werden.

Zweifellos ist es aber unmöglich, eine Einteilung der Gefühle auf Grund dieser Untersuchungen zu treffen.

BICKEL hat Untersuchungen des Blutdruckes bei psychischem Geschehen vorgenommen. Es zeigte sich, daß der allgemeine Blutdruck bei psychischer Tätigkeit steigt. Diese Blutdrucksteigerung ist aber nicht Folge der peripheren Gefäßkontraktion. Ebenso sind die Änderungen im Herzrhythmus nicht von der Gefäßkontraktion abhängig.

Auf die Untersuchungen BERGERS über die körperlichen Äußerungen seelischer Zustände kann ich nur kurz verweisen. Er hat sich vor allem mit der Gehirnvolumkurve beschäftigt und hat seine Untersuchungen an Schädelverletzten ausgeführt. Eine andere Untersuchungsreihe beschäftigt sich mit der Temperatur des Gehirns bei psychischer Arbeit. Er findet, daß nach intellektueller Arbeit die Temperatur des Gehirnes um $^1/_{20}$—$^1/_{100}$ Grade ansteigt, und zwar 1—2 Minuten nach dem Reiz.

Die Erscheinungen an Puls und Blutdruck stellen nur einen kleinen Teil jener Gesamtwirkungen dar, die sich unter dem Einfluß von Affekten am Körper abspielen.

Ich erinnere nur an die glänzenden Untersuchungen von PAWLOW, der gezeigt hat, daß die Sekretion der Verdauungsdrüsen je nach dem dargebotenen Reizobjekt eine verschiedene ist.

SCHROTTENBACH hat die Veränderungen der Magensaftsekretion unter dem Einflusse psychischer Erlebnisse einer genaueren Betrachtung unterzogen. Nach ihm wirken sekretionssteigernd: das Kauen von Nahrungsmitteln, die optisch-assoziativ erregte Vorstellung von Nahrungsmitteln, akustisch-assoziativ erregte Vorstellung von Nahrungsmitteln, akustisch-assoziativ erregtes Gemeingefühl Hunger, Lustaffekt, ohne das Gemeingefühl Appetit. Sekretionshemmend wirken: vorübergehender Unlustaffekt, dauernder latenter Unlustaffekt, das Gemeingefühl Schlaf. Die Latenzzeiten nach optischen und akustischen Reizen erwiesen sich als wesentlich niedriger als die nach Kaureizen. Es ist bemerkenswert, daß bereits die experimentelle Untersuchung ergibt, daß jede reaktive Veränderung der Magensaftsekretion beim Menschen ein Produkt der Wirkung von Reizen sehr verschiedener Art ist. Das jeweilige Verhältnis dieser Reize untereinander schafft unendlich viele Bedingungen für das Zustandekommen von Steigerung und Hemmung der Magensaftsekretion. Auch physiologisch stellen sich die Bedingungen für die Steigerung und Herabsetzung der Magensaftsekretion als verwickelt dar. Einesteils sind es auf psychischen Reiz hin erfolgte Veränderungen des Blutgefäßapparates, andernteils wird die Funktion der Magendrüsen direkt beeinflußt, was schon darin zum Ausdruck kommt, daß das ausgeschiedene Sekret qualitativ verschieden ist je nach der Qualität der dargebotenen Reize.

Besonderes Interesse hat das sogenannte psychogalvanische Phänomen gefunden: unter dem Einfluß von Affekten ändert sich der von zwei Stellen der Haut des menschlichen Körpers abgeleitete elektrische Strom; vermutlich handelt es sich um Änderungen der Schweißsekretion (Tarchanow, Veragut, Gregor).

Daß sich die Affekte durch Änderungen der Innervationen der Willkürmuskulatur zeigen, haben wir ja schon bei den Besprechungen der Ausdrucksbewegungen gesehen. Sommer hat einen Apparat angegeben, der es gestattet, Bewegungen nach allen Richtungen genau zu registrieren.

Es ist recht gut möglich, aus den Ausdrucksbewegungen und den registrierbaren körperlichen Äußerungen kompliziertere seelische Vorgänge abzulesen. So hat Benussi ein bestimmtes Atmungsbild der Lüge festlegen können.

c) Die Dynamik der Gefühle und die psychische Energie.

Bilder und Gefühle als Verteiler der psychischen Energie. Dynamische Wirkung des Erlebnisses und körperlicher Apparat. Theoretisches über psychische Energie. Die ökonomische Betrachtungsweise der Psychoanalyse.

Es ergibt schon die alltägliche Erfahrung, daß ein Affekt in einer Handlung seine Entladung findet. Haben wir den Zorn dadurch entladen, daß wir den Gegner geprügelt haben, dann ist der Zorn verraucht.

Wir haben die Frage des dynamischen Wertes der Gefühle zu besprechen. Ebenso wie jedes andere Erlebnis haben natürlich auch die

Gefühle innerhalb des Erlebnisganzen einen dynamischen Wert. Dieser dynamische Wert haftet aber an jedem Erlebnis, auch an dem Wahrnehmungserlebnis, an jeder Erfassung nur insoweit, als sich in ihm Triebkräfte äußern, binden, manifestieren. Es ist gar keine Frage, daß wir aber in dem Gefühl nicht die Quelle der Energie zu suchen haben, im Sinne der gesamten früheren Ausführungen muß vielmehr als das treibende Element die Triebhaftigkeit angesehen werden. Diese steht in engster Beziehung zu der psychischen Energie, aber andernteils setzt die Triebhaftigkeit Bilder voraus, an denen sie sich entfaltet. Gleichzeitig sind mit diesen Bildern auch Gefühle verschmolzen. Sie erscheinen demnach mit den Bildern als die Verteiler für die psychische Energie. An jedem gefühlsbetonten Bild hängt also psychische Energie, welche nicht nur auf äußere psychische Strukturen, sondern auch auf das Organische abfließen kann. Die körperlichen Wirkungen der Gefühle gehören hierher und wir haben ja bereits früher betont, daß letzten Endes die Gefühle sekundär sind gegenüber den Triebeinstellungen, denen wir im Grunde allein die dynamische Wirksamkeit im Seelischen zuschreiben. Ich möchte ausdrücklich betonen, daß Aktivität und Passivität im Seelenleben nicht verwechselt werden darf mit dem Begriff der dynamischen Wirksamkeit. Auch ein passiv aufgenommenes Erlebnis kann von starker dynamischer Wirksamkeit sein. Aktivität und Passivität sind Modifikationen des Aktes, der Begriff der dynamischen Wirksamkeit zielt aber auf etwas Außerpsychisches. Allerdings muß angenommen werden, daß in der Art, wie ein Erlebnis erlebt wird, bereits mitgegeben sei, in welcher Weise es spätere Haltungen beeinflussen werde, und es wird auch in diesem Erlebnis sich spiegeln, ob eine starke oder geringe Energiemenge auf das Körperliche abfließen wird. Es ist aber für die körperlichen Wirkungen der Haltungen und Gefühle neben dem psychisch faßbaren Faktor noch ein Moment gegeben, das sich unmöglich psychisch spiegeln kann. So wird der Affekt von gleichem Wirkungswert beim jugendlichen Individuum nicht deletär wirken wie bei einem arteriosklerotischen, bei welchem er eine Apoplexie, eine dauernde Sprachstörung und dergleichen setzen kann. Wir haben also, ähnlich wie das bereits in bezug auf den Schlaf ausgeführt wurde, zu unterscheiden zwischen dem Wirkungswert des Erlebnisses, soweit er von der Einstellung abhängig ist, welche offenbar den körperlichen Vorgang zum Teil widerspiegelt, und zwischen dem Apparat, auf welchen die Triebkraft einwirkt. Von dem Zustand dieses Apparates haben wir jedoch keine unmittelbare Kenntnis.

An dieser Stelle erscheint ein Exkurs über die psychische und physische Energie notwendig. Hierbei meinen wir mit psychischer Energie zunächst nicht eine bestimmte Energieform, sondern jene Energie, welche mit psychischen Erlebnissen irgendwie gekoppelt und verbunden ist.

Daß die Umsetzungen der psychischen Energie in ähnlicher Weise vonstatten gehen wie die Umsetzungen der sonstigen organisch-biologischen, darüber habe ich ja bereits gesprochen. Es erschien aber als charakteristisch für psychische Energieformen, daß sie in Beziehung stehen zu Bildern. Diese habe ich bisher noch nicht in das Bereich der Spekulation einbezogen. Aber es wurde bereits darauf hingedeutet, daß Bilder offenbar dann stärker hervortreten, wenn ein Impuls gebremst wird. Dann entsteht aus der Handlung, welche geradewegs auf das Objekt zielt, ein Bild. Es liegt nahe, anzunehmen, daß die Bildentstehung als Umsetzung gebremster Energien angesehen werden kann. Bilder entstehen nach dieser Auffassung dann, wenn die Wirklichkeit im Handeln nicht ohne weiteres einer Bewältigung zugänglich ist. Je reicher sich daher die Wirklichkeit entfaltet, desto reicher müssen wir an Bildern werden. Hier läßt es sich ohne weiteres einreihen, daß bei corticaler Läsion eine Abänderung der Bilder stattfindet, und wir können die Hirnrinde als denjenigen Ort vermuten, dessen Strukturen die Energie der Triebe, welche an der Außenwelt gebremst werden, in Bilder umschalten. Die Vorgänge innerhalb der Sphäre erscheinen so als durch corticale Hemmungen gesetzte Veränderungen der Triebumsetzung. Aber durch diese Spekulationen kann nicht erklärt werden, daß ein soundso beschaffenes Bild als Resultat der Triebhemmung erscheine, wie denn überhaupt alles Qualitative einer derartigen energetischen Betrachtung entgeht. Hier liegt eine Grenze der energetischen Betrachtungsweise, deren philosophische Auswertung in das Gebiet der Naturphilosophie gehört. Jedenfalls muß daran festgehalten werden, daß die naturwissenschaftliche Psychologie den Energiebegriff verwenden muß.

In der Psychoanalyse spricht man auch von einer ökonomischen Betrachtungsweise und meint damit, daß der Organismus darnach strebe, ein gewisses Maß von Lust zu erringen, und hierzu die zweckmäßigen Veranstaltungen treffe. Nach meiner Auffassung hat allerdings das Individuum Ziele und Zwecke und diese Ziele und Zwecke versucht es zu verwirklichen. Lust und Unlust erscheinen keineswegs als die ursprünglichen Ziele und Zwecke. Andernteils ist es richtig, wenn Freud betont, mit der Unlust sei eine Erhöhung der Reizmenge im Seelenapparat verbunden, während die Lust irgendwie an die Verringerung und Herabsetzung derselben gebunden ist. Das zeigt der Sexualakt. Freud ist daher der Ansicht, der seelische Apparat diene der Absicht, die von außen und innen an ihn herantretenden Reizmengen, Erregungsgrößen zu bewältigen und zu erledigen. Die ökonomische Betrachtung hat auch zu betrachten, wie sich die Energiequantitäten verhalten. Freuds Probleme der ökonomischen Betrachtungsweise decken sich zum Teil mit den Problemen des Wirkungswertes. Wir haben uns ja auch bereits wiederholt die Frage vorgelegt, wie sich der Wirkungswert im Erleben spiegle, und es ist gewiß ein ebenso bedeutsames als schwieriges Problem, ob wir in den Gefühlen Zeichen haben, welche uns orientieren über Energieverschiebungen im seelischen Haushalt.

Wer sich für eine knappe Darstellung der psychoanalytischen Grundvoraussetzungen interessiert, sei auf ein Referat von BINSWANGER: Psychoanalyse und Psychiatrie, verwiesen.

d) Körperbau und Charakter.

Allgemeines über die Konversion und die körperlichen Erscheinungen bei Neurosen. Grenzen des Einflusses des Psychischen auf den Körper. Das plötzliche Ergrauen. Blutdrüsen und Affekt. Körperbau und Charakter. Pyknischer Körperbau und pyknisches Temperament. Dessen Beziehungen zum zirkulären Irresein. Der asthenisch-athletische Körperbau und die dysplastischen Spezialtypen. Das schizothyme Temperament. Die Beziehungen der Temperamente zum abgeschlossenen und unabgeschlossenen Denken.

Triebenergien, welche ihr eigentliches Ziel nicht erreichen, werden verwandten Zielen zugeführt. Wir haben ja auf diese Dinge anläßlich der Lehre von der Verdrängung wiederholt hingewiesen. Man muß annehmen, daß Verdrängtes, Unabgeschlossenes, Sphärisches einen besonders starken Einfluß auf das Körperliche haben muß. Wir kommen wieder zu der Frage der Konversion und kommen nun insofern über die früheren Feststellungen hinaus, als wir es verlernen müssen, die Konversion in ein körperliches Symptom als etwas nur Psychisches aufzufassen. So hat DI GASPERO nachweisen können, daß die hysterische Lähmung mit einer vasovegetativen Lähmung einhergehen kann, welche ja von den Patienten unmöglich unmittelbar gewollt sein kann. In letzter Zeit hat PARRISIUS durch Capillarstudien gezeigt, daß sich an den Capillaren von Neurotikern Veränderungen nachweisen lassen. Mit anderen Worten: also auch hier eine organische Wirkung des Psychischen. Man erinnere sich ferner an die psychogenen Durchfälle und die noch häufigeren psychogenen Verstopfungen. Man denke ferner an die bei Neurosen so häufig psychisch bedingten Störungen der Menstruation. Ich muß andernteils hervorheben, daß man die Wirkung psychischer Einflüsse auf die Spannungszustände der Muskulatur sehr hoch anschlagen muß, und daß entsprechend der oben gegebenen Deutung für die hypnotische Katalepsie eine Wirkung auf das striopallidäre System angenommen werden muß. Schließlich kann man bei leichten Erkrankungen dieses Organs sehen, daß auf bestimmte Einstellungen hin sich schwere organische Spannungen einstellen. Von psychoanalytischer Seite (GRODDEK) wurde eine große Anzahl von organischen Erkrankungen auf psychische Genese zurückgeführt, so zum Beispiel Struma, Lungenblutung und dergleichen mehr. Wenn auch die Anschauungen GRODDEKS in diesem Ausmaß zweifellos unrichtig sind, so hat man doch bisher den Einfluß des Psychischen auf den Körper allzusehr unterschätzt[1]). F. Deutsch verdanken wir wertvolle Untersuchungen über die Psychogenese des Basedow. In mancher Hinsicht geht wohl auch er zu weit. Doch wird die Forschung sich sehr ernsthaft mit der Frage zu beschäftigen haben, ob nicht sehr vieles von dem, was wir als Erblichkeit aufzufassen gewohnt waren, Identifizierung mit Eltern und Geschwistern sei.

Es ist unter dem Einfluß der Affekte, besonders der plötzlich hereinbrechenden, wesentliche Veränderung am Körper möglich. So ist plötzliches Ergrauen beglaubigt, und es ist ohne weiteres denkbar, daß Schreck und Depression gelegentlich eine Blutdrucksenkung hervorruft, die selbst bei gesundem Herzen dem Leben gefährlich werden kann (vgl. hierzu Knauer und Billigheimer). Bei Primitiven sollen Fälle beobachtet sein, daß der Schreck über die Übertretung eines Tabuverbotes zum sofortigen Tode führte. Einem Aufsatz von F. Braun entnehme ich, daß frisch gefangene Vögel sehr häufig rein nervösen, seelischen Zuständen erliegen.

Daß ein krankes Herz auf den Affekt mit Herzstillstand reagieren kann, daß ein starres Hirngefäß durch Blutdrucksteigerung im Gefolge von Affekten zum Bersten gebracht werden kann, ist bekannt. Und damit werden wir auf die wichtige Tatsache aufmerksam gemacht, daß durch die Affekte hervorgerufene körperliche Veränderungen nicht umkehrbar sein müssen, sondern daß sie bleibende Veränderungen hervorrufen können.

Als besonders bedeutungsvoll muß der Zusammenhang der Affektivität mit den Blutdrüsen angesehen werden. Auf dem Weg über diese ist die gesamte Stoffwechselregulierung psychisch beeinflußbar. Hierher gehört es, daß Raimann bei depressiven Psychosen Glykosurie feststellen konnte. Wir müssen annehmen, daß auf dem Wege des Sympathicus und Parasympathicus der gesamte Körper durch den Affekt beeinflußt werden kann. Nun wissen wir auf der anderen Seite, daß umgekehrt die Affektivität sehr wesentlich durch den Zustand der inneren Sekretion mitbestimmt wird. Ich erinnere in diesem Zusammenhang nur an jene Veränderungen, welche in der Psyche im Anschluß an die Kastration auftreten, sowie an die psychischen Veränderungen, welche bei Eunuchoidismus beobachtet werden, die sich in Infantilismus, Unausgeglichenheit der Affekte, Unberechenbarkeit und dergleichen äußern (vgl. hierzu Fränkel); die labile Stimmung der Basedowiker sei gleichfalls vermerkt, und schließlich muß man ja als einen wesentlichen Faktor der Gesamtindividualität eines Menschen seine endokrine

[1]) Über die Beziehungen des Nervensystems zum Stoffwechsel vgl. das Sammelreferat von Allers. Natürlich sind das z. T. nur Vorfragen für die Probleme der Beziehungen der Psyche zum Stoffwechsel.

Formel ansprechen. Wenn auch ein voller Einblick in diese Dinge nur möglich ist, wenn wir die Gesamtpersönlichkeit berücksichtigen, so muß doch die Art eines Menschen von seiner Affektivität entscheidend mit abhängig gedacht werden. Diese hängt aber wiederum mit dem endokrinen System zusammen.

Auf der anderen Seite drückt sich die individuelle Artung des endokrinen Systems sicherlich auch im Körperbau aus. KRETSCHMER spricht von pyknischen Körperbautypen bei mehr kurzgliedrigen Leuten von wohlgenährtem Aussehen und Neigung zur frischen Gesichtsfarbe. Ihr Knochenbau ist eher zart, die Muskulatur weich, der Fettansatz an Gesicht, Hals und Stamm reichlich. Sie zeigen stattlichen Kopf, Brust, Bauch, bei mehr schmal zusammengeschobenen Schultern, was einen tonnenförmigen Rumpfumriß ergibt. Der Kopf sitzt etwas nach vorne auf kurzem, gedrungenem Hals. Der Hirnschädel ist in den typischen Fällen niedrig und tief mit flachen Scheitelkonturen und guter Hinterhauptsform. Das Gesicht weich, breit und rundlich, von mittleren harmonischen Höhenproportionen und guter Durchbildung der Einzelformen. Das Profil weich und schwach gehoben mit fleischiger Nase. Der Frontalumriß des Gesichts hat etwas schematisiert eine flache Fünfeckform oder eine breite Schildform. Die Hände sind kurz, breit, weich, aber zierlich gebaut. Die Pykniker haben durchschnittlich mehr weiches, dünnes Haupthaar und neigen zu frühzeitigen starken Glatzen. Nach KRETSCHMER zeigt diese Körperbauform eine besondere Affinität zum zirkulären Irresein und zu jenen Typen des Temperamentes, welche gleichsam Abbilder jener Psychose im verkleinerten Maßstabe sind (zyklothyme Charaktere). Es sind Menschen, deren Stimmung zwischen gehoben, heiter und depressiv, traurig schwankt. Die in ihrem psychischen Tempo beweglich und behäbig sind und runde, natürliche, weiche Bewegungen haben.

Während bei den Manisch-Depressiven vorwiegend dieser pyknische Körperbautypus angetroffen wird, finden sich bei den Schizophrenen in mannigfacher Durchkreuzung und Vermischung Merkmale verschiedener Körperbauformen, von denen wir die häufigsten in den asthenischen und athletischen Typus gruppieren können, wozu dann noch mehrere dysplastische Spezialgruppen treten, die zum Teil enge morphologische Beziehungen zu bekannten dysglandulären Körperformen haben, so das hochwüchsige Eunuchoid, bestimmte eunuchoide und polyglanduläre Fettwuchsformen, endlich zahlreiche infantile und hypoplastische Bilder. Athletische Männer sind schlank, eher langgliedrig. Ein breitausladender muskulöser Schultergürtel dominiert im optischen Eindruck über die stark sich verjüngende untere Körperhälfte mit schmalem Becken und schlanken Beinen, so daß ein trapezförmiger frontaler Rumpfumriß entsteht. Der Knochenbau ist besonders am

Schultergürtel und an den Extremitätenenden kräftig. Die Muskulatur unter einer fettarmen Haut straff entwickelt und im plastischen Relief durchtretend. Auf kräftigem hohem Hals sitzt ein derber Hochkopf mit hohem Mittelgesicht und fester kräftiger Herausarbeitung von Kinn und Knochenrelief. Der Frontalumriß des Gesichts neigt zu steiler Eiform. Männliche Astheniker zeigen zylindrischen Rumpf mit langgezogenem schmalem Brustkorb und schmalen Schultern, die Extremitäten und der Hals wirken ebenso als lang. Knochen, Muskeln und Haut sind durchweg grazil, dünn, mager. Der Kopf ist klein, entweder hoch oder rundlich. Die langgezogene schiefe Nase kontrastiert mit einem mehr plastischen Unterkiefer, wodurch bei vorspringender Nase und zurücktretendem Kinn leicht eine Neigung zum Winkelprofil entsteht, das übrigens auch bei anderen Körperbauformen der Schizophrenen nicht selten ist. Der Frontalumriß des Gesichts neigt in ausgeprägten Fällen zu einer verkürzten Eiform. Die Hautfarbe ist bei Schizophrenen häufig blaß. Die Primitivbehaarung (Kopf, Brauen) starrend, derb, hereinwachsend und langdauernd bei durchschnittlich schwacher Terminalbehaarung. Öfters mischen sich bei männlichen Schizophrenen eunuchoide Züge in das Körperbaubild: die Überlänge der Extremitäten, vermehrte Beckenbreite und dergleichen; Feminismen bei Männern, Maskulinismen und Genitalhypoplasie bei Frauen; endlich vor allem hypoplastische Züge, Kleinwuchs und Verkümmerung, teils des ganzen Körpers, teils einzelner Partien, so besonders des Gesichts, das eine fast gerade abfallende unentwickelte Gesichtsform mit kümmerlichem Stumpfnäschen und erniedrigtem zurückweichendem Gesicht bekommt. Der gleiche Körperbau wie bei den Schizophrenen findet sich auch bei jenen Psychopathen, welche in ihrem Wesen und Temperament Verwandtschaft zur Schizophrenie zeigen. Wir sprechen von Schizothymikern und meinen damit Menschen, welche bald überempfindlich reizbar, bald kühl unansprechbar sind. Sie sind in ihrem psychischen Tempo bald sprunghaft, bald zäh, zeigen in ihrem Denken und Fühlen eine starke Ambivalenz. Ihre Bewegungen entsprechen sehr häufig nicht dem Reiz, sie sind verhalten, steif, sonderbar.

Es ist gar keine Frage, daß es Kretschmer gelungen ist, zwei besondere Typen in seiner Schilderung festzuhalten, welche wir im Leben immer wieder antreffen. Es will uns scheinen, daß den affektiven Typen, die Kretschmer gezeichnet hat, auch bestimmte Denkeigentümlichkeiten zukommen. Die Zyklothymen zeigen ein abgeschlossenes, vollreifes Denken. Bei den Schizothymen überwiegt das sphärische, unvereinheitlichte Denken. Allerdings ist es fraglich, ob sich die Fülle von Mannigfaltigkeit des normalen Lebens, die Fülle der Temperamente restlos unter diese beiden Gruppen aufteilen lasse. Wenn auch die Körperbautypen den Temperamenten in einer Reihe von Fällen parallel gehen, so überwiegen doch die Mischformen (KRETSCHMER spricht von Legierungen). Er zieht auch die Erblichkeitsforschung zur Bestätigung heran und findet auch in der Verwandtschaft der Zyklothymen häufiger pyknische Körperbauformen vor. Wenn auch diese Untersuchungen keineswegs schon als abgeschlossen gelten, so muß doch hervorgehoben werden, daß die bisherigen Nachprüfungen die Grundposition der KRETSCHMERschen Lehre zu bestätigen scheinen. Typische Körperbauformen sind bei Zykloiden und Zyklothymen häufiger als bei Schizophrenen und bei Schizothymen.

In diesem Zusammenhang mag darauf hingewiesen werden, daß die Lebenskurve jedes einzelnen gewisse Änderungen im Körpertypus zeigt (HOFFMANN). In dem Alter zwischen 30 und 40 neigt man doch mehr zu pyknischen Körperformen, während der Jüngling einen asthenisch-athletischen Körperbautypus aufweist. Dementsprechend finden wir beim Jüngling unabgeschlossenes Denken, sphärische Gebilde, während diese, im Alltagsleben als Idealismus bezeichnet, im Mannesalter zurückzutreten pflegen. Es ist jedenfalls von größter Bedeutung, daß wir hier wiederum auf den engen Zusammenhang von Körper und Geist verwiesen werden[1]).

Wir sprachen bisher vorwiegend von jener Affektivität, die mit der Sexualität in einem engen Zusammenhang steht. Während wir aber die Rolle der Sexualität eingehend klargelegt haben, haben wir über Wesen und Bedeutung der Ichtriebe noch nichts ausgesprochen. Allerdings fällt hier für eine große Reihe der mitgeteilten Erwägungen dieser Mangel nicht zu sehr ins Gewicht, weil wir ja eine breite Zone der Gemeinsamkeit zwischen Ich und Sexualität angenommen haben, eine Zone, die wir vielleicht als die Matrix der Affektivität überhaupt zu bezeichnen haben; andernteils sind ja die Ausführungen üker das Denken, über die Verschiebungen und Verdichtungen unabhängig von der Zuteilung der Einzeltriebe zur Sexualität oder zum „Ich". Immerhin müssen wir uns jetzt zu der Frage nach der Bedeutung und dem Wesen der Ichtriebe und des Ichs, der Persönlichkeit überhaupt, wenden.

Die Psychologie, die ich vertrete, ist im wesentlichen eine voluntaristische, eine Triebpsychologie. Hierin stehe ich durchaus auf dem Boden der Psychoanalyse. Ich verweise auf das Referat von SPECHT über die Aufmerksamkeit, das sich gleichfalls zum Voluntarismus bekennt.

---

[1]) Über die Beziehungen seiner Körperbautypen zu Rassentypen hat sich KRETSCHMER kürzlich geäußert.

VI. Ich und Persönlichkeit.

1. Zur Phänomenologie des Icherlebens.

Das Ich als irreduzible Größe. Ich und Körper. Das Leibbewußtsein. Konstanz des Ich. Besonderheit des Ich. Einheit des Ich. Die Tiefe der Erlebnisse. Das reiche und das arme Erleben. Widersprochenes Erleben und Verdrängung. Zur Dynamik der Icherlebnisse. Sachstrukturen, Werte und reiches Erleben.

Die Assoziationspsychologie setzt das Ich aus Einzelteilen zusammen. Für HUME und MACH ist das Ich ein Bündel von Empfindungen, WUNDT und LIPPS schreiben den Gefühlen eine besondere Bedeutung zu. Aber bei LIPPS bricht bereits die Erkenntnis durch, daß das Ich schließlich nicht abgeleitet werden könne. Der Begriff Empfindung ist sinnlos, wenn nicht ein Ich da ist, welches empfindet. Auch das Gefühl setzt ein Ich voraus, welches fühlt. Der transzendentals Idealismus faßt das Ich als eine Denknotwendigkeit auf; ebenso wie die Annahme eines Dinges an sich auf Denknotwendigkeiten zurückgehe. Demgegenüber ist zu betonen, daß das Ich unmittelbar erlebt wird. Es ist in jedem Erleben von vornherein darin. Das Ich ist demnach kein denknotwendiger Beziehungspunkt, sondern unleugbar Erlebnis. Es ist allerdings zu fragen, weshalb dieses Erlebnis nicht von allen Denkern anerkannt werde. Offenbar deshalb, weil es auf der Aktseite liegt und nicht auf der Gegenstandseite. Nochmals, Akte werden erlebt, Gegenstände erscheinen. Wir bedürfen einer vollständigen inneren Umstellung, um schließlich auch Akte wahrzunehmen. Akte sind wahrnehmungsflüchtig. Das Ich ist die Quelle der Akte. Vom Ich gehen die Akte, die Zuwendungen aus, und es ist streng festzuhalten, daß ich zwar während des Erlebens nicht immer das Ich zu konstatieren brauche und auch nicht konstatiere, daß es aber immer mein Ich ist, das eben erlebt. Man kann nun die Frage aufwerfen, ob das Ich zu allen Erlebnissen in gleicher Weise stehe, und es taucht zunächst die Frage auf, in welchem Verhältnis Körper und Ich zueinander stünden. Jedenfalls ist der Körper Ich-näher, die Welt Ich-ferner. Das sind irreduzible Qualitäten. Aber in diesen ursprünglichen Qualitätsunterschied fließen noch andere empirische Momente ein. Ich stehe ja zu meinem Körper anders als zur Welt. Ihn kann ich willkürlich bewegen, er ist mir in besonderer Weise unterworfen, in besonderer Weise untertan. Dabei kann ich auf der anderen Seite dem Leiden, das aus dem Körper kommt, nicht entrinnen. Ich bin ihm unterworfen. Fortwährend fließt mir aus dem Körper ohne mein Zutun etwas zu und wären es auch nur die Gemeinempfindungen. Diese beiden scheinbar gegensätzlichen Momente bestimmen das Wesen meines Körpers. Dementsprechend müßten für ein Wesen, das sich nicht bewegen kann, Körper und Welt vollständig identisch sein. Wie sehen nun in der Tat dieses Zusammenfließen von Körper und Welt in jenen Zuständen angenähert verwirklicht, in denen die Möglichkeit zu handeln unterbunden ist.

Scheler spricht außerdem von einem besonderen Leibbewußtsein, das jeden erfülle. Und es muß zugegeben werden, daß die Körpersensationen mit dem äußeren Körperbild eine Einheit darstellen, sowie ja auch das Bewußtsein besonderer Herrschaft über den Körper und besonderer Zusammengehörigkeit mit dem Körper zweifellos besteht. Nun ist dieses Leibbewußtsein, Körperbewußtsein zwar als Grundform vorauszusetzen, aber keineswegs fällt dieses Leibbewußtsein, dieses Körperbewußtsein mit dem anatomisch gegebenen Leib zusammen. Vielmehr gehören schließlich der Schmuck zum Leibe, der Stock, das Werkzeug. Bei den Schizophrenen kann man immer wieder sehen, wie Stücke des Leibes zur Außenwelt geschlagen werden, während Stücke der Außenwelt zum Leib geschlagen werden. Immerhin bleibt wenigstens in den Fällen, die wir kennen, der allgemeine Gegensatz Körper, Welt als Grundgerüst da, wenn auch ein Urzustand denkbar ist, in welchem Körper und Welt in eines fließen. Aber auch dann bleibt das Ich erhalten. Es steht nach wie vor seinen Gegenständen gegenüber. Man muß das Einssein von Körper und Welt als besonderen Zustand scheiden von jenen Zuständen, welche wir in der Identifizierung angetroffen haben. Die Identifizierung anerkennt ja fremde Iche. Die Identifizierung geht schließlich nur auf andere Personen.

Das Ich steht also immer seinen Gegenständen gegenüber und auch der Körper gehört zu den Gegenständen. Ebenso meine ich ja in den Vorstellungen, Gedanken, Gefühlen, Wahrnehmungen stets etwas Gegenständliches. Das Ich ist die Voraussetzung alles gegenständlichen Meinens.

Der Ausdruck Ich hat nur so lange einen Sinn, als ich damit etwas Konstantes und Unveränderliches meine. Wenn ich sage: „Ich war gestern ein anderer als heute“, so kann ich damit unmöglich meinen, daß sich mein Ich hierbei geändert hat. Vielmehr haben sich nur geändert die Erlebnisse des Ich und die Weisen des Erlebens. Das Ich ist konstant und unveränderlich in der Zeit und darüber hinaus schreiben wir jedem einzelnen Ich eine besondere Eigentümlichkeit zu. Mein Denken, Fühlen, Handeln, Tun ist ein von vornherein vollständig anderes als das Tun und Handeln eines Du. Jeder Akt, den ich vollziehe, hat die Signatur, daß er mein Akt ist. Wobei es wiederum falsch wäre, anzunehmen, daß dieses „Mein“ erst durch die Erlebnisse seine Färbung erhalte. Mein Erleben wäre in bezug auf das Mein völlig unverändert, auch wenn ich völlig verschiedene reale Erlebnisse gehabt hätte. Das Mein eines Kaspar Hauser ist ebenso vollklingend wie das Mein eines, der unter normalen Bedingungen aufgewachsen ist. Wir können das so formulieren, daß wir sagen: jedes Ich ist gleichzeitig auch eine Person.

Das Ich denkt, fühlt, nimmt wahr, es hat eine Vergangenheit und es hat eine Gegenwart. Man kann nicht sagen, daß die Erlebnisse Eigenschaften oder Teile des Ich sind. Denn jedes Erleben setzt bereits ein Ich voraus. Sondern das Ich lebt eben in seinen Akten unabhängig von den Gegenständen dieser Akte. Es bleibt eine nur beschreibbare und nicht weiter erklärbare Tatsache, daß die Einheit des Ich trotz der Fülle seiner Akte stets gewahrt bleibt. Bei dem einfachsten Willensentschluß stellen sich eine Fülle von Gegenantrieben in den Weg, die erst im Willensentschluß als solchem zu einer endgültigen Einheit zusammengeschlossen werden. Aber trotz allem, in jeder dieser Stimmen ist ein gleiches Ich, in jedem Momente ist es ein und dasselbe und selbst über jedem Zwiespalt der Akte schwebt die einheitliche Person, das einheitliche Erleben. Es ist eine Einheit eigener Art und eine Einheit, welche sich auch darin kundgibt, daß alle früheren Erlebnisse, alles das, was das Ich jemals erlebt hat, hier stets gegenwärtig sind, auch die Vergangenheit ist als Hintergrund des Erlebens ständig da; ich verweise auf das empirische Material, das ich in den vorangehenden Ausführungen gegeben habe. Alles frühere Erleben ist stets bereit, es liegt in der Reichweite des Ich, es wirkt in das jeweilige Gegenwärtige hinein, es gibt ihm erst die Färbung.

Und von hier aus wird es möglich, eine Reihe von wichtigen Erlebnisarten zu unterscheiden. Je nach dem Verhältnis dieser Vergangenheit zur Gegenwart und zu dem jeweiligen Akt. Es gibt verschiedene Tiefen der Icherlebnisse. Vereinigen sich alle meine Erlebnisse im Brennpunkt der Gegenwart, steigen alle meine Tendenzen, all mein Vergangenes in ihrer Fülle im Einzelentschluß auf, dann werden wir von einem reichen vereinheitlichten Erleben sprechen. Es sind dann eine Fülle von einzelnen Tendenzen im Erlebnis vereinheitlicht. Ein derartiges Erleben haben wir vor uns in den Akten der schöpferischen Inspiration, in denen der Mensch sich als Ganzes erlebt. Der Sinn des Seins drängt sich in das gegenwärtige Erlebnis zusammen, ja man muß darüber hinausgehend sagen, daß derartiges Erleben auch den Kanon zu künftigen Erlebnissen in sich schließt. Ein derartiges Erlebnis bezeichnen wir als reich und stellen ihm entgegen jene Erlebnisse, welche zwar nicht irgendwie die Hauptrichtung der Persönlichkeit verlassen, die aber nur eine geringe Fülle in sich haben, nur Teiltendenzen in sich enthalten und sich gleichsam über einem ungerührten Block der Vergangenheit abspielen. Derartige Erlebnisse bezeichnen wir als arm. Wir können hier etwa die alltägliche Beschäftigung einreihen, die wir zwar nicht ungern, aber doch nicht mit Einsatz unseres ganzen Seins durchführen. Es kann aber auch das Gegenwartserlebnis liegen vor einer Vergangenheit, welche zu ganz anderen Zielen strebt. Es kann sich gegen das, was wir tun, die Vergangenheit mit Widerspruch erheben. Wir haben dann ein widersprochenes Erlebnis vor uns, eine Erlebnisart, welche wir dann in uns antreffen, wenn wir gegen unsere bessere Überzeugung handeln, wenn wir, mit wesentlichsten Dingen beschäftigt, etwa mit der Trauer über den Verlust geliebter Angehöriger, zu anderem Denken oder Tun genötigt sind, wenn Regungen anderer Art, als sie der Tag erfordert, sich gegen die Alltagseinstellungen vordrängen. Hierbei kann der Widerspruch gegen das, was ich eben jetzt erlebe, sich klar und ausdrücklich geltend machen: der erste Hauptfall der Widersprochenheit des Erlebens; oder aber ich kann diesen Widerspruch aus der Tiefe niederhalten und mich mit einem geringeren Anteil meiner Persönlichkeit nun scheinbar ungestört meinem Alltagsziel zuwenden. Dieser zweite Hauptfall fällt mit dem zusammen, was wir als Verdrängung beschrieben haben.

Hier kam es darauf an, die qualitativen Stufen des Erlebens darzustellen, so wie sie sich im Erleben wirklich vorfinden. Armut, Reichtum und Widersprochenheit des Erlebens sind deskriptiv nachweisbare Abarten des Erlebens. Aber alle diese Erlebnismodifikationen hindern nicht, daß alle diese Erlebnisse einheitlich in einem Ich ruhen.

Es ist selbstverständlich klar, daß Einsichten in das Wesen der Icherlebnisse jenseits der dynamischen Betrachtungsweise stehen, welche den Ausführungen des zweiten Hauptabschnittes dieses Buches zugrunde gelegt wurden. Aber ein guter Teil dieser Dinge ist auch naturwissenschaftlich-dynamisch faßbar. Denn welcher Grad der Fülle und Vereinheitlichung erreicht wird, hängt ja von den Triebeinstellungen ab.

Das volle Persönlichkeitserleben setzt das Interesse an einer tiefstrukturierten Gesamtwelt voraus, einer Gesamtwelt, deren Einzelheiten ich mich immer von neuem liebevoll zuwende. Der volle Einklang, den wir oben beschrieben haben, ist das Resultat von Zuwendungen, von Einstellungen, von Haltungen und wir können den vollen Einklang auffassen als das Resultat biologischer Interessen. Das arme Erleben finden wir bei Interessen, welche nicht unsere gesamte Triebstruktur zum Ausdruck bringen. Die Fälle des widersprochenen Erlebens endlich sehen wir als das Resultat von Triebgegensätzen an.

Und hier ist eine kurze Bemerkung, welche über die Grenzen der Psychologie hinausgeht, unerläßlich. Wir haben uns nun zu fragen, welche Gegenstände das Streben haben könne, und hier muß gesagt werden, daß ja das Streben stets Werten gelte. Diese Werte liegen etwa den Dingen enge an, wir sprechen dann von Gütern, aber es gibt auch Werte, welche nicht unmittelbar in die Güter hinabsteigen. Die Werte, welche unmittelbar am Ding erscheinen, sind solche niedriger Ordnung und müssen jenen entgegengesetzt werden, welche einer Gliederung, einer Struktur von Dingen zugehören. Der Wert eines Gegenstandes wächst mit dessen Strukturierung. Nun sind ja nach den Ausführungen des vorangehenden Abschnittes die Strukturen die Ansätze für die mannigfaltigsten Triebhaltungen und sich strukturierten Dingen zuwenden heißt: seine Triebe in strukturierter Weise zur Einheit ordnen. Diese Wertwelt umfaßt selbstverständlich auch die Beziehungen zu anderen Menschen, auch hier gibt es Strukturierungen, und man kann sagen, daß, je eindringlicher die Zuwendung zu den Strukturen, desto tiefer gegliedert auch das Triebleben ist und das, was wir als reiches Erleben bezeichnet haben, setzt ja nicht nur das Auftauchen der Gegenstände der Vergangenheit voraus, sondern auch die strukturelle Gliederung und absolute Einordnung sämtlicher Triebstrebungen einem bestimmten Ziele zu. Damit kommen wir aber zu der Feststellung, daß nur ein biologisch reicher Organismus mit reichen Triebstrebungen zu einem wirklichen vollen Erleben gelangen kann. Eine Erfahrung, die dadurch bestätigt wird, daß wir tiefe Glückserlebnisse, welche gesetzmäßig das volle Erleben begleiten, nur dann antreffen, wenn eine reich gegliederte und strukturierte Außenwelt und Wertwelt im Denken oder Handeln bewältigt wird. Das ist etwa die Erfahrung, die man aus den Erlebnissen der großen Mystiker ableiten kann. Alle diese haben einen Moment, in dem sie ein volles Erleben genießen, die Vereinigung mit Gott, die Unio mystica. Aber sie können diese nicht festhalten, wenn sie sich nicht immer wieder in bestimmten Zielen der Außenwelt zuwenden. So findet die heilige Therese erst in einer regen organisatorischen Ordenstätigkeit ihr volles Glück (vgl. hierzu Delacroix) und so scheint es ganz allgemein zu sein, daß erst das Tun, das Handeln die volle Verwertung der Vergangenheit gewährleistet. Und zwar wiederum nur ein Handeln, das zweck- und sinnentsprechend in die Welt gestellt ist. Denn nur die äußere Welt und die in ihr verankerte Wertwelt ist genügend vielfältig, um den Trieben immer wieder neue Ansatzpunkte zu geben, das Leben in seiner Fülle zu entwickeln. Diese allgemeinen Grundsätze werden durch die Erfahrung immer wieder bestätigt. Nur die Bewältigung der schwierigen Aufgaben, welche eine Überwindung so vieler Teilstrebungen voraussetzt, gewährt die volle Befriedigung. Gelangen wir zu dieser Befriedigung mit Umgehung der Wirklichkeit, welche ja gegliederte Teilstrebungen fordert, so kommt es wiederum zu leeren Befriedigungen. Zu diesen gehören etwa die halluzinatorische Befriedigung der Hysterischen, zu diesen gehört aber auch die Befriedigung, welche etwa die banale Unterhaltung bietet, das Kunstwerk, das nur gefällig ist, aber nicht zur Entdeckung neuer Sachstrukturen zwingt. Wir wissen, daß bei Schizophrenen tiefe Ekstasen vorkommen, aber diese tiefen Ekstasen können nicht festgehalten werden, weil die dauernde Berührung mit der Wirklichkeit fehlt, und der Glücksrausch, der mit solchen Ekstasen verbunden ist, ist auch nicht von Bestand. Die Psychologie der Ekstase ist nur verständlich unter dem Gesichtspunkte, daß in ihr die gesamte Vergangenheit auflebt, daß die ganze Sphäre mobilisiert wird, daß gleichsam die gesamten früheren Erlebnisreihen unter immer neuen Beziehungen gesehen werden und zum entscheidenden Tun neu bereitgestellt werden. So stellt sich die Ekstase aber dar als ein Wiederaufleben des Vergangenen, als eine vorübergehende Regression, welche allerdings nur der Übergang ist zu einem neuen Fortschreiten, zu einer neuen Synthese, welche an der Hand eines neuen Zieles erfolgt. Die dynamische Betrachtung solcher Zustände zeigt, daß diese Regression erfolgt unter den Triebstrebungen, den Zielsetzungen, und daß schließlich jede Triebstrebung mächtigerer Art die gesamte Persönlichkeit umordnen muß, um sie dem neuen Ziel zuzuwenden. Wenn wir von Triebstrebungen sprechen, so müssen wir uns klarwerden, daß vom deskriptiven Standpunkt aus der Ausdruck der Zielsetzung der richtigere wäre. Aber man darf nicht vergessen, daß auch diese Zielsetzungen unter den Begriffen einer dynamischen Psychologie verstanden werden müssen, wenn man nicht Gebiete der naturwissenschaftlichen Betrachtung entziehen will, welche naturwissenschaftlich betrachtet werden müssen. Führt die Ekstase und überhaupt das volle Erleben nicht irgendwie in die Tatsächlichkeit zurück, beim Mystiker zum gottseligen Lebenswandel, bei dem Propheten zur politischen Handlung, bei dem Künstler zum wirksamen Werk, bei dem Wissenschaftler zu allgemeingültiger Formulierung, dann muß eine Verarmung eintreten, dann kann das Erlebnis nicht seine Fülle bewahren. Nichts charakterisiert den psychologischen Sachverhalt besser als das Wort des ULRICH BRENDEL in IBSENS Rosmersholm:

BRENDEL: Gerade als ich parat stand, das Füllhorn zu leeren, machte ich die penible Entdeckung, daß ich bankrott bin.

REBEKKA: Und alle Ihre ungeschriebenen Werke?

BRENDEL: Während fünfundzwanzig Jahren saß ich da, wie der Knauser vor seinem verschlossenen Geldkasten. Und nun gestern — als ich ihn öffnen und den Schatz hervorholen will — ist keiner da.

Es gleitet also das volle Erleben zu einem armen herab, und dieses arme Erleben treffen wir ja etwa sonst an bei mehr oder minder tiefstehenden Idioten oder Imbezillen, welche ja die Fülle von Glücksmöglichkeiten gar nicht kennen. Es muß auch betont werden, daß der sinnliche Genuß für den primitiven Organismus und für den hochstehenden unmöglich gleich sein kann. Es ist absurd anzunehmen, der Idiot könne jemals das gleiche erleben wie Tristan. Auch die Befriedigung ist davon abhängig, welche Gesamtstrukturen vorher bewältigt wurden.

2. Die Depersonalisation.

Die Widersprochenheit in den verschiedenen Erlebnisgebieten. Der konkrete Nachweis des widersprechenden Erlebnisses. Die Selbstbeobachtung und der innere Widerspruch. Der Ästhetizismus. Die Hypochondrie. Die Depersonalisation als Einleitung der Neurose. Die Weltuntergangsphantasie. Die Dynamik der Selbstbeobachtung. Zur Erlebnisweise des Vordergrunds bei der Verdrängung.

Die Widersprochenheit des Erlebens wird uns am klarsten in jenen Fällen dargestellt, welche man als Depersonalisation bezeichnet. Wer von der Depersonalisation befallen ist, klagt, er sei nicht mehr derselbe, er sei gar nicht mehr er selbst. Ja, in ausgesprochenen Fällen klagen die Kranken, sie hätten überhaupt kein Ich mehr, sie seien wie Mechanismen, wie Automaten, wie Puppen; alles, was sie täten, sei so, als ab sie es gar nicht selbst machten, sondern es ginge alles mechanisch vonstatten; sie könnten nicht mehr fühlen, weder Freude noch Trauer, weder Haß noch Liebe empfinden, sie seien wie tot, wie unlebendig, wie unwirklich; auch könnten sie ihren Körper nicht vorstellen, dieser sei gefühllos, sie hätten weder Hunger noch Durst noch andere körperliche Bedürfnisse. Sie könnten nicht vorstellen, nicht erinnern, sich nicht klarmachen, wie ihre Angehörigen aussehen, und dergleichen mehr. Aber auch die Welt erscheint ihnen verändert, wie fremd, wie unwirklich; manchem erscheinen die Gegenstände so, wie wenn sie auf einem anderen Planeten wären. Mit einem Wort: die Wahrnehmungswelt ist entfremdet. Untersucht man nun derartige Kranke mit objektiven Methoden, so stellt sich heraus, daß ihre Körperempfindungen im Rohmaterial nicht verändert sind. Daß die Gefühle vorhanden sind, geht daraus hervor, daß diese Patienten sehr deutliche Affektreaktionen zeigen und in ihrer Mimik durchaus nichts Steifes aufweisen. Der Verlust an Erinnerungsbildern ist keineswegs derartig aufzufassen, daß sie die Erinnerungsbilder verloren hätten, vielmehr sind die Erinnerungen da, aber sie werden gehemmt. Am lehrreichsten sind jene Fälle, die mit Emphase betonen, sie sähen und hörten überhaupt nicht, trotzdem die objektive Untersuchung normale Resultate ergibt. Hier wird nämlich offenbar, daß sich die Patienten gegen ihre Wahrnehmungen sträuben; sie setzen sich gegen diese Wahrnehmungen zur Wehr, es erhebt sich von innen heraus ein Widerspruch gegen die Wahrnehmung und wir müssen die Erklärung für diese Erscheinungen darin suchen, daß das gesamte Erleben dieser Personen von innen her einen bedeutsamen Widerspruch erfährt, der sie am vollen Erleben verhindert. Es ist aber bemerkenswert, daß eine Anzahl dieser Kranken imstande ist, trotzdem komplizierte Leistungen durchzuführen. Man muß sagen, der Widerspruch ändert hier nicht wesentlich die Dynamik des psychischen Geschehens. Aber die Kranken empfinden diese Leistung, die sachlich hochwertig sein kann, als eine solche, die nicht aus ihrem Zentrum, sondern aus ihrer Peripherie hervorkommt, und sie bezeichnen sie deshalb als automatisch, insofern nicht ganz mit Unrecht, als ja auch das, was wir sonst als automatische Handlung bezeichnen, sich nur in der Peripherie des Ichs abspielt; das Ich ist nicht mit seiner Gesamtpersönlichkeit daran beteiligt. Aber es muß betont werden, die automatische Handlung ist unwidersprochen, sehr zum Unterschied von der sogenannten automatischen Handlung der Depersonalisierten. Geht der Widerspruch von innen heraus weiter, so kann er dazu führen, daß die Dynamik seelischen Geschehens abgeändert wird. Am klarsten kann man das an den Vorstellungen studieren: wenn ich mir etwas nur mit innerlichem Widerstreben vorstelle, so wird die Vorstellung zunächst vielleicht blasser werden und schließlich im Sinne der negativen Determination überhaupt nicht mehr auftauchen.

Ich erinnere an das, was wir über die Wirkung der Einstellung auf den Vorstellungsverlauf gesagt haben.

Die Änderungen im Wahrnehmungsbilde beruhen darauf, daß die Patienten ihre Erlebnisse nicht anerkennen, es sind widersprochene Wahrnehmungen. Der Wahrnehmungsbestand bleibt unverändert, soweit nicht durch die verschiedene Einstellung der Aufmerksamkeit und ihrer Hilfsapparate Änderungen hervorgerufen worden. Hierher gehört das Flachsehen, über das solche Patienten gelegentlich klagen.

Es ist bemerkenswert, daß man die Widersprochenheit des Erlebnisses, welche wir aus dem deskriptiven Bild ersehen, bei einer dynamisch-genetischen Betrachtung auf konkrete Einzelerlebnisse zurückführen kann. Diese unterhalten eben die Wiedersprochenheit des Erlebnisses. Die erste dieser Beobachtungen ist von M. Löwy mitgeteilt worden. Es gehören eigene Beobachtungen sowie solche von Abraham und H. Hartmann gleichfalls hierher. So wie die Konflikte, die zur Neurose führen, überhaupt meist auf sexuellem Gebiete liegen (faßt man den Begriff der Sexualität im streng analytischen Sinn, so liegen die Konflikte nur auf dem sexuellen Gebiet), so ist auch bei der Depersonalisation der Konflikt von grob sexueller Natur. In einer meiner Beobachtungen trat Depersonalisation nach einem Inzesttraum auf, welcher die träumende Mutter im Verkehr mit ihrem Knaben zeigte. Die zwangsmäßige Wiederkehr der Erinnerungen an den Traum rief stets die Depersonalisation wieder hervor.

Es erhebt sich die Frage, wieso denn diese Patienten dazu kommen, zu behaupten, ihr Ich sei vernichtet, sie seien keine Person mehr. Da ist darauf zu verweisen, daß alle Depersonalisierten sich mit großem Eifer fortwährend selbst beobachten; sie messen ihr gegenwärtiges Mit-sich-zerfallen-Sein an ihrem früheren Mit-sich-eins-Sein. Die Selbstbeobachtung tritt bei diesen Patienten in aufdringlicher Weise hervor. Die Tendenz zur Beobachtung widerspricht fortwährend der Tendenz zum Leben, und man kann geradezu sagen, daß die Tendenz zur Selbstbeobachtung den inneren Widerspruch vertritt.

Das Problem der Depersonalisation berührt sich auf das engste mit dem Problem des Ästhetizismus, dessen innere Leere und Unechtheit dadurch entsteht, daß die Tendenz zum Erleben nie die Gesamtpersönlichkeit enthält, da die Tendenz zur Selbstbeobachtung, zur Selbstbespiegelung das Erleben nicht rein erklingen läßt. Der Depersonalisierte beachtet nicht nur fortwährend sein Erleben, sondern er beachtet auch seinen Körper. In jeder Krankengeschichte sind hypochondrische Sensationen verzeichnet; auch hier ist der Widerspruch gegen das volle Erleben der Körperlichkeit das Treibende. Das Individuum überläßt sich nicht seinen Körpersensationen, erlebt diese nicht frei, nach analytischer Nomenklatur: es erheben sich Widersprüche gegen die narzißtischen Einstellungen. Gerade aber die erhöhte Beobachtung des eigenen Organismus wird zur fortwährenden Quelle von Sensationen, deren genetische Verwandtschaft zur Sexualität im Sinne des Narzißmus nicht abgeleugnet werden kann. Dementsprechend bezeichnet die Analyse die Hypochondrie als narzißtische Neurose. Schließlich muß ja auch betont werden, daß ja auch für den steten Selbstbeobachter das Ich-Nahe, der Körper, das Subjekt, zum Zentrum der Dinge wird, und wir können die Depersonalisation dahin charakterisieren, daß alles nur im Hinblick auf die eigene Person und nicht im Hinblick auf die Sache selbst erlebt wird. Dynamisch müssen wir das so ausdrücken, daß Interesse, Libido von der Außenwelt abgezogen wird. Dieses Abziehen der Libido von der Außenwelt ist aber das Kardinalsymptom der beginnenden Neurose. Jede Neurose beginnt mit solchen Ablösungen, deren Endresultat die Konzentrierung der Libido, des Interesses auf die eigene Person wäre. Im Fortschreiten muß die Welt immer schattenhafter werden und schließlich mit dem Körper in eins verschmelzen. Während aber der Depersonalisierte diesen Prozeß nur bis zu einem gewissen Grade mitmacht, während er weiß, daß die Welt ja doch nicht geändert ist, sondern ihm nur geändert vorkomme, ist bei dem Psychotischen die Welt wirklich verändert, und es kommt zur Phantasie oder Wahnidee des Weltunterganges, die Freud zum ersten Male bei dem Senatspräsidenten Schreber durchschaut hat als Einziehen der Libidobesetzungen. Nun sieht man gelegentlich Depersonalisationserscheinungen bei dem Übergang vom Wachzustand zu dem hysterischen Dämmerzustand, und zwar besonders die Entfremdung der Wahrnehmungswelt. Hier wird nur der gegenwärtigen Situation die Besetzung entzogen, während die Besetzung doch einer, wenn auch nur phantasierten Welt verbleibt. Man sieht so, daß die Depersonalisation ein Kernproblem der Psychologie und der Psychopathologie ist. Denn im Grunde leitet sie eine jede Neurose oder Psychose ein und von ihr aus ergibt sich die Möglichkeit eines Verständnisses gewisser nihilistischer Wahnideen der Melancholiker (bemerkenswerterweise klagen Angstmelancholiker gar nicht selten über den Verlust des Vorstellungsvermögens) und der Weltuntergangsphantasie der Schizophrenen. Im Reiche der normalen Psychologie erhellt sich uns aber von hier aus die Erlebnisweise des Ästhetizismus und die Bedeutung des vollen und reinen Erlebens.

Es ist bemerkenswert, daß in einer Reihe von Fällen die Selbstbeobachtung, die den Widerspruch vertritt, keinen wesentlichen Einfluß auf die Ausführung der Handlung hat; daß aber durch sie Behinderungen hervorgerufen werden können, hat besonders PICK in bezug auf die Bewegung dargetan. Er hat gezeigt, daß Aufmerksamkeit Störung der Bewegung hervorruft (s. oben). Die hysterische Verdrängung ist die weitere Auswirkung der Kräfte, welche das Erlebnis zu einem widersprochenen machen. Wahnbildung und Halluzination sind der positive Ertrag dieser Triebkräfte. Wird ein Erlebnis verdrängt, so scheint der Vordergrund des Erlebens nicht wesentlich verändert zu sein. Aber zur dauernden Niederhaltung des Verdrängten sind Aufwendungen von Triebenergien notwendig, welche den Vordergrunderlebnissen entzogen werden. Im Dämmerzustand ist wiederum die Realität verdrängt, so daß das Dämmerzustandserlebnis keine Fülle hat. Sowohl im Dämmerzustand als auch bei seinem Negativ, der hysterischen Verdrängung, ist eine bedeutsame Masse von Energie den Vordergrunderlebnissen entzogen. Diese werden nur einen geringen Teil der Interessen der Persönlichkeit in sich schließen und es wird dieses arme Erlebnis auch noch ein schwankenderes sein, weil es fortwährend in Gefahr ist, von den widersprechenden Tendenzen niedergerannt zu werden.

Wir haben also folgende Weisen des Persönlichkeitserlebnisses kennengelernt:

1. das volle Erleben,
2. das arme Erleben,
3. das widersprochene Erleben.
4. Das auf Grund von Verdrängung arme Erleben,

Diese Erörterungen beziehen sich auf die Person, auf das Ich und die Weisen seines Erlebens.

Die Lehre von der Depersonalisation, die ich hier vortrage, stützt sich auf eine ausgedehnte eigene Untersuchung. ÖSTERREICH glaubte, der WUNDTschen Psychologie folgend, daß Depersonalisation aus einem Gefühlsmangel erklärbar sei. Er hat aber dabei verkannt, daß die Patienten Gefühle haben, welche nur der Verdrängung verfallen sind. Die Gefühle der Depersonalisierten sind widersprochene Gefühle, welche verleugnet werden. Würde es sich wirklich, wie ÖSTERREICH meint, um Gefühlsmangel handeln, dann wäre es nicht verständlich, daß eine Reihe von Depersonalisierten gute objektive Leistungen aufzuweisen haben. Man müßte dann die Gefühle jedes dynamischen Wertes verlustig erklären, was wiederum der WUNDTschen Gefühlspsychologie widerspricht, der sich ÖSTERREICH anschließt. In letzter Zeit hat SCHNEIDER der Phänomenologie, GIESE der Klinik der Depersonalisation eine ausführlichere Studie gewidmet. Die von mir vertretene Lehre schließt sich im phänomenologischen Bezug an PFÄNDER und HAAS an. Deren Konzeption der Unechtheit der Gefühle erscheint mir grundlegend wichtig. Aber diese bedeutsame phänomenologische Erkenntnis muß durch psychogenetische Psychologie ergänzt werden und man sieht dann in der Tat immer wieder, daß die Widersprochenheit nicht gleichsam grundlos entsteht oder da ist, sondern daß es bestimmte Triebrichtungen sind, welche den Widerspruch vertreten, oder noch besser ausgedrückt, der Widerspruch geht von bestimmten, klar umschriebenen Erlebnissen aus. Die Depersonalisation ist also das Resultat widerstreitender Erlebnisse, und wenn Depersonalisation auftritt im Anschluß an einen epileptischen Dämmerzustand oder beim Einsetzen einer Schizophrenie, so besteht die Wirkung organischer Erkrankung offenbar nur darin, daß die bestimmten Erlebnisse und ihre Triebrichtung durch die organische Erkrankung stärker in den Vordergrund treten. Das ist ja ein Hauptgesichtspunkt unserer psychologischen Grundanschauung, daß organische Hirnläsion niemals etwas Psychisches zerstöre, sondern daß nur psychische Vorgänge in anderer Weise ablaufen und die vorausgegangenen Einstellungen in verschiedener Weise in Erscheinung treten. Die Psychoanalyse hat gelehrt, daß die Vulgärpsychologie, welche Einzelerlebnisse und ihre Wirkung kennt, den psychologischen Sachverhalt besser wiedergibt als eine Psychologie, welche an Stelle von Erlebnissen und Trieben aus Empfindungen, Vorstellungen und Gefühlen das Seelenleben aufbauen will.

Da der Symptomenkomplex der Depersonalisation bei verschiedenen Neurosen und Psychosen auftreten kann, so gibt er uns auch einen Hinweis darauf, daß wir nicht das Recht haben anzunehmen, bestimmten Krankheiten seien psychologisch eindeutig charakterisierte Veränderungen zuzuschreiben.

Der Symptomenkomplex der Depersonalisation tritt auch beim Gesunden nicht selten in Verbindung mit dem Déjà vue in Erscheinung (vgl. hierzu HEYMANS). Ich verweise auf den Absatz über das Déjà vue. Alle Erscheinungen der Psychosen können wir überhaupt auch im Seelenleben des Normalen antreffen, nur ist die Stellung der Gesamtpersönlichkeit zu diesen Erscheinungen in beiden Fällen eine verschiedene. Bei jedem psychopathologischen Phänomen ist zu fragen, mit welchen Anteilen der Persönlichkeit das Individuum in ihm lebt.

3. Das Zeiterlebnis.

Physikalische und psychologische Zeit. Gefühlsverläufe, Empfindungsverläufe und das Zeiterlebnis. Die Beziehung des Zeiterlebens zum Rhythmus. Die Komplikationsversuche. Die Gegenwart ist kein physikalischer Begriff. Die Bedeutung der Rhythmik.

Erst der Einblick in das Wesen des Ich ermöglicht es uns, dem Problem der Zeitauffassung näherzutreten. In der „Psychologie der Zeit" muß man sich durchaus von dem physikalischen Zeitbegriff freimachen. BERGSON hat mit Recht darauf verwiesen, daß die naturwissenschaftlichen Gleichungen keinerlei Änderungen erfahren würden, wenn der zeitliche Ablauf unendlich verlangsamt oder unendlich beschleunigt würde, wohl aber müßte hierdurch die Art des Erlebens auf das entschiedenste verändert werden. Das Fließen der Zeit hat die tiefste Beziehung zum Ablauf des Lebens und des Psychischen. Gegenwart ist ein Begriff, der nur Sinn hat in bezug auf erlebende Persönlichkeiten. Das Unbelebte hat keine Gegenwart, keine Vergangenheit und keine

Zukunft. WUNDT betont, daß charakteristische Gefühlsverläufe an das Zeiterleben geknüpft seien. Diese seien mit inneren Tastempfindungen verbunden, welche die Tastbewegungen begleiten, und zwar sowohl die arhythmischen als die rhythmischen. Die rhythmischen Empfindungen, welche durch den Gang vermittelt würden, seien hierbei besonders wichtig. Gefühle der Spannung und Lösung wechselten hierbei ab. So gebe es eine ganze Reihe rhythmisch geordneter Erlebnisse, die sich sehr bald auf einen bestimmten Takt einstellten. Ebenso wie in der Bewegung werde jedoch gleichförmigen akustischen Sinneseindrücken sehr bald ein Rhythmus eingeprägt, wie experimentelle Untersuchungen von MEUMANN und anderen zeigten. Während der Folge zweier Töne habe man ein unmittelbares Zeiterlebnis, das nur annähernd mit der objektiven Zeit übereinstimme und bald unterschätzt, bald überschätzt werde. Wenn auch diese Ausführungen uns wesentliche Teilmomente der Zeitauffassung erkennen lassen, so wird hierbei doch die Grundtatsache übersehen, nämlich daß ich es bin, der in der Zeit lebt, der aus der Vergangenheit heraus in die Zukunft strebt. Hier liegt eine nicht weiter zergliederbare Grundtatsache des Seelenlebens vor. Zeiterleben ist mit den zentralen Haltungen auf das engste verknüpft und wie sowohl die Pathologie als auch die Alltagserfahrung zeigt, ist das Zeiterleben durchaus geändert, je nachdem ich mich Aufgaben voll zuwende oder ob ich mich mit mir selbst im Widerspruch finde. Die Depersonalisierten, welche ja ein zersplittertes Persönlichkeitserleben haben, haben alle ein verändertes Zeiterleben. In ausgeprägten Fällen scheint ihnen die Zeit stille zu stehen, oder es scheint ihnen die Gegenwart ähnlich dem längst Vergangenen. REVAULT D'ALLONNES hat gezeigt, daß diese Patienten gleichwohl keine objektiv nachweisbaren Störungen des Zeitsinnes haben. Gibt es überhaupt solche? Beim KORSAKOFF mit seiner schweren zeitlichen Desorientierung vermißt man sie. KLIEN hat epileptische Zustände beschrieben, in denen alles schneller abzulaufen schien. Das eigene Sprechen und die Bewegungen der anderen. Im Haschischdelirium scheinen wiederum die Zeiten unendlich lang zu dauern. Aber in allen diesen Fällen wurde die Schätzung kleiner Zeitstrecken nicht untersucht; KLIEN ist der Ansicht, daß die Sinneseindrücke zu rasch oder zu langsam abklingen und daß hierdurch die Abänderung des Zeiterlebens bedingt sei, doch ist diese Frage wohl noch nicht entschieden (vgl. hierzu PICK). Auch KLIEN kennt neben dem sensoriellen Faktor der Zeitwahrnehmung einen zweiten, der mit der zentralen Haltung der Persönlichkeit in Zusammenhang steht. Er spricht von psychoenergetischen Temporalzeichen. Mir scheint freilich dieser zentrale Faktor der wesentliche zu sein. Auch kennt die Pathologie keine Fälle, bei denen die Patienten das unmittelbare Gegenwartserleben verloren hätten, so daß man wohl sagen kann, daß es nicht berechtigt ist, das

Zeiterleben aus Gefühlsverläufen und Empfindungen zusammensetzen zu wollen, wenn auch Abänderungen des Zeiterlebens von dieser Seite her vielleicht zustande kommen können. Ja es fragt sich, ob zwischen der Rhythmisierung und dem Zeiterleben überhaupt bindende Beziehungen bestehen. und ob nicht die psychophysische Tendenz zum Rhythmus, deren Nachweis ja der experimentellen Psychologie so ausgezeichnet gelungen ist, nur an das Zeiterleben angelehnt sei. Hierfür spricht, daß wir ja gar nichts Rhythmisches im reinen Zeiterlebnis antreffen, sondern daß dieses im geraden Gegensatz hierzu einen gleichmäßig fließenden Charakter hat. Für uns steht also das Zeiterleben in engster Beziehung zur Persönlichkeit und wird nicht aus rhythmischen Empfindungen zusammengesetzt, ja ist sogar die Voraussetzung, auf Grund deren wir überhaupt erst einen Rhythmus wahrnehmen können.

Nun ordnet sich das Leben eines jeden Menschen in eine Zeitreihe und die naive Beobachtung nimmt an, daß diese Zeitreihe der objektiven Folge der Erlebnisse entspreche. WUNDT hat aber in sogenannten Komplikationsversuchen gezeigt, daß gleichzeitige Eindrücke disparater Sinnesgebiete je nach den besonderen Bedingungen der Aufmerksamkeitsspannung zu verschiedenen Zeiten aufgefaßt werden. Bald erscheint bei gleichzeitiger Einwirkung eines Schall- und Gesichtsreizes jener vor diesem, bald dieser vor jenem. Offenbar wird also Empfindungsmaterial nicht ohne weiteres in die Zeitreihe eingetragen, sondern vorher bearbeitet. Hier ist daran zu erinnern, daß ja nicht Einzelheiten, sondern Ganzheiten aufgefaßt werden. Eine Melodie erscheint als Ganzes, trotzdem sie eine objektive Ausdehnung in der Zeit hat und wir erleben den ersten Ton einer Melodie anders als den gleichen isolierten Ton. Auch dann, wenn eine „physiologische" Beeinflussung des ersten Tones durch den letzten nicht in Frage kommt. Eine gleichmäßige Reihe von Metronomschlägen wird rhythmisiert und in eine Reihe von Verbänden zerlegt, was nicht möglich wäre, wenn nicht die drei bis vier Töne eines solchen Verbandes trotz ihrer objektiven zeitlichen Differenz doch als Ganzes aufgefaßt würden. Damit ist aber ein für die gesamte Psychologie sehr wichtiges Prinzip aufgestellt, dem wir ja auch schon bei der Besprechung der Satzbildung und des Satzverständnisses begegnet sind, und das uns auch gleichzeitig zeigt, daß Gegenwart und physikalische Zeit nicht miteinander identisch sind.

Während wir in der Zeit ein psychologisches Grundphänomen im engeren Sinne zu sehen haben, scheint die Rhythmisierung eine biologische Grundtatsache zu sein, die sich allerdings auch im Psychologischen immer wieder vorfindet. Hier einiges ungeordnetes Material. Es würde zu weit führen, die einzelnen rhythmischen Abläufe in ihrem Wesen und in ihrer Beziehung zu anderen zu studieren. Alle Lebensabläufe sind rhythmisch gestaltet. Der Zyklus von Werden und Fortpflanzung macht ebenso wie Herzschlag und Atmung einen Rhythmus durch. Gleichmäßig dargebotene Geräusche werden rhythmisiert und der Gang zeigt gleichfalls rhythmische Phasen. Aber wir finden Rhythmus auch im Triebleben zwischen Befriedigung und Neubestrebung und in dessen Spiegelung auch im Gefühlsleben. Rhythmische Tätigkeit ist leichter als arhythmische und BÜCHNER hat gezeigt, wie der Rhythmus in die Arbeit eingreift und sie erleichtert und fördert. Die Freude an rhythmischer Bewegung bricht immer wieder durch im Lauf, im Tanz, und man darf erinnern, daß der Primitive dem Tanz eine besondere magische Bedeutung zuschreibt. So durchsetzt Rhythmik, von den biologischen Tiefen herkommend, das Seelenleben.

Mit der Rhythmik verwandt ist ein Prinzip, das man als Motivwiederholung bezeichnen kann. Die rhythmische Tätigkeit wiederholt ja immer wieder das gleiche. Rhythmus ist Wiederkehr. Nun sehen wir diese Freude an der Wiederkehr in der Ornamentik, wir sehen sie in der motivischen Wiederholung der Musik, und wir treffen schließlich auch im Ablauf des Denkens immer wieder das gleiche Motiv an. Fast könnte man meinen, der menschliche Geist dränge danach, das einmal Erlebte immer wieder neu darzustellen, wobei freilich das neu Dargestellte im einzelnen abgeändert sein kann.

4. Die Persönlichkeit.

Die Zielsetzungen der Persönlichkeit und die Übernahme der Ziele von den Personen der Umgebung. Identifizierung und Wirklichkeitsbewältigung. Idealich und Körper. Die Bildung des Idealichs. Die Darstellung des Idealichs bei Psychosen. Die Zensur. Die ADLERschen Leitlinien. Der Wille zur Macht. Die Energiequellen der Verdrängung. Die Entzweiung im Ich. Die Fälle von doppeltem Bewußtsein. Vielfältigkeit und Inkonstanz des Idealichs. Zur Psychologie des Selbstmords. Ichideal und Neurose. Der teilweise Umbau des Ichideals bei der Neurose und die Erhaltung des Ichideals in der Neurose. Ichideal und Psychose.

Wir wenden uns jetzt der Betrachtung der Persönlichkeit zu. Darunter verstehen wir die Fülle der Einzelerlebnisse im Ich und seine Verhaltungsweisen, soweit sie in Erlebnissen zutage getreten sind. Zur Persönlichkeit rechnen wir die Einzelerlebnisse des Liebens, Hassens, Wählens, Vorziehens, Wertens, in denen sich ja erst das Ich, die Person manifestiert, aber auch alles Äußere, den Einfluß, die Macht, Kleidung, Stellung. Also von Persönlichkeit sprechen wir dann, wenn das Ich sich in Einzelerlebnissen manifestiert hat. Durch die Summe dieser Einzelerlebnisse zieht ein gemeinsamer Zug, es liegt ihnen ein gemeinsames Prinzip zugrunde. Damit haben wir auch den Anschluß an den täglichen Sprachgebrauch; wir sprechen von wahrer und falscher Persönlichkeit eines Menschen und meinen damit, ob in den jeweiligen zutage tretenden Erlebnissen sich das Ich in seiner Fülle manifestiere oder nicht. Von Selbstbewußtsein sprechen wir, wenn wir meinen, daß das

Ich den Ablauf seines Erlebens, seiner Akte betrachte; von Persönlichkeitsbewußtsein dann, wenn das Ich seine bestimmten Erlebnisse einer Betrachtung unterzieht. Der Typus einer Änderung im Persönlichkeitsbewußtsein wäre in jenen Versuchen RICHETS an Hypnotisierten gegeben, in denen er durch hypnotischen Befehl aus einem Dienstmädchen einen General machte. Man könnte meinen, die Persönlichkeit baue sich aus sexuellen Triebstrebungen und aus den Ichtrieben auf. Die Ichtriebe wären den Sachwerten zugewendet, soweit sie der Erhaltung der eigenen Person und den Zielen der Gesellschaft dienen. Die psychologische Beobachtung ergibt jedoch, daß sich diese Dinge weit komplizierter verhalten. Es beruht im Wesen der Erziehung, daß wir nicht dazu kommen, uns nach eigenem Gutdünken Ziele zu setzen. Wir erhalten diese Ziele vielmehr von den Erziehungspersonen übermittelt. Ebenso wie die neuere Psychologie für die Sprachentwicklung unwiderleglich dargetan hat, daß das Kind die Sprache nicht nach seinen eigenen Bedürfnissen schafft, sondern sie nur von den Erwachsenen übernimmt, wobei freilich die eigene Organisation helfend eingreift, so übernimmt es auch seine Ziele von seiner Umgebung, zu diesen gehört etwa die Reinlichkeit.

Wir haben ja offenbar in dem primitivsten kindlichen Organismus eine Existenzweise vor uns, in der eine Triebbefriedigung auf kürzestem Wege angestrebt wird. Wie bereits ausgeführt, haben die Triebgegenstände keine nach den Gesetzen der Sachen gegliederte Struktur, sie fließen mit dem Körper in eines zusammen. Dem Kind ist ja die volle Struktur der Wirklichkeit unzugänglich. Es ist ihr nicht gewachsen. Das Kind ist biologisch auf die Pflegepersonen angewiesen. Die Stellung des Kindes zu seinen Pflegepersonen muß also etwas durchaus Gesetzmäßiges sein. Sie erscheinen ihm wohl zunächst als Objekt erotischer Zuneigung, aber auch als Vermittler anderer Triebbefriedigung, des Nahrungsbedürfnisses und dergleichen mehr. Aber auch als Verhinderer gewisser Triebbefriedigungen. So bestehen bei den Kindern zweifellos Neigungen, sich an Kot und Urin zu freuen, damit zu spielen. Befriedigungen, welche sie nur ungern unter dem Erziehungszwang aufgeben. Hier würde also der Erwachsene erscheinen als ein forderndes Element der Wirklichkeit, das berücksichtigt werden muß. Die Anpassung an die Forderung dieser Personen ist eine Anpassung an die Wirklichkeit, die zum Beispiel der tiefstehende Idiot nicht zu leisten imstande ist.

Die Haltung des Kindes gegenüber seiner Umgebung ist vielfach eine recht tyrannische. Man sieht sehr bald das Bestreben, sich die Umgebung dienstbar zu machen, vereint mit der Tendenz, auch der Dinge der Umgebung Herr zu werden. Hier paart sich offenbar Aggressionstrieb und Tendenz zur Wirklichkeitsbewältigung und in die Freude über die Wirklichkeitsbewältigung fließt sexueller Genuß mit ein. Der

Stolz und die Liebe zum eigenen Körper und zu seiner Macht (Narzißmus) sind das Ursprüngliche, aber sie gehen schließlich auch auf das eigene Denken über und überhaupt auf die gesamte Erlebnisweise, auf die gesamte Persönlichkeit. Die Tendenz zur Wirklichkeitsbewältigung ist triebhaft, das heißt ihrem Wesen nach unbefriedigt und unersättlich. Sie schafft sich nach der Erreichung eines Zieles sofort neue. Sie ist in dieser Hinsicht dem Sexualtrieb durchaus gleichzustellen. Es kommt aber sehr bald die Einsicht, daß die Bewältigung der Aufgaben, die Bewältigung der Außenwelt nicht ohne weiteres möglich ist, und daß es hinter den Erwachsenen zurücksteht. Diese zu erreichen, wird neue Leitlinie, wird neue Tendenz. Hier sind die Hebel für die Identifizierung, die nun zwischen dem Kind und seinen Erziehern vorgenommen wird, wobei der Vater wiederum die wichtigste Persönlichkeit ist. (Er hat ja auch den größten Anteil der Wirklichkeitsbewältigung vollzogen.) Diese Identifizierung äußert sich darin, daß das Kind nun selber zum Vater wird, aber es drückt diese Identifizierung nicht nur durch einzelne Symptome aus, sondern die Identifizierung geht hier mit einer ganz bestimmten Zwecksetzung einher. Sie zeigt nicht nur die liebende Zuneigung an, sondern sie führt zu einem mehr oder minder vollständigen Nachahmen im Tun. Es ist eine Nachfolge. Nun haben wir bei jeder Identifizierung ja zwei Teile unterschieden, deren einer die Identifizierung ist, deren andere die Ichprojektion. Nun ist hier die Ichprojektion nur eine sehr unvollständige. Es kann das „Ich“ nur wieder in den eigenen Körper verlegt werden. Aber auf einmal ist nun der eigene Körper nicht mehr mit seinen Trieben der alleinherrschende, vielmehr tritt er einem neuen, mehr geistigen Ich gegenüber, das im Grunde aus der Identifizierung mit dem Vater entstanden ist. Es ist nun eine Stufe des Ich da, das eine Ich steht dem anderen so gegenüber wie der Vater seinem Kinde (Freud). Nun, wir lieben dieses geistige Ich noch mehr als das körperliche, wir bezeichnen es als Idealich oder Überich und sehen in diesem Idealich das Resultat einer Reihe von Identifizierungen. Denn hinterher identifiziert man sich nicht nur mit dem Vater, sondern mit anderen Lehr- oder Erziehungspersonen, ja es spielt in der Pubertät die Identifizierung mit den Lehrern und Führern eine außerordentlich große Rolle. Wenn sich also der Mensch Ziele und Zwecke setzt, wenn er nach bestimmten Idealen strebt, so ist dieses Streben erst auf dem Umwege über die Identifizierung zustande gekommen. Dieses Streben geht nicht nur nach positiven Zielen, sondern es geht auch auf die Unterdrückung von Triebregungen, welche mit diesem Ziel nicht vereinbar sind. Hier ist also der Zensor, die verdrängende Instanz, hier liegt auch der Keim des Gewissens. Denn dieses Idealich macht uns auch Geschehenes zum Vorwurf. Man darf nun nicht glauben, daß die Identifizierung, die dem Idealich zugrunde liegt, verborgen bleiben muß, für sehr viele Menschen ist sie Leitmotiv; sie möchten so werden wie ein bestimmter anderer. Viele Jünger eifern bewußt dem Meister, viele Söhne dem Vater nach. Man darf aber auch nicht glauben, daß das Idealich nur auf der Identifizierung aufbauen müsse, in ihm finden auch Triebstrebungen anderer Art ihre Erfüllung. Mit anderen Worten, die Bildung des Idealichs ist einesteils abhängig von den erotischen Bindungen, andernteils aber auch von den anderen Triebstrebungen. Das Idealich baut sich demnach aus ebenso komplizierten Triebsetzungen auf wie etwa ein neurotisches Symptom. Denn einesteils kommen in ihm die verschiedenen Partialtriebstrebungen mit zum Ausdruck, andernteils die Gebote der Wirklichkeitsanpassung. Man kann sehen, wie bei bestimmten Psychosen sich dieses Ichideal verkörpert, so gibt es Personifikationen des Ichideals, welche das Erleben der Individuen nach anstößigen Triebregungen durchsuchen. Bei der Alkoholhalluzinose löst sich die Figur des Gewissens wieder in eine Fülle von Einzelpersonen auf, es wird wieder zur Stimme der Gesellschaft (FREUD). Der Patient hört kritisierende und beschimpfende Stimmen. In einem meiner Schizophreniefälle war das Idealich vertreten von der Umgebung des Patienten, diese warfen ihm unter anderm ständig Homosexualität vor. Aber die kritisierende Masse — es waren nur männliche Personen — ist ja gerade auch das Objekt der verpönten Triebstrebung. Das Idealich bildet sich im Grunde erst, wenn ein Konflikt zwischen den Trieben ausbricht. Der ungehemmte Ichtrieb würde gar kein Ideal zu bilden brauchen, ebensowenig wie der ungehemmte Sexualtrieb. Das Idealich dient im Grunde der Befriedigung beider, es ist ein Kompromiß wie das neurotische Symptom.

Es wird von wesentlichem Unterschiede sein, wie das Idealich den übrigen Persönlichkeitsanteilen gegenübertritt. Ob es diese milde oder streng behandelt. Ein jeder hat Zeiten, in denen er an sich selber die höchsten Anforderungen stellt, während er dann wieder mit sich laxer wird. In der Melancholie, wo der Kranke sich über seine Schlechtigkeit fortwährend beklagt, haben wir es mit einer Überspannung der Forderungen des Ichideales zu tun. In der Manie setzt sich das Individuum an Stelle seines Ichideales (FREUD). Es ist das Verdienst von ADLER, darauf hingewiesen zu haben, welch eine ungeheure Bedeutung die Leitlinien, welche sich jedes Individuum setzt, für das gesamte seelische Leben haben. Es muß zugegeben werden, daß das Thema Macht in diesen Leitlinien eine bedeutsame Rolle spielt. ADLER spricht davon, daß jeder Mensch seine männliche Rolle zu behaupten trachte, vom männlichen Protest, und er verweist auf die Kunstgriffe und Kniffe, welche besonders der Nervöse anwendet, um trotz des dunkeln Bewußtseins (Minderwertigkeitsgefühls), er sei der Situation nicht gewachsen, die Herrschaft, die Macht zu bewahren. Zweifellos steckt in dieser Konzeption die richtige Erkenntnis von der wesentlichen Bedeutung, welche der Zuwendung zu den Strukturen der Wirklichkeit zukommt, soweit sie sich im Gemeinschaftsleben und in der unbelebten Natur äußern. Man kann ja schließlich auch die Sexualität als einen Teil dieser Wirklichkeit ansehen, einen Teil, der ja auch eine sachliche Bewältigung erfordert. Probleme der Sexualität sind ja immer auch Probleme der Gesamtpersönlichkeit. Freilich darf man nicht vergessen, daß die Sexualität doch mehr selbstsüchtige Ziele verfolgt und mehr zum Körper zurück als in die Welt hinausführt. FREUD hat die Bewältigung der Wirklichkeit nur auf den Zwang der Notwendigkeit zurückgeführt. Wie ich glaube, nicht völlig mit Recht. Ich sehe auch hinstürmende Triebhaftigkeit, den NIETZSCHEschen Willen zur Macht.

FREUD selbst faßt den Narzißmus als Bindeglied zwischen Ichtrieben und Sexualtrieben auf und er schreibt dem Ich, unter dem er seine Ichtriebe im engeren Sinne und den Narzißmus versteht, folgende Funktionen zu: die Ausübung der Realitätsprüfung, das Gewissen und die Selbstbeobachtung. Er ist auch der Ansicht, daß das Ich zu dem System Bw. (bewußt) besondere Beziehungen habe. Jedenfalls ist es aber nur aus dem jetzt gewonnenen Verständnis für die Gesamtpersönlichkeit heraus möglich, das Wesen der Verdrängung zu verstehen. Da das Ich Energien libidinöser und ichtriebhafter Natur an sich bindet, so sind wir auch über die Energiequellen der Verdrängung orientiert.

Es sind Ichtriebe und narzißtische Energie, welche den Verdrängungsmechanismus speisen. Es ist wichtig, daran festzuhalten, daß diese Energie mit den Vorstellungen und Gedanken im Zusammenhang steht, welche unter dem Einfluß des Idealichs geschaffen werden. So scheint denn jede Regung gleichsam gegen das Ich aufzustehen, und es erscheint geradezu ein Zustand der Entzweiung zwischen den verschiedenen Anteilen der Persönlichkeit als die Regel, der volle Einklang als die Ausnahme; oder besser formuliert: die beiden Anteile der Persönlichkeit streben nach Vereinigung, aber kaum ist diese erreicht, so fällt sie sofort in Teile auseinander. Man sieht, daß das, was wir über die Vereinheitlichung im Denken gesprochen haben, im wesentlichen den gleichen Sachverhalt widerspiegelt, und man könnte nun die Frage aufwerfen, ob trotzdem von einer Einheit des Ich gesprochen werden könne.

Aber die Spaltungen liegen alle im Bereiche des Ich, über allen schwebt der gleiche einheitliche Grundton. Wir dürfen es geradezu zum Wesen des Ich rechnen, daß es in der Einheit doch mannigfaltig ist. Damit haben wir aber auch bereits Stellung genommen zu den Phänomenen des sogenannten doppelten Bewußtseins. Am berühmtesten ist der Fall von AZAM. Seine Patientin FELIDA befand sich in zwei durchaus verschiedenen seelischen Zuständen. Während sie in einem still, zurückhaltend erschienen war, war sie in dem andern lebenslustig, heiter, zu Leichtsinn geneigt. In dem ersten Zustand, der Normalzustand war, wußte sie von jenem andern Zustand überhaupt nichts, in dem zweiten Zustand war sie jedoch über den ersten im klaren. Doch gibt es alle möglichen Variationen und Übergänge zwischen dem Wissen von dem andern Zustand und dem Nichtwissen. Was jenen Fall und die verwandten Fälle von MITSCHEL, PRINCE, MAC NISH, WILSON, BOURRU und BOURROT, die künstliche FELIDA JANETS von den leichter verständlichen Fällen trennt, in denen sprunghaft verschiedene Seiten des Charakters sich zeigen, ist nur die Amnesie. Daß diese Amnesie auf der Verdrängung beruht, bedarf nach den Ausführungen über die Erinnerung keiner weiteren Erläuterung. Der Unterschied liegt also nur darin, daß diese Patienten einen Teil ihrer Persönlichkeit verleugnen, welche Verleugnung sich in der Amnesie kundgibt. Ein Teil der Erlebnisse der Persönlichkeit wird aus den Idealen der Persönlichkeit heraus nicht geduldet. Diese Ideale, Leitlinien sind nun wechselnde und wir dürfen annehmen, daß die Leitlinien schwanken, je nachdem ob Befriedigung stattgefunden hat oder nicht. Jede Erfüllung wirkt auf die neuen Zielsetzungen ein und unser Idealich schwankt mit unserer Triebhaftigkeit. Dabei muß das Idealich keineswegs ein einfaches Gebilde sein, es können mehrere solcher Ideale, solcher Leitlinien unvermittelt nebeneinander stehen. Die Stetigkeit einer Persönlichkeit wird von diesen Momenten abhängen, die ihrerseits wiederum im Triebleben fest verankert sind, das selbst auf organischem Boden ruht. Zum Beweis dessen seien die Schwankungen des Idealichs verzeichnet, welche man bei den zirkulären Psychosen antrifft. Aber bereits physiologischerweise gibt es Schwankungen. DOSTOJEWSKYS „Gebrüder Karamasoff" entnehme ich folgende Stelle: „. . . verzeihlich, wenn man bedenkt, daß er ein Mann von 50 Jahren war, also schon ein Alter erreicht hatte, in dem ein kluger wohlsituierter Weltmann zu seiner eigenen Person immer ehrerbietiger wird, und wäre es unwillkürlich."

Die Schätzung, welche der Mensch seinem Ideal, seinem Idealich zuweist, ist eine ungeheure. Er empfindet es als ein Stück seiner selbst. Die Selbstliebe, welche ursprünglich nur dem Körper galt, wird nun auf die geistige Persönlichkeit mit ihren Zielen übertragen. Ja wir erleben, ständig prüfend, den eigenen Wert und Unwert; selbst wenn wir uns verachten, legen wir unseren Hauptakzent auf den Verächter in uns, was schon HEBBEL sehr gut gewußt hat. Es ist fraglich, ob der Lebende überhaupt verzichten könne auf den eigenen Wert, den Selbstwert, und ob nicht die Selbstverdammnis der stärkste Ausdruck dafür sei, daß man die eigene Person doch als Vollkommenes zu bewahren trachte. Auch der Selbstmörder spricht über sich das Urteil und gibt sich mit seiner Handlung seinen Wert zurück. Wir kommen zu dem allgemeinen Satz, daß es zu den Grundeigentümlichkeiten des Seelischen gehöre, zu seinem Wesen, den Glauben an den eigenen Wert festzuhalten. Vielleicht mag das Beispiel des Selbstmörders geeignet sein, uns über die feinere Struktur dieser Dinge aufzuklären. Die Statistik lehrt, daß Selbstmorde irgendwie mit wirtschaftlichen Bedingungen gekoppelt sind. Er tritt ferner häufiger bei Stadtbewohnern als bei Landbewohnern ein. Ferner gibt es gewisse Rassen, Volksteile, bei denen die Selbstmordneigung besonders ausgesprochen ist (vgl. zu diesen Fragen etwa die jüngst erschienene Arbeit WEICHBRODTS). All das lehrt uns über die Psychologie des Selbstmords sehr wenig. Bei der individualpsychologischen Betrachtung des Selbstmords zeigen sich eine Reihe oberflächlich gelegener Motive, die wiederum dem allgemeinen Schema entsprechend in zwei Gruppen geteilt werden können, in soziale und erotische, wobei die sozialen die mannigfaltigsten Schattierungen aufweisen, wie Not, enttäuschten Ehrgeiz, Verlust der sozialen Stellung. Gehen wir mehr in die Tiefe, so sehen wir aber im Selbstmord sadistische Regungen zutage treten, welche gegen die eigene Person gerichtet werden. Ein Beispiel vergegenwärtigt den Sachverhalt. Ein Mann von etwa 30 Jahren wird eingeliefert mit Kratzwunden im Gesicht, die er sich mit einem Federmesser zugefügt hat, einem oberflächlichen Stich in der Herzgegend und einigen Kratzwunden ebendort. Ein Streit mit seiner Geliebten ging voraus. Diese hatte Angst, er werde ihr etwas antun. Um ihr zu zeigen, daß sie keinen Grund dazu habe, hat er, so gibt er an, den Selbstmordversuch gemacht. Es wird durchsichtig, daß die Befürchtung seiner Geliebten nicht ungerechtfertigt war. Er hatte die Absicht, aber er duldete diese Absicht nicht. Er wies sie ab, der sadistische Impuls kehrte sich gegen ihn selbst. Vermutlich liegt darin gleichzeitig auch eine Selbstbestrafung wegen dieser feindseligen Absicht. Wir haben also als Resultat der Triebverdrängung die Wendung gegen die eigene Person (vgl. hierzu FREUD). Gleichzeitig liegt in diesem Akt auch eine Identifizierung der eigenen Person mit der Geliebten vor. Wir sehen somit wiederum, daß als Resultat der Identifizierungen sehr häufig Teilpersonen erscheinen, und daß die Identifizierung sehr häufig nicht zu einer vollkommenen Gleichsetzung führt. Der Patient ist Richter und Gerichteter in einer Person, was ihm selbst verborgen bleibt. Wenn man will, liegt wiederum eine Spaltung der Persönlichkeit vor. Wir haben allen Grund anzunehmen, daß dieser Mechanismus beim Selbstmord kein seltener ist. Es ist nur eine Überdeckung dieser tieferliegenden Bestrebungen, wenn man in den oberflächlichen Schichten der Psyche des Selbstmörders so häufig die Absicht findet, durch den Selbstmord diesen oder jenen zu betrüben und zur Einsicht zu bringen, daß er gegen den Selbstmörder unrecht gehandelt habe. FREUD, dem wir die Kenntnis dieses Vorganges verdanken, nimmt an, daß auch die Selbstmordneigung der Melancholiker auf einer Wendung sadistischer Triebe gegen das eigene Ich beruhe. Soviel psychologische Wahrscheinlichkeit aus den psychologischen Erfahrungen bei Neurotikern und „Gesunden" diese Anschauung haben mag, habe ich sie selbst empirisch noch nicht bestätigt gefunden. Wie immer dem sei, der Selbstmord erscheint so als der Ausweg, um den Anforderungen des Ich, der Persönlichkeit doch gerecht zu werden, den Selbstwert behaupten zu können; und in der Art, wie diese Aufgabe durchgeführt wird, wird gleichzeitig tieferliegendes Triebstreben befriedigt.

Von hier aus ergibt sich aber ein Verständnis für die Entstehung von Handlungen des Gesunden, sowie auch für die Entstehung von Neurosen und Psychosen. Immer wieder steht der Neurotische vor Aufgaben, deren Bewältigung nicht glückt; vor Strukturen, die er nicht bewältigen kann, trotzdem er sie seinem Idealich entsprechend bewältigen möchte. Will er nicht seine alten Ziele aufgeben und sich neuen Zielen zuwenden, seine Anforderungen dem Leben gegenüber abändern, dann muß er die Wirklichkeit so lange umformen, bis er sie wieder bewältigen kann. Hier liegt die eigentliche Quelle der Regression bei den Neurosen. Die Befriedigung auf höherer Stufe ist versagt, es tritt eine Befriedigung auf tieferem Niveau ein. Das Ichideal bleibt aber unversehrt, damit wird die Anforderung der Gesellschaft anerkannt. Freilich müssen Teile dieses Ichideals umgebaut werden. Man kann die Neurose auch dahin charakterisieren, daß sie eine Triebbefriedigung gestattet bei Aufrechterhaltung des Idealichs, wobei die Triebbefriedigung in einem niedrigeren Niveau erfolgt. Die Psychose schlägt einen anderen Weg ein. Hier wird das Idealich selbst abgebaut, damit die Triebbefriedigung eintreten könne. Während bei der Neurose der Vorgang enger an den äußeren Konflikt gebunden ist, geht bei der Psychose der Abbau des Idealichs relativ unabhängig von der jeweiligen Aufgabe vonstatten. Die Anpassung an die Wirklichkeit, deren Bewältigung wird nicht mehr geleistet. Bei der Psychose ist die Befriedigung über die eigene Person, das Selbstwerterleben nur dadurch möglich, daß das Idealich sich ändert, während bei der Neurose die Persönlichkeit durch die Entstellung der Wirklichkeit ihren Selbstwert erhält. Jede Neurose und Psychose beginnt also mit einer Erschütterung des Selbstwerterlebens und stellt nichts anderes dar als die Wiederherstellung des Selbstwertes, wobei entweder die Ichziele geändert werden müssen, oder die Realität eine Umbildung erfahren muß. Es ist interessant, daß Mayer-Gross feststellen konnte, daß die Schizophrenen nach dem Abklingen des Schubes ihr Ich aufbauen und mittels dieses neuaufgebauten Ich die Erinnerung an die durchgemachte Psychose verdrängen. Nach Nunberg findet im akuten katatonen Anfall, nach Ferenczi und Hollos bei der Paralyse ein Abbau des Idealichs statt. Nun ist dieses der Träger der Beziehungen zur Wirklichkeit, zur Außenwelt. Es tritt an Stelle der strukturierten Welt eine ungegliederte, zur unmittelbaren Triebbefriedigung geeignete. Je primitiver die Triebe, desto ungegliederter die Welt. Mit dem Einsetzen der höheren Triebstufen werden immer wesentlichere Teile der Wirklichkeit erfaßt. Es scheint ein enger Parallelismus zu bestehen zwischen Triebstufe und Möglichkeit, die Wirklichkeit in ihren Strukturen zu erfassen.

Die Lehre vom Ideal- und Überich geht auf die Lehre ADLERs von den Leitlinien zurück. FREUD hat jedoch mit der richtigen Erkenntnis der Bedeutung der Identifizierungen für das Idealich einen wesentlichen Fortschritt angebahnt, den er in den Büchern über Massenpsychologie und Ichanalyse und über das Ich und das Es ausgebaut hat. Man muß sich freilich klarsein, daß der Ausdruck Idealich eine Gruppe sehr komplizierter zusammengehöriger Funktionsabläufe umfaßt, die noch der Untersuchung im einzelnen bedürfen. Man muß der Gefahr entgehen, durch diesen bequemen Begriff die Einzelanalyse zu vernachlässigen. Bezüglich der Lehre vom Selbstwerterleben verweise ich auf STORCH und STERN.

5. Die Stellungnahme zur eigenen Krankheit.

Die Stellungnahme zum Schmerz. Magenkrankheiten, Bewegungsstörungen. Die Übungsbehandlung der Tabes.

Nach diesen Ausführungen, welche notwendig waren, um das Wesen der psychischen Stellungnahme und der Kräfte, die an ihr mitwirken, zu verstehen, muß gesagt werden, daß solche Stellungnahmen die Aufgaben des Alltagslebens beherrschend durchsetzen. Erst aus den konkreten Zielen, aus den Absichten der Person, wird uns das Wesen der Triebe, seien es Ichtriebe oder Sexualtriebe, voll verständlich.

Von besonderer Bedeutung ist für uns die Stellungnahme des Menschen zu seiner körperlichen Krankheit. Wir haben uns allzusehr gewöhnt, die Symptome körperlicher Krankheiten als den unmittelbaren Ausdruck des lokalen körperlichen Prozesses anzusehen, den wir am Sektionstisch feststellen können. Nichts ist unrichtiger als diese Annahme. Zweifellos machen psychisches Unbehagen und Schmerz einen weiten Weg durch, bevor sie uns zur klaren Gegebenheit kommen. Die Haltung zu meinem Schmerz bedingt, welche Wirkung er auf mich ausüben kann. In dieser Hinsicht ist bemerkenswert, daß gelegentlich Paralytiker, deren Vestibularis erregt wird, zwar alle körperlichen Zeichen der Übelkeit zeigen, aber diese nicht empfinden und anerkennen. Auch der Manische erkennt auf der Höhe seiner Erregung seinen Schmerz nicht an. Nun ist der Schmerz, den ich an einem Gelenke empfinde, maßgebend dafür, ob ich es bewege oder nicht. Gelingt es nun, diesen Schmerz zu vernachlässigen, so wird trotz der organischen Erkrankung keine Funktionsbehinderung dasein, während wir bei der gleichen organischen Erkrankung weitgehende Funktionsbehinderung antreffen können, ohne daß wir diese Erscheinung mit dem Ausdrucke abtun könnten, es handle sich um eine funktionelle Zutat.

Man kann derartige Erwägungen in bezug auf jede körperliche, organische Erkrankung anwenden. Zweifellos läßt jede Abänderung der Stellungnahme das organische Leiden anders erscheinen. Organische Beschwerden werden, wenn etwa allgemeine Mißstimmung und Depression besteht, in ganz anderem Umfang erlebt. Dabei muß darauf verwiesen werden, daß ja die Stellungnahme, die auf ein Organ gerichtete Aufmerksamkeit auch physiologisch nach allem, was wir über die körperliche Wirkung der Affekte ausgeführ haben, keineswegs gleichgültig sein kann. Ich glaube, daß diese Dinge besonders für die leichteren organischen Erkrankungen des Magen-Darmtrakts von Bedeutung sind. Ob bei einem organischen Magenleiden Erbrechen eintritt, ist zweifellos in weitestem Ausmaße von der Stellungnahme abhängig, welche das Individuum einnimmt. Es ist daran zu erinnern, daß ja nicht alle organischen Beschwerden auf grob anatomischen Veränderungen beruhen, daß es sich auch um toxisch bedingte Reizzustände handeln kann, deren Wirksamkeit von der psychischen Stellungnahme abhängig sein muß. Ich erinnere daran, daß die Schlaflosigkeit der Morphinabstinenz, welche auf einer körperlich greifbaren Intoxikation beruht, durch Hypnose beeinflußt werden kann und daß ja, wie ausgeführt, die Hypnose dazu benützt werden kann, um Narkotica zu ersparen. Man sieht so, daß die interne Medizin allen Grund hat, sich auch bei jenen körperlichen Erkrankungen für die Stellungnahmen zu interessieren, die einwandfrei auf körperliche Ursachen zurückgeführt werden können. Es muß betont werden, daß wir gar keinen Grund haben, einen Menschen, dessen Stellungnahme nicht auf Überwindung seiner Beschwerden geht, als hysterisch zu bezeichnen. Die Probleme der Erkrankungen der Bewegungsorgane können ohne ein Eingehen auf die Stellungnahme überhaupt nicht gelöst werden. Bettlägerige ältere Personen verlernen die Bewegungen. Wohl sind geringe organische senile Hirnveränderungen in diesen Fällen anzunehmen. Doch haben diese Patienten durch das Nichtüben verlernt, mit ihren organischen Störungen fertig zu werden. Ähnlich bei der Tabes. Es ist immer wieder verblüffend, wie hochgradig ataktische Tabetiker durch die entsprechende Übungsbehandlung zu einer zweckmäßigen Ausnützung ihrer Bewegungsempfindungen gelangen. Sehr wahrscheinlich handelt es sich um solche, welche unter dem Einfluß der ersten Störungen gleichsam verzweifelt sind und in eine Stellungnahme des Nicht-mehr-Versuchens kommen, welche sie aus eigenem nicht mehr verlassen können. Freilich kommen wir immer wieder von einer andern Seite her an die Grenze des Organischen. Die Übungstherapie der Tabes beruht ja zum Teil auch darauf, daß optische Hilfen herangezogen werden. Aber Stellung nehmen heißt ja auch: mögliche Hilfen heranziehen oder nicht. Es wäre von höchstem psychologischem Interesse, eine Reihe von schweren ataktischen Tabetikern nach ähnlichen Gesichtspunkten zu untersuchen. Man muß den Begriff der Stellungnahme näher analysieren. Wir müssen annehmen, daß es Stellungnahmen gibt auf Grund relativ primitiver Voraussetzungen, z. B. auf Grund des Körperschemas, und daß es Stellungnahmen auf höherer Stufe gibt. Die Theorie der Stellungnahme wird uns nicht nur ein zweckmäßiges Handeln gegenüber Neurotikern, sondern auch gegenüber organisch Kranken ermöglichen. Wir haben jedenfalls zu berücksichtigen, daß in jeder Stellungnahme der Mensch als ganze Persönlichkeit in Erscheinung tritt. Und wir haben gesehen, daß die Einheit der Persönlichkeit nicht nur durch das Erhaltenbleiben des Erinnerungsbesitzes gewährleistet ist. Aber wir wissen auch, daß der Aufbau der Persönlichkeit ein sehr verwickelter und mannigfaltiger ist. Sie bewältigt Teilaufgaben mittels Identifizierungen, Abspaltungen der Persönlichkeit, welche allerdings schließlich doch in einem einheitlichen Ich zusammengefaßt werden.

6. Allgemeineres. Die Erkenntnis der fremden Persönlichkeit.

Ich und Werte. Die psychische Kausalität. Die verschiedenen Niveaus des seelischen Erlebens. Der Organismus im Dienste des Strebens. Die Wahrnehmung des fremden Ich. Die Analogieschlußtheorie. Die Einfühlungstheorie. Der Nachahmungsinstinkt als Vorstufe zur Identifizierung. Die Nachahmung führt nicht zur Erkenntnis fremden Erlebens. Die unmittelbare Wahrnehmung fremden Erlebens. Ist das genetische Problem nicht das, wie überhaupt Unbelebtes wahrgenommen werde? Weiteres gegen die Einfühlungstheorie. Der Weg zur Erfassung fremder Persönlichkeiten. Die intuitive Erfassung. Charaktertypen: schizothym und zyklothym. Die JUNGsche Typenlehre. Psychographie. Psychoanalytisches zur Charakterlehre.

Man sieht, daß Psychologie nur möglich wird, wenn man eine gegliederte Welt voraussetzt, eine Welt, welche sich in Sachwelt und Wertwelt gliedert. Freilich wird von dieser Sachwelt und Wertwelt nur das für uns faßbar, was unserer Organisationshöhe entspricht. Die reicher gegliederte Welt entspricht einer höheren Organisationsstufe. So steht die biologische Organisation zum Wert in sehr enger Beziehung. Nun lehrt die Psychologie, daß das volle Persönlichkeitserleben sich nur in einer reich gegliederten Außenwelt entfalten kann, ja darüber hinaus auch nur dann, wenn im Hinblick auf die Außenwelt und nicht im Hinblick auf die eigene Person oder den eigenen Wert erlebt wird. Mit anderen Worten: die Persönlichkeit entfaltet sich nur dann, wenn sie Aufgaben und Zielen zugewendet ist, nicht aber, wenn sie sich die Entfaltung der Persönlichkeit selbst zum Ziele setzt. Das ist die Lehre, welche wir aus dem Studium der Depersonalisation ziehen können, welche somit für die Psychologie der Ethik und der ethischen Haltungen als Prüfstein angesehen werden kann. Man darf, auch wenn man Psychologie treibt, nicht verkennen, daß zwar der reale konkrete seelische Ablauf es uns ermöglicht, Einsichten in Strukturen zu gewinnen, Werte zu erkennen und zu verwirklichen, daß aber Wert- und Sachwelt doch jenseits des psychologischen Ablaufes stehen, und daß ihnen ein objektives Sein zukommt.

Wir haben uns nunmehr der Frage zuzuwenden, ob und welche Veränderungen Ich, Person und Persönlichkeit bei krankhaftem Geschehen erfahren. Nach den bisherigen Ausführungen ist es klar, daß Ich und Person jenseits alles krankhaften Geschehens stehen, daß keine Möglichkeit besteht, das Ich zu vernichten. Es kann nur in seinen Auswirkungen gehemmt und unterdrückt werden. Psychosen sind nur Änderungen in der Auswirkung der Persönlichkeit; hierbei muß der seelische Ablauf auch als kausal angesehen werden (vgl. hierzu die Einleitung), wenn auch die Struktur des Geistes, des Ich nicht irgendwie als kausale Folge angesehen werden kann. Die psychische Kausalität erscheint dementsprechend als unzerreißbare Kette. Auf jedes psychische Erlebnis hin erfolgt eine Stellungnahme des Individuums, nur daß diese Stellungnahme gleichsam in verschiedenen Niveaus erfolgen kann. Am klarsten wird das wiederum bei der Betrachtung des Traumlebens. Dieses zeigt eine Stellungnahme, welche verschieden ist von der Stellung des Wachzustandes. Die Stellungnahme erfolgt im tieferen Niveau und als charakteristische Eigentümlichkeit dieses tieferen Niveaus erscheint der größere Reichtum an Bildern, der größere Reichtum an unvereinheitlichten Bedeutungen, die Vergangenheit ist in diesem tieferen Niveau ausdrücklicher enthalten als in den Stufen des höheren. Das, was wir als tieferes Niveau bezeichnen, nähert sich dem, was BERGSON als das reine Gedächtnis ansieht, der auch die verschiedenen seelischen Niveaus treffend verglichen hat mit einem Kegel, dessen Spitze sich in die Gegenwart einbohrt, während dessen Basis das reine Gedächtnis darstellt. Nur darf man nicht vergessen, daß, um bei dem BERGSONschen Gleichnis zu bleiben, die Spitze des Kegels den gesamten Kegel strukturiert in sich enthält[1]). Die sachentsprechende Handlung vereinheitlicht die gesamte Vergangenheit, diese schwingt gedämpft mit, während sie bei den Erlebnisformen des tieferen Niveaus in einer mehr ausdrücklichen Form anklingt. Mit anderen Worten, man kann von Akzentverschiebungen innerhalb der Sphäre sprechen. Man muß hierbei zwei Hauptformen unterscheiden, deren eine darin besteht, daß das Verhältnis von Vergangenheit zu Gegenwart sich ändert, während die andere die Möglichkeit der Erfassung der Strukturen auf direktem Wege aufhebt, die Demenzformen. Aber auch bei den schwersten

[1]) Ich kann auf die Lehren BERGSONs nicht eingehen, möchte aber doch einen Punkt hervorheben, in dem er geirrt hat. Er hat die Würde der Handlung völlig verkannt und hat nicht gesehen, daß die Rückkehr zu den tieferen seelischen Niveaus, welche zur Handlung keine Beziehung haben, nur eine scheinbare Bereicherung ist.

Graden der Demenz wirkt sich noch die individuelle Vergangenheit aus, die psychische Kausalität wird nicht durchbrochen. Aber gerade jene zweite Form der Störung hängt sehr häufig mit groben Störungen des Organismus zusammen und wir kommen psychologischem Verständnis dieser Störungen näher, wenn wir den Organismus in unmittelbare Beziehung setzen zu der Erfassung der Struktur der Außenwelt und ihn als Instrument im Sinne dieses Strebens auffassen. Hierzu berechtigt uns die Betrachtung der Entwicklungsgeschichte der Organismen. Gerade weil wir mit UEXKÜLL die Umwelt eines Tieres nur aus dessen Organisation erschließen können, müssen wir in der fortschreitenden Entwicklung die Vorbedingung zur Erfassung einer reicher gegliederten Wirklichkeit sehen.

Wir haben bisher von der Persönlichkeit gesprochen, ohne Rücksicht darauf, ob es sich um die eigene Persönlichkeit oder um die fremde Persönlichkeit handle. Dabei wichen wir der Frage aus, wie wir denn überhaupt zu der Annahme fremder Persönlichkeiten kämen. Die ursprüngliche naive Anschauung geht dahin, fremde Iche nehmen wir auf Grund von Analogieschlüssen an, aber LIPPS hat gegen diese Anschauung, die in jüngster Zeit noch von KRONFELD verteidigt wird, mit Recht hervorgehoben, daß ja der Analogieschluß nur folgendermaßen verlaufen könnte: wenn ich meine Hand bewege, so ist das mit einem Icherlebnis verbunden; wenn ich also eine ähnliche oder gleiche Handbewegung bei einen anderen sehe, so müßte ich ja mittels Analogieschlusses zu der Anschauung kommen, daß bei der Handbewegung eines anderen wiederum mein Ich beteiligt sei, aber nicht das Ich eines anderen. LIPPS stellt daher den Begriff der Einfühlung[1]) auf und meint mit diesem folgendes: ich verlege mein Erleben in die anderen hinein, ich projiziere mich in den anderen, ich fühle mich in ihm; und nicht nur das, ich verlege nicht nur mein Ich in ihn, sondern auch meine Gefühle, meine Leidenschaften. Die drohende Gebärde des andern erweckt in mir den Instinkt des Nachmachens, mit ihm erlebe ich das Drohen und verlege es in den anderen hinein. Nun ist zweifellos richtig, daß Nachahmungstendenzen bestehen, und daß diese sehr primitiver Art sein müssen. Man kann das bei Kindern sehen, aber man sieht es auch noch bei Erwachsenen. Das Bellen des Hundes bewegt das Kind, ähnliche Laute von sich zu geben. Das Laufen des Pferdes bringt das Kind mit in Schwung. Wenn wir einen Akrobaten sehen, so machen wir dessen Verkrümmungen im abgeschwächten Außmaße mit; das Weinen anderer läßt uns das eigene Gesicht verziehen. Wir begleiten den Bogen der Kegelkugel mit eigenen Bewegungen. Man hat also wohl das Recht, mit LIPPS von einem Instinkt der Nachahmung zu

[1]) Das Referat von GEIGER gibt einen vollständigen Überblick über das Problem.

sprechen. Die Pathologie zeigt uns die gleichen Phänomene in klarerem Bilde. Es gibt halluzinierende Patienten, welche das, was sie hören, selbst sprechen; andere wieder, welche das, was sie optisch halluzinieren, selbst tun. Ja, sie werden zu dem Bild, das sie sehen. Man kann das ganz allgemein so ausdrücken, daß jedes Bild (jedes anschauliche seelische Erlebnis) die Tendenz mit sich bringt zu einer Handlung, und man kann hier zwei Möglichkeiten unterscheiden: entweder wir handeln so, als ob wir selber das Bild wären, oder wir nehmen dem Bild gegenüber Stellung, indem wir es als Objekt belassen. Zweifellos ist es von grundlegender Bedeutung, auf die Verhaltungsweise des Mitmachens hingewiesen zu haben und auf die ungeheure Bedeutung der Nachahmung. Wir erkennen unschwer, daß wir hier die Vorstufe zur Identifizierung vor uns haben, die uns allerdings tiefer das Wesen der Nachahmung erkennen läßt. Da erhebt sich aber der Zweifel, ob wir auf diesem Wege zu einer Annahme fremder Persönlichkeiten kommen; denn wenn ich instinktiv nachmache, so ist es schließlich ja doch nur wieder die eigene Person, welche die Erlebnisse hat, und es ergibt sich neuerdings die Aufgabe, festzustellen, wie aus diesen eigenen Erlebnissen fremde werden können. Auch muß betont werden, wenn ich einen anderen zornig sehe, so hat das gar nichts mit meinem eigenen Zorn zu tun, den erlebe ich nicht. Handelt es sich um einen Freund, mit dem ich der Unbill halber, die er erlitten hat, mitzürne, so steht dieses mein Mitzürnen neben der Wahrnehmung des fremden Zornes und hat im Wesen nichts mit diesem zu tun. Die Einfühlung führt uns also nicht aus dem eigenen Ich heraus und wir kommen immer wieder zu der Forderung zurück, man müsse ein selbständiges Erfassen fremder Iche und fremder Persönlichkeiten annehmen. Ebenso wie wir die Wahrnehmung als solche nicht aus Empfindungen ableiten können, können wir die Wahrnehmung fremder Iche und fremder Persönlichkeiten nicht aus eigenen Erlebnissen zusammensetzen. Es gibt ein unmittelbares Wahrnehmen fremder seelischer Erlebnisse, fremder Iche, das zu den gegebenen Grundtatsachen seelischen Lebens gehört und einer weiteren Zergliederung nicht fähig ist. Natürlich spielen die Motive, welche unserem eigenen seelischen Leben entstammen, mit in diese Auffassungen fremder Personen mit hinein, aber ebensowenig wie ich meine Empfindungen projiziere, um eine Wahrnehmung zu erhalten, projiziere ich meine Gefühle, Affekte, Strebungen, um ein fremdes Ich wahrzunehmen. Die objektive Beobachtung an Unentwickelten läßt erkennen, daß alles Geschehen der Außenwelt als seelisches Geschehen angesehen wird, als Willensakte, welche ja offenbar als Willensakte eines primitiven Ich angesehen werden; mit anderen Worten: auf gewissen Stufen der Kindheit ist jeder Gegenstand belebter Gegenstand und vielleicht ist es gar nicht richtig, wenn man das Problem stellt, wie man denn zu der

Annahme fremden seelischen Seins komme, und vielleicht heißt das genetische Problem: wie kommen wir zu der Annahme unbelebter Gegenstände. Die magische Weltanschauung Primitiver gipfelt ja darin, daß alles Geschehen auf eine Willenskausalität zurückgeführt wird. Hiermit sind allerdings Auffassungen verbunden, welche den Willen in jedem Teil des Gegenstandes in gleicher Weise enthalten sein lassen. Offenbar verzichten das Kind und der Primitive nur allmählich auf die Annahme, daß alles Wirken ein Wirken durch den Willen sei. Es scheint, daß die Wahrnehmung des Unbelebten in dem Unbewegten seine Hauptquelle hat. Wenn also eine genetische Ableitung überhaupt versucht wird, so müßte das Unbelebte aus dem Belebten abgeleitet werden, nicht aber umgekehrt. LIPPS beschränkt nun die Lehre von der Einfühlung nicht auf die Wahrnehmung fremder Persönlichkeiten, sondern er nimmt an, daß wir uns auch in die unbelebte Natur einfühlen können. Eine Landschaft erscheint uns traurig oder heiter. Der Donner grollt zornig, die Säule strebt nach aufwärts oder sie stemmt sich gegen die Wucht des Gebälkes. Aber auch hier handelt es sich um Qualitäten der Gegenstände. Die heitere Landschaft ist nicht deswegen heiter, weil sie mich heiter macht. Ich kann ja trotz der Heiterkeit der Landschaft traurig und niedergeschlagen sein. Und der Pfeiler strebt nicht deswegen nach oben, weil ich mich in die Höhe recke, sondern all das sind Qualitäten der Gegenstände; an den Gegenständen haften die Gefühle; nur so ist es möglich, daß sich unsere Auffassung der Dinge immer wieder von neuem bereichert. Käme alles nur aus uns, so ist gar nicht einzusehen, wie wir denn jemals zur Auffassung fremder Individualität kommen könnten, die Welt wäre nur ein hoffnungsloser Spiegel der eigenen Individualität, es gäbe keine Erfahrung. Es muß allerdings zugestanden werden, daß die affektiven Mechanismen, von denen wir gesprochen haben, insbesondere Ichprojektion, Projektion überhaupt, in diesen Grundprozeß des schlichten Wahrnehmens fortwährend modifizierend eingreifen, ja es mag darüber hinaus sogar angenommen werden, daß auch richtige Erkenntnisse auf diesem Wege zustandekommen. Wenn meine Affektivität richtig eingestellt ist, werde ich von meinen eigenen Erlebnissen nur das in den anderen hineinprojizieren, was durch dessen Eigenart die Projektion sachlich rechtfertigt. Immerhin muß aber ein Gerüste sachlicher Fremdwahrnehmungen angenommen werden, das von Projektionen aller Art unabhängig ist, vielmehr erst die Voraussetzung für die Projektionen schafft. Die ganze Lehre von Projektion und Identifizierung wäre haltlos, wenn man auf der einen Seite voraussetzt die Existenz fremder Persönlichkeiten und auf der anderen Seite diese wiederum in der Projektion hinwegleugnet. Allerdings wird die endgültige Grenze zwischen Ich und Du durch die Affektivität gezeichnet.

Wir können die fremde Gesamtpersönlichkeit auf intuitivem Wege zu erfassen suchen, das ist das Verfahren, das wir im Alltagsleben annehmen. Man muß diesem Verfahren einen großen Grad von Genauigkeit zubilligen. Wir sehen aus Haltung und Tonfall, aus Mienenspiel und Gesten unendlich viel mehr, als wir in Worte kleiden können und uns klarzumachen imstande sind. Die Ausdrucksbewegungen, Gliederung, Tonfall und Wortwahl der Sprache hängen ja auf das engste mit der Affektivität, dem Triebleben zusammen. F. KRÜGER hat gezeigt, welch große musikalische Unterschiede vorhanden sind, je nachdem ein Satz als Behauptung, als Zweifel, als Frage oder freudige Verkündung ausgesprochen wird. Aber über das Erkennen der Affekte der fremden Haltungen hinaus sehen wir in diesen Ausdrucksbewegungen auch das Wesen der Person, die vor uns steht. Hierzu kommt, daß auch der Körperbau zweifellos zu wesentlichen Erkenntnissen über die Art der Persönlichkeit Aufschluß gibt. Das sind Dinge, welche durch die oben angeführten Erfahrungen KRETSCHMERS bereits wissenschaftlich faßbar geworden sind. Ich erinnere ferner daran, daß wir im vorangehenden von einem unmittelbaren Verkehr zwischen dem Unbewußten (System Ubw.) zweier Menschen gesprochen haben. Fassen wir den Begriff Person in dem Sinne, daß sie der Inbegriff aller möglichen Haltungen eines Wesens ist, so sehen wir eine Brücke, welche von dem Verständnis der Einzelhandlung zu dem Verständnis der Gesamtpersönlichkeit führt. Zweifellos stehen auch die einzelnen Haltungen eines Individuums nicht beziehungslos nebeneinander, ja man muß sagen, daß in einer Haltung immer bereits schon die Gesamtpersönlichkeit beschlossen sei. Es genügt uns auch im täglichen Leben eine gemeine Handlung an entscheidender Stelle, um ihren Täter als gemeinen Charakter anzusprechen. Die Versuche, die Charaktere zu klassifizieren und zu ordnen, sind außerordentlich mannigfaltig. Am bedeutsamsten erscheint mir der Versuch KRETSCHMERS, die beiden großen Formen des Irreseins, die zirkulären Psychosen und die Schizophrenen, als Typen ins Normale zu verfolgen. Er scheidet, wie erwähnt, die Menschen in zyklothyme und schizothyme. Er hält die Frage nach dem psychischen Tempo, nach dem Verhalten der Stimmungen für entscheidend. Zu dem ersten Typus zählen einesteils die weichen, zur Traurigkeit neigenden, sympathisch einfühlenden Naturen. Die heiteren, tatkräftigen, klar überlegten Erfolgsmenschen. Zu dem letzten Typus die kalten, kühlen, unnahbaren, schroffen, bald feurig himmelstürmenden, bald kühl gelassenen Naturen, Despoten, Herrenmenschen, die unberechenbar und launenhaft sind, deren Gefühlsleben schwer verständlich ist. Der erste Typus, mehr dem Realen zugewandt, mehr an die Wirklichkeit gebunden, ist der Typus, den wir bei den empirisch gerichteten Naturwissenschaftlern, den Humoristen und Epikern antreffen, während der zweite Typus bei den spekulativen Philosophen, bei den Dramatikern anzutreffen ist. Wenn auch diese Typenlehre die Fülle der Wirklichkeit nicht erschöpft, so ist sie doch derzeit der hoffnungsvollste Ansatz zur wissenschaftlichen Bewältigung dieser Probleme und weit überlegen der Typenlehre, die etwa JUNG aufgestellt hat, der einen extrovertierten und einen introvertierten Typus unterscheidet. Der extrovertierte Typus ist Zielen zugewendet, welche in der Außenwelt liegen; er lebt vorwiegend in der Welt, während der introvertierte Typus die Dinge unter dem Spiegel der eigenen Körperlichkeit sieht. Noch weniger befriedigend sind die Resultate, welche die Psychographie bisher erzielt hat. Diese versucht, die Individualität objektiv durch psychische Tests zu charakterisieren. Man hat hierbei sowohl die jeweilige Ordnung der Erlebnisse im Querschnitt als auch im Längsschnitt, in zeitlicher Folge, zu berücksichtigen. So hätte eine derartige Untersuchung zu berücksichtigen Lernfähigkeit, Güte des Gedächtnisses, Kenntnisse, Fähigkeit zu beobachten, Lebhaftigkeit der Vorstellungsbilder; dabei auch das Tempo der Entwicklung, die Raschheit und dergleichen mehr. Aber auch die motorische Fähigkeit, Geschicklichkeit, die Stellung und Abhängigkeit von der Meinung anderer, die Anpassungsfähigkeit, die allgemeine Arbeitsfähigkeit (ob stetig oder sprunghaft, ausdauernd oder nicht ausdauernd), die moralische Sphäre: gerecht, wahrhaftig, die Erholung, Spiele, Lektüre, Kunst, die allgemeine Stimmung, das Verhalten gegen sich selbst (Selbstbewußtsein), das Verhalten gegen andere (sympathisch, kritisch), Reaktion auf die Haltung gegenüber sich selbst oder anderen (sozial), Verhalten gegenüber der Realität (praktisch), die sexuelle Sphäre, die Stabilitätsfaktoren (Religion und Ideale; nach WELLS und FRÖBES). Ausführliche Angaben über diesen Gegenstand findet man bei BAADE, LIEPMANN und STERN.

Tiefe Erkenntnisse über die Persönlichkeitstypen verdanken wir der Psychoanalyse. Sie hat zunächst mit Sicherheit nachgewiesen, daß die besondere Peinlichkeit, Stetigkeit, Ordnungsliebe der Zwangsneurotiker mit bestimmten Triebhaltungen im Zusammenhang stehen. Sie hat ferner gezeigt, daß Geiz, Sparsamkeit mit analen Triebrichtungen zweifellos verwandt und verbunden sind, daß die Selbsteinschätzung mit narzißtischen Trieben etwas zu tun hat. Freilich zeigt sich auch hier sofort, daß es ungemein schwierig ist, zu scheiden, wieviel von einem jeweils erscheinenden Charakterbild Konstitution und wieviel Erlebnis ist. Man kann gerade bei Neurosen, die geheilt werden, einen wesentlichen Unterschied feststellen zwischen der neurotischen Persönlichkeit und der nicht neurotischen, und es muß immer wieder betont werden, daß ja die Neurose mit breiten Anteilen in das Gebiet des sogenannten Gesunden hineinreicht. Die Affekte des Hasses, Mißtrauens können sich ja von den einzelnen Erlebnissen aus über das gesamte Seelenleben verbreiten und schließlich die Persönlichkeit in einem völlig anderen Lichte erscheinen lassen. Alle diese Dinge entgehen der psychographischen Betrachtung vollständig, bei der ja, wenn auch in der Theorie die Betrachtung des Längsschnittes gefordert wird, in Wirklichkeit diese Betrachtung gegenüber der Querschnittsbetrachtung zu kurz kommt.

7. Die Genialen und ihr Schaffen.

Interesse und Organ. Die Bewältigung der Sachstruktur. Die Organminderwertigkeit. Das übernormale Gedächtnis. Das Pathologische beim Genialen. Die zwei Phasen des künstlerischen Gestaltungsprinzipes. Die Durchführung der genialen Konzeption. Genie und Irrsinn. Wesen der Inspiration und ihre Beziehung zum Ich. Die Psychologie der Bekehrung. Die Ekstase des Mystikers.

Wir kommen zu der Frage, wie sich denn die wirklich großen Begabungen verstehen ließen. Man könnte meinen, daß wir zwei Faktoren zu unterscheiden haben, einesteils die Fähigkeit und andernteils das Interesse. Die Fähigkeit können wir uns eng an das Organ gebunden denken, während das Interesse mit der Affektivität im allgemeinen und mit der Sexualität im besonderen gekuppelt gedacht werden muß. Dieser Grundriß bedarf einer näheren Erklärung. Zweifellos sind die Organe der einzelnen Menschen nicht gleichwertig. Wenn wir auch im einzelnen darüber noch wenig wissen, so scheint doch mit bestimmten Begabungen eine bestimmte Hirnorganisation Hand in Hand zu gehen.

So ist an dem Gehirn MENZELS eine besondere Entwicklung der Zentralwindungen auffällig, und nach PFEIFER ist die Entwicklung der HESCHLschen Querwindung ein Maßstab für die musikalische Begabung. MÖBIUS hat, GALL folgend, den Sinn für die Mathematik in Beziehung gebracht zu gewissen Teilen des linken Stirnhirns. Nun könnte man meinen, daß die besondere Entwicklung der entsprechenden Hirnteile dem Interesse folge, und dieses Interesse könnte man durch reinpsychologische Bindungen zu erklären versuchen. Diese Annahme ist jedoch in dieser Ausschließlichkeit sehr wenig wahrscheinlich; eine Reihe von Begabungen, die zur Mathematik und Musik, äußern sich außerordentlich frühzeitig, und wir sehen auf der anderen Seite ebenso starke Interessen wie beim Genie nicht selten, ohne daß die entsprechende Bewältigung der Aufgabe nachfolgen würde. Es muß also zumindest angenommen werden, daß die besondere Begabung darin besteht, daß auf ein bestimmtes Gebiet geleitetes Interesse auch einen besonderen Erfolg hat. Der betreffende Hirnapparat muß also dem Interesse folgend bildsam sein.

Es gibt also zweifellos eine Psychogenese der Begabungen, aber der besondere Erfolg dieser Psychogenese ist von Faktoren abhängig, welche mit der Bindung des Interesses und der Affektivität nichts Unmittelbares zu tun haben. Es scheint allerdings, daß die Möglichkeit, ein bestimmtes Gebiet zu beherrschen, eine Möglichkeit, welche durch die Anlage gegeben wird, ein bestimmtes Interesse an eben diesem Gebiet wachhält. Die bestimmte Anlage etwa zum Optischen bedingt, daß man mehr an optischen Strukturen sieht, und dieses Mehr fesselt eben das Interesse, wenn einmal durch Zufall die Aufmerksamkeit dorthin gelenkt wurde, und bindet nun dauernd das Interesse in dieser Richtung. Das mathematische Genie entdeckt an den Zahlen Eigentümlichkeiten, welche ein anderer überhaupt nicht sieht. Ich erinnere daran, daß GAUSS sich bereits frühzeitig seine Schulaufgaben dadurch erleichtern konnte, daß er die Eigentümlichkeiten der arithmetischen Reihe erschaute, daß nämlich die Summe des ersten und des letzten Gliedes gleich sein müsse der Summe des zweiten und vorletzten Gliedes, und daß deshalb die Reihensumme gleich sein müsse der halben Summe des ersten und letzten Gliedes multipliziert mit der Zahl der Reihenglieder. Er hat damit zweifellos eine Eigenschaft der Zahlenreihe entdeckt. Daß nicht nur die bedeutende wissenschaftliche Begabung, sondern auch die künstlerische neue Sachstrukturen entdeckt, sei hervorgehoben. Und hierzu bedarf es eines besonderen Apparates. Das Genie ist ein Entdecker von Sachstrukturen auf wissenschaftlichem, künstlerischem und ethischem Gebiete. Es umfaßt Teile der Wirklichkeit, welche den anderen nicht ohne weiteres zugänglich sind. ADLER hat den Versuch gemacht nachzuweisen, daß die Minderwertigkeit von Organen den Anlaß dazu giebt, daß ein psychischer Überbau über das Organ besonders entwickelt werde, und hat das Beispiel des DEMOSTHENES geradezu als typisch angesehen. Er verweist auch auf die Schwerhörigkeit BEETHOVENS. Wenn auch zugegeben werden mag, daß die Minderwertigkeit von Organen es erleichtert, daß das besondere Interesse nun dem Gebiete dieses Organes zugewendet werde, so kann doch die Minderwertigkeit nicht als notwendige Vorbedingung angesehen werden, und schon die reine Empirie spricht gegen die Verallgemeinerung dieses in Einzelfällen sicherlich bedeutsamen Mechanismus. Dieser Standpunkt müßte auch dann festgehalten werden, wenn sich herausstellen sollte, daß zwischen der cerebralen Höherentwicklung und der gelegentlich beobachteten peripheren Minderwertigkeit ein engerer Zusammenhang bestehe. Nicht das Interesse allein ist maßgebend, sondern die erhöhte Fähigkeit, Sachstrukturen zu erfassen, eine Fähigkeit, welche zu den cerebralen Strukturen sicherlich enge Beziehungen hat. Am exaktesten ist derzeit, wie bereits erwähnt, das übernormale Gedächtnis studiert, und hier hat sich nachweisen lassen, welch große Bedeutung das Interesse hat. G. E. MÜLLERS Versuchsperson RÜCKLE benutzte eine Fülle von Hilfen, wenn er sich seine großen Zahlenreihen in verblüffend kurzer Zeit einprägte. Er faßte in Gruppen zusammen, ordnete sich den Stoff und dieses Zusammenfassen und Ordnen war ihm nur dadurch möglich, daß er zufolge seines von frühester Jugend auf bestehenden Interesses an Zahlen, Eigenschaften dieser auf das genaueste kannte (s. auch oben S. 122). Man sieht jedenfalls, welche wesentliche Bedeutung auch hier dem Interesse zukommt.

Eine genaue Kenntnis des sogenannten Pathologischen ist die Voraussetzung für das Verständnis des sogenannten Gesunden und Normalen. Nach der ganzen Auffassung, die ich entwickelt habe, sind ja die Erscheinungen der Neurose nur Niveauänderungen innerhalb der Persönlichkeitsauswirkung, Niveauänderungen, welche als die Wirkungen von Hemmungen und Behinderungen aufgefaßt werden müssen. Wer aber unterläge nicht solchen Hemmungen und Behinderungen? Ich erinnere daran, daß der Traum durchaus ähnlich ist den Erscheinungen der Psychose. Und ich erinnere ferner daran, daß jeder Gedanke das Stadium des Traumhaft-Psychotischen durchlaufen muß, bevor er zur endgültigen Reife gedeiht. Wir sehen nun in der Tat, daß das Leben der großen Männer mehr oder minder deutlich Abweichungen von den Zügen der sogenannten Normalen aufweist. Ja in einer großen Reihe von Fällen kommt es zu mehr oder minder deutlichen psychotischen Erscheinungen. So erkrankte HÖLDERLIN an einer Schizophrenie, LENAU, NIETZSCHE gingen an Paralysen zugrunde, KONRAD FERDINAND MEYER zeigte eine Psychose aus dem manisch-depressiven Formenkreis. STRINDBERG litt an einer Schizophrenie, DOSTOJEWSKI an Epilepsie (doch ist das nicht völlig sichergestellt), VAN GOGH zeigte eine Psychose mit schizophrenen Zügen, ohne daß es möglich wäre, die Epilepsie mit Sicherheit auszuschließen, ROUSSEAU litt an einer Paraphrenie (man vergleiche die Zusammenstellung BIRNBAUMS). Man könnte diese Liste ins Unendliche vermehren. Und man muß auch betonen, daß sich im Leben der scheinbar Gesunden rätselvolle, ans Psychotische streifende Züge finden. So hat MÖBIUS eine Reihe von merkwürdigen Zügen an GOETHE aufgedeckt. Es ist das Verdienst von LOMBROSO, diesen ganzen Problemkreis entdeckt zu haben, wenn er sich auch im einzelnen getäuscht hat und die wirklichen Zusammenhänge verkannte. Aber immerhin taucht dringend die Frage auf, wie sich denn Geisteskrankheit und bedeutsame wertvolle Leistungen vertragen. Hier muß zunächst daran erinnert werden, daß wir den psychiatrisch-klinischen Begriff Geisteskrankheit nicht mit negativer Wertung gleichsetzen dürfen. Die biologischen Begriffe krank und gesund laufen nicht den entsprechenden ethischen Wertungen parallel. Der im psychiatrischen Sinn Geisteskranke kann durchaus eine wertvolle Persönlichkeit sein. Niemand hat das tiefer durchschaut als DOSTOJEWSKI, der in seinem „Idioten" einen Epileptiker zeichnet, der, obwohl intellektuell gestört, als ethisches Genie anzusehen ist. Es hat auch mit der Frage nach dem

Wert eines Kunstwerkes nichts zu tun, ob dieses Kunstwerk in der Psychose entstanden ist. Vor kurzem hat PRINZHORN eine Reihe wertvoller malerischer und bildnerischer Leistungen Schizophrener in einem ausgezeichnet illustrierten Buche zugänglich gemacht und die Studien von JASPERS über STRINDBERG und VAN GOGH zeigen unwiderleglich, daß diese Künstler Werke schufen zu einer Zeit, da sie bereits psychotisch erkrankt waren. Die älteren Epochen haben Inspiration und Ekstasen immer wieder mit dem Wahnsinn verglichen und die weitergehende Frage ist die, ob denn die Psychose nicht geradezu Vorbedingung für wertvolles Schaffen sein könne. In dem Kapitel über die Sphäre wurde ja ausgeführt, daß in der Sphäre die Fülle der Umsetzungen stattfindet, welche erst eine reiche Erfassung der Wirklichkeit ermöglicht. Nun treten aber in der Psychose die sphärischen Erlebnisse stark hervor, sie erfüllen den Vordergrund. Der Anschluß an das Alltägliche, der mit dem banalen Alltagsdenken verbunden ist, wird später erreicht. Es tritt an Stelle des Abgeschlossenen, Schablonenhaften, Erstarrten ein lebendigeres Werden und man sieht leicht, daß die Psychose geradezu die Vorbedingung künstlerischen Schaffens sein kann, dadurch daß sie das Denken aus seiner Erstarrung befreit, ihm seine Frische und Ursprünglichkeit wiedergibt. Ich kann nicht umhin zu meinen, daß die Gedichte HÖLDERLINS aus dem Beginn seiner Erkrankung zu dem Schönsten zählen, das er geschaffen hat. Freilich wird mit dem Fortschreiten der Erkrankung die Möglichkeit, Beziehungen zu erfassen, sich den Dingen zu nähern, immer mehr eingeschränkt werden. Es wird nicht nur die Schablone fallen, sondern man wird hinter der Sphäre nicht mehr den Umriß der Dinge sehen. Der Reiz des Kunstwerkes liegt ja zu einem wesentlichen Teil darin, daß es zwar auf neue Sachstrukturen hinweist, aber in diesem Hinweis nicht über die Sphäre hinauskommt. Unabgeschlossenheit und Vieldeutigkeit ist gegenüber dem wissenschaftlichen Denken Haupteigenheit der künstlerischen Phantasie. Man muß allerdings am künstlerischen Gestaltungsprozeß zwei Phasen unterscheiden. In der ersten löst sich das Individuum von dem überkommenen Vorurteil los; es schmilzt die sonst differenzierten Formen und Anpassungen ein. Das Denken verbleibt innerhalb der Sphäre auf irgendeiner der primitiveren Stufen. Bliebe es dort, so wäre es ein ungestalteter Traum, es würde von dort aus kein Weg zu den Sachen zurückführen. Das schöpferische Gestalten setzt aber nun mit einem neuen Anpassungsprozeß ein, mit einer neuen Gestaltung, welche die durch das Absteigen zur Sphäre gewonnenen Beziehungen für die Wirklichkeit verwertet. Es wird also nicht der Grad der Regression allein maßgebend dafür sein, ob aus der Einschmelzung Wertvolles entstehe oder nicht, — welcher Grad der Regression die günstigste Bedingung für schöpferisches Gestalten schaffe, ist ein offenes Problem — sondern auch die Tendenz, aus dieser Versenkung hervor zu den Dingen zurückzukehren. Die Psychose kann nur diese notwendige Zertrümmerung der lastenden Vorurteile, die Abschüttelung des bürgerlichen Menschen leisten, so daß sich die Entfaltung der reinen Persönlichkeit vorbereiten kann.

Letzten Endes ist Genialität nur die Fähigkeit, alle Dinge neu zu sehen, wobei allerdings gesagt werden muß, daß diese Fähigkeit des neuen Sehens auf zweierlei beruht, auf der schöpferischen Kraft, wie sie uns in dem Denken eines jeden Kindes entgegentritt, und in einer darüber hinausgehenden besonderen Befähigung. Betrachtet man unvoreingenommen akute schizophrene Schübe, so sieht man, daß bei vielen Menschen im Wahnsinn ein Strahl von Genialität durchbricht, so daß sie gegenüber ihrem sonstigen Dasein überhöht erscheinen. Die Bewunderung, die wir den Handlungen und Aussprüchen der Kinder entgegenbringen, weist gleichfalls daraufhin, daß die Eingliederung in die Welt des Alltags mit schweren Opfern verbunden ist. Das Kunstwerk zeigt aber in seinen bunten Bildern noch die Tendenz zur Wirklichkeit, es befriedigt also in tiefer Weise die Forderungen der Sachstrukturen und die Forderungen der Sphäre. Rein deskriptiv gilt von allen Erlebnissen der Inspiration, mögen nun diese künstlerischer, religiöser, wissenschaftlicher oder praktischer Art sein, daß sie wohl schon in sich die Tendenz tragen, zur Wirklichkeit zurückzukehren oder im Hindämmern zu versickern. Wenn wirklich die „Welt als Wille und Vorstellung" SCHOPENHAUERS in ihm als einziger Gedanke auftauchte (und es ist kein Grund, an dieser Angabe zu zweifeln), so lag schon in der Konzeption des Gedankens die Möglichkeit und Tendenz zu seiner endgültigen Gestaltung. Allerdings könnte der Gestaltungsprozeß durch spätere Schicksale gestört werden, und wenn die bewundernswerte Genialität schizophrener Konzeptionen so häufig nicht zur Gestaltung führt, mag es nicht an der Konzeption als solcher liegen, sondern an den Verhinderungen, welche die später immer tiefer greifende Abkehr von der Wirklichkeit mit sich bringt. Man könnte sagen, daß die prospektive Potenz schizophrener Erlebnisse eine außerordentliche sein kann, daß aber diese prospektive Potenz sich nicht entfalten kann.

Und dies führt zu einer neuen Betrachtung. Man muß die Energie, welche zur Durchführung der durch Inspiration und Ekstase gewonnenen Möglichkeit zur Wirklichkeitsbewältigung nötig ist, als eine sehr beträchtliche veranschlagen. Sehr viel genial Konzipiertes versandet, weil Selbstvertrauen und Kraft nicht ausreichen. Wenn nun in manischen Phasen Selbstvertrauen und Kraft ansteigen, Hemmungen hinweggeräumt werden, so können Durchführungen erleichtert werden, und wir können in leichten manischen Phasen die Vorbedingung zur glücklicheren Wirksamkeit sehen. Allerdings nur dann, wenn dieser Überschuß an Energie einer wirklichen Konzeption zugute kommt. Führt die Herabminderung der Selbstkritik zur Überschätzung der Konzeption, so wird das Resultat eine tatkräftige Durchführung unwesentlicher Dinge sein, und wir haben das Bild tatkräftiger Vielgeschäftigkeit vor uns, dessen Karikatur in jenen Menschen zu sehen ist, welche in den Irrenanstalten, fortwährend in Bewegung, fortwährend tätig, Stöße von Papier bekritzeln und, rastlos in Bewegung, zu keiner Vollendung gelangen.

Mit diesem Grundschema können wir die Beziehung von Genie und Irrsinn verstehen. MÖBIUS hat wahrscheinlich gar nicht unrecht mit der Meinung, daß Teile des „Zarathustra" schon im Beginn der Paralyse geschrieben wurden. Es ist daran zu erinnern, daß es manische Phasen in der Paralyse gibt. Im „Ecce homo" zeigt sich diese manische Erregung deutlich, gleichwohl ist NIETZSCHES „Zarathustra" ein erhabenes Werk, und selbst „Ecce homo" enthält Werte, welche bedeutsamer sind als vieles, was sich in nicht psychotischen Werken niedergelegt findet.

In welcher Beziehung steht nun die Inspiration zur Persönlichkeit? Sie scheint ja hereinzubrechen über ihren Empfänger, und immer wieder betonen die Schaffenden, die Inspiration sei ohne ihr Zutun, „unbewußt" über sie gekommen; sie sprechen auch von einer Gnade, welche auf ein außerhalb ihrer Persönlichkeit wirkendes Walten zurückführbar sei. Zweifellos handelt es sich aber um Icherlebnisse, ja das Erlebnis der Inspiration ist sogar repräsentativ für die ganze Persönlichkeit. In ihr sind alle Tendenzen der Persönlichkeit vereinigt, alle Triebstrebungen finden ihren Ausdruck, in ihnen ist Vergangenheit, Gegenwart, ja sogar die Zukunft eines Menschen beschlossen. Es sind extreme Vereinheitlichungen, ja die Vereinheitlichung selbst. Hier liegt der absolute Gegensatz zur Depersonalisation und in ihr kommt die Persönlichkeit am reinsten zum Ausdruck. Sie ist der klarste Hinweis darauf, daß das volle Erleben nur möglich ist, wenn wir das Erleben als solches nicht beachten und nur dem Gegenstand zugewendet sind. Wir sind am reinsten wir selber, wenn wir nur den Sachen zugewendet sind. Der Reichtum der Welt ermöglicht die volle Entfaltung der Persönlichkeit und jede wirkliche Inspiration hat nicht nur die Welt als Ganzes zum Gegenstand, sondern auch eine gegliederte strukturierte Welt. Soviel lehrt die Phänomenologie. Betrachten wir aber die Genese des Werdens der Inspiration, so sehen wir, daß eine fortwährende Beschäftigung mit dem Gegenstand, der fortwährende Wunsch, sich seiner zu bemächtigen, in ihn einzudringen, der Inspiration vorausgeht. Die Inspiration liegt immer in der Richtung der Einstellungen, seien diese triebhafter Art im engeren Sinne oder seien es Willensentschlüsse. Erst durch diese wird der Inspiration der Boden bereitet, und wenn im Moment des Eintretens dieser die vorangegangene Arbeit der Triebhaftigkeit dem Bewußtsein nicht gegenwärtig ist, so handelt es sich hier um einen jener häufigen Fälle des Nichtbeachtens oder Verdrängens eigener psychischer Erlebnisse, denen wir im vorangehenden so häufig begegnet sind. Es ist außerordentlich lehrreich, unter diesen Gesichtspunkten die Untersuchungen von STARBUCK über die Psychologie der plötzlichen Bekehrung einer genauen Betrachtung zu unterziehen. Nach STARBUCK ist es gleichgültig, ob der Wille in Bewegung gesetzt wird oder nicht. Und ohne Rücksicht auf die Richtung, in der er in Bewegung gesetzt wird, ist es ein wichtiger Schritt zur geistigen Erneuerung, daß der persönliche Wille aufgegeben wird. Aber es scheint notwendig zu sein, daß der Mensch vorher in der Richtung des neuen Lebens gestrebt habe. Vor der Bekehrung besteht das Gefühl der Unvollkommenheit und des Zweifels. Es bestehen Gefühle „der Unvollständigkeit", „ich fühlte ein Sehnen, eine Unruhe, eine schmerzliche Leere, welche die Welt nicht ausfüllen konnte", „oder ich fühlte verkehrt geistig und moralisch", „oder ich hatte ein entsetzliches Gefühl von Hilflosigkeit". Während der Bekehrung selbst: „Ich fiel neben meine Bank auf mein Angesicht und versuchte zu beten, ich machte eine letzte Anstrengung, Gott um Gnade anzurufen, weil ich ersticken und sterben müßte, und das Letzte, woran ich mich derzeit erinnerte, war, daß ich unter derselben unsichtbaren Hand an meiner Kehle rückwärts zu Boden fiel. Als ich zu mir kam, war um mich eine Menge, die Gott pries; der ganze Himmel schien offen zu sein und Strahlen von Licht und Herrlichkeit herabzuströmen." Nach STARBUCK ist die Aufmerksamkeit verengt und konzentriert; folgende Angaben veranschaulichen sehr schön den Moment des Überganges: „Ich fühlte Gottes Verdammungsurteil über mich ergehen, wie über alle, die sich weigern, Christum als ihren Heiland anzunehmen. Nach langem Bemühen, der Gnade Gottes auszuweichen, gab ich endlich nach. Der Herr gab mir in jener Nacht den Beweis meiner Annahme bei ihm nicht so deutlich wie am nächsten Morgen, als ich allein durch die Wälder spazieren ging. Ich werde nie den süßen Seelenfrieden vergessen, den ich da empfand." Oder: „Ich fühlte Trauer über meine Sünden, doch ein unaussprechliches Gefühl von Freude kam über mich."

Nach der Bekehrung ist „das Ich zu neuer Bedeutsamkeit gehoben". „Ich fühlte, ich gehörte zu einer neuen Kategorie von Wesen, edler und des Daseins würdiger. Die Bibel war für mich ein neues Buch. Ich las sie mit Freude und fühlte, daß ihre Gebote alle Ermahnungen und Verheißungen für mich waren." „Die Natur schien mit mir zu fühlen." „Auf einmal kam Licht und Friede in meine Seele so sanft, wie die Sonne aufgeht an einem Junimorgen. Himmel und Erde schienen sich zu vereinigen. Alles war Liebe . . ." Meist erscheint es den Bekehrten, als lebten sie in einer neuen Welt. „Als ich von meinen Knien aufstand, rief ich aus: Das Alte ist vergangen, und es ist alles neu geworden.“ „Es war gleich dem Eintritt in eine neue Welt — ein neuer Daseinszustand. Natürliche Objekte waren verklärt. Mein geistiges Sehvermögen war so geklärt, daß ich Schönheit in jedem körperlichen Gegenstand erblickte. Die Wälder ertönten von himmlischer Musik.“ „Tag und Nacht schienen Fluten von Licht und Herrlichkeit durch meine Seele zu strömen, und oh, wie war ich verwandelt! Alles wurde neu. Meine Pferde und Schweine und jedermann wurden verwandelt.“ „Ich fühlte eine Entfaltung von Wahrheit und eine Enthüllung der Gotteswege. Ich erfuhr eine moralische und intellektuelle Belebung.“ Die Bekehrung ist mit dem Gefühle hohen Glücks verbunden. „Ich fühlte Freude fast bis zum Weinen.“ „Das Glück war intensiv, ich hätte singen mögen, aber das ganze Haus war still.“ „Es folgte ein köstliches Gefühl mit Gott und der Liebe zu ihm.“

Ein unmittelbares Bekehrungsergebnis ist, daß die Person aus sich heraus zu tätiger Sympathie mit der Außenwelt getrieben wird. Hier zeigt sich aber, daß die Bekehrung in ganz allgemeinen Schemen verläuft. Es ist Zweifel und Überwindung des Zweifels und wir werden darauf hingeleitet, daß wir vielleicht die primitiven Haltungen besser verstehen, wenn wir uns Situationen des Lebens zuwenden, und daß jene Mosaikpsychologie nicht recht hat, welche uns durch die Analyse primitiver Erlebnisse zu dem Verständnis der komplizierteren Formenbildung führen will. Die Gefühle der Unvollkommenheit, des Zweifels, welche der Bekehrung vorangehen, entsprechen einem Widerstreit von Triebhaltungen, einem Vordringen von Einstellungen aus anderen Schichten. Der Zweifel ist ein Bild widerspruchsvollen Erlebens, denn wenn der Zweifel auch einer bestimmten Meinung zuneigt, neigt er von dieser Meinung doch nicht zu aus voller Persönlichkeit, sondern einzelne Tendenzen seines Ich widersprechen. Der wahre Zweifel ist ein ständiger innerer Kampf um Glauben und Sichersein, ohne daß Glaube und Sichersein erreicht werden können; geändert ist der Charakter der Zuwendung. Aber schon im Zweifel kündigte sich an, ob der Zweifel überwunden werden kann, oder ob er unvereinheitlicht bleibt. Es gibt einen sieghaften Zweifel und einen Zweifel, der ein dauerndes Nicht-beruhigt-sein-Können in sich schließt. Beide Formen gründen sich auf Triebhaltungen und die Überwindung des Zweifels ist gleichzusetzen der Vereinheitlichung der Motive. Ich erinnere nochmals daran, daß ja jeder Gegenstand eine Schichtung zeigt, die bis in die frühesten Jugenderlebnisse hinabreicht, und daß auch an diesen Schichtungen Triebhaltungen hängen. Die Vereinheitlichung der widerstrebenden Tendenzen, die Überwindung des Zweifels stellt wiederum ein Bild der Handlung, des Entschlusses dar. So schließt denn auch der Zweifel immer an bedeutsame Trieberlebnisse an, wie wir denn Affekte nur verstehen können, wenn wir uns den Gegenstand der Affekte klarmachen.

Noch von einem anderen Gesichtspunkte aus erscheinen die Untersuchungen von Starbuck bedeutsam. Diese beziehen sich im wesentlichen auf amerikanische Protestanten, besonders Methodisten. Die Bekehrung im Sinne des Methodismus ist ein plötzlicher Übergang von einem moralisch unvollkommenen zu einem vollkommenen Leben. Diese Bekehrung fällt nun meist in eine bestimmte Zeit. Bei weiblichen Personen ist das erste Maximum bei dem 13. Lebensjahr, ein zweites erheblicheres im 16. Lebensjahr, ein letztes im 18. Lebensjahr. Für männliche Personen lagen die Werte bei dem 12., 16. und 19. Lebensjahr. Daraus geht aber hervor, daß auch in diesen psychischen Prozeß die körperlichen Faktoren der Pubertät hineinspielen müssen und es muß wiederum darauf verwiesen werden, daß der Wirkungswert psychischer Erlebnisse von rein körperlichen Faktoren mit abhängig ist. Vermerken wir noch, daß die Psychologie der Bekehrung und des Zweifels uns nicht nur das Verständnis einer Reihe von Erlebnissen des Alltags ermöglicht, sondern daß auch die Neurosen von der Psychologie des Zweifels her verstanden werden können.

Ich verweise auf das von der Depersonalisation Gesagte und man erinnere sich, welch bedeutsame Rolle der Zweifel in der Psychologie der Zwangszustände hat. Schließlich gibt es auch Psychosen, welche nach dem Typus: Zweifel und Überwindung verlaufen, besonders kann man das bei akuten schizophrenen Schüben beobachten, nur daß die Überwindung des Zweifels nur dadurch möglich ist, daß Wirklichkeitsmomente vernachlässigt werden und archaische Gebilde auftauchen. Ich erinnere übrigens daran, daß ja auch die Bekehrung gar nicht selten mit Halluzinationen einhergeht oder zumindest von Bewußtheiten getragen wird, welche durch die Sachlichkeit nicht gerechtfertigt sind.

Betrachten wir die Dynamik eines solchen Vorgangs, so sehen wir hier Dynanismen wirksam, welche durch frühere Triebhaltungen bedingt sind. Es ist gar keine Frage, daß in die Konversion und in die mystischen Erlebnisse überhaupt sexuelle Energie und Libido eingeht. Genetisch betrachtet ist die Ekstase der Mystiker ohne konvertierte Sexualität nicht denkbar. Leuba spricht von einer Tendenz zum sinnlichen Genuß bei den christlichen Mystikern, ihre Sprache und Gleichnisse sind erotisch. Sie sprechen von Hochzeiten, berauschendem Entzücken und körperlichen Freuden und die Jungfrau Maria erscheint in ihren Gebeten als eine begehrte und genossene Herrin. Ja, wir hören gelegentlich von Samenergüssen und bei den Frauen von orgastischen Gefühlen. Nichts wäre aber unrichtiger, als deshalb in der mystischen Ekstase nur Sexualität zu sehen und die Sonderart des Erlebens zu verkennen. Und wir kommen wiederum zu der Erkenntnis, daß die Dynamik eines Geschehens weder über den Wert desselben noch über die Art desselben Aufklärung gibt. Es gehört zu den Grundtatsachen des Seelischen, daß es sich immer wieder neu entfaltet, in immer wieder neuen Mannigfaltigkeiten sich ausbreitet und daß aus den Dynamismen heraus zwar die Folge erklärt werden kann, aber nicht der unerschöpfbare Reichtum seelischer Gestaltungen.

VII. Affekte und Erlebnisse.

1. Liebe und Erotik.

a) Heterosexuelle Beziehungen.

Die Ichtriebe in der Erotik. Bau der Geschlechtsorgane und Psychologie des Geschlechtsakts. Die Objektwahl. Die Virginität. Stellung der Kinder zu den Eltern. Zielgehemmte Erotik.

Man muß annehmen, daß im Erotischen der Kern der Persönlichkeit sich besonders klar offenbare. Es wäre unrichtig, im erotischen Verhalten nur den Ausdruck sexueller Triebhaftigkeit zu sehen. Im erotischen Erlebnisse kommt die Freude am Besitz, am Erobern, am Halten hinzu oder auch die Lust am Erobertsein oder Gehaltenwerden. Jede erotische Betätigung ist auch eine Kraftbetätigung, es ist Stolz darin, Bewußtsein des Eigenwertes, den man auch dann der Gesamtheit als Zeichen vorhält, wenn das Liebeserleben geheim gehalten wird. Auch dann hat man den anderen gegenüber das Bewußtsein, man könne ihm jederzeit den Beweis des Eigenwertes liefern. Darüber hinaus spielen sich auch zwischen den erotischen Partnern Kämpfe um das Überlegensein ab. In jeder Liebe liegt auch ein Ringen, wobei die Lust am Unterliegen ebenso groß sein kann wie die am Siege. Man könnte, wie wir das ja auch getan haben, von Sadismus-Masochismus sprechen, der in jeder Liebe enthalten sei, und gerade in diesen Triebabarten haben wir ja einen Schnittpunkt zwischen Machttrieben und Sexualtrieben gesehen. Man blickt in der Liebe hinauf oder hinunter. Es ist aber nicht richtig, wenn SCHNEIDER meint, das Hinabsehen in der Liebe gehöre dem Männlichen zu, sei das Spezifische des Männlichen. Vielmehr tritt eine Fülle von Gesinnungsakten auf. Man hat eine liebevoll-zärtlich-milde Gesinnung gegen den Partner, aber die Gesinnung kann auch trotz der erotischen Begierde eine feindselige sein. In der Liebe, der einzelnen erotischen Begegnung, kann der Mann sich bald väterlich-zärtlich zu seinem Liebesobjekt hinneigen, er kann in der Frau den gleichwertigen Gegner oder Freund sehen, oder er kann in den Armen der Frau das mütterliche Umschlossensein suchen. Aber immer wird durch den anatomischen Bau des Geschlechtsorganes bedingt, daß das vordringende Aktive den ersten Teil des Geschlechtsaktes färbe, während der zweite Teil eben durch das Umschlossensein, aber auch durch das Dahingegebensein, charakterisiert ist. Bei der Frau hingegen wird durch die Haltung kindlichen Hinaufsehens, durch die Haltung der

Freundschaft, durch die des mütterlichen Hinabsehens die durch den Bau des weiblichen Genitales bedingte Passivität immer wieder durchschimmern, der das Gefühl der sieghaften Gehobenheit folgen muß, wenn der Mann, von ihren Armen umschlossen, nicht mehr Herr über seinen Geschlechtsteil ist. Ein endgültiges Verständnis dieser Dinge ist nur auf dem Boden der Psychoanalyse möglich und man sieht, wie die Kastrationsangst, der Penisstolz und der Penisneid in jedes Liebeserlebnis hinein abfärben, ganz zu schweigen davon, daß ja jedes Liebeserlebnis die infantile Einstellung des Ödipuskomplexes in sich schließt. Aber ebenso wie es vergeblich wäre, die phänomenologische Struktur und Fülle der Liebeserlebnisse zu leugnen, wäre es auch unmöglich, ein gegenwärtiges Erlebnis zu verstehen, wenn man nicht den vollendeten Einblick in die Vergangenheit hat, wie sie nur die Analyse verschaffen kann. Die Psychogenese ist ja in den Fringes enthalten und das gegenwärtige Erlebnis ist auf dem Hintergrund der vorangehenden aufgebaut. Auch diesen muß die vollständige Deskription berücksichtigen, wobei noch besonders wesentlich ist, daß ja, wie hervorgehoben, der Erlebnishintergrund von besonderer dynamischer Bedeutung ist. So sehen wir denn auch die Typen des Liebeserlebens in unmittelbarer Abhängigkeit von erotischen, vergessenen Jugendeindrücken und Kindheitserlebnissen. Der eine sucht in jeder Frau seine Mutter und Schwestern wiederzufinden. In der erotischen Beziehung zu Verwandten wird Ersatz gesucht und gefunden. Bei dem anderen setzt die Verdrängung heftiger ein und er wählt sein Liebesobjekt als Gegensatz zur Mutter. Der eine bleibt aus Anhänglichkeit zur Mutter an seinem Liebesobjekt fixiert, der andere, enttäuscht, daß die Frau nicht völlig die Mutter ist, wechselt rasch die Liebesobjekte, welche, obwohl sie zunächst als die einzig möglichen erschienen, sehr bald als dem Ideal nicht entsprechend abgelehnt werden (vergleiche hierzu FREUD). Eine Fülle von Fragen taucht auf, die nach der psychologischen Bedeutung der Jungfrauenschaft, nach dem Tabu der Virginität, das nach FREUD darauf beruht, daß die Frau sehr häufig gegen den Mann, der sie deflorierte, besondere Haßregungen entwickelt. Dies ist der psychologische Grund, weshalb bei Primitiven so häufig die Defloration nur von besonders Zauberkräftigen ausgeführt werden darf, da andere hierdurch Schaden erleiden würden.

Aber erotische Beziehungen bestehen nicht nur dann, wenn solche offen zutage treten, sondern sie bestehen auch zwischen Eltern und Kindern. Man darf auch hier nicht verkennen, daß die Liebe der Eltern zu den Kindern diesen ja erst das Leben ermöglichte; sie werden zunächst als ein Stück der eigenen Person empfunden, und die Eigenliebe wird auf die Kinder übertragen. Und ebenso wie das Kind Fähigkeiten, welche es sich selber zuzuschreiben nicht mehr den Mut hat, den Eltern zuschreibt, welche es ja doch noch irgendwie zu sich selber rechnet, so legen die Eltern sehr häufig den Ehrgeiz, auf den sie für die eigene Person verzichten mußten, in ihre Kinder hinein. Aber mit dieser erotischen Betätigung am Kinde wird eine wesentliche soziale Leistung vollzogen und vielleicht hat das Erziehen hierin eine wesentliche psychologische Wurzel. Wenn auch die Triebgenese der Elternliebe nicht in Frage steht, so ist doch die Elternliebe als psychologisches Phänomen selbständig charakterisiert. Es ist in dieser Liebe auch das zärtliche Hinabsehen, wobei man freilich nicht vergessen darf, daß die Eltern zu ihrem Kinde gleichzeitig hinaufblicken, weil ihnen das Kind der restlose Erfüller eigener Wunschträume wird. So wie jeder Jüngling in den Pubertätsträumen zum Weltbeherrscher wird, so gebiert jede Mutter den Heiland. Das sind Dinge, welche wir von den Neurosen und Psychosen her sehr gut kennen, welche aber auch wirkungskräftige Phantasien des Gesunden sind. Die Stellung des Kindes zu den Eltern wird neben den erotischen Komponenten Neid und Furcht enthalten. Erwachsenseinwollen ist Leitmotiv eines jeden Kindes und jedes Kind ist auch Rebell gegen jenes unbedingte Mehrsein der Eltern.

So scheint es, daß die Liebe in jedes Verhältnis zwischen Menschen verschiedenen Geschlechtes hineinspielt, und es scheint auch undenkbar, daß es in diesem Sinne ein „harmloses" Zusammensein von Menschen verschiedenen Geschlechtes gebe. Aber eine Erweiterung dieses Satzes ist nötig; die Erotik spielt auch gesetzmäßig hinein in die Beziehungen zwischen Personen des gleichen Geschlechts. Freilich muß man unterscheiden zwischen einer Sexualität, welche zielgehemmt ist, und einer solchen, welche die unmittelbare Triebbefriedigung zum Ziel und Gegenstand hat. Machen wir uns klar, daß auch jene Erotik zwischen den Geschlechtern wirklichkeitsangepaßt ist, welche die unmittelbare Sexualbefriedigung fordert, und daß auch hier die Hemmungen erst die volle Erfassung des Liebesobjektes ermöglichen; nur wenn ich am Liebesobjekt den Reichtum der Persönlichkeit überschaue, kann das eigene Liebeserlebnis zu einer Fülle gelangen, welche der bloße Geschlechtsakt nicht gewährleisten würde. Daß in jedes Liebeserlebnis Identifizierungstendenzen mit eingehen, habe ich bereits auseinandergesetzt. Jeder Liebende erhöht sich in seiner Geliebten, die er zu einem Teil seiner selbst zu machen strebt. Aber ich habe bereits hervorgehoben, daß nur jene Liebe bestehen bleibt, welche das Liebesobjekt in seiner Fülle und Selbständigkeit beläßt. Wird aus dem Liebesobjekt nur mehr ein Teil des Ich, dann ist die Persönlichkeit zu einem Haftpunkt in der Wirklichkeit verarmt, sie ist leerer geworden. Das Liebeserlebnis in seiner beglükkenden Fülle ist zu Ende.

Es wäre ein Irrtum, zu meinen, die heterosexuelle Regung hätte als die „normale" keine Psychogenese. Sie hat vielmehr eine komplizierte psychische Vorgeschichte, die im Grunde in bezug auf das Dynamische sich gar nicht unterscheidet von derjenigen der Homosexualität oder von derjenigen der Perversion. Diese psychogenetische Folge erreicht aber, offenbar weil die biologische Artung den Wirkungswert reguliert, das heterosexuelle Sexualziel. Das ist zugleich ein wesentliches Beispiel für das Eingreifen biologisch-physiologischer Zustände in psychogenetische Folgen. An sich ist die psychogenetische Folge, welche zur vollen Heterosexualität führt, nicht „verständlicher" oder weniger verständlich als die, welche in die Homosexualität mündet. Es ist wichtig, bereits hier zu betonen, daß ja die Erlebnisse für diese psychogenetischen Folgen bedeutsam sind und daß das Endresultat auch von Erlebnissen abhängt. Es wäre einseitig zu meinen, daß Erlebnisse nur „Homosexualität und Perversionen" bestimmend hervorrufen. Es ist ebenso denkbar, daß eine sogenannte normale Sexualität ohne bestimmte Erlebnisse nicht als Endresultat der Entwicklung erschienen wäre. Die somatischen Faktoren, welche die „normale oder pathologische" Sexualität machen, sind uns ja der Art und dem Wesen nach nicht bekannt, daß sie aber vom Erlebnis her beeinflußbar sind, scheint mir sicher zu sein.

b) Homosexualität und Perversion.

Die Identifizierung mit der Mutter. Penisstolz. Der Geschlechtsakt der Homosexuellen. Die körperlichen Grundlagen der Homosexualität. Das gesetzgeberische Problem. Freundschaft. Eifersucht.

Ebenso wie wir die zärtlichen Gefühle zwischen Mann und Frau am besten aus der Erotik heraus verstehen können, wenn auch deren Sonderart anerkannt wird, so ist die Durchforschung der Homosexualität notwendig, um zu einem klaren Begriff der Freundschaft zu kommen. Einen wesentlichen Mechanismus der Homosexualität haben wir bereits kennen gelernt. Es ist die Identifizierung mit der Mutter. Freilich spielen noch eine Fülle anderer Momente mit hinein. Ich spreche von der besser studierten und mir auch besser bekannten männlichen Homosexualität. Es gibt einen Stolz auf das eigene Genitale, auf das man beim Partner nicht verzichten will und man sieht bei jeder gründlichen Untersuchung eines Homosexuellen die Beachtung des eigenen Genitales besonders gesteigert. Diese Überbeachtung kann in den Ödipuskomplex eingebaut sein. Der Homosexuelle mißt Größe und Tüchtigkeit seines Gliedes an dem seines Vaters und da er ja doch mit dem Vater nicht konkurrieren kann, identifiziert er sich mit seiner Mutter. So wenigstens in einem anderen von mir beobachteten Falle. Dieser suchte in jedem Mann, den er liebte, seinen Vater, verfolgte ihn mit entsprechendem Hasse und wollte sich an ihm rächen, ihn sich hörig machen, ihn zur Mutter machen, ihn zur Frau machen und so auf Umwegen das erreichen, was er ursprünglich wollte, die Stelle des Vaters bei der Mutter einnehmen. Man sieht die Fülle der Verwicklungen.

In anderen Fällen mag mitwirken, daß nach der ursprünglichen Vorstellung des Knaben auch die Frau ein männliches Genitale oder besser einen Penis hat und daß er in dem Manne nur die Frau seiner Kindheitsphantasien sucht. Auch die Schwierigkeit zur Frau zu gelangen, die Furcht, ob man dieser Aufgabe gewachsen sein werde, kann mit ein Faktor sein, der zur Homosexualität hinführt. SCHELER hat darauf verwiesen, daß bei homosexuellen Beziehungen der eine der Partner immer wieder die Rolle des Mannes, der andere die Rolle des Weibes übernimmt. Es müsse diese Verteilung der Rolle eine Grundhaltung des menschlichen Liebeslebens sein, die sich immer wieder durchsetzt. Aber BLÜHER bestreitet das Tatsächliche der Behauptung. Man versteht auch aus dem Vorgebrachten, daß die Rolle, die der Homosexuelle spielt, eine sehr verschiedene sein kann.

Eine Frage wurde bisher überhaupt nicht berührt, worin denn der Geschlechtsakt der Homosexuellen bestehe?

Die besten Kenner der Homosexualität (KRAFT-EBBING, HIRSCHFELD) versichern, der Homosexuelle strebe nur nach der Betastung des Genitales des Partners, nach der Einführung des Gliedes zwischen die Schenkel, aber nicht nach der immissio penis in anum. Gleichwohl scheint mir dieses das eigentliche Sexualziel zu sein, was ja bei der engen psychologischen Verwandtschaft zwischen Anus und Vagina nicht verwunderlich ist. FREUD zitiert einen Ausspruch von LOU-SALOMÉ, die Scheide sei dem After nur abgemietet. Wenn dieses Sexualziel nicht als solches anerkannt wird, so liegt das an den Verdrängungsmotiven, welche zunächst bei den Homosexuellen selbst, aber auch bei den Autoren vorhanden sind. Es ist vielleicht erwähnenswert, daß die Bindung an eine bestimmte Art (männlicher) Sexualziele bei Homosexuellen häufig besonders ausgesprochen ist. So gibt es solche, welche nur bei Knaben, solche die bei Jünglingen oder Erwachsenen und schließlich solche, welche nur bei Greisen Befriedigung finden. Ein Hinweis darauf, daß pathologische Fixierungen (solche finden sich ja auch auf heterosexuellem Gebiete) für die Homosexualität bedeutsam sind. Wir sehen ja, daß die homosexuelle Einstellung anschließt an bestimmte Jugenderlebnisse (zwischen dem 3. und 5. Lebensjahre), wobei dann freilich die Dynamik unklar bleibt, wenn es sich nicht um besonders gekennzeichnete Erlebnisse handelt. Häufig wird man sagen müssen: daß sich ein bestimmtes Erlebnis in bestimmter Weise auswirkt, hängt von konstitutionellen somatischen Faktoren ab. Solche anzunehmen liegt ja nach den Untersuchungen von STEINACH und LICHTENSTERN nahe[1]). STEINACH hat ja durch Vertauschung der Geschlechtsdrüsen beim Kaninchen dessen sexuelle Neigungen abgeändert und hat sogar durch

[1]) Neuere Untersuchungen in den Referaten von ROMEIS zusammengestellt.

gleichzeitige Implantation von Hoden und Ovarium eine hermaphroditische Sexualität erzeugen können, wobei bald die Neigung zu diesem, bald zu jenem Geschlecht stärker in Erscheinung trat. Besonders bedeutsam sind die Untersuchungen GOLDSCHMIDTS, der durch Kreuzung verschiedener Schwanzspinnerrassen intersexuelle Zwischenstufen erzielte und zu folgenden Resultaten kam:

I. Jedes Ei kann sich zu dem einen oder anderen Geschlecht oder irgendeiner sexuellen Zwischenstufe entwickeln.

II. Jedes Individuum besitzt alle die für die Entwicklung der Charaktere beider Geschlechter notwendigen Elemente.

III. Diese Elemente oder Substanzen haben bestimmte quantitative Beziehungen zueinander, die dafür verantwortlich zu machen sind, daß die eine oder andere Geschlechtsdifferenzierung oder auch sexuelle Zwischenstufen entstehen.

IV. Trifft ein Spermatozoon mit bestimmter Quantität der einen Geschlechtssubstanz mit einem Ei zusammen, dessen korrespondierende andere Geschlechtssubstanz in ihrer Quantität auf die des Spermatozoons abgestimmt ist, so wird das Gleichgewicht in bestimmter quantitativer Weise gestört.

Wenn man auch in vollem Ausmaß diese biologischen Ergebnisse anerkennt, so können sie doch nicht allein maßgebend sein. Sie sind nur für den Wirkungswert der Erlebnisse bestimmend, ja man muß sogar immer wieder die Möglichkeit offen lassen, daß das Erlebnis als solches bestimmte biologische Faktoren wachruft.

Die Anlage zur Homosexualität und zu homosexuellen Regungen ist in jedem Menschen vorhanden. Allerdings ist es gerade nach der gründlichen Analyse des Problems schwer zu sagen, was die Homosexualität eigentlich sei, wenn man sich nicht mehr an die grobe Definition hält, homosexuell seien jene Regungen, welche nach Erotischem (im Handeln oder Phantasieren) am Körper des Gleichgeschlechtigen zielen. Jedenfalls trifft man jeden einzelnen der psychologischen Prozesse, welche für die Genese der Homosexualität maßgebend sind, auch bei dem normal Empfindenden an. Und Psychologie und Biologie sind in vollem Einklang, wenn sie keine prinzipielle Scheidung zwischen Heterosexualität und Homosexualität vornehmen. Das viel erörterte gesetzgeberische Problem der Homosexualität steht hier nicht in Frage.

Nur muß nach unseren Anschauungen gesagt werden, daß die Homosexualität nicht nur vom Körper bestimmt wird, sondern auch von der Umwelt, und wenn der Gesetzgeber ein Interesse daran hat, Homosexualität einzudämmen, so wird er durch geeignete Maßnahmen die Homosexualität eindämmen können. Wenn ich auch die wesentlichste psychogenetische Ursache der Homosexualität in eine frühe Jugend verlege, so sind doch die späteren Erlebnisse dafür maßgebend, ob die

Fixierungsstelle der früheren Jugend zur Geltung kommt oder nicht. Andernteils ist auch für die frühinfantile Fixierung die Haltung der Umwelt mit maßgebend. Ob freilich der Wunsch, die Homosexualität einzudämmen, gerechtfertigt ist, steht dahin. Wenn auch gerade der Arzt an seinem Material immer wieder den Eindruck gewinnt, der Homosexuelle sei über die soziale Ächtung hinaus mit sich zerfallen, mit einem Wort ein Neurotiker. Wogegen man allerdings einwenden könnte, wenn dem so sei, müsse man nicht die homosexuelle Betätigung verhindern, sondern nur die homosexuelle Neurose. Aber ist nicht jede Homosexualität Neurose[1])? Und verhindert nicht die Strafandrohung die neurosemachende Verführung?

Ich habe so ausführlich bei der Homosexualität verweilt nicht nur wegen des praktischen Interesses dieser Frage, sondern auch weil die Genese der Homosexualität zusammenfällt mit der Genese der Perversionen überhaupt. Nun wird es etwa beim Fetischismus, den wir fast stets bis in die früheste Kindheit hinein verfolgen können, klar, daß die Psychogenese von Bedeutung sein müsse, denn es gibt keine Möglichkeit durch Hormonwirkung zu erklären, daß der eine seine sexuelle Befriedigung nur an Taschentücher, der andere an Lackschuhen gewinne, wenn auch der Wirkungswert der fixierenden Erlebnisse sicherlich auch von biologischen Faktoren im engeren Sinne abhängig ist.

Ich gehe nicht näher auf die Besprechung von Exhibition und Voyeurtum ein, verweise bezüglich des Sadismus und Masochismus auf das Kapitel Hypnose und Gemeinschaftsleben und wende mich nun dem Problem Freundschaft zu. Daß sich homosexuelle Regungen in dieser erledigen ist klar. Die berühmten Freundespaare des Altertums sind Liebespaare und es besteht eine instinktive Abneigung der Frau gegenüber den Freundschaften des Mannes. Die schwärmerische Freundschaft der Pubertätszeit kühlt ab, wenn das heterosexuelle Liebesobjekt gefunden ist. Es besteht auch eine Eifersucht auf Freunde, die nicht weniger schmerzhaft ist als die Eifersucht auf die Geliebte. In jeder Freundschaft schlummert die Rivalität, in jeder Freundschaft ist ein Sichmessen, ein Kampf um die Oberherrschaft, in jeder Freundschaft ein Stück Ambivalenz, wofern nicht beide ähnlichen Zielen zustrebend, gleichsam nur Mitkämpfer und im Grunde nicht durch persönliche Bande miteinander verbunden sind. Aber im Vordergrund treffen wir die freundliche Gesinnung, die Hilfsbereitschaft im Rahmen eines sozial wertvollen Strebens und wir haben allen Grund uns dieser Entfaltung aus den einander widerstreitenden Triebregungen zu erfreuen. Kann man doch auch hier sagen, daß die reiche Entfaltung des persönlichen Eigenerlebens nur dann möglich ist, wenn wir das Wesen des anderen

---

[1]) Kulturhistorische Daten scheinen dagegen zu sprechen. Ich erinnere an die dorische Knabenliebe.

voll erfaßt haben. Wenn wir ihn sehen, entfaltet an der Wirklichkeit, wenn wir uns mit ihm an seinen Zielen identifizieren, darüber aber nicht vergessen, der Persönlichkeit den Eigenwert zu belassen. So führt uns denn das Problem der Freundschaft hinüber zu dem Problem der sozialen Struktur zu den Problemen des Gemeinschaftslebens.

Nur die kurze Bemerkung, daß die Homosexualität auch hineinspielt in das heterosexuelle Liebesleben, daß die sexuelle Begierde nach der Frau des Freundes nur ein indirekter Weg zu diesem sein kann, der Verkehr mit der Prostituierten der Weg zu den Männern, welche mit ihr verkehrt haben. Am bedeutsamsten ist in diesem Zusammenhange freilich die Frage der Eifersucht, an deren Wurzel so häufig die Phantasie steht, was denn eigentlich der andere sexuelle Partner der Frau bedeute und sehr häufig erweist sich die Eifersucht nur als verdrängte Homosexualität. Bemerkenswert, daß der auch sonst zur Homosexualität neigende Alkoholiker einen Eifersuchtswahn so häufig produziert.

Zur Psychologie des Geschlechtslebens vgl. die jüngst erschienene, zum Teil auf anderem Standpunkt stehende Arbeit von ALLERS. Über Perversionen vgl. neben der Deskription KRAFFT-EBBINGS vor allem die umfangreiche analytische Literatur (zuletzt SADGER), auf die ich nicht im einzelnen eingehen will. Wesentlich sind auch heute nur FREUDS Abhandl. für Sexualtheorie. Über Homosexualität vgl. auch STEKEL. Die Frage der Impotenz und der Hemmungen des Liebeslebens konnte, so interessant sie ist, nicht behandelt werden. Hier nur die allgemeine Bemerkung, daß wir in der Impotenz eine Abkehr vom Liebesobjekt zu sehen haben, die auf die verschiedensten Motive zurückgehen kann. Wir finden sie in den Konflikten des Ödipuskomplexes und in den Perversionen. Der Impotenz des Mannes entspricht die Frigidität der Frau. Die gleichnamigen Bücher von STEKEL vermitteln uns nur oberflächliche Orientierung.

2. Die soziale Struktur.

Die Massenbildung. Das Verhältnis des Einzelnen zum Führer. Die Identifizierung. Der Totemismus. Homosexualität und Politik. Der Alkoholismus. Idee einer Pharmakopsychologie. Die Güte. Egoismus. Die objektiven Forderungen der Gesellschaft. Der Verlust der Fähigkeit, Sachstrukturen zu bewältigen. Moral insanity. Pseudologia phantastica. Zurechnungsfähigkeit und Idealich. Schuldgefühl und Rechtsprechung. Die biologische Sonderart des Verbrechers.

Schon die Liebesbeziehungen gehören in das Gebiet menschlicher Gemeinschaft. Ja, es war lange Zeit die Meinung vorherrschend, die Staatenbildung habe ihren Kern in der Familie. Wir sehen in der Tat Bindungen der Menschen aneinander in der staatlichen Gemeinschaft, welche nicht rationalistisch aus der Sorge um die Selbsterhaltung und dem Wunsch einer besseren Befriedigung der materiellen Bedürfnisse erklärt werden können. Ja innerhalb des Staates selbst sehen wir Massenbildungen mehr oder minder flüchtiger, mehr oder minder organisierter Art, welchen eine Reihe von Forschern besondere psychische Eigenschaften zuschreibt. Die Masse gilt als leicht entzündbar, sie ist unstet und wankelmütig und folgt mehr gefühlsmäßigen Eindrücken als vernunftgemäßen Überlegungen, sie folgt plötzlich auftauchenden

Eingebungen „willenlos" wie ein Hypnotisierter. FREUD hat das Verhältnis zum Führer in das Zentrum der Betrachtung gestellt. Jeder einzelne der Masse identifiziert sich mit dem Führer der Masse und das ist der verbindende Kitt, daß jeder mit der gleichen Person, dem Führer identifiziert ist. Diese Identifizierung setzt Achtung, Liebe voraus, sie ist eine primitive Unterwerfung, vergleichbar der Unterwerfung des Hypnotisierten unter den Hypnotiseur. Der Führer muß aber die Identifizierung herausfordern, meinem primitiven Ideale entsprechen, den Gott, den Vater, den König vertreten können. Er muß ungebrochen sein oder es doch zu sein scheinen. Ist es eine Idee, ein Abstraktes wie Vaterland, Religion, welches die Masse zusammenhält, so liegt gleichwohl, wenn auch abgeleitet, Identifizierung zugrunde. Ein jeder hat an der Größe seines Vaterlandes, seines Standes mit Anteil. Man kann diese Identifizierung zurückführen auf libidinöse Einstellungen, man kann von Homosexualität sprechen, aber all das liegt auf einem ganz primitiven Gebiet und in der Identifizierung mit dem Führer steckt ebenso wie in der mit dem Vater der Drang, der Wirklichkeit Herr zu werden. Man wird nicht fehlgehen, wenn man auch für die primitive Hordenbildung mit FREUD eine ähnliche Identifizierung des Hordensohnes mit dem Vater voraussetzt, und wenn die Masse ihren Führer so oft wankelmütig im Stich läßt, so verhält sie sich gar nicht anders, wie der Sohn dem Vater gegenüber, der ja nach allem ambivalente Einstellungen gegenüber diesem zeigt, Einstellungen, die nach FREUD dazu führen, daß die Horde sich gegen den Vater zusammenrottet, ihn erschlägt, nicht zuletzt deshalb, um nun selber der Frauen teilhaft zu werden. Und der übereinstimmende Brauch in weitgeschiedenen Gegenden der Erde, den Gott im Kultfest zu verzehren, weist darauf hin, daß der getötete Vater auch verzehrt worden sei, wodurch auch die magische Kraft des Vaters auf die Söhne überging. FREUD erklärt auch so die über weite Teile der Erde verbreitete Sitte des Totemismus als Abbildung dieser Ur-Totemmahlzeit. Der Totemismus besteht darin, daß ein Volksteil sich als Abkömmling eines bestimmten Tieres, eben des Totemtieres, erklärt, etwa eines Adlers oder Fisches. Dieses Tier darf im allgemeinen weder getötet noch verzehrt werden, nur einmal im Jahre findet das Fest statt, bei dem es kultisches Gebot ist, das Totemtier zu verzehren. Der Totemismus verbietet aber mit drakonischer Strenge Sexualbeziehungen innerhalb des Totems. Er fordert Exogamie. Hier sieht FREUD die Spuren ältester religiöser Bräuche, und hierin ist auch die Möglichkeit eines Verständnisses für Massenbildungen gegeben. Die Masse, das sind die Hordensöhne, die sich zunächst mit dem Vater identifizieren und ihn schließlich beseitigen; eben um die Identifizierung zu einer völligen zu machen. FREUD verfolgt die Identifizierung bei künstlichen Massen wie dem Heer — jeder

Soldat identifiziert sich mit dem Feldherrn — und an natürlichen Massen. So wie in der Lehre von der Hysterie der Begriff der Identifizierung sich dem der Imitation gegenüber als überlegen zeigt, so ist auch der Begriff der Identifizierung geeigneter, die Psychologie der Masse zu erklären, als der Begriff der Imitation, der Nachahmung, den besonders TARDE heranzieht. Allerdings wird man Bindungen hinzunehmen müssen, welche sich zwischen den einzelnen Gliedern der Masse abspielen, Bindungen, welche, obwohl homosexueller Natur, doch keine differenzierte Sexualstrebung aufweisen und welche die engsten Verbindungen eingehen mit Bindungen, in welchen wir uns gleichsam in, mit und durch die anderen sozialen Aufgaben zuwenden. Es ist bedeutsam zu sehen, wie sich diese Dinge in der Pathologie spiegeln, die Heterosexualität entfremdet ja den sozialen Aufgaben in besonderem Maße, und mit der lebhaften Betätigung in der Politik geht ja eine Vernachlässigung der Frau einher. Ja darüber hinaus entfremdet jede Aufgabe, welche den Zielen der Wirkung auf die Gesellschaft nahesteht, von der Erotik. Es scheint, daß der Alkoholiker, der zum Biertisch strebt und dort politisiert, eine Karikatur des „politischen" Menschen (das Wort hier im Sinne von „der Politeia zugewendet") ist. Bei ihm können wir aber die Homosexualität sehr häufig klar nachweisen. Es wäre übrigens einer Untersuchung wert, ob der Alkohol als solcher nicht wieder die Homosexualität fördere, und ob nicht zwischen bestimmten Giften und bestimmten Triebabweichungen eine Korrelation bestehe. Der neuerdings so überhandnehmende Cocainismus zeigt nach fremden (MARX) und eigenen Erfahrungen gleichfalls bedeutsame Beziehungen zur Homosexualität. Hier hätten künftige pharmakopsychologische Untersuchungen einzusetzen, die reichere Ergebnisse versprechen als die von KRAEPELIN inaugurierte Untersuchung mit den Mitteln der experimentellen Psychologie. Es ist daran zu erinnern, daß die Alkoholhalluzination in ihren das Gewissen darstellenden Stimmen wiederum die Menge der Personen, der Gesellschaft betont. So werden denn die engen Beziehungen zwischen Gesellschaft und Gewissen klar, wenn es auch noch zweifellos andere Quellen des Gewissens gibt. Aber auch hier führt über die Identifizierungen, homosexuellen Bindungen ein Weg zu den Dingen, Vater und Gesellschaft sind Vermittler zu den Dingen und zu den Aufgaben hin, welche an uns gestellt werden.

SCHURTZ, dem wir grundlegende Studien zur Entwicklungsgeschichte der Gesellschaft verdanken, hat bereits darauf verwiesen, daß der Gebrauch narkotischer Genußmittel von der Sammelstätte der männlichen primitiven Gesellschaft, dem Männerhaus ausgeht. Er sieht bereits den Ausgangspunkt staatlicher Gestaltung nicht in der Familie, sondern in den Männerbünden. BLÜHER hat der manifesten Homosexualität einen bedeutenden Einfluß zugeschrieben. Für ihn ist staatenbildend der ungebrochene, invertierte Männerheld. Aber wir haben an der Existenz solcher ungebrochener Männerhelden gezweifelt. Freilich müßte zur Entscheidung dieser Frage kulturhistorisches Material herbeigezogen werden. Und erst dann müßte die Frage erledigt werden, ob der invertierte Männerheld wirklich Kern der Staatenbildung sei. Mir will das nicht als sehr wahrscheinlich erscheinen.

Unsere Beziehungen zu den anderen Menschen sind nicht bloß solche erotischer Art und solche staatlicher Gemeinschaft. Es gibt eine Hilfsbereitschaft, Güte, Freundlichkeit, welche keineswegs auf die Befriedigung des eigenen Triebes gerichtet ist. Dieses Zugewendetsein, diese Hilfsbereitschaft ist letzten Endes freilich wiederum Bedürfnis, das wir eher den Ichtrieben zurechnen möchten. Hier wird es noch einmal an entscheidender Stelle klar, daß alles, was wir tun, letzten Endes der Triebhaftigkeit und ihren Energien entspringt, aber daß es gleichzeitig auch sachliche Ziele sind, denen wir zugewendet sind. Jedes Streben hat einen Abglanz im eigenen Erleben, aber dieser Abglanz (die Triebbefriedigung) ist im allgemeinen nicht intendiert, sondern der gesuchte Gegenstand. Ich erinnere noch einmal an die Depersonalisation. Freilich ist zuzugeben, daß die körperliche Resonanz bei allen Sexualstrebungen in ausgeprägterem Maße hervortritt.

Wir erkennen also eine liebevoll-gütige Zuwendung der Hilfsbereitschaft an, wir rechnen diese zum Teil zu den Ichtrieben, ja wir gehen sogar noch weiter und meinen darüber hinaus, daß sogar im Sexualtrieb die Triebbefriedigung zunächst nicht ausdrücklich intendiert sei. Diese altruistischen Regungen sind keineswegs sekundär gegenüber dem egoistischen Ich, das Streben nach eigenem Genuß ist sicherlich eine erst spät erworbene Haltung, und nach dem über die Depersonalisation Ausgeführten ist sie zweifellos mit dem reichen und tiefen Genuß nicht verträglich.

Allerdings auch gegen diese Hilfsbereitschaft erheben sich Gegenantriebe, Haßgefühle, der Wunsch, den anderen, der im Wege steht und schon durch sein Dasein eine Bedrohung ist, hinwegzuräumen. Auch dieser Teil der Wirklichkeit ist geschichtet, und wir haben keinen Grund, hier andere Gesetzmäßigkeiten zu suchen als auf anderen seelischen Gebieten. Immer sehen wir, daß jedes Erleben sich auf vereinheitlichten Gegenantrieben aufbaut.

Machtstreben, dem Sadismus enge verwandt, treffen wir in den sozialen Verbänden überall an. In der Identifizierungstendenz des Geführten mit dem Führer, die wir angenommen haben, liegt die Tendenz, ihn zu ersetzen und an seine Stelle zu treten. Das Streben nach Geld und Reichtum, das die heutige Gesellschaft beherrscht, ist auch der Ausdruck eines Machtstrebens. Freilich ist die Psychologie des Geldes eine komplizierte Angelegenheit, der wir uns hier nicht widmen können.

Psychoanalytische Erfahrungen verweisen darauf, daß die dem primitiven Denken geläufige Gleichstellung von Gold und Kot in der Denksphäre, im System Ubw. des Kulturmenschen volle Geltung hat und daß im Besitz anale Triebgruppen befriedigt werden. Darüber ist das Geld das Mittel des Fassens, Haltens, Beherrschens überhaupt. Nur eine eindringende Untersuchung könnte zeigen, wie die nationalökonomische Funktion des Geldes triebpsychologisch zu verstehen ist.

Betrachten wir das Soziale von der objektiven Seite her, so sehen wir hier eine Fülle von Aufgaben und Zielen, und es ergibt schon die oberflächlichste Betrachtung, daß die Mehrzahl unserer Aufgaben gar nicht in der unbelebten Natur liegt, und daß die Forderung der Wirklichkeitsanpassung im wesentlichen eine Forderung der Anpassung an das Gemeinschaftsleben ist. In den sogenannten Affekthandlungen wird diese Gemeinschaftsstruktur vernachlässigt, sei das nun im Diebstahl aus Hunger oder im Totschlag aus Eifersucht. Handelt es sich um eine sonst „sozial" angepaßte Person, so erhebt sich das Gesamtich gegen diese Handlung, und sie kann von Amnesie gefolgt sein. Aber schließlich ist ja jede soziale Struktur ein Provisorium, ein notdürftiges Gerüst, das gegenüber der Forderung einer bestimmten Situation versagen kann. So können von dem Idealich geduldete Strebungen durchaus gegen das geltende Recht und die geltende Ordnung sich richten. Beim Gewohnheitsverbrecher haben wir aber sehr häufig eine Unfähigkeit, die soziale Gegebenheit zu bewältigen, vor uns. Allerdings dürfen die Milieuunterschiede nicht vernachlässigt werden, aber es bleibt eine genügende Zahl von gut beglaubigten Fällen übrig, wo eben die soziale Struktur von dem Verbrecher aus konstitutionellen Gründen nicht bewältigt werden kann (vgl. die Stammbäume von Jörger). Man mag da von moral insanity sprechen und es mag gefragt werden, ob es einen Ausfall gerade gegenüber dieser Struktur geben könne, und ob dieser Ausfall nicht auf Elementares zurückgeführt werden könne. Aber gerade bei ausgesprochenen Fällen dieser Art treten die intellektuellen Defekte zurück und es sind sozusagen die Elementarhaltungen unversehrt. Man findet Akte des Mitleids, der Sympathie, der Liebe, und nur jene allgemeine Anpassung wird nicht geleistet, sei es, daß der Dissoziale sich an dem Eigentum vergreift, sei es, daß Leib und Leben anderer nicht geachtet wird, sei es, daß nur die Fähigkeit zur Arbeit verlorengehe und zur sozialen Behauptung. Freilich sieht man auch Fälle, in denen der Schmerz und das Leiden der anderen offenbar gar nicht geachtet werden und wirkungslos bleiben. Künftige Forschung wird zu entscheiden haben, ob nicht hier neben allgemein biologischen Faktoren doch einzelne Jugenderlebnisse mit determinierend wirken.

H. Deutsch hat versucht, die Pseudologia phantastica, die Freude an der Lüge um des Lügens willen, auf bestimmte Jugenderlebnisse zurückzuführen. Der Pseudologe lüge und schwindele, um ein reales Erlebnis der Kindheit zu überdecken. Nun führt die Pseudologia phantastica mit fließenden Grenzen zu jenen haltlosen Schwindlern und Betrügern, welche ein so schwieriges Problem für die Rechtsprechung sind.

Denn diese hat sich entschlossen, nicht alle Handlungen dem Menschen zuzurechnen, die er begangen hat, offenbar in der Ansicht, daß ein gewisses Maß der Organisationshöhe dem Menschen zu eigen sein müsse, wenn er als rechtliche und sittliche Person zur Verantwortung gezogen werden soll. Man rechnet nur jenem Menschen Handlungen an, der durch Identifizierungen ein Idealich aufzubauen vermochte und der dieses Idealich zu bewahren vermochte. Dieses Idealich enthält aber auch die Möglichkeit der Anpassung an die soziale Struktur[1]). Ein gewisses Maß intellektueller Befähigung muß aber vorhanden sein, um überhaupt die zu bewältigenden Strukturen einzusehen. Aber der Wirkungswert der Forderungen des Idealichs muß auch in einem gewissen Verhältnis stehen zu jenen Regungen, welche dem Idealich widerstreiten. Auch jene Handlungen werden dem Individuum nicht zugerechnet, bei denen eine überstarke Triebhaftigkeit das Idealich überrennt. Eine Lehre der Zurechnungsfähigkeit aus diesen Gesichtspunkten heraus würde sicher Bedeutungsvolles ergeben. Bis jetzt begnügt sich die Kriminalpsychologie mit der Feststellung, daß sowohl das intellektuelle als auch das affektive Moment für die Einschätzung der Unzurechnungsfähigkeit heranzuziehen ist (vgl. z. B. BIRNBAUM).

Das Schuldgefühl tritt hier für uns in offensichtlichen Zusammenhang mit der Zurechnungsfähigkeit. Denn auch das Schuldgefühl setzt den Bestand eines Idealichs, des Überichs, voraus. Der jetzt allgemein verlassene Standpunkt, man bestrafe den Verbrecher wegen seiner Schuld, hat einen sehr guten Sinn. Die geltenden Theorien vertreten zwar die Anschauung, die Gesellschaft bestrafe nicht die Schuld, sondern sichere nur ihren Bestand, mache den Rechtsbrecher sozial haftbar und müsse sich auch gegen jene schützen, welche unzurechnungsfähig oder teilweise unzurechnungsfähig sind. Alle diese rationalistischen Theorien, welche Bedeutung vom praktischen Gesichtspunkt aus sie auch haben mögen, verkennen, daß die Gesellschaft nicht ein abstraktes rationales Gebilde ist, sondern die Kristallisation triebhafter Strebungen, die in jedem einzelnen vorhanden sind, und man kann das Wesen der Strafe nicht verstehen, wenn man nicht das Schuldgefühl zu

---

[1]) v. LISZT setzt Zurechnungsfähigkeit = Fähigkeit zum sozialen Verhalten (zitiert nach BIRNBAUM). Nach FOREL ist die freie Willensbestimmung gleich adäquater, plastischer Anpassungsfähigkeit der Seele an Mensch und Umwelt (zitiert nach BIRNBAUM). BIRNBAUM: „So deckt sich also die natürlich aufgebaute, normal angelegte Psyche im gewissen Sinne mit einer sozial adaptationsfähigen seelischen Konstitution."

verstehen trachtet. Mag auch der einzelne Rechtsbrecher das Schuldgefühl nicht haben, so setzt doch die Gesellschaft voraus, daß er es auf Grund seines Idealichs haben könnte, und bestraft ihn entsprechend dem vorausgesetzten Schuldgefühl.

Wenn auch nicht in Abrede gestellt werden kann, daß der Verbrecher, zumindest der Gewohnheitsverbrecher, auch eine biologische Sonderart hat, so sind doch die Versuche, diese Sonderart zu charakterisieren, ergebnislos geblieben.

Die von Lombroso hervorgehobenen Abweichungen am Schädelbau haben sich ebenso als uncharakteristisch erwiesen wie von Benedikt behauptete Besonderheiten im Typus der Hirnwindungen. Immer wieder kehrt die auf Lombroso zurückgehende Behauptung wieder, der Verbrecher sei ein Epileptiker. In dieser Fassung ist die Behauptung falsch; aber immerhin hat Reiss in erbbiologischen Untersuchungen zeigen können, daß bei Schwerverbrechern und bei deren Vor- und Nachkommen, ja in der Verwandtschaft überhaupt, reizbar explosive Temperamente vorkommen, wie sie für Epileptiker charakteristisch sind. Bei anderen Gruppen fanden sich Beziehungen zur Schizophrenie. Meggendorfer setzt den sogenannten moralischen Schwachsinn gleichfalls in biologische Nähe der Schizophrenie. Psychologisch sehen wir jedenfalls, daß mancher Verbrecher das Leid des Nebenmenschen nicht entsprechend einschätzt, ja sogar im Zufügen des Leides Genuß empfindet. Reiss hat bei den Schwerverbrechern sadistische Züge gefunden. Immer wieder kommen wir zu der Anschauung, daß die Anpassung an die soziale Struktur nicht genügend sei und daß Triebhaftigkeit gegen diese vorbricht. Dieses Mißverhältnis hat einen biologischen Untergrund, ohne daß wir diesen exakt definieren könnten. Man könnte schlechthin von der Entartung sprechen, aber bei der Unbestimmtheit des Entartungsproblems ist die Sache hiermit nicht gefördert.

Aschaffenburg: Das Verbrechen und seine Bekämpfung, ist zum Vergleich heranzuziehen.

3. Affekte.

a) Angst, Furcht, Zorn, Mitleid.

Realangst und libidinöse Angst. Angst und primitiver Instinkt. Ihr körperlicher Ausdruck. Furcht. Zorn. Mitleid.

Es mag vielleicht einfacher sein, den komplizierten Haltungen nachzugehen, als die einfachen Affekte dem Verständnis entgegenzubringen.

Freud und die Psychoanalyse haben die Tendenz, in jedem Affekt die Erinnerung an eine frühere bestimmte Situation zu sehen. So ist die Angst nach Freud eine Wiederkehr der Geburtsangst und der Einklemmung, der Beengung bei der Geburt. Freud scheidet zwischen der Realangst, welche einer bestimmten Situation entspricht, und der libidinösen Angst, welche sachlich unbegründet zu sein scheint, und diese wird ja mit Recht als ein Konversionsprodukt sexueller Libido angesehen. Nichts ist leichter, als hinter den Angstträumen die sexuellen Motive zu sehen. FREUD meint nun, daß es ja schließlich zweckmäßiger wäre, wenn bei drohender Gefahr überhaupt nur das zweckmäßige Handeln auftrete und nicht die Angst, und so stecke in jeder Realangst konvertierte Libido, allerdings Libido, welche narzißtischer Art sei und sich am eigenen Körper sättige. Wenn auch zuzugeben ist, daß die Angstentbindung sehr häufig dem Individuum nichts nützt, bedeutete es doch einen Rückfall in die Lehre von der Bedeutungslosigkeit des Seelischen überhaupt, des Epiphänomenalismus, wollte man die Angst nicht als real kausierend für die Angsthandlung ansehen. Jede Realangst hat ihren guten biologischen Sinn, möge sie nun zu einer übertriebenen motorischen Aktion führen (Fortlaufen, Panik), oder möge sie die motorische Aktion verhindern und zur Erschlaffung und Bewegungslosigkeit führen. Beide sind Haltungsweisen, welche gegenüber bestimmten Gefahren sich als zweckmäßig erweisen könnten. Und die Angsthandlung wird so zu einem Beispiel für primitive Instinkthandlungen. Ja man kann sogar die Sexualangst hier einreihen, welche als Einleitung zu einer Fluchtreaktion angesehen werden kann. Die Gehangst tritt dann ein, wenn der Neurotiker in Gefahr ist, zu der gefürchteten Frau, zu der gefürchteten Sexualität zu gelangen. Haben nicht Hemmungen gegen die Sexualbetätigung ihren guten Sinn? Zweifellos steht also dieser Affekt der Angst den Instinkten außerordentlich nahe, und wir dürfen nicht annehmen, daß das, was innerlich als Angst erlebt wird, für die Instinkthandlung belanglos sei. In jede einzelne Angst fließen alle früheren Angsterlebnisse irgendwie mit ein. Und zweifellos kommt hier auch ein phylogenetisches Erbe mit zum Ausdruck. Nun geht die Angst mit einem bestimmten Gesichtsausdruck einher und mit besonderen Veränderungen an Puls, Atmung, Muskulatur. Jeder Affekt hat ja seinen bestimmten Ausdruck, und wir verstehen jetzt erst die Ausführungen DARWINS über den Ausdruck der Gemütsbewegung, der ja den körperlichen Ausdruck der Affekte in engste Beziehung setzte zu auf phylogenetischer Vorstufe wirklich vorgenommenen Abwehrhandlungen.

Der Angst nahe verwandt ist die Furcht. Auch hier wird man das Gefühl und die psychische Haltung nicht als belanglos ansehen können. Wenn wir in der Furcht die Erwartung eines Übels sehen, mit der Tendenz, sich der Gefahr zu entziehen, nicht sie zu bekämpfen, so werden wir wiederum in den Ausdrucksbewegungen erwarten müssen die Tendenz zum Sich-Verkriechen, sowie auch die zur Flucht. Das Sich-tot-Stellen ist ja zweifellos unmittelbarer körperlicher Ausdruck des Angst- und Furchtaffektes.

Die unzweckmäßigen Wirkungen des Angstaffektes (der Furcht, des Entsetzens, des Grauens — diese sind nur plötzlich einsetzende und stark ausgeprägte Formen der Furcht —) erklären sich ja daraus, daß die primitivere Form des Instinktes nur eine Anpassung im groben und nicht im einzelnen ermöglicht, womit man denn zu der allgemeinen Formulierung käme, daß ursprüngliche Anpassungen nur grobe und ungefähre sind, und daß in unsere Handlungen eine Fülle an sich unvollkommener grober Abwehrmechanismen eingebaut sei, deren Verwertung aber im Sinn der Anpassung und Wirklichkeitsbewältigung möglich ist. Die neurotische Angst und Furcht erscheint als Ausdruck der Flucht vor der Sexualität.

Weniger wissen wir vom Zorn, der ja gleichfalls Abwehr gegen Gefahren darstellt. Er ist aktiv und geht auf Vernichtung des feindlichen Objektes. Er kann unter bestimmten Umständen von vielen Punkten aus auf leichten Anreiz hin entstehen, er kann aber auch erst auf ausgesprochene Nötigung ansprechen. Die Gewaltakte können, wenn sie nicht am Objekt verankert werden, auch gegen die eigene Person gerichtet werden. Eines scheint auch wichtig zu sein: der Zorn braucht zu seiner vollen Entfaltung eine gewisse Latenzzeit, man steigert sich in den Zorn hinein, und das Objekt des Zornes muß den ersten Regungen entzogen sein, wenn es überhaupt zum Zornausbruch kommen soll. Die Zornhandlung ist eine explosive Entladung, der das Abklingen sehr rasch folgt. In dieser Hinsicht ist er der Typus einer ganzen Reihe von sozial nicht gern gesehenen Entladungserscheinungen.

Gerade am Zorn läßt sich sehr gut zeigen, daß seine körperlichen Äußerungen Zornhandlungsteile enthalten: man ballt die Fäuste, auch wenn man nicht losschlägt, und man wird rot, auch ohne daß man kämpft. Zweifellos handelt es sich im Zorn um einen Regulator der Aggressivität und zweifellos werden durch die Stauung, die dem Zorne vorausgeht, größere Energien zur Verwendung frei.

Wenn auch Angst und Furcht Phänomene sind, welche durch die unbelebte Natur in uns erweckt werden können, so scheint doch das wesentliche Phänomen die Furcht vor den anderen Menschen zu sein, und es will mir scheinen, daß die Furcht vor den Naturkräften diese schon personifiziert, zu menschlichen Persönlichkeiten machte, wenn wenigstens die von Preuss und Vierkant entworfene Theorie des Zauberglaubens die richtige ist, welche annimmt, der primitive Mensch denke die Naturgewalt nach der Art des eigenen Wollens. Der Zorn richtet sich jedenfalls zunächst gegen Belebtes, und die Zornregungen gegen Unbelebtes sind zweifellos von jenem ursprünglichen Erlebnis abgeleitet. Angst und Zorn sind Affekte, welche im Sozialen wichtige regulative Funktionen haben.

Ich habe ausgeführt, daß wir unmittelbare Regungen der Güte und

Hilfsbereitschaft hinwegzuleugnen gar keinen Grund haben. In welcher Beziehung stehen nun diese Regungen zum Mitleid? Auch die Güte und Hilfsbereitschaft haben irgendwelche Erlebnisse der eigenen Gefühlswelt zum Korrelat. Aber diese Eigenerlebnisse schweigen, sie treten zurück, ebenso wie ich in der Wahrnehmung das Ding draußen und nicht meine Empfindung erlebe. Es bedeutet ein anderes Erlebnis, wenn ich beim Leiden des anderen nicht dieses, sondern meine Pathie, mein Erleiden beachte. Meine herzliche Freude bei dem Glück des anderen wird sofort unecht, wenn sie mir Hauptsache wird, wenn ich sie ausdrücklich beachte. Es bedeutet eine Verarmung des Erlebens, wenn ich im Erleben nur immer wieder mich beachte und die Erlebnisse der anderen nur im Spiegel der eigenen erlebe. Im Mitleid und in der Mitfreude in diesem Sinne identifiziere ich mich mit dem anderen, und hierin liegt geradezu eine Hemmung gegen die Haltung der Hilfsbereitschaft, welche ja das Du in vollem Maße anerkennt. In diesem Sinn trägt Mitleid als solches nicht zur Hilfsbereitschaft bei, es könnte allenfalls auf einem sehr reflektierten, sehr wenig unmittelbaren Wege zum Motiv der helfenden Handlung werden.

Es ist unmöglich, die Fülle der Affekte, die ja mehr oder minder sich alle auf das Zusammenleben mit den Mitmenschen beziehen, systematisch darzustellen. Es soll ja auch nur ein Grundplan entworfen werden, in den jeder einzelne einzeichnen kann, was ihm die tägliche Erfahrung in unübertrefflich feiner Weise zuträgt.

b) Die Neurosen und Psychosen als Typen affektiver Haltungen.

Schreckneurose. Die Kriegshysterie. Die „Reflexverstärkung“ (Kretschmer) bei der Kriegshysterie. Die Aktualneurosen. Neurasthenie. Hysterie. Die Regression. Das formale Hauptmotiv der Zwangsneurose. Regressionsstufen der Schizophrenie. Die Sekundärfunktion der Neurose. Der Begriff der Psychose. Der biologische Untergrund der Neurose und Psychose. Vererbung geistiger Eigenschaften und die Vererbung der Geisteskrankheiten. Psychologischer und biologisch-physiologischer Gesichtspunkt.

Die Neurosen und Psychosen sind ja nach allem, was ausgeführt wurde, Gesamtverhaltungsweisen und es mag hier ein kurzer schematischer Überblick über den psychologischen Kern dieser Haltungsweisen gegeben werden.

Die starke Angst ist bereits der Typus einer Neurose primitivster Art, als welche ja darin besteht, daß ein primitiver Mechanismus an Stelle eines höheren steht. Es gibt alle möglichen Übergänge von der Schreckneurose zu den normalen Schreckreaktionen, und hier mag noch einmal die starke Wirkung des Schrecks auf das vegetative Nervensystem erwähnt werden. Allerdings pflegen sich sehr häufig an den Schreck noch Dämmerzustände anzuschließen, welche bereits die charakteristischen Eigenheiten der hysterischen Dämmerzustände zeigen.

Den Schreckneurosen stehen die Affekthandlungen nahe, welche ja außerordentlich häufig von einer Amnesie gedeckt werden. In diese primitiven Reaktionsweisen gehört auch die Heimwehreaktion, die Kindesmorde der unehelichen Mütter und dergleichen mehr.

Sehr häufig tritt an Stelle der unmittelbaren Affektentladung ein neurotisches Symptom, welches in den Dienst eines mehr oder minder bewußten Zieles tritt. KRETSCHMER hat bei den Kriegshysterien zeigen können, daß körperliche Mechanismen (er spricht von Reflexbahnen) durch Willensimpuls verstärkt werden können, er hat von willkürlicher Reflexverstärkung gesprochen und teilt den Vorgang bei den Kriegshysterien in folgender Weise ein: auf den akuten Affektreflex folgt als zweite Phase die willkürliche Reflexverstärkung, an die sich als drittes Stadium die chronische Reflexeinschleifung anschließt. Zweifellos sind mit diesen Schemen die wesentlichen Vorgänge primitiver Kriegshysterien gegeben. Vom Standpunkte der Trieblehre aus müßte man betonen, daß die Affekte eine Erschütterung narzißtischer Eigenliebe mit sich bringen, und daß die Reflexverstärkung wiederum in den Dienst von Ichinteressen tritt. Als den Ausdruck der wirklichen Icherschütterung betrachtet die Psychoanalyse die bei Kriegshysterie so häufige Impotenz[1]). Es wäre jedoch irrig, wollte man meinen, man könnte über die Struktur der Hysterie durch das Studium der Kriegshysterie Bindendes erfahren.

Eine Reihe einfacher Neurosen wird von FREUD als Aktualneurose gekennzeichnet, es sind das vorwiegend primitiv gebaute Angstneurosen. FREUD faßt deren Erscheinungen als unmittelbare Wirkung sexueller Schädlichkeiten, wie Coitus condomatus, Abstinenz, Coitus interruptus und dergleichen auf. Es scheint aber, daß sexuelle Schädlichkeiten doch nur toxische Erscheinungen, Kopfschmerzen, Schlaflosigkeit, Unruhe und dergleichen, machen, und daß erst auf dem Umwege über die Psyche aus der Verdrängung Angst entsteht.

Ein ungelöstes Rätsel stellt die Frage der Neurasthenie dar. Man meinte früher und meint es vielfach auch noch jetzt, sie sei der unmittelbare Ausdruck der Ermüdung und Erschöpfung. Aber zweifellos ist diese Ansicht unrichtig. Die wirkliche Ermüdung, und sei sie noch so intensiv, nimmt überraschend schnell ab, wenn nicht psychische Motive hinzutreten.

So kann man immer wieder sehen, daß Überanstrengung so lange leicht ertragen wird, als keine sonstigen Schwierigkeiten hinzutreten. Der vielgehetzte Kaufmann wird erst dann neurasthenisch, wenn die Geschäfte schlecht gehen. Derartige Neurasthenien pflegen nicht allzu schwer zu sein; nicht selten sind sie durch involutorische Vorgänge

[1]) Vgl. hierzu JONES, FERENCZI in der Monographie über Kriegsneurosen.

begünstigt. Sie stehen an der Schwelle des weiblichen und männlichen (!) Klimakteriums. Aber die einigermaßen schweren Neurasthenien reichen in ganz andere Tiefen des Trieblebens. Es sind Neurosen, über deren feinere Mechanismen noch wenig bekannt ist. Da die hypochondrischen Züge in ihrem Bild besonders stark hervortreten, so wird man wohl schließen dürfen, daß die Freude am eigenen Körper hier besonders gelitten habe.

Besser bekannt ist die Hysterie, und hier sehen wir als Ursache den aktuellen Konflikt, der nicht bewältigt (vgl. oben) das Individuum in eine frühere Stufe zurücktreibt, in der es sich dem Konflikt gewachsen zeigt und seine Befriedigung findet. Ausnahmslos ist der Konflikt ein erotischer, und das Individuum regrediert zu einer primitiveren Stufe der Sexualbefriedigung. Wir haben allen Grund, diese primitive Stufe als relativ entwickelt anzusehen, einzelne Symptome (vaginale Anästhesie) verweisen auf eine Zeit, in der die Klitorissensibilität zugunsten der vaginalen verlassen wird. Das wäre die Zeit der Präpubertät. Aber ganz zweifellos reicht der Hauptteil der Regression in frühere Stufen hinein, welche dem Ende der wichtigen Periode zwischen dem dritten und fünften Lebensjahre angehören. Wir finden bedeutsame Bindungen innerhalb jenes wichtigen frühprimitiven Ödipuskomplexes. Aber nie läßt die Hysterie von den Objektbesetzungen entwickelterer Formen. Anales, Orales, Sadistisches tritt zwar gelegentlich in Erscheinung, macht aber nicht den Kern der Regression aus. Formal wird die Hysterie beherrscht von der Konversion, wenn auch noch weitere Gebiete, wie die hysterische Tagträumerei und Halluzinationsbereitschaft, herangezogen werden müssen.

Bei der Zwangsneurose geht die Regression zu einer primitiveren Triebstufe zurück, zur sadistisch-anal-homosexuellen. Auch hier ist der nicht bewältigte erotische (allerdings sadistisch-anal gefärbte) aktuelle Konflikt der Anlaß zur Regression. Der Mechanismus ist der, daß unbefriedigte Impulsregungen den Gedanken zum Zwangsgedanken machen, allerdings wird dabei die Impulsregung auch noch inhaltlich entstellt.

Bei der Schizophrenie wendet sich das Individuum von der Außenwelt ab. Es gibt Anpassungen völlig auf, es regrediert zum Narzißmus und kann den Anschluß an die Außenwelt nur in primitiven Formen der Sexualität und des Denkens gewinnen. Mit der Rückkehr zur primitiven Sexualität wird auch das Idealich abgebaut und damit werden auch Anpassungen aufgegeben. Bei den hebephrenen Formen überwiegt das Aufgeben der Anpassungen und der Abbau der Persönlichkeit.

Freilich ist mit diesen Ausführungen nur ein ganz vorläufiger Entwurf gegeben. Hier ist nur noch einmal zu betonen, daß mit der Neurose oder Psychose auch eine Änderung im sozialen Verhalten einhergeht.

Wenn wir auch die Triebkräfte der ausgebildeten Neurosen fast ausschließlich im Erotischen zu suchen haben, so sehen wir doch, daß bei den primitiven Reaktionen Bewältigungs- und Selbstschutzinstinkte hervortreten. Auch bei der kompliziert gebauten Neurose geht ein Teil der Interesserichtung der Persönlichkeit mit in die infantile Schicht. Außerdem ist aber das Individuum genötigt, sich mit den durch die Neurose bedingten primitiven Haltungen doch irgendwie der Gesamtheit der Sozietät einzuordnen.

Es wird eine Umstellung in den Anpassungen vorgenommen. Die realen Ziele der Person ändern sich, ja es kann die ganze Neurose nur dazu verwendet werden, um sozial eine bessere Position zu erringen, als es sonst möglich gewesen wäre. Nach FREUD hat die Neurose eine sekundäre Funktion in dieser Hinsicht und ADLER sieht in dei Neurose überhaupt nur eine Finte zur besseren Durchführung des Machtstrebens, und es ist gar keine Frage, daß jede Neurose nur aus dem Widerspiele sozialer Einstellungen und der Sexualtriebe verstanden werden kann. Freilich ist es ein unerlaubter Verzicht auf tieferes Eindringen, wenn man hierüber mit ADLER die sexuelle Genese der Neurose vergißt und die Frage der sozialen Anpassung allein berücksichtigt.

Der Unterschied der Neurose gegenüber der Psychose liegt darin, daß die Neurose, wenn auch unter verschobenen Bedingungen, einen Aufbau der Gesamtpersönlichkeit beibehält und auf die Einordnung ins soziale Ganze nicht verzichtet. So erscheint der Begriff der Psychose an den Begriff des sozialen Ganzen geknüpft. Nur darf man nicht vergessen, daß das soziale Ganze fundiert ist, ebenso wie das Leben, auf biologischen Gesetzmäßigkeiten. Und hier ist der Ort, daß wir noch einmal betonen, daß sowohl der normale als auch der pathologische Charakter, den wir in seinen verschiedenen Ausprägungen antreffen, ja wiederum biologisch fundiert gedacht werden muß, und daß ja schließlich auch die Neurose einen biologischen Untergrund hat. Zwischen Erleben und Konstitution besteht aber kein Gegensatz, denn jedes Erleben wirkt irgendwie auf die Konstitution ein, was sich wiederum auf künftige Generationen übertragen kann. Denn wenn auch die Versuche KAMMERERS, der die Vererbung erworbener Eigenschaften beweisen wollte, vielfach angezweifelt werden, so scheinen mir die Grundgedanken des Lamarckismus doch unanfechtbar zu sein.

Jedenfalls sind aber auch psychische Erlebnisse ins biologische Ganze eingefügt und wir wissen einiges über die Vererbung geistiger Eigenschaften, über die Vererbung der Talente und über Vererbung geistiger Varianten und Krankheiten. Diese Vererbungstatsachen im einzelnen festzustellen, gehört nicht zu den Aufgaben dieses Buches; ich verweise auf die Schrift HOFMANNS: Vererbung und Seelenleben.

Soziale und biologische Aufgaben sind also keine Gegensätze, und wir müssen auch das soziale Zusammensein unter biologischen Gesichtspunkten betrachten. Jedenfalls ist es unrichtig, mit STÄRCKE in der Psychose nur die Loslösung von der sozialen Gemeinschaft zu sehen. Die psychologische Betrachtungsweise verträgt sich durchaus mit der physiologischen und biologischen, und wir können sehr wohl die Psychose einmal unter dem Gesichtswinkel der Erbbiologie betrachten, das andere Mal als Störung der Korrelation der Drüsen mit innerer Sekretion oder als Abänderung der Gehirntätigkeit unter dem Einfluß grober destruktiver Prozesse und trotzdem eine lückenlose psychische Ableitung der Erlebnisfolge als gegeben ansehen. Die Verständlichkeit psychischer Zusammenhänge leidet durchaus nicht dadurch, daß ein Prozeß in die Psyche eingegriffen hat, und man kann dementsprechend auch nicht aus der Verständlichkeit eines Ablaufes heraus schließen, es läge kein körperlicher Prozeß vor. So hat KRETSCHMER Wahnbildungen beschrieben, welche, an bestimmte Erlebnisse anknüpfend, durchaus im Rahmen des Verständlichen blieben. Er hat von sensitivem Beziehungswahn gesprochen, aber eine Reihe von diesen Fällen gehört zweifellos der Schizophrenie zu, ist also ein fortschreitender Prozeß und nicht die nur durch die Außenwelt vermittelte besondere Entwicklung eines Charakters. Gleichwohl bleibt die Verständlichkeit gewahrt; ja darüber hinaus hat die Analyse gezeigt, daß selbst bei der organisch bedingten Demenz, bei der Paralyse, die Verständlichkeit nicht aufhört. Wir können also sehr wohl eine Psychose sowohl vom psychologischen als auch vom somatischen Gesichtspunkte her betrachten, und es wird sogar zum Verständnis jedes Einzelfalles diese mehrdimensionale Diagnostik (KRETSCHMER) oder Strukturanalyse (BIRNBAUM) notwendig sein. Psychologisch muß jedenfalls der Gedanke der Totalität der Persönlichkeit festgehalten werden.

4. Zur Psychologie der Religion.

Entwicklung der Religion. Präanimismus. Animismus. Das höchste Wesen. Das Schuldgefühl und die Ambivalenz. Echte und falsche Reue. Insuffizienzgefühl. Heiligkeit als Einheit des Wollens. Der Unsterblichkeitsgedanke als triebhafte Befriedigung. Psychologie des Glaubens. Glaube und Evidenz. Glaube und Wissenschaft. Psychologie des wissenschaftlichen Denkens. Die wissenschaftliche Phantasie. Anhang über den Okkultismus.

Der Mensch steht in einer ihm feindlichen Welt, deren Bewältigung durch das Handeln ihm niemals vollständig möglich ist. Er ist Krankheiten und Naturereignissen ausgesetzt, ganz zu schweigen von der Gefährdung durch seine Mitmenschen. Will er in dieser Not nicht verzagen, so braucht er Hilfe. Diese Hilfe bietet zum Teil die Religion. Primitive Religion enthält nach PREUSS und VIERKANT als Hauptbestandteil den Zauberglauben. Man zaubert entweder selbst oder versichert sich der Hilfe des Medizinmannes, um zu zaubern. Mittels des Zaubers wirkt man nicht nur auf den Feind, sondern auch auf die Krankheit, ja auf das Naturgeschehen ein, welches ja, wie bereits ausgeführt, selbst auf willensähnliche Kräfte zurückgeführt wird. Der Gedanke an eine menschenähnlich gedachte Person, welche man beeinflußt, scheint erst einer späteren Entwicklung anzugehören. Der Seelenglaube, welcher zwischen das präanimistische und theistische Zeitalter eingeschoben ist, personifiziert und beseelt die Umwelt nach Art des eigenen Ich, und die religiöse Prozedur dient ja der Auseinandersetzung mit diesen meist als feindlich gedachten Seelen, welche unmittelbar mit den Verstorbenen gleichgesetzt werden. Die Anschauung, daß die Seelenvorstellungen Inhalt der ursprünglichsten Religion seien (Animismus, TYLOR), ist derzeit von den meisten Forschern verlassen. Im Gebet wendet sich der Gläubige an Gott, um ihn zu beeinflussen oder um mit dessen Hilfe über eine, sei es nun äußere oder innere, Schwierigkeit Herr zu werden. Er wird im Besitze besonderer Kräfte gedacht, und in den höchst entwickelten Religionen ist der Weltschöpfer allmächtig und allwissend. Der Gläubige liegt ihm gegenüber im Staube. Nach LANG wäre dieser Glaube an das höchste Wesen die ursprünglichste Form religiösen Lebens. Er fand ihn schon bei primitivsten Völkern und SCHMIDT hat ihn sogar bei den Pygmäen Zentralafrikas gefunden, welche ja als besonders primitive Völker gelten können. Wie dem auch sei, das Bewußtsein und das Gefühl der Machtlosigkeit, der Hilfsbedürftigkeit gegenüber einem unnennbar Erhabenen, steht an der Wurzel jeder Religion und es ist gar keine Frage, daß in primitiven religiösen Bildungen Furcht von besonderer Bedeutung ist. Im vorangehenden wurde schon darauf verwiesen, daß im Gottesbegriff der Vater wieder auflebt, und wir könnten die kindliche Entwicklung in dieser Hinsicht so zeichnen, daß das Kind, zunächst von der Außenwelt nicht bedroht, durch bloßes Schreien in seinem wichtigsten Bedürfnis befriedigt, sich selber gottähnlich und allmächtig vorkommen muß, daß es später diese Eigenschaften den Erwachsenen seiner Umgebung, vor allem den Eltern, zuschreiben wird, schließlich aber, von der Wirklichkeit belehrt, einem im Jenseits thronenden Gotte.

Es wäre aber oberflächlich, nur die Furcht als wesentlichen Kern der Religion anzusehen und im Gebet nur den Schrei nach Hilfe zu vermuten. Vielmehr wohnt in jedem Menschen ein Schuldgefühl, das jede Psychologie der Religion besonders beachten muß (FREUD, REIK). Außerordentlich häufig heftet sich dieses an grob Sexuelles. Die populäre Literatur über die Schädigung durch die Onanie hätte niemals solchen Anklang finden können, wenn nicht ein Schuldgefühl hier entgegenkäme (vgl. auch BLEULER). Wahrscheinlich führt ja von der Pubertätsonanie eine Brücke zu frühkindlicher Onanie zurück und wir müssen diese frühkindliche Onanie in den Ödipuskomplex eingebaut denken. Sehr häufig finden wir in der Tat das Schuldgefühl in enger Verbindung mit dem Ödipuskomplex; es wäre aber gar nicht möglich, wenn es nicht auf der Ambivalenz der Sexualität beruhte. Freilich wird es vom Gesamtich aufgenommen und hier zu dem Begriff der Sünde herauskristallisiert, aber zweifellos bindet sich das Schuldgefühl besonders an sadistische Regungen, und es ist kein Zufall, daß wir gerade bei Zwangsneurosen auf der einen Seite das Schuldgefühl so stark ausgeprägt sehen und auf der andern Seite ein ganzes Zeremoniell sehen, welches dieses Schuldgefühl überbauen und unwirksam machen soll. FREUD hat schon früh darauf hingewiesen, daß zwischen den religiösen Zeremonien und gewissen Handlungen der Zwangsneurotiker sehr enge Beziehungen bestehen. Aber schließlich, da die Ambivalenz die Eigenschaft aller Triebregungen ist, so liegen hier außerordentlich reiche Quellen für das Schuldgefühl, und hier hat die Lehre von der Erbsünde ihre tiefen psychologischen Wurzeln. Zweifellos spielt in das Gefühl der Reue und Sünde auch die Erziehung sehr stark mit hinein: Forderungen, welche sowohl von den Erziehern selbst als auch von der Gesellschaft ausgehen und denen wir ja schon so häufig als Leitlinie und als Idealich begegnet sind. Von hier aus gewinnen wir ja an Verständnis für das Gewissen. Es gehört durchaus in dieses Ganze, daß wir Taten zum Teil deswegen bereuen, weil wir die Folgen fürchten, welche uns daraus erwachsen können, daß es aber auch eine echte Reue gibt, welche nicht auf die Folgen sieht. Während von der nicht echten Reue ja das Signal ausgehen wird, sich besser den Forderungen des Alltags anzupassen, wird aus der echten Reue die Forderung entfließen, dem Idealich entsprechend zu leben und das eigene Tun dem innerlich Geforderten anzupassen. Aber die echte Reue ist an sich auch nicht wertvoll, sondern es fragt sich, ob die vom Idealich geforderten Werte richtig seien. Es entspricht den entwickelten Auffassungen, wenn wir in der Melancholie eine so übertriebene Reue finden, welche sich nur zum Teil auf die Folgen bezieht, welche aus einer längst vergangenen Handlung erfolgen können, häufig aber echte Reue ist. Auch hier ist der Wert des Erlebens von der Haltung der Gesamtpersönlichkeit abhängig.

Die Reue, das Schuldgefühl, das Gefühl der Leere, des Unbefriedigtseins gehören jenen Gefühlen an, die wir der Bekehrung voraneilen sahen. Alle derartigen Erlebnisse sind immer wieder nur Aufforderungen an das Triebich, sich umzustellen. Man entledigt sich ihrer dadurch, daß man die übermäßigen Forderungen an sich selber verwirft (in der Neurose sehen wir sehr häufig, daß die Insuffizienzgefühle schwinden, wenn die übergroße Forderung an das eigene Ich als unberechtigt erkannt und aufgelöst wurde) oder dadurch, daß ein Umbau der Persönlichkeit erfolgt, von dem wir ja schon anläßlich der Bekehrung gesprochen haben.

In der mystischen Ekstase wird das Gesamterleben neu zusammengefaßt, so daß nach der Ekstase die Heiligkeit möglich wird, ein Begriff, der nur dann Sinn hat, wenn wir in der Heiligkeit das sichere Gefühl der Einheit des Wollens und Handelns sehen, wobei außerdem die Einheit keine Einheit der Dürftigkeit, sondern des Reichtums sein muß. In diesem Sinne ist freilich an jeden die Forderung der Heiligkeit zu stellen, welche nach allem Ausgeführten nur dann möglich ist, wenn die Wirklichkeitsstruktur erfüllt wird; nehmen wir an, daß zu dieser ja auch die Beziehungen zu den Mitmenschen gehören, so wird man den Wert christlicher Demut und Milde ermessen können. Aber im Wesen steht die Heiligkeit außerordentlich nahe dem beruhigten Wandeln des großen Tatenmenschen in seiner Aufgabe, der tiefen Sättigung des Künstlers, Philosophen oder Wissenschafters in seinem Schaffen, und der ruhigen Sicherheit dessen, der in nicht allzu engem Kreise seine Pflicht tut.

Es gehören zum religiösen Leben, so wie es heute verstanden wird, eine Reihe von bestimmten Gedanken und Anschauungen. Es sind das die Gedanken des Fortlebens nach dem Tode, die Gedanken der Wiedervergeltung und der Glaube an das Sein Gottes. Die psychologische Wurzel des Unsterblichkeitsglaubens liegt in unserem affektiven Leben, wir wünschen sie, weil wir die eigene Existenz nicht ausgeschaltet haben wollen. Es sind Bedürfnisse des Denkens, zu denen letzten Endes ja auch der Gottesglaube gehört. Es ist bemerkenswert, daß in den meisten geltenden Religionen stets noch andere Bedürfnisse mitbefriedigt werden. So taucht in dem Glauben an die unbefleckte Empfängnis Kinderglaube wieder auf. Und es ist charakteristisch, daß Geburt und Schicksal des Religionsbegründers mit Mythen umgeben sind, welche die Zauberkraft dieses Religionsstifters zeigen. So bricht auch in religiösen Gebilden das sphärische Denken durch, nur daß wir keinen Grund haben, durch diese Feststellung den Wert des religiösen Lebens herabzusetzen. Denn die drängende Triebhaftigkeit wird sich immer wieder einen Glauben schaffen müssen, der der Wirklichkeit doch nie voll gerecht wird.

Hier mag der Unterschied zwischen Glauben und Wissen der Betrachtung unterzogen werden. Man spricht im Alltag vom Glauben dann, wenn man jene Modifikation der einfachen Setzung meint, der das Gesetzte nicht völlig sicher ist. Offenbar hat der „Glaube" im religiösen Sinn eine ganz andere Bedeutung. Dieser Glaube soll ja den höchsten Grad der Gewißheit geben und er gibt diese Gewißheit nicht auf Grund nachprüfbarer Erfahrung, vielmehr einigen sich die Akte der Persönlichkeit zu einer vollen Evidenz, ohne daß hierzu die Erfahrung Anlaß gebe. Diese Tatsache ist für die Psychologie der Evidenz ungemein bedeutsam; denn offenbar erleben wir evident dann, wenn wir alle

Akte in eins zusammenfassen, wobei die Frage der sachlichen Richtigkeit gar keine Rolle spielt. Nun wird man wohl beachten müssen, wo diese durch die Wirklichkeit nicht gerechtfertigten Evidenzerlebnisse einsetzen, ob sie an entscheidender Stelle das Handeln trüben, und man braucht ja nur die Geschichte der Religionskriege, der Hexenprozesse anzusehen und die verderbliche Wirkung zu erkennen, welche der Glaube stiften kann. Stellt sich das Glaubenserlebnis in den Dienst ethisch und sachlich wertvoller Tendenzen, so liegt von Seite des Empirikers um so weniger Grund vor, gegen das Glaubenserlebnis anzukämpfen, als er ja selbst eine Fülle von Glaubensannahmen auch bei der exaktesten wissenschaftlichen Betätigung macht. Man sage nicht, daß er ja bereit sei, auf die von ihm geglaubten Grundannahmen jederzeit zu verzichten, wenn sich die empirische Rechtfertigung nicht als ausreichend erweist. Wir brauchen ja zum Handeln immer Gewißheiten und wollen wir uns überhaupt des Tuns nicht vollständig entschlagen, so müssen wir durch die Handlung unsere Hypothesen als wahr anerkennen.

Es kann hier die bedeutsame und wenig beachtete Frage nach der Psychologie des wissenschaftlichen Denkens nur gestreift werden. Man muß sich darüber klar sein, daß zwar die wissenschaftlichen Einzelheiten zu Recht bestehen, daß diese aber ein sinnloses Chaos ergeben würden, würde man sie nicht nach bestimmten Grundannahmen ordnen. Diese Ordnung bleibt aber stets mehr oder minder willkürlich, mehr oder minder Produkt schöpferischer Phantasie. Wie ja denn auch die neuen Tatsachen auf Grund von Phantasien, von theoretischen Annahmen gefunden werden, welche der Wirklichkeit durchaus nicht entsprechen müssen. Die Existenz eines Schemas, das man den Dingen aufzwingen will, scheint das Wesentliche zu sein. Bis schließlich die auf Grund dieses Schemas erarbeiteten Einzeltatsachen das Schema selbst zersprengen. Nach UEXKÜLL ist wissenschaftliche Wahrheit ein „Irrtum von heute“. Aber nichtsdestoweniger entsteht in uns fortwährend der neue Wunsch, die Gesamtheit der Dinge auch wiederum einheitlich erfassen zu können. Und ebenso wie die religiöse Weltanschauung die Welt in ihrer Totalität begreifen will, um sich in ihr zurecht zu finden, will es auch die wissenschaftliche. Es liegt im Wesen der Psyche, daß sie sich hier, wo es sich um das Tun und Handeln dreht, nicht mit Einzellösungen zufrieden geben kann, und wir haben nicht die Wahl, ob wir eine Weltanschauung haben wollen oder nicht, wir müssen sie haben. Wir haben einen Zwang zu Glaubenserlebnissen und selbst der zurückhaltendste Skeptiker wird in seinem Skeptizismus eine Stellungnahme zur Welt ausdrücken. Freilich ist es Aufgabe des Wissenschafters, seine Hypothese an der Struktur der Dinge zu prüfen, stets zu dieser zurückzukehren; er bleibt so in steter Berührung mit der Sachstruktur der Welt und ist so dem schlechthin Gläubigen überlegen.

Kehren wir zum Religiösen zurück: Wir können einen großen Kreis religiöser Phänomene annehmen; es ist Ehrfurcht, Furcht vor etwas, was nicht überwältigt werden kann. In religiöser Haltung wagen wir nicht den Kampf mit diesem Furchterweckenden. Wir beugen uns. Das scheint mir der Kern religiöser Haltungen zu sein. Sie sind eigenartig phänomenologisch wohlcharakterisiert. Es ist ein Erlebniskreis. Der wissenschaftliche Kreis ist ein anderer. Aber alle diese phänomenologischen Mannigfaltigkeiten dürfen uns nicht verleiten, zu übersehen, daß sie im tiefsten Wesen doch Beziehungen haben, auf einem gemeinsamen Triebgrund ruhen. Vergessen wir nicht die Gefahren religiöser Versenkung. Jede Religion, welche nicht irgendwie zu Wirklichkeit und Tätigkeit zurückführt, bringt die Gefahr der geistigen Verarmung mit sich. Mir erscheint nach wie vor die Handlung als der tiefste Ausdruck des menschlichen Seins. Nur sie, genötigt, den Linien der reicheren Welt zu folgen, gibt das dauernde volle Erleben, das durch die Versenkung in das eigene Ich nur vorbereitet wird.

Die Religionspsychologie ist eine Wissenschaft für sich. Hier konnte nur ein ganz kurzer Abriß gegeben werden. Ausführlicher orientieren die Werke von GIRGENSOHN, OESTERREICH, RUNZE, JAMES, LEUBA u. a. Zusammenstellung aus Mystikern bei BUBER: „Ekstatische Konfessionen". Lehrreich ist das Buch von DELACROIX über die christlichen Mystiker, vgl. auch noch OTTO: Das Heilige, und HEILER: Das Gebet, Über die Reue vgl. SCHNEIDER. Über das Entwicklungsgeschichtliche orientiert außer PREUSS und VIERKANT LEVY-BRÜHL, FRAZER, WUNDT. Von psychoanalytischer Seite vgl. die Arbeiten von REIK und PFISTER. Ein interessanter Aufsatz über die buddhistische Versenkungslehre stammt von ALEXANDER, wenn ich ihm auch nicht im einzelnen folgen möchte.

Anhang.

Es erscheint mir nicht zulässig, über das schwierige Problem des Okkultismus hinwegzugehen. Handelt es sich doch um eine Problematik von grundlegender, fast weltanschaulicher Bedeutung. In das Bereich des Okkultismus gehören zunächst die Fragen der Telepathie und des Hellsehens. Jene primitiven telepathischen Experimente, welche in der Nachkriegszeit in den Konzertsälen dargestellt wurden, können mit einigen Worten erledigt werden. Ein versteckter Gegenstand wird hier mit Hilfe eines wissenden Führenden gefunden. Der Führende muß an die Durchführung der Einzelhandlung denken. Die Führung erfolgt entweder in der Art, daß der Führende in körperlichem Kontakt mit dem Telepathen steht, oder ohne solchen unmittelbaren Kontakt. Es handelt sich aber stets nur um die Aufnahme der Ausdrucksbewegung des Führenden durch den Telepathen, wobei immerhin bemerkenswert ist, daß es solche Ausdrucksbewegungen gibt, und daß sie aufgefaßt werden. Diese Fähigkeit, Ausdrucksbewegungen aufzufassen, hat nach den Befunden von PFUNGST an dem klugen Hans des Herrn v. OSTEN auch das Pferd, dessen angebliche Rechenleistungen auf aufgefangenen Ausdrucksbewegungen beruhten, welche der Aufgabenstellende ihm selber unbewußt machte. Wahrscheinlich liegt hier auch die Erklärung für die Leistungen der Pferde v. KRALLS[1]), wenn auch der endgültige Beweis hierfür nicht erbracht ist. Diese Dinge haben also mit Telepathie, mit der Übertragung von Gedanken ohne Vermittlung der bekannten Sinneseindrücke, nichts zu tun. Gibt es eine solche Gedankenübertragung? Mir selbst ist der Nachweis niemals geglückt, trotzdem sich an der Klinik eine Reihe von Menschen gemeldet hatte, welche im Besitze telepathischer Fähigkeiten zu sein vorgaben. Die okkultistische Literatur bringt allerdings vieles hierher Gehörige. Ist sie aber maßgebend? Unter Telepathie wäre eine aktive Gedankenübertragung zu verstehen. Mit Hellsehen bezeichnen wir die Fähigkeit, den bekannten Sinnesorganen Unzugängliches wahrzunehmen. Es gibt Versuche von WASILIEWSKI, CHOWRIN und TISCHNER, welche sich bemühen, das Hellsehen zu beweisen. Aber es soll auch ein Hellsehen in die Vergangenheit und in die Zukunft geben. Die berühmte Mistress PIPER war ein „psychometrisches" Medium. Sie war imstande, wenn man ihr einen Gegentand vorlegte, die Schicksale der Besitzer anzugeben, sie wurde in der Society for psychical research wiederholt eingehend untersucht. Der moderne Okkultismus hat die spiritistische Hypothese aufgegeben. Die Erkenntnis über die Vergangenheit wird nicht durch die Vermittlung von Geistern Verstorbener oder Lebender gewährleistet, sondern durch die „okkulten" Fähigkeiten des Mediums. Zu diesen gehören auch die telekinetischen Fähigkeiten, Gegenstände zu bewegen, ohne sie zu berühren, und die Fähigkeit, Gegenstände leichter und schwerer zu machen, ja zum freien Schweben zu bringen. Nach SCHRENCK-NOTZING geschehen diese Dinge durch fluidale Fäden, welche aus dem Körper des Mediums austreten und in ihn wieder eintreten. Aber auch der eigene Körper kann, den Gesetzen der Schwerkraft entgegen, schwebend erhalten werden. Aus dem Körper des Mediums treten plasmaartige Gebilde, welche organischen Massen ähneln, Teleplasma nach SCHRENCK-NOTZING und GELEY, schleierartige Gebilde und dergleichen mehr. Man spricht von Materialisationen. Soweit die okkultistische Lehre. Die Bücher von TISCHNER, SCHRENCK-NOTZING, OESTERREICH orientieren über den Gegenstand.

Es ist schwer, zu diesen Dingen Stellung zu nehmen. Man möchte wohl zunächst alles das schlankweg ablehnen. Es gibt eine Fülle entlarvter Schwindler unter den Medien. Auch dem Medium EVA C., mit dem SCHRENCK-NOTZING seine teleplastischen Versuche machte, wird der Vorwurf des Betruges gemacht. Man muß sich erinnern, wie viel geschulte Taschenspieler leisten. Ich verweise auf das Buch von LEH-

---

[1]) Über die Psychologie des Pferdes vgl. MADAY.

MANN: Aberglaube und Zauberei. Es wäre gar nicht verwunderlich, daß auch der wohlmeinende Geübte Täuschungen unterliegt, bei denen einesteils der wissenschaftliche Ehrgeiz, andernteils aber auch das allgemeine Interesse des Menschen mitspielt, es möge etwas geben, das mit den gewöhnlichen Sinnen nicht erfaßbar ist. Es ist der uns wohlbekannte Wunsch nach einer Welt des Zaubers und der Magie. Es ist auch auffallend, daß die sogenannten okkulten Phänomene zwei Korrelationen zeigen. Okkulte Fähigkeiten sind häufiger bei Menschen von durchschnittlich geringerer sozialer Zuverlässigkeit, bei Leuten, welche zum Schwindeln, Lügen und Betrügen neigen. Andernteils treten sie bei exakten Versuchsbedingungen meist nicht hervor. Beide Korrelationen müssen bedenklich machen. Natürlich ist ein Gegenbeweis gegen die Existenz okkulter Phänomene durch solche Erwägungen nicht erbracht. Er ist schwer, im Grunde überhaupt nicht zu erbringen. Andernteils muß ich jedoch das Eingeständnis machen, daß ich selbst, abgesehen von den zahlreichen negativ verlaufenen Versuchen über Telepathie, nicht jenes Maß von eigener Erfahrung besitze, um über den Gegenstand zu urteilen. Es will mir scheinen, daß die Wissenschaft die quaestio facti mit immer wieder erneuter Gründlichkeit zu untersuchen habe. Der Okkultismus ist eine Tatsachenfrage, und Erwägungen führen nicht recht weiter.

Über Wünschelrutengänger vgl. HENNING. Anmerkung bei der Korrektur: Mittlerweile ist das „physikalische" Medium GUZIK von französischen Gelehrten entlarvt worden. Auch sonst liegen Berichte vor, die geeignet sind, die Zweifel an der Tatsächlichkeit okkulter Phänomene zu verstärken.

5. Zur Psychologie der Ästhetik.

Der ästhetische Gegenstand. Der goldene Schnitt. Schöne, häßliche, erhabene, niedrige Gegenstände. Der ästhetische Genuß. Die motorischen Faktoren beim ästhetischen Erleben. Belebte und unbelebte ästhetische Gegenstände. Die Entfernung der Gegenstände im ästhetischen Genuß. Ästhetik und Depersonalisation. Das Tragische. Die tragische Schuld. Die Doppelstellung des ästhetisch Genießenden gegenüber dem tragischen Helden: Identifizierung und Distanzierung. Das Komische, der Humor. Spiel und ästhetischer Genuß. Spiele der Kinder und Tiere. Das Spiel der Erwachsenen. Die Unabgeschlossenheit der ästhetischen Befriedigung und die Sphäre. Der geschaffene ästhetische Gegenstand. Der Wirklichkeitsgehalt und der ästhetische Wert. Einiges über den Schaffensprozeß.

Diese Problematik gliedert sich in drei besondere Fragestellungen. Die erste geht nach den objektiven Eigenschaften ästhetischer Gegenstände. Die zweite nach der Art, wie solche Gegenstände hervorgebracht werden können, und die dritte, auf welche Weise der ästhetische Gegenstand aufgenommen werde und welche Haltung des ästhetischen Genießens ihm entspreche.

Wenn wir uns einer Landschaft zuwenden, so bemerken wir, daß diese schön oder häßlich, ruhig oder unruhig sein kann, drohend oder sanft. Und zweifellos sind es objektive Qualitäten, welche in dieser Landschaft gegeben sind. Seit FECHNER bemüht sich die experimentelle Ästhetik um die Feststellung dieser objektiven Eigentümlichkeiten und sie hat zweifellos feststellen können, daß es ästhetische Elementargegenstände von bestimmtem Charakter gibt. So fand FECHNER, daß unter allen rechteckigen Formen das Quadrat mit den ihm nahestehenden Formen und nicht die sehr langen Formen am gefälligsten seien, daß aber das Verhältnis des Goldenen Schnittes der Höhe zur Breite alle anderen an Wohlgefälligkeit überrage. Man kann auch über die Wohlgefälligkeit einzelner Farben leicht Allgemeingültiges feststellen. Ich erinnere ferner an die Wohlgefälligkeit der Konsonanz, an die Mißfälligkeit der Dissonanz.

Für alle diese Erlebnisse ist die Beziehung zu den Gefühlen eine ausgesprochene. Man kann geradezu von ästhetischen Gefühlen sprechen, die aber an dem Gegenstand haften und Anerkennung fordern. Die objektive Gültigkeit scheint jedoch sofort abzublassen, wenn wir uns komplizierteren ästhetischen Gebilden zuwenden, welche ja auch der experimentellen Ästhetik derzeit völlig unzugänglich sind. Gleichwohl darf man aber nicht vergessen, daß wir mit den Ausdrücken schön, häßlich, komisch, tragisch zweifellos eine Eigenheit des Gegenstandes meinen, wenn auch sichere Kenntnisse von der Art dieser Gegenstände nicht bestehen.

Man könnte die ästhetischen Gegenstände in solche einteilen, welche der belebten und der unbelebten Natur angehören, und in solche, welche künstlich hervorgebracht wurden. Wir wenden uns zunächst denjenigen ästhetischen Gegenständen zu, welche nicht absichtlich hervorgebracht sind. Und da sehen wir, daß sie sich in die Gruppen des Schönen und Häßlichen, des Erhabenen und Niedrigen einteilen lassen, während die Trauer und die Heiterkeit schon an der Grenze der ästhetischen Gefühle stehen. Das Komische treffen wir in der unbelebten Natur im Grunde gar nicht an. Ebensowenig wie es eine Tragik der unbelebten Natur gibt.

Wir werden schon hierdurch darauf verwiesen, daß der ästhetisch Genießende offenbar den Dingen gegenüber eine gewisse Freiheit haben muß. Er darf hierbei nicht allzusehr beteiligt sein. Der ästhetisch Genießende rückt die Gegenstände etwas von sich ab, nimmt sie nicht ernst, und insofern ist das interesselose Wohlgefallen, das man der Schönheit gegenüber nach KANT empfinden soll, entschieden vorhanden. Nur fragt sich, ob es sich wirklich um Interesselosigkeit handelt, denn das ästhetische Verhalten ist ja ein Genießen, ein ruhiges Hingegebensein, das ein unmittelbares Handeln nicht erfordert. Die schöne Landschaft fordert von mir ebensowenig ein Tun wie die wehmütige, und die Lawine ist so lange ein erhabenes Schauspiel, als ich selber nicht durch sie bedroht bin. Man kann nun fragen, worauf die ästhetische Wirkung denn beruhe. Gehen denn in mir bei der Betrachtung des ästhetisch Schönen nicht noch andere Dinge vor sich neben den Auffassungs- und Gefühlserlebnissen? Zweifellos strahlt die jeweilige Haltung in die Motilität und in die Gemeinempfindungen irgendwie aus. Und eine Reihe von Ästhetikern hat in diesen Körperempfindungen motorischer Art das Wesentliche gesehen. STRATTON hat nachgewiesen, daß die gesehenen und gefällig beurteilten Formen nicht übereinstimmen mit den Strecken, welche von den Augen bei ihrer Wahrnehmung durchlaufen werden. Wenn STRATTON zwei Kurven nachbilden ließ, von denen die eine anmutig, die andere in der Gesamtform häßlich erschien, so waren die von den Augen in beiden Fällen beschriebenen Figuren einander so ähnlich, daß hierin nicht die Grundlage der Unterscheidung schöner und häßlicher Figuren gesucht werden konnte. Auch erwiesen sich in beiden Fällen die Augenbewegungen als unregelmäßig und sprunghaft. Da diese Ergebnisse auch darauf hinweisen, daß das Netzhautbild unruhig und unterbrochen sei, aus sukzedierenden und sich superponierenden Fragmenten bestehe, so folgert KÜLPE folgendes:

„Das ästhetische Objekt kann daher nur als eine geistige oder zentrale Schöpfung angesehen werden. Viel wichtiger als Körperempfindungen sind dafür Aufmerksamkeit und Phantasie, aktives Verständnis und Sympathie. Die Gedanken an das Leben und seine Kräfte, an einheitliche Gesetze zur Teilnahme an wohlgeordneter Tätigkeit — das sind die wesentlichsten Faktoren für die ästhetische Bewertung von Raumformen. Die Empfindungen, die wir bei Nachahmung des Gesehenen erleben, sind nur untergeordnete Mittel, den Eindruck persönlicher und lebendiger zu gestalten." Aber diesem Passus muß doch die Bemerkung hinzugefügt werden, daß das Netzhautbild nicht mit der Wahrnehmung verwechselt werden darf, welche selbst schon als komplexer Prozeß aufgefaßt werden muß. Und die Frage der wirklichen Augenbewegungen ist ja keineswegs identisch mit den Fragen der Bewegungsintention und des Bewegungsentwurfes. Und daß dieser Bewegungsentwurf in das ästhetische Einstellen hineinspiele, ist keinesfalls widerlegt. Daß eine Figur Gedanken an freies Leben und Kräfte hervorruft, die andere nicht, muß ja schon in den Eigenschaften der Figur als solcher gegeben sein. Wir kommen also gar nicht über die Annahme eines objektiv gegebenen Ästhetischen hinaus und haben dessen Strukturen zu erforschen; daß hierbei das Gesamtleben modifizierend eingreift, ist zuzugeben. Die Feststellung, welche Gegenstände objektiv schön sind, ist im Grunde nicht Sache der Psychologie, sondern die einer objektiven Zergliederung des ästhetischen Gegenstandes, welche derzeit nur für die primitivsten Formen möglich ist. Man wird auf die Bedeutung der Symmetrie, des Rhythmus verweisen können und auf gewisse Beziehungen der toten ästhetischen Gegenstände zu den lebenden aufmerksam machen müssen. Es ist übrigens auffallend, wie lange es gebraucht hat, bevor die Schönheit der Landschaft entdeckt wurde, und es liegt die Annahme nahe, daß die ursprünglichen ästhetischen Werte doch nur im belebten Gegenstand anzutreffen sind. Das ist vielleicht deswegen wichtig, weil die Schönheit der menschlichen Gestalt ja zur Sexualität ganz unverhüllte Beziehungen aufweist. Man sieht aber sofort, daß, wenn sexuelles Begehren eintritt, die ästhetische Wirkung verschwindet, und wir kommen so zu der Anschauung, das ästhetische Objekt löse wohl triebhafte Einstellungen aus, diese Einstellungen würden jedoch vorzeitig gehemmt und unterbrochen, so daß der ästhetische Genuß wie jeder Genuß zwar in sich ruhe, befriedigt sei, daß er aber keine volle Triebbefriedigung mit sich bringe, daß er immer etwas von den Dingen selbst Entferntes habe. Wenn wir die Schicksale der Menschen neben uns her betrachten, so können wir uns diesen gegenüber gleichfalls ästhetisch verhalten. Aber wir werden ein tragisches Erleben nicht ästhetisch genießen, wenn wir zu diesem Erlebnis nicht in der entsprechenden Distanz stehen. So wird man im Grunde den eigenen Erlebnissen gegenüber niemals ästhetischen Genuß haben, es sei denn, man depersonalisiere sie, man stelle sie wie fremde vor sich hin. Also auch hier die gleiche Gesetzmäßigkeit.

Diejenigen Formen des Ästhetischen, welche an das menschliche Erleben als solches gebunden sind, sind das Tragische und das Komische. Als tragisch bezeichnen wir jene Erlebnisse, in denen der Mensch, gegen ein übermächtiges Schicksal ankämpfend, zugrunde geht. Er lädt aber auch die tragische Schuld auf sich, welche er in seinem Schicksal büßt. Es scheint, daß wir uns dem im Leben und im Kunstwerk vorkommenden Tragischen gegenüber in zweierlei Weise verhalten können. Wir leben mit dem tragischen Helden mit. Wir werden mit ihm schuldig und büßen mit ihm seine tragische Schuld. Zweifellos unterstreichen wir aber auch, daß nicht wir selbst es sind, welche die Schuld auf uns geladen haben, und es mag ein besonderes Motiv der Genugtuung sein, daß der Erhabenere und Mächtigere, denn dieser ist ja der tragische Held, gleichwohl seinem Schicksal verfalle. Auch die Gefühle der Hilfsbereitschaft mögen gegenüber dem Tragischen, wenn auch im Hintergrunde, mitspielen. Allerdings dürften sie nicht zur vollen Reife gelangen, denn damit wären wir aus dem ästhetischen Bereiche sofort heraus. Das Komische zeigt den Menschen unfähig der von ihm angestrebten Aufgabe gegenüber, doch so, daß er aus diesem Unvermögen ohne schwere Schädigung hervorgeht. Auch hier scheint mir der Doppelcharakter der Einstellung bemerkenswert zu sein, daß wir uns einmal hineinversetzten in den Komischen und uns damit über eigene empfundene Unzulänglichkeit trösten, und daß wir andernteils aber auch an der Minderwertigkeit des anderen Gefallen finden. Nach LIPPS beruht das Komische darauf, daß große psychische Energie plötzlich frei werde, und daß nun an Stelle des früheren Energieaufwands Leere trete, was eben Lust erwecke. Aber man darf nicht vergessen, daß eben im Komischen ja etwas Menschliches vor uns steht. Es gibt keine Komik unbelebter Natur, die nicht auf Personifizierung zurückginge, und welche nicht ein unerledigtes Streben verspottete. Hierbei wird aber gleichzeitig gezeigt, daß man über dieses enttäuschte Streben hinaus- und wegkomme. Im Humor wird die Unerschütterlichkeit durch das Mißlingen stärker betont.

So ist es denn für alle Arten ästhetischer Wirkung, gehe sie nun von belebter oder unbelebter Natur aus, charakteristisch, daß man passiv genießt, ruhend dahingegeben ist, und daß die Persönlichkeit in ihrem Genuß nicht vollständig aufgeht. Der ästhetisch Genießende hat selbst in den Momenten tiefster Ergriffenheit das Bewußtsein, er sei doch frei, und so bleibt in jedem ästhetischen Genuß ein Rest spielerischer Einstellung, wie ja denn auch das Spielen zum ästhetischen Genuß die engste Verwandtschaft hat.

Und von der Psychologie des Spielerlebens ist es möglich, tiefer in die Psychologie der Ästhetik einzudringen. GROOS hat die ansprechende Theorie entwickelt, das Spiel des Kindes und des Tieres sei eine Vorübung, es sei ein immer wieder neues Herantreten an den Gegenstand. Ein immer wieder neues Ausprobieren, wie man diesen Gegenstand im Handeln bewältigen könne. GROOS hat dies sehr hübsch an den Spielen der Tiere gezeigt. Der Genuß im Spiel liegt zweifellos in der freien Betätigung der Kräfte, wobei der Ernst und die Möglichkeit gefährlichen Mißlingens ausgeschaltet sind. Hierbei ist es lehrreich, zu sehen, daß der im Spiel erworbene Genuß sich im Grunde des gleichen körperlichen Mechanismus bedient wie der Genuß am wirklichen Wettlauf, am wirklichen Überwinden des Feindes. Im Spiel ersättigt sich die Lust an der Bewegung. Schließlich ist das Spiel der Erwachsenen auf sehr ähnliche Quellen zurückführbar, und man kann die spielerische Betätigung sehr vielfach als zielgehemmt betrachten. So gebraucht der Tarock- oder Skatspieler Listen und Kniffe, er genießt die Freude des Wettkampfes, ohne im Fall des Unterliegens allzu Schweres für sich befürchten zu müssen.

So bietet denn der ästhetische Gegenstand Verheißung und halbe Gewähr von Triebbefriedigungen und eben hierdurch kennzeichnen sie sich als nicht voll befriedigte, nicht voll erledigte, daß in dem ästhetischen Einzelbild eine größere Anzahl von Teiltrieben befriedigt wird. Man kann aus diesen Gesichtspunkten heraus geradezu sagen, der ästhetische Gegenstand erwecke sphärische Erlebnisse. Die ästhetische Wirkung besteht darin, daß Triebhaltungen zwar angeregt, aber nicht zur vollen

Erledigung gebracht werden. Ästhetische Erlebnisse sind demnach unabgeschlossen, ja sind sogar abschlußunfähig. Es ist also teilweise richtig, wenn SCHOPENHAUER als das Wesen des Ästhetischen die Aufhebung des Willens bezeichnet. Und gerade dadurch erhält der ästhetische Gegenstand seine Farbigkeit, daß sich an ihm die Triebenergie staut. Der ästhetisch Genießende genießt also das freie Spiel seiner Triebe ohne die hierzu gehörende Verantwortlichkeit. Ästhetik ist demnach nur auf Grund der Trieblehre verständlich.

Man kann leicht das über die gewachsenen ästhetischen Gegenstände Gesagte übertragen auf die künstlichen ästhetischen Gegenstände, auf das Kunstwerk. Und vielleicht ist es möglich, hier noch ein Stück weiter vorzudringen. Die Gegenstände des täglichen Gebrauches erscheinen zweifellos nur dann schön, wenn sie eine gewisse Zweckmäßigkeit haben. Allerdings kann ein zweckmäßiger Gegenstand auch häßlich sein, doch werden wir immerhin darauf verwiesen, daß die Einordnung in die Triebbedürfnisse offenbar eine Voraussetzung für das Schöne ist. Nun können wir ja an Kunstwerken solche unterscheiden, welche unmittelbar eine Triebbefriedigung mit sich bringen. Als Typus dieser Kunstwerke kann die moderne sentimentale Operette gelten, bei der eine primitive Triebbefriedigung vorherrscht. Hier finden Pubertätsphantasien unmittelbare Erfüllung. Das ernste Kunstwerk hat im Hintergrund ja ebenfalls eine Triebbefriedigung, aber diese ist nicht unmittelbar erreichbar. Es führt zu einer strukturierteren, tieferen Wirklichkeit, wenn auch diese Wirklichkeit im Kunstwerk, seinem Wesen nach, nie völlig erreicht wird, sondern gleichsam nur den Zielpunkt darstellt. Man kann also, so paradox das klingt, den Wert eines Kunstwerkes nach seinem Wirklichkeitsgehalt abschätzen, wobei mit diesem Ausdruck nicht etwa auf den Gegensatz realistischer oder idealistischer Kunstübung hingewiesen wird. Ein naturalistisches Drama kann wirklichkeitsleer, ein symbolistisches wirklichkeitserfüllt sein. Würde aber die Triebwirklichkeit jemals erreicht werden, so wäre auch damit die ästhetische Wirkung aufgehoben. Nur aus der Unabgeschlossenheit des ästhetischen Denkens heraus und aus der Unabgeschlossenheit des ästhetischen Erlebens überhaupt verstehen wir die breite Verwendung von Symbol und Metapher in der Ästhetik. Rhythmus, Reim müssen in dieser Hinsicht als Formen primitiven, unabgeschlossenen Lebens gelten. Da im Kunstwerk Triebbefriedigung angestrebt wird, so ist es klar, daß der Ödipuskomplex in den ästhetischen Gebilden immer wieder auftauchen muß (vgl. hierzu RANK). Daß Gliederung im Kunstwerk sein muß, ist klar, da ja das Kunstwerk ein Abbild der Welt sein soll und wir immer wieder danach streben, uns durch Gliederung die Welt zugänglich zu machen. So ergibt sich denn von den hier vertretenen Gesichtspunkten aus eine Möglichkeit, ästhetische Probleme zu behandeln.

Es fällt uns jetzt leicht, über den künstlerischen Schöpfungsprozeß zu sprechen. Wir dürfen phantastische Gestaltung als dessen Grundlage voraussetzen. Die Tagträumereien der Pubertät, der Hysterie ähneln Dichtungen und aus solchen schöpft der Dichter tatsächlich Material, das er gestaltet. Diese gestaltende Verarbeitung führt aber die bunten Gebilde triebhafter Phantasie der Wirklichkeit um einen Schritt näher, und wir können auch im künstlerischen Gestaltungsprozeß die zwei Phasen unterscheiden, deren erste die Versenkung in das chaotische Triebleben darstellt, deren zweite eine Neugestaltung vornimmt, nie aber über eine gewisse Grenze hinaus vordringt und gleichsam vor der endgültigen Erreichung des Zieles stehen bleibt. Mit dieser Neugestaltung nimmt aber der Künstler auf seine Mitmenschen Rücksicht, mit ihr fügt er sich der Wirklichkeit wieder ein, die er schon zu verlassen drohte. So scheint denn das Pendeln zwischen Schein und Wirklichkeit, das Schwanken zwischen tiefster Triebhaftigkeit und endgültiger Wirklichkeitsbewältigung das Wesen des Ästhetischen auszumachen.

Auch hier konnte nur ein primitiver Abriß gegeben werden. In den Lehrbüchern der experimentellen Psychologie und in denen der Ästhetik, z. B. dem von LIPPS findet man Ausführlicheres. Psychoanalytische Literatur: FREUD: Der Dichter und das Phantasieren; das Unheimliche. RANK: Das Inzestmotiv in Sage und Dichtung. Ausführlich hat FREUD den Witz behandelt. Er zeigt, daß beim Witz am vorbewußten Material die gleichen Mechanismen zur Anwendung kommen, wie im Traum und in der Neurose am unbewußten Material. Die Lust am Witz beruhe auf dem Freiwerden gestauter Energie.

6. Der Arzt und die Psychologie.

Die Übertragung. Unabhängigkeit der Übertragung von der Persönlichkeit des Arztes. Wirkungsbereich des psychischen Einflusses. Der psychische Faktor bei akuten und chronischen Erkrankungen. Zur Psychologie einzelner Leiden: Blindheit, Taubheit (LEIDLER), Operation, Unfälle. Das organische Symptom als Ausdruck verdrängter Regungen. Klassen- und Standespsychologie. Methoden der Psychotherapie. Der Normbegriff. Gesund und Krank als Werturteil. Angewandte Psychologie und Psychopathologie.

Der Arzt wirkt auf seine Patienten schon, ohne daß er irgend etwas tut. Er ist Vater- oder Mutterimago und sein Dasein und hilfsbereiter Wille, der vorausgesetzt wird, sind bereits therapeutische Faktoren. Die persönliche Art des Arztes, sei sie nun scharf, hart, grob, befehlend oder mild, gütig, besänftigend, wird von dem Patienten als magische Potenz angesehen. Ebenso wie soziale Position als solche eine bestimmte psychologische Atmosphäre schafft, die jenseits der persönlichen Eigenschaften wirkt, so gilt das auch von der Relation Arzt—Patient. Ebenso wie in dem Verhältnis des Untergebenen zum Vorgesetzten immer der Untergebene den Aufruhr in sich hat und die Achtung vor dem Vorgesetzten unterbaut ist von dem Wunsche, an seine

Stelle zu treten, so liegt in jedem Patienten dem Arzt gegenüber neben der erwartungsvollen Hingebung Mißtrauen, und es ist charakteristisch, welch wesentliche Unterschiede in der Stellung des Patienten gegenüber dem Arzte bestehen, je nachdem dieser einen Titel hat oder nicht, je nachdem er beamtet ist oder nicht. Zweifellos spielt die Psychologie des Geldes in dieses Verhältnis stark hinein, aber auch die Psychologie des Schenkens. Der frei gewählte Arzt bedeutet für den Patienten mehr, wenn auch er Opfer irgendwelcher Art zu bringen hat. Es ist gut, wenn der Arzt von den Quellen seiner therapeutischen Erfolge weiß. Man kann schließlich sagen, daß in jede Therapie ein Stück Psychotherapie mit eingehe.

Von der Psychotherapie her haben wir aber auch in das psychologische Verhältnis zwischen Arzt und Patienten Einblick gewonnen. Freud hat in einer bedeutsamen Abhandlung gezeigt, daß während der psychoanalytischen Therapie der Patient nicht mit der Produktion von neurotischen Symptomen aufhört, sondern daß er sein früheres Liebesleben, seine Jugend- Kindheitsphantasien auf den Arzt überträgt. Wir sprechen von Übertragung. Dieser wird zum Vertreter früherer Liebesfiguren, an ihm spielt sich der Liebeskonflikt des Patienten noch einmal ab. Freilich können wir in diese Übertragung nur dann Einblick bekommen, wenn wir korrekt analysieren, d. h. den Patienten seinen Einfällen überlassen. Dann binden sich die Phantasien des Patienten gesetzmäßig an den Arzt. Hier liegt die Quelle, wie das Freud und Ferenczi erkannt haben, einer jeden psychischen Beeinflussung; in ihr liegt auch, wie bereits ausgeführt, die Quelle der Wirkungen der Hypnose und die Wirksamkeit des Hypnotiseurs. Alle anderen Methoden, die sich der psychischen Wirkung bedienen, sind nicht imstande, die einzelnen Faktoren dieser Wirkung darzustellen. Das gelingt nur der psychoanalytischen. Während das Ziel der anderen Methoden nur die Ausnützung des psychischen Einflusses des Arztes ist, sei es zur Beruhigung, sei es zur Heilung, erstrebt die Psychoanalyse eine Zerlegung der Liebeseinstellungen des Patienten zum Arzte; der Patient soll den Arzt richtig lieben lernen. Die Lenkung der Übertragung ist die Hauptschwierigkeit analytischer Behandlung und die Behandlung ist erst dann abgeschlossen, wenn der Arzt die Übertragung des Patienten gelöst hat. Er erzielt das dadurch, daß er ihm die Quellen zeigt, aus denen die Übertragung geflossen ist, so daß der Analysierte, nunmehr besser Herr über seine Triebregungen, diese seinem Idealich, seiner Gesamtpersönlichkeit, unterordnen kann. Freilich hat man auch in der Hypnosetherapie darauf hinzuarbeiten, daß durch die Erziehung das Individuum fähig werde, sich auch ohne den Hypnotiseur zu beherrschen. Ganz allgemein gesprochen darf der Arzt im allgemeinen, und insbesondere der psychotherapeutisch gerichtete, nicht sein Ziel darin sehen, den Patienten möglichst fest an sich zu binden.

Ein wichtiges Ergebnis hat sich sowohl bei der Psychoanalyse als auch bei der Hypnose gezeigt, nämlich daß die Übertragung gesetzmäßig eintritt und im wesentlichen recht wenig von der Person des Arztes abhängig ist. Er darf nur nichts tun, um die Übertragung zu verhindern. Das verweist natürlich darauf, daß jedes bewußte Darstellen der Persönlichkeit der psychischen Wirkung des Arztes abträglich sein muß, seine Stärke ist in dem natürlichen Verhältnis Arzt—Patient gegeben, dem er sich schlicht einzufügen hat.

Das Bereich psychischer Wirksamkeit kann man sich nach allem Ausgeführten gar nicht groß genug vorstellen. Es wurde im vorangehenden ja bereits gezeigt, welche bedeutsame Rolle der psychischen Haltung des Erkrankten gegenüber seinen Symptomen zukommt, daß die Symptome ja erst durch die Gesamthaltung des Erkrankten ihre endgültige Form gewinnen. Nun wird im allgemeinen bei akuten Erkrankungen dieser psychische Faktor zwar nicht sehr bedeutungsvoll sein, aber doch auch mitspielen können. THOMAS MANN läßt in den Buddenbrocks den an Typhus erkrankten Knaben selbst den Entscheid treffen, daß er nicht mehr leben wolle. Hierin steckt, so wie in den meisten Äußerungen wirklicher Dichter über Psyche und Krankheit, mehr Wahrheit, als man im allgemeinen anzunehmen geneigt ist. Zweifellos ist aber der psychische Faktor für die chronischen Erkrankungen noch viel bedeutsamer als für die akuten.

Vollkommen vernachlässigt ist bisher die praktisch so wichtige Psychologie der einzelnen Erkrankungen. Es gibt eine besondere Psychologie des Blinden. Damit meine ich nicht die Psychologie der Raumauffassung des Blinden, sondern die Art, wie sie ihren Defekt einschätzen, sich mit ihm auseinandersetzen, sich in ihren Beziehungen zur Umwelt verhalten. Es gibt besondere Empfindlichkeiten. Ein solcher Defekt muß auch besondere Umschaltungen im Selbstbewußtsein und im Ichideal bedingen. Die den Psychiatern geläufigen Angaben von blinden Psychotischen, daß sie sehen, die Halluzinationen der Blinden würden durch eine derartige vertiefte Blindenpsychologie wesentliche Aufklärung erfahren (vgl. hierzu VILLEY).

Zweifellos ist die Psychologie des Blinden und des Tauben nicht nur in bezug auf das sinnesphysiologische Material verschieden. Das Mißtrauen des Schwerhörigen und Tauben ist ebenso bekannt wie die Häufigkeit paranoider Psychosen und von Gehörshalluzinationen. Ich verdanke Herrn Doz. LEIDLER einige hierhergehörige Beobachtungen.

Die Reaktion des Individuums auf die Schwerhörigkeit hängt zwar in erster Linie von seinem psychischen Grundcharakter ab. Sie ist aber verschieden bei plötzlich eintretender und sich allmählich entwickelnder Schwerhörigkeit.

Bei plötzlich einsetzender Schwerhörigkeit tritt meist eine schwere Beeinträchtigung mit depressiv hypochondrischen Gedanken ein. „Was wird mit mir geschehen, wenn ich nichts höre; wie werde ich meinem Berufe nachgehen können? usw." Die plötzlich eingetretene Stille in der Umgebung verursacht Angst. Auf der Gasse tritt die Angst auf, überfahren zu werden. Jede Gesellschaft wird gemieden. Gegenüber der Umgebung, welche nicht verstanden wird, tritt Gereiztheit auf. Böse Absicht, Spott und dergleichen wird ihr unterschoben. Es kann sich so das Bild einer Neurose entwickeln.

In bezug auf die sich allmählich steigernde Schwerhörigkeit kann folgendes gesagt werden: Das schwerhörige Kind ist oft unaufmerksam für äußere Geschehnisse, merkwürdigerweise auch für optische, in sich gekehrt, scheu, da es oft von den Mitschülern verspottet wird. Man darf nicht vergessen, daß der Verkehr mit Schwerhörigen sehr anstrengend und ermüdend ist und daher nach Möglichkeit gemieden wird. Zu Hause ist es reizbar, vielleicht deswegen, weil es oft gegenüber seinen Geschwistern zurückgesetzt wird. Da es an Schwerhörigenschulen mangelt, bleibt das schwerhörige Kind in der geistigen Entwicklung zurück.

Im weiteren Leben stellen sich die Folgen des Sinnesdefektes je nach Charakter und sozialer Schicht des Individuums verschieden dar. Manche (Landbevölkerung) bleiben in der Intelligenz zurück, sind scheu (verspottet), in sich gekehrt, ängstlich. Andere wieder (besonders die Intelligenten) nehmen eine Zeit hindurch den Kampf mit dem Defekt auf. Sie suchen ihn zu verschleiern; man bemerkt an solchen Menschen eine kolossale Anspannung der Aufmerksamkeit. Sie lernen aus jeder Ausdrucksbewegung der Mitmenschen das fehlende Gehör zu ersetzen. Dabei zeigen sie oft ein stereotypes verbindliches Lächeln (wie die Japaner), eine Maske, die beweisen soll, daß sie alles hören, was man zu ihnen spricht. Subjektiv leiden solche Menschen aber sehr unter ihrem Defekt und werden meist zu schweren depressiven Neurasthenikern. Allmählich geben sie dann den Kampf auf und stellen sich auf ihren Defekt ein. Es ist dabei ungemein interessant zu beobachten, wie oft selbst die intelligentesten Menschen eine hochgradige Schwerhörigkeit gar nicht als solche einschätzen und sich suggerieren, daß sie zwar nicht ganz gut, aber immerhin für ihre Zwecke genügend hören. Dieses Symptom findet man besonders bei alten Frauen, die jahrelang nicht aus dem Kreise ihrer Bekannten herauskommen; manche Schwerhörige suchen durch hastiges, lautes, ununterbrochenes Sprechen den Defekt zu verheimlichen, indem sie den Partner nicht zu Worte kommen lassen. Sehr wichtig für das psychologische Bild des Schwerhörigen ist auch die Art, wie er auf die sehr häufig mit der Schwerhörigkeit zugleich bestehenden subjektiven Ohrgeräusche reagiert. Die meisten Menschen leiden unter dem Sausen fast noch mehr als unter der Schwerhörigkeit, werden dadurch sehr nervös, ruhe- und schlaflos, bekommen Kopfschmerzen, sind hypochondrisch, ‚es muß irgendeine schwere Erkrankung im Kopf bestehen". Suizidideen treten auf.

Bemerkenswert ist eine Stelle aus einem Brief BEETHOVENS an WEGELER (aus ROMAIN ROLLANDS „Beethoven"): „Seit zwei Jahren meide ich alle Gesellschaften, weil es mir nicht möglich ist, den Leuten zu sagen: ‚ich bin taub'!' — — — im Sprechen ist es zu verwundern, daß es Leute gibt, die es niemals merken; da ich meistens Zerstreuungen hatte, so hält man es dafür. Manchmal auch höre ich den Redenden, der leise spricht, kaum. Ja, die Töne wohl, aber die Worte nicht. Und doch, sobald jemand schreit, ist es mir unausstehlich[1]) — — ich habe schon oft den Schöpfer und mein Dasein verflucht." Soweit LEIDLER.

Ebenso wie es eine Psychologie der Kranken gegenüber ihrem Defekt gibt, gibt es auch eine Psychologie Gesunder gegenüber den einzelnen Defekten der Mitmenschen und gegenüber der Krankheit überhaupt. Man muß sagen, daß jeder Defekt eine Stellungnahme von seiten der Umgebung erzwingt. Krankheiten sind stets eine Angelegenheit der Gemeinschaft, man denke nur an die Stellungnahme der Gemeinschaft gegenüber den Geschlechtskranken; andernteils wird die Haltung der Gemeinschaft wiederum die Haltung des Kranken gegenüber seinem Defekt oder seiner Krankheit beeinflussen müssen.

Die Beziehungen von Herz und Psyche hat BRAUN bearbeitet. Allerdings ist es nur ein vorläufiger Ansatz, und es will mir scheinen, daß es nicht berechtigt ist, die Angst als die spezifische Empfindung des Herzens anzusehen.

Es gibt also eine spezielle Psychologie der einzelnen Sinnesdefekte und der Defekte an den einzelnen Organen, Lunge, Magen, Herz, Knochensystem, Verstümmelung und dergleichen mehr. Die Psychologie der Verstümmelungen wird verschieden sein je nach dem Körperteil, der betroffen ist, je nach dem narzißtischen Wert des Körperteils. Es ist klar, daß die Verstümmelungen der Geschlechtsorgane psychologisch den stärksten Eindruck machen müssen und die Gesamtpersönlichkeit zu weitgehenden Umstellungen zwingen. Der narzißtische Wert der einzelnen Erkrankungen am Geschlechtsteil wird sehr verschieden sein. Eine Psychologie der Gonorrhöe und Syphilis ist noch zu schreiben.

Die einzelnen Organerkrankungen werden nicht nur je nach den verschiedenen Sensationen, die sie liefern, und je nach dem Organ, das

[1]) Sehr häufiges Symptom, das teilweise psychisch bedingt ist: der Schwerhörige fühlt sich verletzt, wenn er bemerkt, daß man mit ihm schreit, teils als Hyperakusis aufzufassen ist.

betroffen ist, verschiedene Haltungen bewirken, sondern es werden auch Veränderungen des Gesamtorganismus auf toxischem Wege entstehen können. Hierher gehört die bekannte Euphorie der Tuberkulösen. Aber die Gesamtpsychologie der Tuberkulösen kann nicht auf diesem Wege verstanden werden. Ich verweise auf die Abhandlung von ICHOK, der sich der Mittel ADLERscher Psychologie bedient, und der Wertvolles zur allgemeinen Psychologie der chronisch Erkrankten bringt und ihre veränderte Stellung zur Umwelt beleuchtet.

Operationen aller Art, so viel wissen wir bereits, erwecken den Kastrationskomplex und es ist bemerkenswert, daß postoperative Psychosen besonders häufig nach verstümmelnden Operationen, nach Operationen an den Geschlechtsteilen, auftreten und auch nach Operationen am Auge, welches ja den Geschlechtsteil vertreten kann. Die relative Häufigkeit der Psychosen nach Staroperation kann wohl kaum auf allgemein toxische Bedingungen bezogen werden, sondern muß in der besonderen Bedeutung des Auges im gesamtseelischen Haushalt liegen.

Ein besonderes Kapitel ist die Psychologie der Unheilbaren, welche das Bewußtsein ihrer Unheilbarkeit zu einer resignierten Euphorie sublimieren. Von hier führen Fäden zu dem Begnadigungswahn der lebenslänglich Verurteilten, den RÜDIN studiert hat. Schließlich ist der seelische Zustand des Sterbenden keineswegs hinlänglich erforscht. Jedenfalls kommen „schon bei Annäherungen an den Tod im Diesseits (durch Narkose, oder im Moment des eben drohenden Ertrinkens, oder im Schlafwachen) Annäherungen an diese den geistigen Inhalt auf einmal durch leuchtende Klarheit vor" (FECHNER).

Bei plötzlicher Lebensgefahr, Absturz, Ertrinken, taucht jedenfalls überraschend häufig das frühere Gesamterleben auf in einer Fülle von bunten Bildern, allerdings ist sehr häufig auch nur der Gedanke an das, was doch getan werden kann, der vorherrschende.

Aber neben dieser psychischen Stellung zu den Symptomen ist ja auch eine Wirkung der psychischen Haltung auf die Erkrankung selbst keineswegs abzuleugnen. Man denke nur an die Bedeutung von Erregungen für chronische Herzkrankheiten. Neben dem Faktor der unmittelbaren Wirkung des Psychischen auf den Körper beeinflußt das psychische Verhalten noch in anderer Weise den Verlauf der chronischen Erkrankungen. Jede chronische Krankheit erfordert eine Fülle bestimmter oft lästiger Verhaltungen, deren Einhaltung und Beachtung dann vernachlässigt wird, wenn Psychisches dazwischentritt.

Man darf ferner nicht daran vergessen, daß es für jeden Menschen eine Fülle von ungelösten Problemen gibt. Eine Reihe von Triebstrebungen drängt nach Erfüllung und Ausdruck und das organisch bedingte Symptom kann ebenso zum Ausdruck unerledigter Triebstrebungen dienen wie das neurotische. Die organische Erkrankung wird hiermit zu einer ähnlichen psychischen Entlastung wie das neurotische Symptom und dessen subjektive Seite kann neurotisch fixiert bleiben, auch wenn die organische Erkrankung zurücktritt oder verschwunden ist. Man sieht, daß der Arzt Psychotherapie treiben muß, was er freilich, ohne es sich klarzumachen, stets tut, da er ja auch dem Kommando seiner psychischen Situation dem Patienten gegenüber unterworfen ist. Die Erkenntnis der Stellung des Arztes zu seinen Patienten soll uns ja überhaupt eine Einsicht geben, daß es soziale Strukturen mit einer ganz bestimmten Psychologie gibt. Eine jede einzelne dieser Strukturen erfordert besondere Beachtung. Es gibt Standespsychologien, Klassenpsychologien und die praktische Psychologie nimmt ja auf diese Dinge weitgehend Rücksicht, ohne daß diese Praxis auf Theorie gegründet wäre. Es scheint nun aber doch, daß die Kenntnis der Psychologie für den Arzt wünschenswert sei. Diese ist aber unerläßlich, wenn er Psychotherapie treiben will. Und muß er nicht ständig Psychotherapie treiben? Die Psychologie, von der ich spreche, ist im wesentlichen die, welche wir der Psychoanalyse verdanken. Erst auf Grund dieser ist wirkliche systematische Menschenkenntnis möglich, und man kann, wenn man Analytisches nicht beherrscht, die verschiedenen Verästelungen der Sexualität, der Haßregungen und dergleichen nicht verstehen. Man darf auch nicht die sexuellen Regungen eines Menschen verschämt vernachlässigen und muß sich das Wort Nietzsches vor Augen halten, daß Grad und Art der Sexualität eines Menschen in die tiefsten Gründe seiner Persönlichkeit hineinreichen. Von den Methoden zur Psychotherapie stehen grundsätzlich zwei zu Gebote. Die erste ist die, daß man das als richtig Erkannte, dem Patienten kraft der Autorität befiehlt oder mit oder ohne Hypnose suggeriert. Es ist das die Methode der direkten Suggestion. Nur darf man freilich nicht vergessen, daß hierher gehört Anfeuern, Zureden, Trösten. Freilich wird man sich immer fragen müssen, was man denn dem Patienten kraft der Autorität suggerieren müsse, und dazu wird es eines vertieften Eindringens in dessen Psyche bedürfen. Ein solches ist ohne psychoanalytische Kenntnisse nicht möglich. Die Erziehung des Patienten durch den Arzt ist gleichfalls ein Teil dieser unmittelbaren Forderung, welche der Arzt an den Patienten stellt. Diesen Methoden der unmittelbaren Beeinflussung (auch die Persuasionsmethode von Dubois gehört hierher) stehen die kathartischen Methoden gegenüber, welche auf der Entdeckung Breuers beruhen und von Freud weiter ausgebaut wurden. Sie ruhen auf der Grundannahme, daß Verdrängtes, Vergessenes, neuroseerzeugend wirken, und daß mit der Aufhebung der Verdrängung die Neurose schwindet.

Zu dieser Aufhebung der Verdrängung kann entweder die Hypnose verwendet werden oder die Methode des freien Einfalls. In die wirklichen Tiefen kommt man nur mittels der letzteren; FREUD hat allerdings die therapeutische Fragestellung dahin geändert, daß er jetzt die Anschauung vertritt, die therapeutische Wirkung käme durch die Übertragung zustande und durch die kunstgemäße Lösung der Übertragung. Die Übertragung ist aber nur dadurch voll möglich, daß die Libido aus ihren früheren Einstellungen befreit wird. Erst die vollständige Aufdeckung der infantilen Situation ermöglicht eine neue freie Verwendung der Libido. In einer bestimmten Phase der Entwicklung der Analyse galten sexuelle Kindertraumen als pathogen für die Hysterie, jetzt gilt es, die infantile Ursituation aufzudecken, welche die Triebe in einer bestimmten Weise fixiert hat (s. o.).

Es ist klar, daß der Arzt praktische Menschenkenntnis und Kenntnis der Psychoanalyse nötig habe; aber er benötigt auch noch die Kenntnis der psychologischen und phänomenologischen Grundtatsachen, wenn er nicht den Reichtum seelischen Erlebens verkennen will und von der experimentellen Psychologie her gewinnt er Einsicht in die wichtigen Probleme des psychophysischen Zusammenhanges.

So scheint es, daß psychologische Kenntnisse für jeden Arzt unerläßlich sind, Um so mehr, als er ja nicht nur Aufgaben dem einzelnen Patienten gegenüber hat, sondern auch angerufen wird, wenn es Fragen von öffentlicher Bedeutsamkeit gilt. Man ruft ihn als Schiedsrichter bei bestimmten geistigen Bewegungen auf und er soll mit dem Urteil „krank“ ein negatives Werturteil von bindender Kraft aussprechen. Nun hat SCHNEIDER mit Recht betont, daß der Begriff Krankheit auf seelisches Geschehen nicht ohne weiteres angewendet werden könne. Krank ist ein Begriff, welcher aus rein biologischer Sphäre stammt, und es bedarf einer besonderen Untersuchung, inwieweit es möglich ist, ihn auf Psychisches überhaupt anzuwenden. Ich habe ja schon früher auseinandergesetzt, daß zweifellos geniale Geistesprodukte nicht nur in der Geisteskrankheit entstanden sind, sondern sogar durch diese befreit und ermöglicht wurden. Wendet man also die Kategorie krank auf Psychisches überhaupt an, dann bedeutet sie kein Werturteil, sondern man hat erst wiederum zu fragen, ob dieses Kranke wertvoll sei oder nicht. Der Wert eines Denkens liegt eben in einer ganz anderen Daseinskategorie. Man kann auch von psychischer Norm sprechen und sich nach dem Wesen dieser fragen; so wie beim Normbegriff überhaupt, kann man darunter den Mittelwert verstehen. Dann ist der Geniale eben abnorm, ja die Begabung überhaupt. Nun könnte man innerhalb dieses Normbegriffs Plus- und Minusvarianten unterscheiden. Aber dann führt man einen nicht biologischen Wertungsmaßstab doch neuerdings ein. Schließlich könnte man als Norm das bezeichnen, was zur Erledigung von Aufgaben dienlich ist, was eine Bewältigung und

Bemächtigung der Wirklichkeit ermöglicht. Man kann also die Norm mit der Anpassungsfähigkeit in Zusammenhang bringen. Nur bleibt auch dieser Begriff lückenhaft, solange man unter Anpassung nur versteht die Erledigung der Alltagsforderungen und eine gesunde und zahlreiche Nachkommenschaft. In diesem Sinne waren SCHOPENHAUER, GOETHE, KANT, NIETZSCHE, HÖLDERLIN u. a. schlecht angepaßt. Man wird also sagen müssen, daß wir einen anderen Wertbegriff zugrunde legen müssen, wie ja das schon im vorangehenden angedeutet wurde. Psychisch wertvoll sind jene Regungen, welche eine strukturierte Außenwelt bewältigen und die Gesamttendenzen der Persönlichkeit in sich vereinigen. Nur auf Grund einer Wirklichkeitsbewältigung in diesem Sinn ist volles und reiches Erleben möglich. Ob dieses Vollerleben in einer sonst gesunden oder kranken Persönlichkeit zustande kommt, ist gleichgültig. Allerdings setzt ein reiches Erleben biologische Differenzierung voraus, denn diese bestimmt, was an Werten faßbar wird. Alle psychischen Werte dieser Art haben ihre Bedeutung, gleichgültig, ob dieser Wert unmittelbar und auch von dessen Schöpfer selbst in Wirklichkeit umgesetzt werden kann. Es besteht eine tiefe Solidarität zwischen allen Menschen, die psychologisch durch die Identifizierung vertreten ist, welche es bedingt, daß jede solche Wertschöpfung zur Angelegenheit aller wird. Und über den jeweiligen Träger hinaus persistiert der von ihm geschaffene Wert. Eine Einsicht in diese Probleme wird den Arzt davor behüten, leichtfertig Urteile über Wertgegenstände abzugeben. Personen schöpferischer Begabung fallen ja gar nicht selten unter die psychiatrischen oder neurologischen Diagnosen, was, bei der natürlichen Gegnerschaft, welche eine jede solche Begabung findet, zum Kampfmittel verwendet wird. Man ruft den Psychiater gegen jedes Streben, das sich aus dem Rahmen des Alltäglichen abhebt, und er kann dann in der Tat recht häufig Diagnosen stellen. Es handelt sich aber gar nicht um die psychiatrische Diagnose des Künstlers, sondern um den Wert des Kunstwerkes, der in einer ganz anderen Ebene liegt. Der Expressionismus ist ein Formproblem, das mit der Neurose oder Psychose des Künstlers, der ihm huldigt, nur so viel zu tun hat, daß die Beziehungen dieses Formproblems zu gewissen biologischen Fragen aufleuchten. Es hat zweifellos Beziehungen zum schizophrenen Formenkreis, mit seinem unabgeschlossenen Denken. Es beweist auch nichts für Wert oder Unwert einer politischen Bewegung, wenn Führer oder Geführte psychotische oder neurotische Züge zeigen; vielleicht ist es aber ein Problem von großer Tragweite, daß neue Werte so häufig unter der Mithilfe labiler Persönlichkeiten geschaffen werden, und wir werden wiederum daran erinnert, daß die Lösung der festen Form, die Zertrümmerung des Gewordenen, Vorbedingung jeder Neuschöpfung ist, und daß gerade die Neurotiker und Psychotiker zu der Rückkehr zum ewig Fließenden geneigter sind. Jedenfalls werden Arzt und Psychiater sich nicht dazu hergeben dürfen, im Dienste der althergebrachten Ordnung ihr „krank" über Werte auszusprechen, welche jenseits der Krankheit stehen. Es scheint mir, daß die Psychiater dieser Gefahr nicht immer entgangen sind. Will man angewandte Psychologie treiben und über das ärztliche Handeln hinaus der Allgemeinheit nützen, so wird man sich stets klar sein müssen, daß die Psychologie zwar zeigt, unter welchen Bedingungen Werte erfaßt werden, aber nicht das Wesen und den Gehalt der Werte aufklärt. Diese Aufgabe muß sie dem Philosophen und dem Ethiker überlassen.

Nicht immer haben sich die Ärzte engherzigen Wertungen enthalten. Solche sind z. B. in dem Werke von Möbius über Nietzsche anzutreffen, ebenso bei Kahn, der die Führer der Münchener Räterepublik psychiatrisch untersucht hat. Die Polemik Stransky-Kronfeld ist lehrreich. Auch Stranskys angewandte Psychopathologie ist nicht frei von politischen Voreingenommenheiten. Die Studien von Prinzhorn (Bildnerei der Geisteskranken), Jaspers, Morgenthaler (Ein Geisteskranker als Künstler) sind eben deshalb wertvoll, weil sie nicht mit vorgefaßten Werturteilen an den Gegenstand herantreten. Über Psychotherapie orientiert zusammenfassend das Buch von J. H. Schultz. Leider gibt es keine verläßliche Zusammenfassung der psychoanalytischen Therapie. Die kleinen Aufsätze von Freud zur Technik der Psychoanalyse geben nur ein ungefähres Bild des wirklichen Vorganges. Die ältere kathartische Methode der Studien über die Hysterie wird heute von Frank und Bezzola vertreten.

Literaturverzeichnis.

Umfassende Literaturangaben bei FRÖBES, JASPERS, GRUHLE. Das Verzeichnis strebt selbstverständlich keine Vollständigkeit an. Es soll nur als Wegweiser dienen.

AAL, A.: Zeitschr. f. Psychol. u. Physiol. d. Sinnesorg. 66, 1913.

ABRAHAM: Äußerungsformen des weiblichen Kastrationskomplexes, Internat. Zeitschr. f. Psychoanalyse 7, 1921. — Derselbe: Über hysterische Traumzustände. Jahrb. f. Psychoanalyse 2, 1910. — Derselbe: Untersuchungen über die früheste prägenitale Entwicklungsstufe der Libido. Internat. Zeitschr. f. Psychoanalyse 4, 1916/17. — Derselbe: Das Erleiden von sexuellen Traumen als Form kindlicher Sexualbetätigung. Gaupps Zentralbl. 1907.

ACH: Über die Willenstätigkeit und das Denken. Göttingen 1905. — Derselbe: Willensakt und Temperament. 1910.

ADLER, A.: Der nervöse Charakter. Wiesbaden: Bergmann 1912. — Derselbe: Studien über Minderwertigkeit von Organen. Berlin: Urban & Schwarzenberg 1907.

ALBRECHT: Drei Fälle von Antons Syndrom. Arch. f. Psychiatrie u. Nervenkrankh. 59, 1918.

ALEXANDER: Der biologische Sinn psychologischer Vorgänge. Imago 9, 1923.

ALLERS: Nervensystem und Stoffwechsel. Zeitschr. f. d. ges. Neurol. u. Psychiatrie. Ref. 19. — Derselbe: Bild und Gedanke. Ebenda 76, 1921. — Derselbe: Sexualpsychologie. Handbuch der vergleichenden Psychol. von KAFKA 3. München: Reinhardt 1922.

ALLERS und BORAK: Zur Frage des Muskelsinnes. Wien. med. Wochenschr. 26, 1920.

ALRUTZ: Problems of hypnotisme. Proc. of the soc. f. psychical research. Part 83, Vol. 32.

ALT: Die Melodientaubheit. 1906.

ALVERDES: Neue Bahnen in der Lehre vom Verhalten niederer Organismen. Berlin: Julius Springer 1923.

ANTON: Über Selbstwahrnehmung der Herderkrankungen des Gehirns usw. Arch. f. Psychiatrie u. Nervenkrankh. 32. — Derselbe: Beiträge zur klinischen Lokalisation und Beurteilung von Muskelsinnstörungen. Zeitschr. f. Heilkunde 14.

ASCHAFFENBURG: Das Verbrechen und seine Bekämpfung. 1903. — Derselbe: Experimentelle Studien über Assoziationen. KRAEPELINS Psychol. Arch. 1, 1896; 2, 1899, 4; 1904.

AUBERT und FÖRSTER: Über den Raumsinn der Netzhaut. Jahresbericht d. schles. Gesellsch. 1856.

AZAM: Hypnotisme et double conscience. 1887.

BAADE: Gibt es isolierte Empfindungen? VI. Kongr. f. experiment. Psychol. Göttingen 1914.

BALASSA: Dtsch. Zeitschr. f. Nervenheilk. 77, 1923.

BALINT: Seelenlähmung des Schauens, optische Ataxie, räumliche Störung der Aufmerksamkeit. Monatsschr. f. Psychiatrie u. Neurol. 25, 1909.

BÄRWALD: Zur Psychologie der Vorstellungstypen. 1916.

BASTIAN: Über Aphasie. Leipzig: Engelmann 1902.

BAUER und SCHILDER: Über einige psychophysiologische Mechanismen funktioneller Neurosen. Dtsch. Zeitschr. f. Nervenheilk. 64, 1919.

BENEDIKT: Anatomische Studien an Verbrechergehirnen.

BENUSSI: Die Atmungssymptome der Lüge. Arch. f. d. ges. Psychol. 1914. — Derselbe: Kinematohaptische Auffassungsformung. VI. Kongr. f. experiment. Psychol. Göttingen 1914.

BERGER: Untersuchungen über die Temperatur des Gehirns. Jena: Fischer 1910. — Derselbe: Über die körperlichen Äußerungen psychischer Zustände. Jena: Fischer 1904—07.

BERGSON: Materie und Gedächtnis. — Derselbe: Zeit und Freiheit. — Derselbe: Schöpferische Entwicklung. — Derselbe: Le souvenir du présent. Rev. philos. 66. Déc.

BERNFELD: Bemerkungen über Sublimierung. Imago 8, 1922.

BERNHEIM: Neue Studien über Hypnotismus, Suggestion und Psychotherapie. 1892.

BERZE: Die Lokalisation der Vorstellungen. Zeitschr. f. d. ges. Neurol. u. Psychiatrie 44, 1919. — Derselbe: Die primäre Insuffizienz der psychischen Aktivität. Wien: Deuticke 1919.

BETTELHEIM: Erscheint in den Jahrbüchern f. Psychiatrie und Neurologie.

BEZZOLA: Zur Analyse psychotraumatischer Symptome. Journ. f. Psychol. u. Neurol. 18, 1906/07.

BICKEL: Die wechselseitige Beeinflussung zwischen psychischem Geschehen und Blutkreislauf. Leipzig: Veit 1916.

BINSWANGER: Einführung in die Probleme der allgemeinen Psychologie. Berlin: Julius Springer 1922. — Derselbe: Psychoanalyse und klinische Psychiatrie. Internat. Zeitschr. f. Psychoanalyse 7, 1921.

BIRNBAUM: Kriminalpsychopathologie. Berlin: Julius Springer 1921. — Derselbe: Der Aufbau der Psychose. Berlin: Julius Springer 1923. — Derselbe: Psychopathologische Dokumente. Berlin: Julius Springer 1921.

BLEULER: Die Schizophrenie. Handbuch f. Psychiatrie. Wien: Deuticke 1911. — Derselbe: Der Sexualwiderstand. Jahrb. f. Psychoanalyse 5, 1913. — Derselbe: Zur Theorie der Sekundärempfindungen. Zeitschr. f. Psychol. u. Physiol. d. Sinnesorg. 65. — Derselbe: Lehrbuch der Psychiatrie. 3. Aufl. Berlin: Julius Springer. — Derselbe: Naturgeschichte der Seele und ihres Bewußtwerdens. Berlin: Julius Springer 1921. — Derselbe: Referat über das Unbewußte. Journ. f. Psychol. u. Neurol. 20, 1913.

BLÜHER: Die Rolle der Erotik in der männlichen Gesellschaft. Jena: Diederichs.

BOHN: Die neue Tierpsychologie. Leipzig: Veit 1912. — Derselbe: Die Entstehung des Denkvermögens. Deutsche Ausgabe. Leipzig: Thomas 1910.

BONHÖFFER: Doppelseitige Schläfen- und Parietalläsion usw. Monatsschr. f. Psychiatrie u. Neurol. 37, 1915.

BOURRU et BUROT: Variations de la personalité. Paris 1888.

BRAUN: Vom Seelenleben gefangener Vögel. Naturwissenschaften 10, 833, 1922.

BRAUN: Herz und Psyche.

BRENTANO: Psychologie vom empirischen Standpunkt 1, 1874.

BREUER und FREUD: Studien über Hysterie.

BRODMANN: Experimentelle Beiträge zur Psychologie der polyneuritischen Psychose. Journ. f. Psychol. u. Neurol. 1, 1902; 3, 1914. — Derselbe: Die feinere Anatomie des Großhirns. Handb. d. Neurol. 1, 1910. — Derselbe: Vergleichende Lokalisationslehre der Großhirnrinde usw. Leipzig 1909.

BROWN, G.: Ergebn. d. Physiol. 1913.

BRÜCKNER: Zur Frage der Lokalisation des Kontrastes. Zeitschr. f. Augenheilk. 38, 1917.

BUBER: Ekstatische Konfessionen. Jena: Diederichs.

BÜHLER: Tatsachen und Probleme zu einer Psychologie der Denkvorgänge. Arch. f. d. ges. Psychol. 11 und 12. — Derselbe: Geistige Entwicklung des Kindes. Jena: Fischer 1918.

BUMKE: Das Unterbewußtsein. Berlin: Julius Springer 1922.

BURKAMP: Die Kausalität des psychischen Prozesses und die unbewußten Aktionsregulationen. Berlin: Julius Springer 1922.
BYCHOWSKI: Psychopathol. Untersuchung über die Folgezustände bei Enceph. epidemica. Zeitschr. f. d. ges. Neurol. u. Psychiatrie 83, 1923.

CHARCOT: Cas de suppression brusque et isolée de la mémoire optique. Progr. méd. 1883, 568.
CHOWRIN: Experimentelle Untersuchungen auf dem Gebiete des räumlichen Hellsehens. München 1919.
CSAPODI: Szemészet 2.
CUSHING: Stimulation of the postcentrale gyrus. Brain 32, 1909.

DARWIN: Ausdruck der Gemütsbewegungen. Übers. 1872.
DELACROIX: Etudes d'histoire et de psychologie du mysticisme. Paris 1908.
DEUTSCH, F.: Psychoanalyse des Organischen. Internat. Zeitschr. f. Psychoanalyse 8, 1922. — Derselbe: Gehäuftes Auftreten von Morbus Basedow. Med. Klinik 20, 1919.
DEUTSCH, H.: Über die pathologische Lüge. Internat. Zeitschr. f. Psychoanalyse 8, 1922.
DILTHEY: Ideen über eine beschreibende und zergliedernde Psychologie. Sitzungsber. d. preuß. Akad. d. Wiss., Phil.-hist. Kl. 1894.
DRIESCH: Philosophie des Organischen. 2. Aufl. 1922.

EBBINGHAUS: Über das Gedächtnis. Leipzig 1885.
EBBINGHAUS-DÜRR: Grundzüge der Psychologie. 3. Aufl. Bd. 1 u. 2, 1911 u. 1913. 4. Aufl. EBBINGHAUS-BÜHLER.
ECONOMO: Encephalitis lethargica. Jahrb. f. Psychiatrie u. Neurol. 38.
EHRENFELS: Über Gestaltqualitäten. Vierteljahrsschr. f. wissenschaftl. Philosophie 14, 1890.
ELIASBERG und FEUCHTWANGER: Zur psychologischen und psychopathologischen Untersuchung und Theorie des erworbenen Schwachsinns. Zeitschr. f. d. ges. Neurol. u. Psychiatrie 75, 1922.
EXNER: Optische Bewegungsempfindungen. Biol. Zentralbl. 8, 1888/89. — Derselbe: Über Sensomobilität. Pflügers Arch. f. d. ges. Physiol. 48, 1891.

FECHNER: Elemente der Psychophysik. 2 Bde. 1860. — Derselbe: Das Büchlein vom Leben nach dem Tode.
FERENCZI: Introjektion und Übertragung. Jahrb. f. Psychoanalyse 1, 1909. — Derselbe: Stufen des Wirklichkeitssinnes. Internat. Zeitschr. f. Psychoanalyse 1, 1913.
FERENCZI und HOLLOS: Über die progressive Paralyse. Ebenda, Beiheft Nr. 5, 1922.
FISCHER: Über Makropsie usw. Monatssschr. f. Psychiatrie u. Neurol. 1919. — Derselbe: Weitere Beiträge zur Klinik und Pathogenese der hysterischen Dysmegalopsie. Ebenda 1921.
FLECHSIG: Die Leitungsbahnen im Gehirn und Rückenmark des Menschen auf Grund entwicklungsgeschichtlicher Untersuchungen. 1876. — Derselbe: Gehirn und Seele. 1896. — Derselbe: Bemerkungen über die Hörsphäre des menschlichen Gehirns. Neurol. Zentralbl. 1908.
FÖRSTER: Das phylogenetische Moment in der spastischen Lähmung. Berlin. klin. Wochenschr. 1913. — Derselbe: Zur Analyse und Pathophysiologie striärer Bewegungsstörungen. Zeitschr. f. d. ges. Neurol. u. Psychiatrie 73, 1921.
FOREL: Suggestion und Hypnose.
FRANK: Affektstörungen. Berlin: Julius Springer 1913.
FRÄNKEL, F.: Der psychische Formenreichtum der Eunuchoiden. Zeitschr. f. d. ges. Neurol. u. Psychiatrie 89, 560, 1923.

FREUD: Die Traumdeutung. Wien: Deuticke. — Derselbe: Dei Witz und seine Beziehung zum Unbewußten. — Derselbe: Drei Abhandlungen zur Sexualtheorie. 4. Aufl. 1922. — Derselbe: Eine Kindheitserinnerung des Leonardo da Vinci. Wien: Deuticke. — Derselbe: Totem und Tabu. Wien: Heller 1913. — Derselbe: Psychopathologie des Alltagslebens. — Derselbe: Jenseits des Lustprinzipes. Wien: Internat. psychoanalyt. Verlag. — Derselbe: Massenpsychologie und Ichanalyse. Wien: Internat. psychoanalyt. Verlag. — Derselbe: Das Ich und das Es. Wien: Internat. psychoanalyt. Verlag. — Derselbe: Vorlesungen zur Einführung in die Psychoanalyse. Wien: Internat. psychoanalyt. Verlag. — Derselbe: Kleine Schriften zur Neurosenlehre. Bd. 1—5. (Aus diesen sind hier folgende Einzelarbeiten besonders vermerkt:) — Derselbe: Über die Berechtigung, von der Neurasthenie einen besonderen Symptomenkomplex als Angstneurose abzutrennen. Bd. 1 u. Neurol. Zentralbl. 1895. — Derselbe: Tatbestandsdiagnostik und Psychoanalyse. Bd. 2 u. Arch. f. Kriminalanthropologie u. Kriminalistik 26, 1906. — Derselbe: Der Dichter und das Phantasieren. Bd. 2 u. Neue Revue 1908. — Derselbe: Über infantile Sexualtheorien. Bd. 2. — Derselbe: Charakter und Analerotik. Bd. 2 u. Psychiatr.-neurol. Wochenschr. 9, 1908. — Derselbe: Zwangshandlung und Religionsübung. Bd. 2 u. Zeitschr. f. Religionspsychologie 1, 1907. — Derselbe: Bemerkungen über einen Fall von Zwangsneurose. Bd. 3 u. Jahrb. f. Psychoanalyse 1, 1909. — Derselbe: Psychoanalytische Bemerkungen über einen autobiographisch beschriebenen Fall von Paranoia. Bd. 3 u. ebenda 3, 1911. — Derselbe: Formulierungen über die zwei Prinzipien des psychischen Geschehens. Bd. 3 u. ebenda. — Derselbe: Über neurotische Erkrankungstypen. Bd. 3 u. Zentralbl. f. Psychoanalyse 2, 1912. — Derselbe: Zur Einführung des Narzißmus. Bd. 4 u. Jahrb. f. Psychoanalyse 6, 1914. — Derselbe: Die Disposition zur Zwangsneurose. Bd. 4 u. Internat. Zeitschr. f. Psychoanalyse 5, 1, 1913. — Derselbe: Triebumsetzungen, besonders der Analerotik. Ebenda 4, 1916/17. — Derselbe: Über fausse reconnaissance (déjà raconté). Bd. 4 u. ebenda 1, 1913. — Derselbe: Einige Bemerkungen über den Begriff des Unbewußten in der Psychoanalyse. Ebenda 1, 1913. — Derselbe: Beiträge zur Psychologie des Liebeslebens. Bd. 4. Über einen besonderen Typus der Objektwahl des Mannes. Die allgemeine Erniedrigung des Liebeslebens. — Derselbe: Das Tabu der Virginität. Jahrb. f. Psychoanalyse 2, 4, 1910, 1912. — Derselbe: Triebe und Triebschicksale. Bd. 4 u. Internat. Zeitschr. f. Psychoanalyse 3, 1915. — Derselbe: Die Verdrängung. Bd. 4 u. ebenda. — Derselbe: Das Unbewußte. Ebenda — Derselbe: Metapsychologische Ergänzung zur Traumlehre. Bd. 4 u. ebenda 4, 1918. — Derselbe: Trauer und Melancholie. Bd. 4 u. ebenda. — Derselbe: Bemerkungen über die Übertragungsliebe. Bd. 4 u. ebenda. — Derselbe: Einige Charaktertypen aus der analytischen Arbeit. Bd. 4 u. Imago 4, 1915. — Derselbe: Über die Geschichte einer infantilen Neurose. Bd. 4 (2. Aufl. Bd. 5). — Derselbe: Zur Auffassung der Aphasien. Wien: Deuticke 1891.

FREY: Zeitschr. f. Biol. 69.

FRIEDLÄNDER: Die Wahrnehmung der Schwere. Zeitschr. f. Psychol. u. Physiol. d. Sinnesorg. 83, 1920.

FRIEDLÄNDER: Über Hypnose und Hypnonarkose. Monographie. Stuttgart: F. Enke 1920.

FRÖBES: Lehrbuch der experimentellen Psychologie 1, 2, 1923, 2, 2, 1922. Freiburg: Herder.

DI GASPERO: Hysterische Lähmungen. Berlin: Julius Springer 1912.

GEIGER: Das Bewußtsein von den Gefühlen. Münchner philosoph. Abh. 1911. — — Derselbe: Phänomenologie des ästhetischen Genusses. Jahrb. f. Philos. u. Phänomenol. 1, 1913. — Derselbe: Über Wesen und Bedeutung der Einfühlung. IV. Kongr. f. experiment. Psychol. Leipzig 1911. — Derselbe: Zum Problem der Stimmungseinfühlung. Zeitschr. f. Ästhetik 6, 1911.

GELB: Über den Wegfall der Wahrnehmung von Oberflächenfarben. Zeitschr. f. Psychol. 84; auch in GOLDSTEIN und GELB (siehe unten) abgedruckt.

GELEY: Die sogenannte supranormale Psych. und die Phänomene der Ideoplastie.

GERSTMANN und SCHILDER: Studien über Bewegungsstörungen. I—VIII. Zeitschr. f. d. ges. Neurol. u. Psychiatrie 58, 61, 70, 85 (achte Mitteilung ist im Erscheinen); IV. Mitteilung. Med. Klinik 1921.

GIERLICH, N.: Über die Beziehungen der früh erworbenen hemiplegischen Lähmung zur Phylogenese. Berlin. klin. Wochenschr. 1921. — Derselbe: Über die Beziehungen des Prädilektionstypus der hemiplegischen Lähmung zur phylogenetischen Entstehung der Pyramidenbahn. Zeitschr. f. d. ges. Neurol. u. Psychiatrie 60, 1920.

GIESE: Über Depersonalisation. Ebenda 81, 1923.

GIRGENSOHN: Der seelische Aufbau des religiösen Erlebens. Leipzig: Hirzel.

GOLDSCHEIDER: Über die Physiologie des Palpierens. Klin. Wochenschr. 2, 961, 1923.

GOLDSCHMIDT: Die quantitative Grundlage von Vererbung und Auslese. Berlin: Julius Springer 1920.

GOLDSTEIN: Referat über die Lokalisation im Großhirn. Dtsch. Zeitschr. f. Nervenheilk. 77, 1923. — Derselbe: Die Halluzination. Arch. f. Psychiatrie u. Nervenkrankh. 44, 1908.

GOLDSTEIN und GELB: Psychologische Analysen hirnpathologischer Fälle. Bd. 1. Leipzig: Barth 1920. Daselbst GOLDSTEIN und GELB. — Dieselben: Zur Psychologie des optischen Wahrnehmungs- und Erkennungsvorganges. Zeitschr. f. d. ges. Neurol. u. Psychiatrie 41.

GOMPERZ: Weltanschauungslehre. Jena 1905.

GRASSET: La sensation du déjà vue. Journ. de psychol. norm. et pathol. 1.

GREGOR: Leitfaden der experimentellen Psychopathologie. Berlin: Karger 1910. — Derselbe: Beiträge zur Erkenntnis der Korsakoffschen Psychose. Monatsschr. f. Psychiatrie u. Neurol. 21, 1907. — Derselbe: Die hautelektrischen Erscheinungen und ihre Beziehungen zum Bewußtseinsprozeß. Arch. f. d. ges. Psychol. 27, 1913. — Derselbe: Beitrag zur Psychopathologie des Gedächtnisses. Monatsschr. f. Neurol. u. Psychiatrie 25, 1909. — Derselbe: Beiträge zur Kenntnis des psychogalvanischen Phänomens. Zeitschr. f. d. ges. Neurol. u. Psychiatrie 8, 1912. — Derselbe: Bericht über neuere Erscheinungen auf dem Gebiete der experimentellen Psychologie und Psychopathologie. (Gedächtnis, Assoziation, Aussage.) Ebenda, Ref. 7.

GRODDEK: Psychoanalyse des Organischen. Internat. Zeitschr. f. Psychoanalyse 7, 1921. — Derselbe: Das Buch vom Es. Wien 1922.

GROOS, K.: Die Spiele der Tiere. Jena 1896, 2. Aufl. 1907. — Derselbe: Spiele der Menschen.

GROSS, O.: Die Sekundärfunktion. 1902.

GRUHLE: Psychologie abnormer Seelenzustände. Handbuch der vergleichenden Psychologie, herausgegeben von KAFKA 3. München: Reinhard 1922.

GRUNDLAND: Reaktionsversuche mit dem Federergographen. Arch. f. d. ges. Psychol. 35, 1916.

HAAS: Über Echtheit und Unechtheit von Gefühlen. Zeitschr. f. Pathopsychol. 2, 1913. — Derselbe: Die psychische Dingwelt.

HACKER: Systematische Traumbeobachtungen mit besonderer Berücksichtigung der Gedanken. Arch. f. d. ges. Psychol. 21, 1911.

HARTMANN, F.: Die Orientierung. Leipzig: Vogel 1902.

HARTMANN, H.: Halluzinierte Flächenfarben. Zeitschr. f. d. ges. Neurol. u. Psychiatrie. (Im Erscheinen.)

HEAD: Sensation and cerebral cortex. Brain 41, 1918. — Derselbe: Some principles of neurology. Ibid. — Derselbe: Aphasie and kindred disordres of speech. Ibid. 43, 1920.

Head and Holmes: Sensory disturbances from cerebral lesions. Ibid. 34, 1911/12.
Hegge: Die phänomenalen Gedächtnisse. Klin. Wochenschr. 1, Nr. 15, 1902.
Heilbronner: Die aphasischen, agnostischen und apraktischen Störungen. Handb. f. Neurol. 1, T. 2, 211.
Heiler: Das Gebet. 1918.
Helmholtz: Physiologische Optik. [2], 1896.
Hennig, H.: Künstliche Geruchsfährte usw. der Ameise. Zeitschr. f. Psychol. u. Physiol. d. Sinnesorg. 74, 1916. — Derselbe: Prüfung eines Wünschelrutengängers durch eine wissenschaftliche Kommission. Ebenda 82, 1919.
Hennig, R.: Ebenda 10.
Henri: Die Raumwahrnehmungen des Tastsinns. 1898.
Henschen: Die Hörsphäre. Journ. f. Psychol. u. Neurol. 22, Ergänzungsheft 3, 1918.
Hering: Grundzüge der Lehre vom Lichtsinn.
Heymans: Eine Enquete über Depersonalisation und fausse reconnaissance. Zeitschr. f. Psychol. u. Physiol. d. Sinnesorg. 36, 1904. — Derselbe: Weitere Daten über Depersonalisation und fausse reconnaissance. Ebenda 43, 1906.
Hildebrandt: Die Ruhe der Objekte bei Blickbewegungen. Jahrb. f. Psychiatrie u. Neurol. 40, 1920.
Hirschfeld: Die Homosexualität.
Hoffmann, H.: Vererbung und Seelenleben. 1922. — Derselbe: Die individuelle Entwicklungskurve der Menschen. Berlin: Julius Springer 1922.
Horney: Zur Genese des weiblichen Kastrationskomplexes. Internat. Zeitschr. f. Psychoanalyse 9, 1923.
Husserl: Logische Untersuchungen. 2. Aufl. Halle: Niemeyer 1913. — Derselbe: Ideen zu einer reinen Phänomenologie und phänomenol. Philosophie. Jahrb. f. Phänomenologie 1, 1913. — Derselbe: Philosophie als strenge Wissenschaft. Logos 1.

Ichok: Die tuberkulöse Psychoneurose. Zeitschr. f. Tuberkul. 31, H. 6, 1920.
Isserlin: Über Agrammatismus. Zeitschr. f. d. ges. Neurol. u. Psychiatrie 75, 1922.

Jaensch: Zur Methodik experimenteller Untersuchungen an optischen Anschauungsbildern. Zeitschr. f. Psychol. u. Physiol. d. Sinnesorg. 85, 1920. — Derselbe: Über die Grundlagen der Farbenpsychologie. Ebenda 85, 1920. — Derselbe: Die Wahrnehmung des Raumes. Ebenda, Ergbd. 6. Leipzig 1911. — Derselbe: Die Analyse der Gesichtswahrnehmungen. Ebenda, Ergbd. 4, 1909.
James: Principles of psychology. — Derselbe: The varieties of religious experience. 11 impr. 1905. (Auch deutsch: Die religiöse Erfahrung in ihrer Mannigfaltigkeit.)
Janet: L'automatisme psychologique. 1889. — Derselbe: Une Félide artificielle. Rev. philos. 1, 1909. (Auch in der 2. Aufl. von Etat mental des hystériques.)
Jaspers: Kausale und verständliche Zusammenhänge zwischen Schicksal und Psychose. Zeitschr. f. d. ges. Neurol. u. Psychiatrie 14, 1913. — Derselbe: Zur Analyse der Trugwahrnehmungen. Ebenda 6. — Derselbe: Referat über Trugwahrnehmungen. Ebenda. Ref. 4. — Derselbe: Allgemeine Psychopathologie. Berlin 1913. — Derselbe: Strindberg und van Gogh. Leipzig: Bircher 1922.
Jennings: Das Verhalten der niederen Organismen. Leipzig.
Joerger: Psychiatrische Familiengeschichten. Berlin: Julius Springer 1919.
Jones und Ferenczi: Zur Psychoanalyse der Kriegsneurosen. Internat. psychoanal. Bibl. 1.
de Jongh: Die Hauptgesetze einiger wichtiger körperlicher Erscheinungen bei psychischen Zuständen. Zeitschr. f. d. ges. Neurol. u. Psychiatrie 19, 1921.
Jung: Die Bedeutung des Vaters für das Schicksal des einzelnen. Jahrb. f. Psychoanalyse 1, 1909. — Derselbe: Wandlungen und Symbole der Libido. Ebenda 3, 4, 1912. — Derselbe: Versuch einer Darstellung der psychoanalytischen Theorie.

Ebenda 5, 1913. — Derselbe: Psychologie der unbewußten Prozesse. Zürich: Rascher 1917. — Derselbe: Diagnostische Assoziationsstudien. Leipzig: Barth. — Derselbe: Die psychologische Diagnose des Tatbestandes. Juristisch-psychiatrische Grenzfragen 4, 2, 1906.

KAFKA: Tierpsychologie. Handb. d. vergleich. Psychol. 1, Abt. 1, 1922.

KAHN, E.: Psychopathen als revolutionäre Führer. Zeitschr. f. d. ges. Neurol. u. Psychiatrie 52, 1919.

KAMMERER: Allgemeine Biologie. 1915.

KANDINSKY: Klinische und kritische Bemerkungen auf dem Gebiete der Sinnestäuschungen. Berlin 1885.

KARPINSKA: Zeitschr. f. Psychol. u. Physiol. d. Sinnesorg. 57, 1910.

KARPLUS und KREIDL: Gehirn und Sympathicus. I. Zwischenhirnbasis und Halssympathicus. Arch. f. d. ges. Physiol. 128. — Dieselben: II. Ein Sympathicuszentrum im Zwischenhirn. Ebenda 135.

KATZ: Psychologische Untersuchungen am Amputierten. Zeitschr. f. Psychol. u. Physiol. d. Sinnesorg. 95, 1920 und Beiheft zur Zeitschr. f. angew. Psychol. — Derselbe: Die Erscheinungsweise der Farben. Zeitschr. f. Psychol. u. Physiol. d. Sinnesorg. Ergbd. 7.

KEHRER: Arch. f. Psychiatrie 52, 1913.

KLAGES: Probleme der Graphologie.

KLEIST: Corticale (innervatorische) Apraxie. Jahrb. f. Psychiatrie u. Neurol. 28, 1907. — Der Gang und der gegenwärtige Stand der Apraxieforschung. Ergebn. d. Neurol. u. Psychiatrie 1, 1912. — Derselbe: Mobilitätsstörungen bei Stammganglienerkrankungen usw. Monatsschr. f. Psychiatrie u. Neurol. 52, 1923. — Derselbe: Die psychomotorischen Störungen Geisteskranker. Leipzig: Klinkhardt 1908, 1909.

KLIEN: Zur Psychologie und Psychopathologie des Zeitsinnes. Zeitschr. f. Pathopsychologie 3, 1917.

KNAUER und BILLIGHEIMER: Über organische und funktionelle Störungen des Nervensystems. Zeitschr. f. d. ges. Neurol. u. Psychiatrie 50, 1919.

KOFFKA: Zur Grundlegung der Wahrnehmungspsychol. Zeitschr. f. Psychol. u. Physiol. d. Sinnesorg. 73, 1915.

KOGERER: Die posthypnotische Geburtsanalgesie. Wien. klin. Wochenschr. 1922, Nr. 23, 24 u. 25. — Derselbe: Der Fall Maria D. Ein Beitrag zur Frage des hypnotischen Verbrechens. Wien. med. Wochenschr. 1920, 21.

KÖHLER: Über unbemerkte Empfindungen und Urteilstäuschungen. Zeitschr. f. Psychol. u. Physiol. d. Sinnesorg. 66, 1913. — Derselbe: Akustische Untersuchungen. III. Ebenda 72, 1915.

KOSTER: Zur Kenntnis der Mikropsie und Makropsie. Arch. f. Ophthalmol. 42, 1896.

KRAEPELIN: Sprachstörungen im Traum. Kraepelin, Psychol. Arb. 5. — Derselbe: Lehrbuch der Psychiatrie. 8. Aufl. 1909/13. — Derselbe: Über die Beeinflussung einfacher psychischer Vorgänge durch einige Arzneimittel. 1892. — Derselbe: Philosoph. Studien 19, 1902.

KRAFFT-EBBING: Psychopathia sexualis.

KRETSCHMER: Der sensitive Beziehungswahn. Berlin: Julius Springer 1918. — Derselbe: Über Hysterie. Leipzig: Thieme 1923. — Derselbe: Medizinische Psychologie. 2. Aufl. Leipzig: Thieme 1923. — Derselbe: Körperbau und Charakter. 3. Aufl. Berlin: Julius Springer. — Derselbe: Konstitution und Rasse. Zeitschr. f. d. ges. Neurol. u. Psychiatrie 82, 1913. — Derselbe. Die Gesetze der willkürlichen Reflexverstärkung. Ebenda 41, 1918. — Derselbe: Über Wahnbildung bei traumatischer Hirnschwäche. Ebenda 45, 1919. — Derselbe: Zur Kritik des Unbewußten. Ebenda 46, 1920. — Derselbe: Seele und Bewußtsein. Ebenda 53, 1920.

KROH: Subjektive Anschauungsbilder bei Jugendlichen. Göttingen 1922.

KRONFELD: Eine Bedenklichkeit der angewandten Psychiatrie. Zeitschr. f. d. ges. Neurol. u. Psychiatrie 65, 1921. — Derselbe: Das Wesen der psychiatrischen Erkenntnis. Berlin: Julius Springer 1920. — Derselbe: Über neuere pathopsychische phänomenologische Arbeiten. Zentralbl. f. d. ges. Neurol. u. Psychiatrie 28.

KRÜGER, F.: Die Tiefendimension und die Gegensätzlichkeit des Gefühlslebens. Festschrift für VOLKELT. 1918. — Derselbe: WUNDTS Völkerpsychol. Bd. 2. (Tonbewegung im Satz.)

KÜLPE: Der gegenwärtige Stand der experimentellen Ästhetik. III. Kgr. f. experiment. Psychol. 1906/07.

KÜPPERS: Die Deutung der plethysmogr. Kurve. Zeitschr. f. Psychol. u. Physiol. d. Sinnesorg. 81.

LANDAUER: Handlungen des Schlafenden. Zeitschr. f. d. ges. Neurol. u. Psychiatrie 39, 1918.

LANG, A.: The masking of religion.

LANGE, C.: Über Gemütsbewegungen. Leipzig 1887.

LANGE: Die einfache Reaktion auf Sinneseindrücke. WUNDTS philosoph. Studien 4.

LEHMANN: Aberglaube und Zauberei. 2. Aufl. Stuttgart 1908. — Derselbe: Die Hauptgesetze menschlichen Gefühlslebens. 1892. — Derselbe: Die körperliche Änderung psychischer Zustände. 1899—1905.

LEHMANN und BLEULER: Zwangsmäßige Lichtempfindungen durch Schall usw. Leipzig 1881.

LEIDLER: Versuch einer psychologischen Analyse des Schwindels. Monatsschr. f. Ohrenheilk. u. Laryngo-Rhinol. 55, 1921.

LENZ: Zwei Sektionsfälle zentraler Farbenhemianopsie. Zeitschr. f. d. ges. Neurol. u. Psychiatrie 71, 1921. — Derselbe: Arch. f. Ophthalmol. 72.

LEVY-BRÜHL: Das Denken der Naturvölker. Leipzig 1921.

LEUBA: Tendences fondamentales des mystiques chrétiens. Rev. philos. 54, 1902.

LIECHTENSTERN und STEINACH: Münch. med. Wochenschr. 1918.

LIEPMANN: Das Krankheitsbild der Apraxie. Monatsschr. f. Psychiatrie u. Neurol. 8, 1900. — Derselbe: Drei Aufsätze aus dem Apraxiegebiet. Berlin: Karger 1905. — Derselbe: Apraxie. Ergebnisse der Medizin von BRUGSCH 1921 (Literatur). — Derselbe: Über Ideenflucht.

LIEPMANN und PAPPENHEIM: Leitungsaphasie. Zeitschr. f. d. ges. Neurol. u. Psychiatrie 27, 1916.

LINDWORSKY: Das schlußfolgernde Denken. Freiburg: Herder 1916. — Derselbe: Der Wille. Leipzig: Barth 1918. — Derselbe: Wahrnehmung und Vorstellung. Zeitschr. f. Psychol. u. Physiol. d. Sinnesorg. 80, 1918.

LINKE: Die Wahrnehmung.

LIPMANN: Die Spuren interessebetonter Erlebnisse. Leipzig 1911.

LIPPS: Vom Fühlen, Wollen und Denken. 2. Aufl. Leipzig: Barth 1907. — Derselbe: Leitfaden der Psychologie. 3. Aufl. Leipzig: Engelmann 1909. — Derselbe: Ästhetik. Hamburg und Leipzig 1903. — Derselbe: Das Wissen von fremden Ichen. Psychol. Untersuch. 1907, Nr. 1.

LISSAUER: Ein Fall von Seelenblindheit nebst einem Beitrag zur Theorie derselben. Arch. f. Psychiatrie u. Nervenkrankh. 21, 1890.

LÖB: Der Heliotropismus der Tiere.

LOMBROSO: Genie und Irrsinn. — Derselbe: Der Verbrecher. I, II, III.

LÖWY, M.: Ein Depersonalisationsfall. Prag. med. Wochenschr. 1908.

LÖWY, P.: Die Beziehung zwischen Psyche und Statik. Zeitschr. f. d. ges. Neurol. u. Psychiatrie 65, 1921.

MADAY: Begriffsbildung und Denken beim Menschen und Pferde. Arch. f. d. ges. Psychol. 32, 1914.
MARBE: Experimentelle psychologische Untersuchung über das Urteil. 1901. — Derselbe: Zeitschr. f. Psychol. u. Physiol. d. Sinnesorg. 56.
MARTIN: Die Projektionsmethode und die Lokalisation der Vorstellungsbilder. Ebenda 61, 1912. — Dieselbe: Zur Lehre von den Bewegungsvorstellungen. Ebenda 56. 1910. — Dieselbe: Ebenda 65.
MARX: Beiträge zur Psychologie der Cocainmanie. Zeitschr. f. d. ges. Neurol. u. Psychiatrie 80, 550, 1923.
MAUTHNER, F.: Beiträge zu einer Kritik der Sprache. I. 2. Aufl. 1906.
MAUTHNER: Wien. klin. Wochenschr. 1890, Nr. 11, 22, 23.
MAYER-GROSS: Über die Stellungnahme zu abgelaufenen Psychosen. Zeitschr. f. d. ges. Neurol. u. Psychiatrie 60, 1920.
MEGGENDORFER, F.: Klinische und genealogische Untersuchungen über moral insanity. Ebenda 66.
MEINONG: Über Annahmen. Leipzig 1902. — Derselbe: Über Gegenstände höherer Ordnung. Zeitschr. f. Psychol. u. Physiol. d. Sinnesorg. 21, 1899.
MESSER: Experimentelle Beiträge über das Denken. Arch. f. d. ges. Psychol. 8, 1906.
MEUMANN: Beiträge zur Psychologie des Zeitsinnes. WUNDTs philosoph. Studien 8, 9, 12.
MICHOTTE und PRÜM: Etude expérimentale sur la choix volontaire et ses antécédents immédiates. 1910.
MITCHEL WEIR: Marie Reynolds.
MÖBIUS: Nietzsche.
MONAKOW: Die Lokalisation im Großhirn. Wiesbaden: Bergmann 1914.
MORGENTHALER: Ein Geisteskranker als Künstler. Schriften a. d. angew. Psychopathol. Zürich: Bircher.
MOURGUE: Disordres of symbolic thinking. Brit. journ. of psychol. (medical section) 1, Part 2, 1922. — Derselbe: Le syndrome clinique de la rigidité de cérébre &c. Schweiz. Arch. f. Neurol. u. Psychiatrie 11, 1922.
MÜLLER, G. E.: Über die Vorstellungstätigkeit und das Denken. Zeitschr. f. Psychol. u. Physiol. d. Sinnesorg. Ergbd. 5, 7, 8.
MÜLLER und PILZECKER: Experimentelle Beiträge zur Lehre vom Gedächtnis. Zeitschr. f. Psychol. u. Physiol. d. Sinnesorg. Ergbd. 1, 1900.
MÜLLER und SCHUHMANN: Über die psychologischen Grundlagen der Vergleichung gehobener Gewichte. Pflügers Arch. f. d. ges. Physiol. 45.
MÜNSTERBERG: Psychologie des Wirtschaftslebens. 1913.
MURALT: Zur Frage der epileptischen Amnesien. Zeitschr. f. Hypnotismus 10.

NATORP: Allgemeine Psychologie. Tübingen 1912.
NAVILLE: Mémoires d'un médecin aphasique. Arch. de psychol. 17, 1918.
NIESSL V. MAYENDORF: Tastblindheit nach Schußverletzung der hinteren Wurzeln. Zeitschr. f. d. ges Neurol. u. Psychiatrie 39, 1918.
NOTHNAGEL: Wien. med. Blätter 1888, Nr. 20.

ÖSTERREICH: Die Phänomenologie des Ich. I. Das Ich und das Selbstbewußtsein. Die scheinbare Spaltung des Ich. Leipzig 1919. — Derselbe: Die Entfremdung der Wahrnehmungswelt und die Depersonalisation. Journ. f. Psychol. u. Neurol. 7, 8, 9, 1905—07. — Derselbe: Der Okkultismus im Weltbilde der Gegenwart. — Derselbe: Religionspsychologie. 1917.
ÖHRWALL: Der sogenannte Muskelsinn. Skand. Arch. f. Physiol. 32, 1914.
OPPENHEIM und KRAUSE: Berlin. med. Gesellsch. 1906, 7. Nov.
ORTH: Gefühl und Bewußtseinslage. 1903.
OTTO: Das Heilige. 7. Aufl. Breslau.

PARRISIUS: Capillarstudien bei Vasoneurosen. Dtsch. Zeitschr. f. Nervenheilk. 72, 1921.
PAWLOW: Ergebn. d. Physiol. 3, 1.
PETERS: Zur Entwicklung der Farbenwahrnehmung an abnormen Kindern. Fortschr. d. Psychol. 3.
PFÄNDER: Zur Psychologie der Gesinnungen. Jahrb. f. Philosophie u. phänom. Forschung 1, 1913.
PFEIFER: Die Lokalisation innerhalb der corticalen Hörsphäre des Menschen. Monatsschr. f. Psychiatrie u. Neurol. 50, 1921.
PFEIFER und QUENSEL: Über reine sensorische Amnesie. Zeitschr. f. d. ges. Neurol. u. Psychiatrie 84, 1923.
PFERSDORFF: Die Gruppierung der sprachlichen Assoziationen. Monatsschrift f. Neurol. u. Psychiatrie 2, 1910.
PFISTER: Zum Kampf um die Psychoanalyse. Internat. psychoanalyt. Verlag. — Derselbe: Psychoanalytische Untersuchungen der Glossolalie und Kryptographie. Jahrb. f. Psychoanalyse 3.
PFUNGST: Das Pferd des Herrn v. OSTEN. Leipzig: Barth 1907.
PICK: Die agrammatischen Sprachstörungen. Berlin: Julius Springer 1913. — Derselbe: Historische Notiz zur Empfindungslehre nebst Bemerkungen bezüglich ihrer Verwertung. Zeitschr. f. Psychol. u. Physiol. d. Sinnesorg. 76, 1916. — Derselbe: Über Störungen der Tiefenlokalisation. Beiträge zur Pathologie und pathologischen Anatomie des Zentralnervensystems. Berlin: Karger 1898. — Derselbe: Über Störungen der Orientierung am eigenen Körper. Arb. a. d. dtsch. psychiatr. Klinik Prag. Berlin: Karger 1908. — Derselbe: Zur Lehre vom Bewußtsein des eigenen Körpers. Neurol. Zentralbl. 36, 1915. — Derselbe: Störung der Orientierung am eigenen Körper. Psychol. Forsch. 1, 1922. — Derselbe: Zur Symptomatologie des atrophischen Hinterhauptlappens. Arb. a. d. dtsch. psychiatr. Klinik Prag. 1908. — Derselbe: Bewegung und Aufmerksamkeit. Monatsschr. f. Psychiatrie u. Neurol. 40, 1916. — Derselbe: Kritische Bemerkungen zur Lehre von der Farbwahrnehmung. Zeitschr. f. d. ges. Neurol. u. Psychiatrie 32. 1916. — Derselbe: Bemerkungen zur Lehre von den Halluzinationen. Monatsschr. f. Psychiatrie u. Neurol. 52, 1922. — Derselbe: Über das Sprachverständnis. Leipzig 1909. — Derselbe: Über die Bedeutung des akustischen Sprachzentrums als Hemmungsorgane des Sprachmechanismus. Wien. klin. Wochenschr. 1900. — Derselbe: Bemerkungen über die Arbeit von KLIEN: Störungen des Zeitsinnes usw. Zeitschr. f. Pathopsychol. 3, 1917.
PÖTZL: Experimentell erzeugte Traumbilder. Zeitschr. f. d. ges. Neurol. u. Psychiatrie 37, 1917.
PÖTZL und REDLICH: Demonstration eines Falles von bilateraler Affektion beider Occipitallappen. Wien. klin. Wochenschr. 24, 1911.
POPPELREUTER: Über den Versuch einer psychophysischen Lehre von der elementaren Assoziation und Reproduktion. Monatsschr. f. Psychiatrie u. Neurol. 37, 1915. — Derselbe: Die psychischen Schädigungen nach Kopfschuß im Kriege. 1914/16. — Derselbe: Die Störungen der niederen und höheren Sehleistungen durch Verletzung des Occipitalhirns. Bd. 1. Leipzig 1912. — Derselbe: Zur Psychologie und Pathologie der optischen Wahrnehmung. Zeitschr. f. d. ges. Neurol. u. Psychiatrie 83, 1923.
PREUSS: Der Ursprung der Religion und Kunst. Globus 86, 87, 1904/05.
PRINCE: La dissociation d'une personalité. Bibliothèque de la phil. contemporaine. Paris 1911
PRINCE und PETERSON: Experimentelle Untersuchungen über psychogalvanische Reaktionen von nichtbewußten (unbewußten) Vorstellungen in einem Falle vielfacher Persönlichkeit. Journ. f. Psychol. u. Neurol. 13, 1908.
PRINZHORN: Der Psychiater und die Psychoanalyse. Zeitschr. f. d. ges. Neurol. u. Psychiatrie 80, S. 1, 1923. — Derselbe: Bildnerei der Geisteskranken. 2. Aufl. Berlin: Julius Springer 1923.

RADL: Untersuchungen über den Phototropismus der Tiere. Leipzig 1903.

RÄHLMANM: Zeitschr. f. Psychol. u. Physiol. d. Sinnesorg. 2.

RAIMAMN: Über Glykosurie und alimentäre Glykosurie bei Geisteskranken. Zeitschr. f. Heilk., Abt. f. interne Med. 23, 1902.

RANK: Der Ödipuskomplex in Sage und Dichtung. 1912. — Derselbe: Perversion und Neurose. Internat. Zeitschr. f. Psychoanalyse 8, 1922. — Derselbe: Der Mythus von der Geburt der Helden.

RANSCHBURG: Das kranke Gedächtnis. Leipzig: Barth 1911.

REDLICH und BONVICINI: Das Fehlen der Wahrnehmung eigener Blindheit. Jahrb. f. Psychiatrie u. Neurol. 29, 1909.

REICHARDT: Theoretisches über die Psyche. Journ. f. Psychiatrie u. Neurol. 18.

REIK: Probleme der Religionspsychologie. Internat. psychoanalyt. Bibl. 1919. — Derselbe: Der eigene und der fremde Gott. Ebenda 1923.

REISS: Über erbliche Belastung bei Schwerverbrechern. Klin. Wochenschr. 1, 1922.

REVAULT D'ALONNES: Rôle des sensations internes dans les émotions et dans la perception de la durée. Rev. philos. 60, 1905.

RICKLIN: Journ. f. Psychol. u. Neurol. 1 u. 2.

RIEGER: Über Apparate in dem Hirn. Arb. a. d. psychiatr. Klinik Würzburg 5, 1909.

RITTERSHAUS: Komplexforschung und Tatbestanddiagnostik. Journ. f. Psychol. u. Neurol. 15. — Derselbe: Die Spuren interessebetonter Erlebnisse usw. Zeitschr. f. d. ges. Neurol. u. Psychiatrie 8.

RODENWALDT: Aufnahme des geistigen Inventars Gesunder. Monatsschr. f. Psychiatrie u. Neurol. 17, 1905.

ROMEIS: Ref. Klin. Wochenschr. 1, 1922.

RÜDIN: Über die klinischen Formen der Seelenstörungen bei zu lebenslänglichem Zuchthaus Verurteilten. München.

RUNZE: Psychologie der Religion. Handbuch d. vergl. Psychol. 2. München: Reinhardt 1922.

SADGER: Psychopathia sexualis. Wien: Deuticke.

SALOMON: Monatsschr. f. Psychiatrie u. Neurol. 35 u. 45.

SCHELER: Formalismus und materiale Wertethik. Jahrb. f. Phänomenol. 1 u. 2, 1913 u. 1916.

SCHILDER: Selbstbewußtsein und Persönlichkeitsbewußtsein. Berlin: Julius Springer 1914. — Derselbe: Wahn und Erkenntnis. Berlin: Julius Springer 1918. — Derselbe: Seele und Leben. Berlin: Julius Springer 1923. — Derselbe: Über Identifizierung. Zeitschr. f. d. ges. Neurol. u. Psychiatrie 59, 1921. — Derselbe: Über Gedankenentwicklung. Ebenda. — Derselbe: Über Halluzinationen. Ebenda 53, 1921. — Derselbe: Zur Pathologie des Ichideals. Internat. Zeitschr. f. Psychoanalyse 8, 1922. — Derselbe: Vorstudien zu einer Psychologie der Manie. Zeitschr. f. d. ges. Neurol. u. Psychiatrie 68, 1921. — Derselbe: Über das Wesen der Hypnose. 2. Aufl. Berlin: Julius Springer 1922. — Derselbe: Das Körperschema. Berlin: Julius Springer 1923. — Derselbe: Bemerkungen über die Psychologie des paralytischen Größenwahns. Zeitschr. f. d. ges. Neurol. u. Psychiatrie 74, 1922. — Derselbe: Einige Bemerkungen zu der Problemsphäre Cortex, Stammganglien — Psyche, Neurose. Ebenda 74, 1922. — Derselbe: Zur Theorie der Entfremdung der Wahrnehmungswelt. Allg. Zeitschr. f. Psychiatrie u. Neurol. 76, 1921.

SCHMIDT: Der Ursprung der Gottesidee 1. 1912.

SCHNEIDER, C.: Tierpsychologisches Praktikum in Dialogform. Leipzig: Veit 1912.

SCHNEIDER, K.: Zur Psychologie und Psychopathologie der Reue. Monatsschr. f. Kriminalpsychol. u. Strafrechtsreform 13, 1922. — Derselbe: Bemerkungen zu einer phänomenologischen Psychologie der invertierten Sexualität usw. Zeitschr. f. d. ges. Neurol. u. Psychiatrie 71, 1921. — Derselbe: Pathopsychologische Beiträge zur psychologischen Phänomenologie von Liebe und Mitleid. Ebenda 65, 1921.

SCHRENK-NOTZING: Materialisationsphänomene. 1914. Ergbd. 1. 1922.
SCHRÖDER: Über gedankenflüchtige Denkhemmung. Zeitschr. f. d. ges. Neurol. u. Psychiatrie 2, 1910.
SCHROTTENBACH: Studien über den Einfluß der Großhirntätigkeit auf die Magensaftsekretion des Menschen. Ebenda 69, 1921.
SCHUMANN: Untersuchungen über die psychologischen Grundprobleme der Tiefenwahrnehmung. Zeitschr. f. Psychol. u. Physiol. d. Sinnesorg. 85, 224, 1920. — Derselbe: Psychologie des Lesens. II. Kgr. f. experiment. Psychol. 1906. Leipzig: Barth 1907.
SCHULTZ, J. H.: Psychotherapie. Jena: Fischer 1922.
SCHURTZ: Altersklassen und Männerbünde. Berlin 1902.
SCHUSTER: Zwangsmäßiges Nachgreifen. Zeitschr. f. d. ges. Neurol. u. Psychiatrie 83, 1923.
SEIFERT: Zur Psychologie der Abstraktion und der Gestaltauffassung. Zeitschr. f. Psychol. u. Physiol. d. Sinnesorg. 78, 1917.
SEMON: Die Mneme. 2. Aufl. Leipzig 1908.
SELZ: Die Gesetze des geordneten Denkverlaufes. Stuttgart: Spemann 1913. — Derselbe: Komplextheorie und Konstellationstheorie. Zeitschr. f. Psychol. u. Physiol. d. Sinnesorg. 83, 1920.
SHERRINGTON: The integrativ action of the nervous system. — Derselbe: Experiments on the value of vasculars and visceral factors for the genesis of emotion. Proc. of the roy. soc. of med. 66.
SIEMERLING: Ein Fall von sogenannter Seelenblindheit nebst anderweitigen zentralen Symptomen. 1890.
SILBERER: Über autosymbolische Phänomene. Jahrb. f. Psychoanalyse 1, 1909.
SOMMER: Die dreidimensionale Analyse der Ausdrucksbewegung. Zeitschr. f. Psychol. u. Physiol. d. Sinnesorg. 16, 1898.
SPECHT: Über die Aufmerksamkeit. Ber. ü. d. III. Kgr. f. experiment. Psychol. Leipzig: Barth 1909.
STARBUCK: Religionspsychologie. Philos.-soziol. Bücherei. 1909.
STÄRCKE: Psychoanalyse und Psychiatrie. Internat. Zeitschr. f. Psychoanalyse Beiheft 1921.
STAUFFENBERG: Klinische und anatomische Beiträge zur Kenntnis der aphasischen, agnostischen und apraktischen Symptome. Zeitschr. f. d. ges. Neurol. u. Psychiatrie 39, 1918.
STEFFENS: Über motorische Einstellung. Zeitschr. f. Psychol. u. Physiol. d. Sinnesorg. 23.
STEINACH: Willkürliche Umwandlung von Säugetiermännchen in Tiere mit ausgeprägt weiblichen Charakteren und weiblicher Psyche. Pflügers Arch. f. d. ges. Physiol. 144, 1912.
STEKEL, W.: Nervöse Angstzustände und ihre Behandlung. — Derselbe: Homosexualität und Onanie. — Derselbe: Die Impotenz des Mannes. — Derselbe: Die Geschlechtskälte der Frau. Sämtlich Wien u. Berlin: Urban & Schwarzenberg.
STERN, E.: Beiträge zur Psychologie und Pathologie des Selbstwerterlebens. Zeitschr. f. Pathopsychol. 3, 500, 1919. — Derselbe: Über die Gleichförmigkeit des psychischen Geschehens. Journ. f. Psychol. u. Neurol. 25, 1921.
STERN, C. und W.: Die Kindersprache. Leipzig 1907. — Derselbe: Psychologie der frühen Kindheit. 2. Aufl. Leipzig 1921.
STERN, W.: Über verlagerte Raumformen. Zeitschr. f. angew. Psychol. 2, 1908.
STORCH: Zur Psychologie und Psychopathologie des Selbstwerterlebens. Arch. f. d. ges. Psychol. 37. — Derselbe: Das archaisch primitive Erleben und das Denken der Schizophrenen. Berlin: Julius Springer 1922.
STRANSKY: Über Sprachverwirrtheit. Halle: Machold 1905. — Derselbe: Ausnahmszustand und Normalseelenzustand. Zeitschr. f. d. ges. Neurol. u. Psychiatrie 63, 1918. — Derselbe: Angewandte Psychiatrie. Allg. Zeitschr. f. Psychiatrie u. psych.-

gerichtl. Med. 74, 1918. — Derselbe: Keine Bedenklichkeit der angewandten Psychiatrie. Zeitschr. f. d. ges. Neurol. u. Psychiatrie 69, 1921.

STRATTON: WUNDTS philosoph. Studien 26.

STUMPF: Neuere Untersuchungen zur Tonlehre. VI. Kgr. f. experiment. Psychol. II. — Derselbe: Verlust der Gefühlsempfindungen im Tongebiete. Zeitschr. f. Psychol. und Physiol. d. Sinnesorg. 75, 1916. — Derselbe: Empfindung und Vorstellung. Abh. d. preuß. Akad. d. Wiss. Philos. Kl. 1918. — Derselbe: Über Gefühlsempfindungen. Zeitschr. f. Psychol. u. Physiol. d. Sinnesorg. 44, 1907.

TARCHANOFF: Über galvanische Erscheinungen in der Haut des Menschen usw. Pflügers Arch. f. d. ges. Physiol. 46, 1890.

TARDE: Les lois de l'imitation.

TISCHNER: Einführung in den Okkultismus und Spiritismus. München: J. F. Bergmann 1920.

TRÖMNER: Das Problem des Schlafes. Grenzfragen des Nerven- und Seelenlebens. 84. Wiesbaden: Bergmann 1912. — Derselbe: Hypnose und Suggestion. Sammlung Aus Natur und Geisterwelt. Leipzig: Teubner.

Üxküll: Umwelt und Innenwelt der Tiere. 2. Aufl. Berlin: Julius Springer 1922.

URBANTSCHITZ: Über subjektive, optische Anschauungsbilder. 1907.

VALCKENBURG: Zur fokalen Lokalisation der Sensibilität in der Großhirnrinde des Menschen. Zeitschr. f. d. ges. Neurol. u. Psychiatrie 24, 1914.

VERAGUTH: Das psycho-galvanische Reflexphänomen. Berlin 1909.

VIERKANDT: Die Anfänge der Religion und Zauberei. Globus 92, 1907.

VILLEY: Le monde des aveugles. 1918.

VOGT, C. und O.: Allgemeine Ergebnisse unserer Hirnforschung. Journ. f. Psychol. u. Neurol. 25, 1920, Ergsheft. — Derselbe: Zur Kenntnis der pathologischen Veränderungen des Striatum und der Pathophysiologie der hierbei auftretenden Krankheitserscheinungen. Sitzungsber. d. Heidelberg. Akad. d. Wiss., Math.-naturw. M.-B., 14. Abt., 1919. — Derselbe: Zur Lehre von den Erkrankungen des striopallidären Systems. Journ. f. Psychol. u. Neurol. 25, 1920, Ergsheft 3. — Derselbe: Erkrankungen der Großhirnrinde im Lichte der Pathoklise und Pathoarchitektonik. Ebenda 28, 1922.

VOLD, MOURLY: Über den Traum. 1, 1910; 2, 1912.

VOLKELT: Über die Vorstellungen der Tiere. Leipzig: Engelmann 1914.

WASILIEWSKI: Telepathie und Hellsehen. 1921.

WEBER: Der Einfluß psychischer Vorgänge auf den Körper, besonders auf die Blutverteilung. Berlin: Julius Springer 1910.

WEICHBRODT: Über den Selbstmord. Berlin: Karger 1923. Beiheft zur Monatsschr. f. Psychiatrie u. Neurol., Heft 22.

WEIZSAECKER: Neuere Forschungen und Anschauungen über Reflexe usw. Klin. Wochenschr. 1, Nr. 45, 1922. — Derselbe: Über die Sensibilität, insbesondere den Drucksinn vom physiol. Gesichtspunkt aus. Ebenda 2, Nr. 46, 1923.

WELLS: Psychol. Rev. 21, 295, 1914.

WERTHEIMER: Experimentelle Studien über das Sehen von Bewegungen. Zeitschr. f. Psychol. u. Physiol. d. Sinnesorg. 61, 1921.

WERTHEIMER und KLEIN: Psychologische Tatbestanddiagnostik. Arch. f. Kriminalanthropol. 15.

WESTPHAL: Über Haupt- und Nebenaufgaben bei Reaktionsversuchen. Arch. f. d. ges. Psychol. 21, 1913.

WILBRAND: Seelenblindheit als Herderscheinung. Wiesbaden 1887. — Derselbe: Ein Fall von Seelenblindheit mit Obduktionsbefund. Dtsch. Zeitschr. f. Nervenheilk. 2, 1892.

Wilbrand und Sänger: Neurologie des Auges 7, 1917.
Wilson: A case of double consciousness. Journ. of mental science 49, 50, 1903/04.
Witasek: Grundlinien der Psychologie. 1908.
Wundt: Grundzüge der physiologischen Psychologie. 3, 6. Leipzig. — Derselbe, Grundriß der Psychologie. 9. Aufl. 1909. — Derselbe: Elemente der Völkerpsychologie. — Derselbe: Völkerpsychologie. 1—10. — Derselbe: Hypnotismus und Suggestion. Philosoph. Studien 8, 1893.

Yerkes: The intelligence of earthworms. Journ. of an behav. 2, 1912.
Yerkes and Higgins, Lr.: Habbit formation in the craw fish. Harvard psychol. studie 1903.

Ziehen: Leitfaden der physiologischen Psychologie. — Derselbe: Über die räumlichen Eigenschaften einiger Empfindungsgruppen. Fortschr. d. Psychol. 1914.

Sachverzeichnis.

GPSR Compliance

The European Union's (EU) General Product Safety Regulation (GPSR) is a set of rules that requires consumer products to be safe and our obligations to ensure this.

If you have any concerns about our products, you can contact us on ProductSafety@springernature.com

In case Publisher is established outside the EU, the EU authorized representative is:

Springer Nature Customer Service Center GmbH
Europaplatz 3
69115 Heidelberg, Germany

Batch number: 10844669

Printed by Printforce, the Netherlands